普通高等学校公共基础类"互联网+"规划教材

医用物理学

(第3版·修订版)

主　编　彭志华
副主编　万永刚　蒋纯志　凌高宏
编　者　(以姓氏笔画为序)
万永刚　尹　岚　付茂林
阮芳芳　杜　丹　李伟军
李汝烯　吴喜军　陈　铀
林　卿　胡　苹　胡继文
贾　鹏　高建平　凌高宏
彭志华　孔　超

本书资源使用说明

北京邮电大学出版社
·北京·

内 容 简 介

本书是为适应当前教学改革的需要，根据教育部高等学校教学指导委员会非物理类专业物理基础课程教学指导分委员会的要求，参考国内外有关教材和文献，结合普通高等医学院校物理课程的特点和编者多年来的教学实践及教改经验编写而成的医用物理学教材。

全书共14章，包括医用力学基础、流体的运动、液体的表面现象、振动与波动、气体动理论、静电场、电路、稳恒磁场与电磁感应、波动光学、几何光学、量子力学基础、激光及其医学应用、X射线、原子核物理和磁共振成像。每章配有思考题和习题，且习题均有参考答案。

本书适合普通高等医学院校各专业的学生使用，也可供相关人员参考使用。

图书在版编目(CIP)数据

医用物理学 / 彭志华主编. -- 3版(修订版). -- 北京 ：北京邮电大学出版社，2023.6(2024.12重印)
ISBN 978-7-5635-6876-5

Ⅰ. ①医… Ⅱ. ①彭… Ⅲ. ①医用物理学—高等学校—教材 Ⅳ. ①R312

中国国家版本馆CIP数据核字(2023)第013637号

策划编辑： 马双武　**责任编辑：** 唐咸荣　**封面设计：** 赫　健

出版发行： 北京邮电大学出版社
社　　址： 北京市海淀区西土城路10号(100876)
电话传真： 010-82333010　62282185(发行部)　010-82333009　62283578(传真)
网　　址： www.buptpress3.com
电子信箱： buptpress3@163.com
经　　销： 各地新华书店
印　　刷： 三河市骏杰印刷有限公司
开　　本： 787 mm×1 092 mm　1/16
印　　张： 20.5
字　　数： 538千字
版　　次： 2023年6月第3版
印　　次： 2024年12月第4次印刷

ISBN 978-7-5635-6876-5　　定价：59.00元

修订版前言

为适应我国当前高等医学教育教学改革和发展的需要，我们根据教育部高等学校教学指导委员会非物理类专业物理基础课程教学指导分委员会的要求，参考国内外有关教材和文献，结合普通高等医学院校物理课程的特点和编者多年来的教学实践及教改经验编写了这本书。

医用物理学课程的任务是为后继课程的学习打下必要的物理知识基础，培养学生应用物理知识的能力，增强学生的创新意识，提高学生的科学素质。本书较系统地介绍了物理学的基本概念、基本原理和基本规律。在保证经典内容系统性的前提下，适当加强和拓展了近代物理知识，并适度介绍了现代物理理论和技术在医学研究及临床实践中的一些应用实例，如超声诊断、X 射线断层成像、磁共振成像等。

党的二十大报告提出“加强教材建设和管理”。教材作为教育目标、理念、内容、方法、规律的集中体现，是教育教学的基本载体，是教育核心竞争力的重要体现。同时，教材也是人才培养的重要支撑，是引领创新发展的重要基础。

医用物理学作为医学人才培养的核心课程，包含了从事科学研究或医学工程技术研发所必须的世界观与方法论。医用物理学教材必须紧跟国家发展需求，不断更新升级，以便更好地服务于国家人才的培养。

本书是在第 3 版的基础上修订而成的，吸取了用书院校老师们反馈的宝贵意见，以尽量满足广大师生的使用需求，做到精益求精。本次修订还增添了课程思政的内容，以二维码的形式放在书中，本书课程思政目录请扫描前言后的二维码查看。

全书共 14 章，包括医用力学基础、流体的运动、液体的表面现象、振动与波动、气体动理论、静电场、电路、稳恒磁场与电磁感应、波动光学、几何光学、量子力学基础、激光及其医学应用、X 射线、原子核物理和磁共振成像。每章配有思考题和习题，且习题均有参考答案。

随着科学技术和互联网技术的发展，虚拟现实和增强现实技术的开发与实现给人们的学习、工作和生活带来了全新的手段和体验，大学物理课程的教学也迎来了相应的创新变革的契机。在此形势下，我们推出了这本全新的“互联网＋”立体化教材。对于书中出现的典型物理场景和模型，配备了相应的 AR 动画。通过手机下载安装助学助教平台手机端 APP，即可实现移动互联网学习。同时，书中配有一定数量的二维码，可以通过使用助学助教平台手机端 APP 进行扫描实现内容呈现，拓展学习内容，让全书内容更加丰富，便于教学使用。

在本书的编写过程中，既考虑了医用物理学课程内容的完整性和系统性，又尽量考虑了不同医学专业对医用物理学知识要求的差异。因此在某些章节的内容前面加了“*”，教师可以根据学校课程设置、教学专业特点和教学时数来进行取舍，也可以跳过这些带“*”的内容，而不会影响整个知识体系的完整性和系统性。

本书由彭志华担任主编，由万永刚、蒋纯志、凌高宏担任副主编，参与本书编写工作的人员有万永刚、尹岚、付茂林、阮芳芳、杜丹、李伟军、李汝烯、吴喜军、陈铀、林卿、胡苹、胡继文、贾鹏、高建平、凌高宏、彭志华、孔超。范军怀、唐咸荣构思并设计了全书在线课程教学资源的结构与配置，苏梓安、张展华、韩霞参与了 AR 及动画方案的设计，马飞、肖玉坤、刘国辉、杜立编辑了教学资源的内容，苏文华、马双武审查了全书配套的教学资源。

在本书的编写过程中，我们得到了同行们很多的建议及北京邮电大学出版社的大力支持和帮助，在此一并表示感谢。

由于编者水平有限，书中不足之处在所难免，恳请广大师生批评指正，以便今后进一步完善和提高。

编　者

课程思政目录

目　录/CONTENTS

绪　论

1. 物理学的研究对象

古希腊人把对自然界的所有观察与思考，都笼统地归纳于一门学科之中，称为自然哲学. 中国古代关于杠杆原理的论述、古希腊亚里士多德(Aristotle) 关于力产生运动的说法，都是自然哲学的萌芽. 随着科学的发展和工业革命的兴起，自然哲学逐渐分化为天文学、物理学、化学、生物学、地质学等学科.

1687 年，牛顿(Newton) 在 J. 开普勒(J. Kepler)、伽利略(Galileo)、R. 笛卡儿(R. Descartes)、C. 惠更斯(C. Huygens) 等科学家研究的基础上，发表了划时代的著作《自然哲学的数学原理》，建立了完整的经典力学理论，它标志着现代意义下物理学的开端. 从 18 世纪到 19 世纪，在大量实验事实的基础上，J. 焦耳(J. Joule)、开尔文(Kelvin)、R. 克劳修斯(R. Clausius) 等人建立了宏观热力学理论，克劳修斯、J. 麦克斯韦(J. Maxwell)、L. 玻尔兹曼(L. Boltzmann) 等人又创立了气体动理论，C. 库仑(C. Coulomb)、J. 高斯(J. Gauss)、A. 安培(A. Ampère)、M. 法拉第(M. Faraday)、麦克斯韦等人建立了电磁理论，至此形成了一个比较完整的经典物理学理论体系. 19 世纪末，一系列与经典物理学的预言极不相容的实验事实相继出现，经典物理学理论面临着严峻挑战. 在这些新的实验事实的基础上，A. 爱因斯坦(A. Einstein) 于 20 世纪初独自创立了相对论，并与 M. 普朗克(M. Planck)、N. 玻尔(N. Bohr)、L. 德布罗意(L. de Broglie)、E. 薛定谔(E. Schrödinger) 等人共同创立了量子论和量子力学，从而奠定了近代物理学的基础. 随着科学的发展，许多和物理学直接相关的"边缘学科"出现了，如化学物理学、物理化学、生物物理学、医用物理学、天体物理学、生物物理化学、生物医学工程学等. 物理学上的每一次重大发现都极大地推动了其他自然科学的发展，使科学技术和生产技术发生根本性的变革. 由于物理学所研究的规律具有很大的普遍性，它与哲学的关系也十分密切，物理学中许多重大发现，如相对论、物质的波粒二象性、基本粒子的相互转化、场和实物间的相互作用等，也为哲学中的一些论点提供了有力的依据.

从上述关于物理学的起源和发展的描述中，我们可以概括出，物理学的研究对象是物质世界的基本结构和最基本的运动形式，这些运动形式又普遍存在于其他高级的、复杂的物质运动形式(如化学的、生命的) 之中. 例如，宇宙间的任何物体，不论其化学成分如何，也不论其有无生命，都要遵守物理学的万有引力定律；一切变化和过程，无论它是否具有化学的、生物的或其他的特殊性质，都要遵守物理学的能量守恒定律. 但必须注意的是，各种高级的、复杂的运动形式除了要遵守一定的物理定律，还具有各自独特的规律，不可能也不应该单纯地用物理定律来解释物质世界的一切运动形式. 例如，生命运动就不能单纯地用物理定律和物理过程来解释.

由于物理学所研究的运动及其规律具有普遍性，所以物理学在自然科学体系中占有重要而独特的地位，成为其他学科和工程技术的理论基础.

2. 物理学与生命科学的关系

医学是以人体为研究对象的生命科学，生命现象属于物质的高级运动形式. 随着现代物理学的迅速发展，人类对生命现象的认识逐步深入，生命科学和医学已从宏观形态的研究进入微观机制的研究，从细胞水平的研究上升到分子水平的研究，并日益将其理论建立在精确的物理学基础之上. 任何生命过程都是和物理过程密切联系着的. 揭示生命现象如能量的交换、信息的传递、体内控制和调节、疾病的发生机制、物理因素对机体的作用等的本质，都必须应用物理学规律. 大量事实表明，物理学在生物医学领域中的应用日益广泛和深入. 医用物理学的迅速发展，正在对阐明生命现象的本质不断做出新的贡献.

物理学所提供的技术和方法已日益广泛地应用于生命科学研究及临床医疗实践之中，并且不断更新. 例如，光学显微镜、X 射线透视和照相、放射性核素等在医学上的应用是人们早已熟知的. 现代电子显微镜与光学显微镜相比，分辨率提高了近千倍，成为研究细胞内部超微结构的重要工具；X 射线计算机断层扫描(X-CT) 与普通 X 射线诊断相比，灵敏度提高了百倍；磁共振成像(MRI) 技术既能显示解剖学图像，又能显示反映功能和代谢过程与生化信息的图像，为医学提供了一种崭新的诊断技术. 各种光纤内镜取代了刚性导管内镜，提高了疾病的诊断率，减轻了病人的痛苦. 物理治疗除应用了常见的热疗、电疗、光疗、放疗、超声治疗等方法外，还应用了低温冷冻、微波、激光等手段. 电子计算机不仅用于研究人体生理和病理过程中的各种控制调节，而且还用于辅助诊断、自动监护和医院管理. 在研究生物大分子本身的结构、构象、能量状态及其变化，以及这些状态和变化与功能之间的关系方面，除应用了物理学中的量子力学方法外，还普遍应用了物理学中的各种光谱和波谱技术等，如电子自旋共振谱、磁共振谱、激光拉曼谱、圆二色技术、旋光色散、红外光谱、荧光偏振、X 射线衍射、光散射和激光全息等物理技术.

物理学在理论上和技术上的新成就不断为生命科学的发展提供理论基础和技术方法. 反过来，生命科学的发展，又不断地给物理学提供新的课题，两者互相促进，相辅相成. 总之，物理学与生命科学的关系可归结为两个主要方面：① 物理学知识是揭示生命现象不可缺少的基础；② 物理学所提供的技术和方法为生命科学的研究、临床实践开辟了许多新的途径.

3. 医用物理学课程的目的、要求与学习方法

医用物理学是物理学的重要分支学科，是现代物理学与医学相结合所形成的交叉学科. 医用物理学课程的任务是：① 使学生掌握物理学中的基本概念、基本原理、基本规律和基本方法，为后续相关医学专业课程的学习及将来从事医疗卫生工作和医学研究工作奠定物理学基础；② 通过医用物理学的教学和实验，培养学生的逻辑思维、动手能力和创新意识，使学生认识物质运动的普遍规律，逐步树立起辩证唯物主义世界观.

为了达到这门课程的目的，需要讲究学习方法. 物理学是一门实验科学，也是逻辑推理性较强的学科. 物理现象的规律一般是通过概念、定理和公式表述的，而每一条规律对应着若干物理量. 因此，在学习中必须正确理解物理概念和定理的表述与内涵，弄清定理和定律的成立条件、适用范围和应用方法，还要通过训练实验技能、计算能力和抽象思维能力等，提高分析问题和解决问题的能力.

要学好医用物理学课程，应做好下面几个环节的工作.

(1) 预习：鉴于医用物理学课程学时较少而内容偏多，授课进度可能稍快，建议学生课前进行 20 ～ 30 min 的预习，做到带着问题进课堂.

(2) 听课：学生应在课堂上专心听讲、认真做笔记，始终抓住物理基本概念和定理的内涵这两个重点，同时要注意典型例题的分析过程，积极思考，与教师讲解的思路保持同步.

(3) 复习与练习：建议学生在做课后习题之前复习当次授课内容，通过做习题不断反思和总结，加深理解. 每学完一章，可采用“一览表”的形式对本章的概念、定理、公式等进行归纳整理.

进行期末或阶段性的复习时，还应注意各章知识之间的联系，做到融会贯通，灵活运用.

(4) 实验：医用物理学实验既是相对独立的分支，又与理论知识联系密切，学生应该通过做实验培养自己的设计和动手能力，并且反过来加深对理论知识的理解，达到相辅相成的效果.

(5) 自学：为了解决“学时少、内容多”的矛盾，本书中加了“*”的内容可供学生自学. 除了阅读教科书，建议适当阅读一些参考书(见书末参考文献，可选2～4本阅读)，还可以通过网上学习及听专题讲座等形式拓宽知识面.

总之，只要树立明确的学习目标，发扬刻苦自学的精神，并采用正确的、行之有效的学习方法，就一定能够学好医用物理学课程.

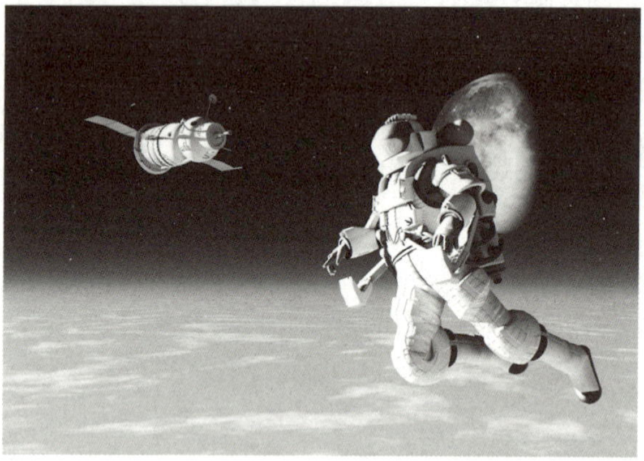

第1章 医用力学基础

力学是物理学中历史悠久、发展完美、应用领域广泛的学科之一. 其研究对象是物体的机械运动及其规律,也就是宏观物体之间或物体内部各部分之间相对位置的变化. 本章主要介绍质点运动学、质点动力学、刚体的定轴转动和物体的弹性.

§ 1.1 质点运动学

自然界的一切物质都处于永恒的运动之中，运动是物质的基本属性，它存在于人们的意识之外，运动的这种普遍性和永恒性称为运动的绝对性. 而物质的运动形式又是多种多样的，其中机械运动是最简单、最基本的运动. 例如，人们在公园中漫步，汽车在公路上奔驰，鸟儿在天空中飞翔，月球绕地球旋转，这些都是机械运动. 为了研究物质的运动规律，首先需要对物质的运动进行描述. 运动学就是研究如何描述物体运动及其规律的科学.

1.1.1 质点 参考系 坐标系

任何物体都有一定的大小和形状，还有一定的质量及内部结构. 但是在研究物体的运动时，如果物体的大小和形状对所研究问题的影响可以忽略，就可以把它抽象为一个质量与它相同的点，称为**质点**(particle). 质点是一个理想模型，把物体当作质点是有条件的、相对的，应根据问题的性质而定. 例如，在研究地球绕太阳公转时，由于地球与太阳的平均距离为地球平均半径的数万倍，地球上各点相对于太阳的运动可以看作是相同的，这时就可以忽略地球的大小和形状，把地球当作一个质点. 但是在研究地球的自转时，就不能忽略地球本身的大小和形状对运动的影响，也就不能把地球当作一个质点.

自然界中所有的物体都在不停地运动，绝对静止不动的物体是没有的. 在观察一个物体的位置及位置的变化时，总是选取其他物体作为参考标准，然后研究这个物体相对于作为参考标准的物体的运动，这些被选作参考标准的物体称为**参考系**(reference frame).

参考系的选取可以是任意的. 选取不同的参考系，对同一物体运动情况的描述一般是不同的，这是运动描述的相对性. 因此，在描述物体的运动情况时，必须指明是相对什么参考系而言的. 在讨论地面附近物体的运动时，通常选地面作为参考系.

在参考系选定以后，为定量地描述质点的位置和位置随时间的变化情况，就必须在参考系上建立一个适当的**坐标系**(coordinate system). 一般在参考系中选定一点作为坐标系的原点，取通过原点且标有刻度的直线或曲线作为坐标轴. 常用的坐标系有直角坐标系、极坐标系和自然坐标系等.

1.1.2 位矢 位移 运动方程

如图 1.1 所示，在 t 时刻，质点 P 在直角坐标系中的位置可用位置矢量(position vector) 来表示，位置矢量简称**位矢**. 位矢是一个有向线段，其始端位于坐标系的原点 O，末端与质点 P 在 t 时刻的位置相重合. 从图 1.1 中可以看出，位矢 $\boldsymbol{r}$ 在 x 轴、y 轴和 z 轴上的投影 x、y 和 z 即为质点的坐标. 所以，质点 P 在直角坐标系 $O\text{-}xyz$ 中的位置，既可用位矢 $\boldsymbol{r}$ 来表示，也可用坐标 x、y 和 z 来表示. 如果取 $\boldsymbol{i}$、$\boldsymbol{j}$ 和 $\boldsymbol{k}$ 分别为沿 x 轴、y

轴和 z 轴的单位矢量，那么位矢 $\boldsymbol{r}$ 可写成

$$\boldsymbol{r} = x\boldsymbol{i} + y\boldsymbol{j} + z\boldsymbol{k} \tag{1.1}$$

位矢 $\boldsymbol{r}$ 的大小为

$$r = |\boldsymbol{r}| = \sqrt{x^2 + y^2 + z^2} \tag{1.2}$$

当质点运动时，其位矢 $\boldsymbol{r}$ 是随时间而变化的（见图 1.2）. 因此，对于运动的质点而言，其位矢 $\boldsymbol{r}$ 是时间 t 的函数，即

$$\boldsymbol{r} = \boldsymbol{r}(t) \tag{1.3}$$

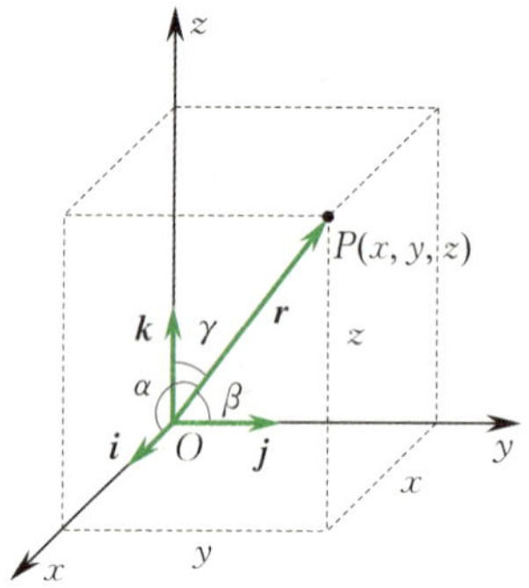

图 1.1　位置矢量

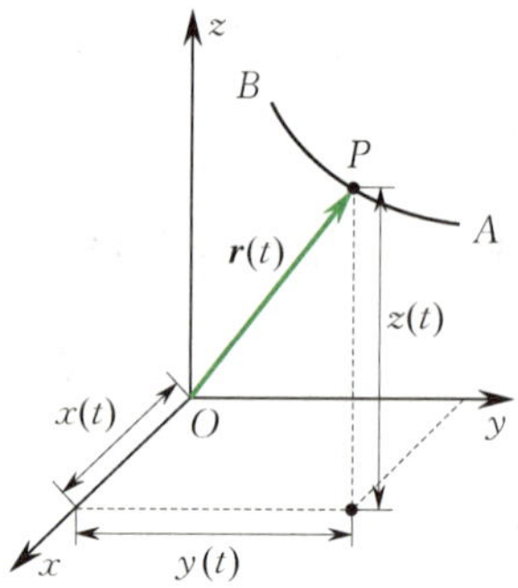

图 1.2　运动方程

位移和路程的计算与理解

式(1.3) 称为质点的运动方程. 将 $\boldsymbol{r}(t)$ 在直角坐标系中投影，即得到质点运动方程的分量表示式为

$$\begin{cases} x = x(t) \\ y = y(t) \\ z = z(t) \end{cases} \tag{1.4}$$

从式(1.4) 中消去参数 t，便得到质点运动的轨迹方程，所以式(1.4) 也是质点运动轨迹的参数方程.

在如图 1.3 所示的直角坐标系中，设有一质点沿曲线从 t 时刻的点 A 运动到 $t + \Delta t$ 时刻的点 B，质点相对原点 O 的位矢由 $\boldsymbol{r}_A$ 变化到 $\boldsymbol{r}_B$. 显然，在时间间隔 Δt 内，位矢的长度和方向都发生了变化，

$$\Delta\boldsymbol{r} = \boldsymbol{r}_B - \boldsymbol{r}_A \tag{1.5}$$

称为在时间间隔 Δt 内质点的位移矢量，简称**位移**(displacement). 它反映了质点位矢在时间间隔 Δt 内的变化.

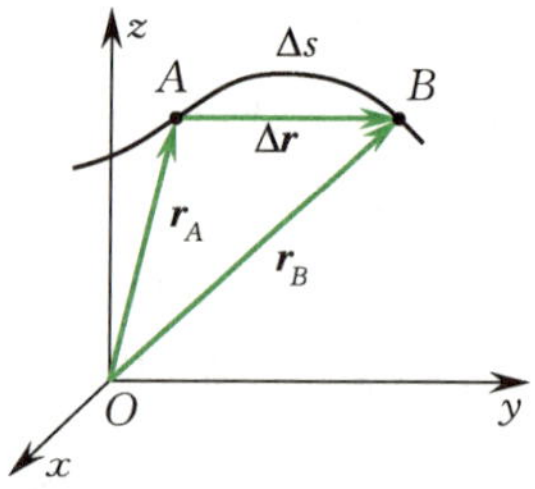

图 1.3　位移与路程

由式(1.1)，经过简单计算，位移 $\Delta\boldsymbol{r} = \boldsymbol{r}_B - \boldsymbol{r}_A$ 也可写成

$$\begin{aligned} \Delta\boldsymbol{r} &= (x_B\boldsymbol{i} + y_B\boldsymbol{j} + z_B\boldsymbol{k}) - (x_A\boldsymbol{i} + y_A\boldsymbol{j} + z_A\boldsymbol{k}) \\ &= \Delta x\boldsymbol{i} + \Delta y\boldsymbol{j} + \Delta z\boldsymbol{k} \end{aligned}$$

位移的大小为

$$|\Delta \boldsymbol{r}| = \sqrt{\Delta x^2 + \Delta y^2 + \Delta z^2} \tag{1.6}$$

应当注意，位移是描述质点位置变化的物理量，只表示位置变化的实际效果，并非质点所经历的路程. 在图 1.3 中，曲线所示的路径是质点实际运动的轨迹，轨迹的长度 Δs 为质点所经历的路程，而位移则是 $\Delta \boldsymbol{r}$. 当质点经一闭合路径回到起始位置时，其位移为零，而路程不为零. 所以，质点的位移和路程是两个完全不同的概念. 一般情况下，路程 Δs 和位移的大小 $|\Delta \boldsymbol{r}|$ 之间没有什么确定的关系，只有在 Δt 充分小的情况下，位移的大小与路程才具有等量关系，即 $\Delta t \to 0$ 时，$\mathrm{d}s = |\mathrm{d}\boldsymbol{r}|$.

1.1.3　速度　加速度

要描述质点的运动状态，除了要知道质点在空间中的位置，还要了解质点运动的快慢和方向. 速度是描述质点运动的快慢和方向的物理量. 设在 Δt 时间内，质点的位移为 $\Delta \boldsymbol{r}$，质点发生的位移与所经历的时间之比称为质点在这段时间内的**平均速度**(average velocity)，用 $\overline{\boldsymbol{v}}$ 表示，即

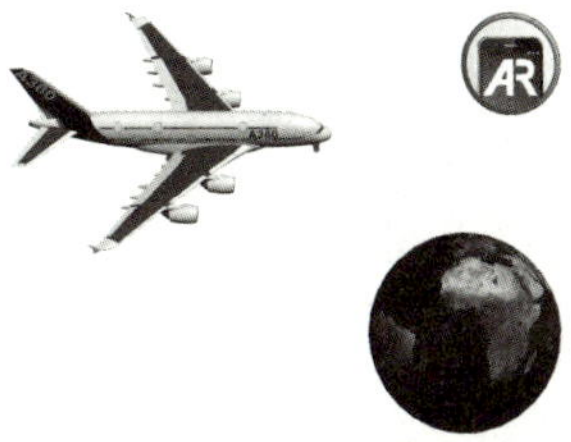

质点运动的描述

$$\overline{\boldsymbol{v}} = \frac{\Delta \boldsymbol{r}}{\Delta t} \tag{1.7}$$

由于 $\Delta \boldsymbol{r}$ 是矢量，而 Δt 是标量，故平均速度也是矢量，且与位移 $\Delta \boldsymbol{r}$ 的方向相同. 从式(1.7)可以看出，平均速度的大小等于质点在 Δt 时间内位矢的平均变化率. 显然，它只能粗略地反映 Δt 时间内质点位置变化的快慢和方向.

为了精确地描述质点在每一瞬时的速度，可将时间间隔 Δt 取得很小. 当 Δt 趋近于零时，质点平均速度的极限值称为瞬时速度(instantaneous velocity)，简称**速度**(velocity)，用 $\boldsymbol{v}$ 表示，即

$$\boldsymbol{v} = \lim_{\Delta t \to 0} \frac{\Delta \boldsymbol{r}}{\Delta t} = \frac{\mathrm{d}\boldsymbol{r}}{\mathrm{d}t} \tag{1.8}$$

式(1.8)表明，质点在 t 时刻的速度等于其位矢 $\boldsymbol{r}$ 对时间 t 的一阶导数.

在直角坐标系中，速度可表示为

$$\boldsymbol{v} = \frac{\mathrm{d}\boldsymbol{r}}{\mathrm{d}t} = \frac{\mathrm{d}x}{\mathrm{d}t}\boldsymbol{i} + \frac{\mathrm{d}y}{\mathrm{d}t}\boldsymbol{j} + \frac{\mathrm{d}z}{\mathrm{d}t}\boldsymbol{k} = v_x\boldsymbol{i} + v_y\boldsymbol{j} + v_z\boldsymbol{k} \tag{1.9}$$

式中，v_x、v_y、v_z 分别表示速度 $\boldsymbol{v}$ 在 x 轴、y 轴和 z 轴上的投影.

瞬时速度的大小等于瞬时速率(instantaneous speed)，简称**速率**，它反映了质点运动的快慢程度，用 v 表示，即

$$v = |\boldsymbol{v}| = \sqrt{v_x^2 + v_y^2 + v_z^2} \tag{1.10}$$

前面已经指出，速度是一个矢量. 所以，无论速度的大小发生改变，还是速度的方向发生改变，都表示速度发生了变化. 为衡量速度的变化，引入加速度的概念.

如图 1.4 所示，质点在平面内做曲线运动. 设 t 时刻质点位于点 A，其速度为 $\boldsymbol{v}_A$，在 $t+\Delta t$ 时刻质点位于点 B，其速度为 $\boldsymbol{v}_B$，则在时间间隔 Δt 内，质点速度的增量 $\Delta \boldsymbol{v} = \boldsymbol{v}_B - \boldsymbol{v}_A$，质点的**平均加速度**(average acceleration)为

$$\overline{\boldsymbol{a}} = \frac{\Delta \boldsymbol{v}}{\Delta t} \tag{1.11}$$

平均加速度也只能粗略地反映在时间间隔 Δt 内质点速度的变化情况. 与讨论速度的情况相仿,把当 $\Delta t \to 0$ 时,平均加速度的极限值称为瞬时加速度(instantaneous acceleration),简称**加速度**(acceleration),用 $\boldsymbol{a}$ 表示,即

$$\boldsymbol{a} = \lim_{\Delta t \to 0} \frac{\Delta \boldsymbol{v}}{\Delta t} = \frac{\mathrm{d}\boldsymbol{v}}{\mathrm{d}t} = \frac{\mathrm{d}^2\boldsymbol{r}}{\mathrm{d}t^2} \tag{1.12}$$

式(1.12)表明,质点在 t 时刻的加速度等于其速度 $\boldsymbol{v}$ 对时间 t 的一阶导数,或位矢 $\boldsymbol{r}$ 对时间 t 的二阶导数.

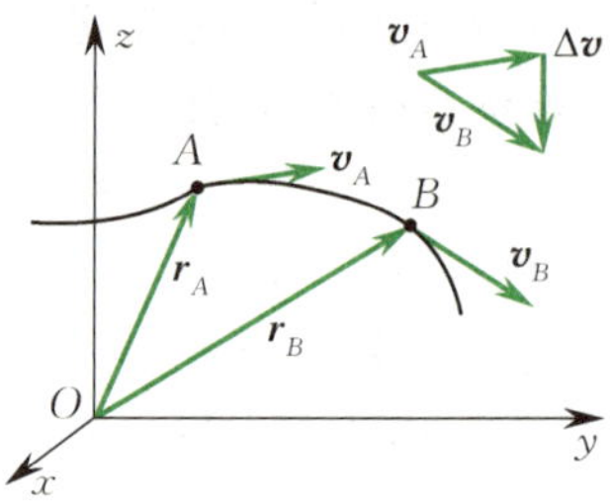

图 1.4　速度的增量

质点在直角坐标系中的加速度可以表示为

$$\boldsymbol{a} = a_x\boldsymbol{i} + a_y\boldsymbol{j} + a_z\boldsymbol{k} = \frac{\mathrm{d}v_x}{\mathrm{d}t}\boldsymbol{i} + \frac{\mathrm{d}v_y}{\mathrm{d}t}\boldsymbol{j} + \frac{\mathrm{d}v_z}{\mathrm{d}t}\boldsymbol{k}$$
$$= \frac{\mathrm{d}^2x}{\mathrm{d}t^2}\boldsymbol{i} + \frac{\mathrm{d}^2y}{\mathrm{d}t^2}\boldsymbol{j} + \frac{\mathrm{d}^2z}{\mathrm{d}t^2}\boldsymbol{k} \tag{1.13}$$

式中,$a_x = \frac{\mathrm{d}v_x}{\mathrm{d}t} = \frac{\mathrm{d}^2x}{\mathrm{d}t^2}$,$a_y = \frac{\mathrm{d}v_y}{\mathrm{d}t} = \frac{\mathrm{d}^2y}{\mathrm{d}t^2}$,$a_z = \frac{\mathrm{d}v_z}{\mathrm{d}t} = \frac{\mathrm{d}^2z}{\mathrm{d}t^2}$,分别表示加速度 $\boldsymbol{a}$ 在 x 轴、y 轴和 z 轴上的投影.

应当注意,加速度也是一个矢量,其方向就是当 $\Delta t \to 0$ 时速度增量 $\Delta\boldsymbol{v}$ 的极限方向. 它既反映了速度方向的变化,又反映了速度大小的变化. 质点做曲线运动时,任一时刻质点的加速度方向并不与速度方向相同,即加速度的方向不沿曲线的切线方向,而总是指向曲线的凹侧.

§1.2 质点动力学

运动是物体的固有属性,但物体如何运动,既与自身的内在因素有关,又取决于物体间的相互作用. 在力学中,将物体间的相互作用称为力,研究物体在力的作用下的运动规律的科学称为动力学(dynamics). 牛顿运动定律是质点动力学的基础.

牛顿

1.2.1　牛顿运动定律

牛顿第一定律:如果不受外力作用,物体将保持原有的静止或匀速直线运动状态. 牛顿第一定律也称为惯性(inertia)定律. 所谓惯性,就是物体所具有的保持其原有运动状态不变的特性.

牛顿第一定律指出,力是改变物体运动状态的原因,而不是维持物体运动状态的因素. 如果在某个参考系中观察,一个不受力作用或处于受力平衡状态的物体,将保持静止或匀速直线运动的状态不变. 这样的参考系称为惯性参考系,简称**惯性系**. 当然,并非任何参考系都是惯性系. 实验指出,对于一般力学现象来说,地面参考系是个足够精确的惯性系. 如果研究天文现象,则可选择太阳作为惯性系. 牛顿运动定律只有在惯性系中才能成立.

牛顿第二定律的理解

牛顿第二定律：作用在物体上的合外力 $\boldsymbol{F}$ 等于物体动量 $\boldsymbol{p}$ 对时间的变化率. 用数学公式表示为

$$\boldsymbol{F}=\frac{\mathrm{d}\boldsymbol{p}}{\mathrm{d}t}=\frac{\mathrm{d}(m\boldsymbol{v})}{\mathrm{d}t} \tag{1.14}$$

动量(momentum)是描述物体运动状态的物理量，牛顿称之为“运动的量”. 动量是力学中重要的基本概念之一. 牛顿第二定律是牛顿第一定律在逻辑上的延伸，它定量地阐明了物体受到外力作用时运动状态是如何变化的.

当运动过程中物体的质量不变时，式(1.14) 可以写成

$$\boldsymbol{F}=\frac{\mathrm{d}\boldsymbol{p}}{\mathrm{d}t}=m\frac{\mathrm{d}\boldsymbol{v}}{\mathrm{d}t}=m\boldsymbol{a} \tag{1.15}$$

式(1.15) 说明，当物体的质量保持不变时，牛顿第二定律可以这样来表述：物体的加速度 $\boldsymbol{a}$ 与它受到的合外力 $\boldsymbol{F}$ 成正比，与它的质量 m 成反比，加速度 $\boldsymbol{a}$ 的方向与 $\boldsymbol{F}$ 的方向相同. 质量 m 称为物体的惯性质量，它反映了改变物体运动状态的难易程度.

牛顿第三定律：物体之间的作用力与反作用力大小相等，方向相反，作用在不同的物体上.

从牛顿第三定律可以知道，力总是成对出现的，大小相等且方向相反，作用在不同的物体上. 应该指出的是，尽管作用力与反作用力大小相等，但由于发生相互作用的物体的承受能力不尽相同，因而作用效果也可能大相径庭. 例如，鸡蛋碰石头，鸡蛋对石头的作用力和石头对鸡蛋的反作用力大小相等，它们对石头并没有多大影响，但却可以使鸡蛋变得粉碎.

牛顿运动定律引入了力、惯性、质量、动量等概念，指出力是物体对另一个物体的相互作用，这种相互作用可以使物体的运动状态发生改变. 物体在不受外力作用时保持原有运动状态的性质称为惯性，惯性的大小取决于物体的质量，质量越大的物体，其惯性越大，其运动状态也越不容易改变. 动量是质量与速度的乘积，它是表征物体运动状态的物理量.

1.2.2　动量守恒定律

长征系列火箭

将牛顿第二定律的表达式加以简单变形，可得

$$\boldsymbol{F}\mathrm{d}t=\mathrm{d}\boldsymbol{p}=\mathrm{d}(m\boldsymbol{v}) \tag{1.16}$$

式中，$\boldsymbol{F}\mathrm{d}t$ 表示力在 $\mathrm{d}t$ 时间内的积累量，称为 $\mathrm{d}t$ 时间内质点所受合外力的元冲量，用 $\mathrm{d}\boldsymbol{I}$ 表示，则式(1.16) 可写成

$$\mathrm{d}\boldsymbol{I}=\mathrm{d}\boldsymbol{p} \tag{1.17}$$

此式表明在 $\mathrm{d}t$ 时间内质点所受合外力的元冲量等于在同一时间内质点动量的增量，称为**质点动量定理的微分形式**.

将式(1.17) 两端在 t_0 到 t 这段时间上进行积分，则有

$$\boldsymbol{I}=\int_{t_0}^{t}\boldsymbol{F}\mathrm{d}t=\boldsymbol{p}-\boldsymbol{p}_0 \tag{1.18}$$

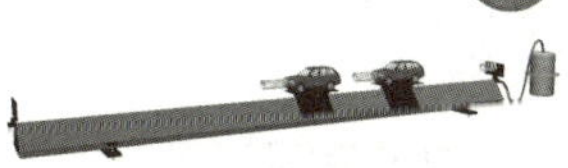

动量守恒定律

这就是**质点动量定理的积分形式**，左端积分表示在 t_0 到 t 这段时间内合外力的**冲量**

(impulse). 式(1.18) 表明,质点在 t_0 到 t 这段时间内所受合外力的冲量等于在同一时间内质点动量的增量.

冲量与动量定理

从质点动量定理可知,如果质点所受的合外力(或合外力的冲量) 为零,质点的动量将保持不变. 这个规律称为**动量守恒定律**(law of conservation of momentum). 动量守恒定律不仅适用于质点,也适用于由多个质点组成的质点系. 对于任何一个孤立的力学系统或所受合外力为零的系统,系统的总动量始终保持不变. 动量守恒定律是自然界的基本规律之一.

动量守恒定律的应用

1.2.3 动能定理 机械能守恒定律

1. 功

在力的持续作用过程中,如果力的作用点由初位置变化到末位置,就形成了力对空间的累积. 物理学上用**功**(work) 这个物理量表示力的空间累积.

在力 $\boldsymbol{F}$ 的作用下,质点在某一方向上发生了一小段位移 $\mathrm{d}\boldsymbol{r}$,力 $\boldsymbol{F}$ 对该质点所做的功定义为

$$\mathrm{d}A = \boldsymbol{F} \cdot \mathrm{d}\boldsymbol{r} = F\cos\theta \mathrm{d}r \tag{1.19}$$

如果质点沿一段有限长的曲线轨迹 L 由点 a 运动到点 b,则力 $\boldsymbol{F}$ 对该质点所做的总功为

$$A = \int \mathrm{d}A = \int_a^b \boldsymbol{F} \cdot \mathrm{d}\boldsymbol{r} = \int_a^b F\cos\theta \mathrm{d}r \tag{1.20}$$

此式在数学上称为力 $\boldsymbol{F}$ 沿路径 L 的积分.

当多个力同时作用在同一质点上时,合力对该质点所做的功为

$$A = \int_a^b \boldsymbol{F} \cdot \mathrm{d}\boldsymbol{r} = \int_a^b \left(\sum_i \boldsymbol{F}_i\right) \cdot \mathrm{d}\boldsymbol{r} = \sum_i \left(\int_a^b \boldsymbol{F}_i \cdot \mathrm{d}\boldsymbol{r}\right) = \sum_i A_i$$

式中,$\boldsymbol{F}_i$ 为作用在该质点上的第 i 个分力. 可见,合力的功等于各分力所做功的代数和.

2. 功率

力在单位时间内对物体所做的功称为**功率**,它表示力做功的快慢,用 P 表示. 由功率的定义有

$$P = \lim_{\Delta t \to 0} \frac{\Delta A}{\Delta t} = \frac{\mathrm{d}A}{\mathrm{d}t} \tag{1.21}$$

由于 $\mathrm{d}A = \boldsymbol{F} \cdot \mathrm{d}\boldsymbol{r}$ 且 $\frac{\mathrm{d}\boldsymbol{r}}{\mathrm{d}t} = \boldsymbol{v}$,所以功率又可以表示为

$$P = \boldsymbol{F} \cdot \boldsymbol{v} \tag{1.22}$$

式(1.22) 表明,功率等于力与速度的点积. 在国际单位制(SI) 中,功率的单位为 W(瓦).

3. 动能定理

设质量为 m 的质点在外力 $\boldsymbol{F}$ 的作用下发生了位移 $\mathrm{d}\boldsymbol{r}$,外力对该质点做的功为

$$\mathrm{d}A = \boldsymbol{F} \cdot \mathrm{d}\boldsymbol{r}$$

根据牛顿第二定律,可得

$$dA = m\frac{d\boldsymbol{v}}{dt}\cdot d\boldsymbol{r} = m d\boldsymbol{v}\cdot\boldsymbol{v} = \frac{1}{2}md(v^2) = d\left(\frac{1}{2}mv^2\right) = dE_k \qquad (1.23)$$

式中，$E_k = \frac{1}{2}mv^2$ 是质点 m 的**动能**. 设质点的初速度为 $\boldsymbol{v}_1$，末速度为 $\boldsymbol{v}_2$，则相应的动能分别为 E_{k1} 和 E_{k2}，对式(1.23)积分可得

$$A = \int dA = \int_{E_{k1}}^{E_{k2}} dE_k = E_{k2} - E_{k1} = \frac{1}{2}mv_2^2 - \frac{1}{2}mv_1^2 \qquad (1.24)$$

式(1.24)即为质点动能定理. 它表明合外力对质点所做的功等于质点动能的增量. 对于由两个以上物体组成的系统，动能定理可以表述为：所有外力和所有内力对物体系统所做功的代数和，等于物体系统总动能的增量.

4. 势能

如果一个力对物体所做的功只由物体的始末位置确定，而与物体的运动路径无关，这样的力称为保守力. 而做功总是与能量改变相联系的，因此，对于一个有保守力作用的物体系统，就存在一个只由物体位置确定的函数，这种由系统相对位置确定的函数称为势能函数，相应的能量称为**势能**，用 E_p 表示. 如果将初态的势能用 E_{pa} 表示，末态的势能用 E_{pb} 表示，则有

势能的定义和意义

$$\int_a^b \boldsymbol{F}_{保守}\cdot d\boldsymbol{r} = E_{pa} - E_{pb} = -(E_{pb} - E_{pa}) \qquad (1.25)$$

式(1.25)说明：在系统由位置 a 变化到位置 b 的过程中，保守力做的功等于系统势能增量的负值. 例如，重力是保守力，物体的重力势能就只与物体的位置(高度)有关，重力对物体做的功等于物体重力势能的减少量. 一个复杂的系统可能包含不止一种势能，这时可以把各种势能的总和定义为系统的势能.

5. 机械能守恒定律

在力学中，动能和势能统称为机械能. **如果对一个系统而言只有保守内力做功，而外力和非保守内力不做功或者做的功之和始终等于零，此时该系统的机械能守恒**. 这一规律称为**机械能守恒定律**. 在只有保守内力做功的系统中，系统的动能和势能可以互相转化，但系统的机械能始终保持不变.

机械能守恒定律只适用于惯性系，而不适用于非惯性系. 因为在非惯性系中可能有惯性力做功.

如果一个系统与外界没有物质和能量交换，这个系统称为孤立系统. 大量事实证明，在任何一个孤立系统内，无论发生什么变化过程，系统内部各种形式的能量均可以相互转化，但系统的总能量将始终保持不变. 这一规律称为**能量守恒定律**. 非保守内力做功之所以导致系统的机械能不守恒，是由于系统内部发生了机械能和其他形式能量的转化. 例如，系统内的摩擦力做功使机械能转化为热能，即通常所说的摩擦生热. 能量既不能产生也不能消灭，只能从一种形式转化为另一种形式，或者从一个物体转移到另一个物体.

能量守恒定律是自然界最普遍的规律. 它不仅适用于物质的机械运动、热运动、电磁运动、原子分子运动等物理运动形式，也适用于化学运动、生物运动等其他运动形式. 在物质世界千姿百态的运动形式中，能量是能够超越各种运动形式并作为物质运动一般性量度的物理量. 能量守恒的实质表明各种物质运动可以相互转换，但

变力的功

是物质或运动本身既不能创造也不能消灭，只能从一种形式转化为另一种形式. 爱因斯坦提出的相对论质量-能量关系 $E = mc^2$，再一次阐明了孤立系统能量守恒的规律，并指出在能量守恒的同时必有质量守恒. 能量守恒、物质不灭是自然界最基本的规律.

§1.3 刚体的定轴转动

研究物体的机械运动问题时，常常忽略物体本身的大小和形状对问题的影响，把物体看成一质点来讨论，这样可以使问题简化. 但是在许多具体问题中，如研究地球自转、陀螺的运动、飞轮的转动等，就不能忽略这些运动物体的形状和大小，将它们看成质点了. 因为这些运动物体上各点的运动规律不尽相同，或者因为形变使物体内部各部分之间产生相对运动. 为简便起见，引入一个理想模型 —— **刚体**(rigid body)，即**在任何外力作用下形状和大小始终保持不变的物体**. 和质点一样，刚体也是一个理想模型，在实际生活中是不存在的. 一个实际物体能否看成刚体，不是看其材质是否坚硬，形状是否规则，而是考察它在运动过程中是否具有形变或其形变是否可以忽略. 刚体也可以看成一个由很多质点组成的特殊的质点系，无论在多大的外力作用下，刚体内部任意两个质点之间的距离始终保持不变.

1.3.1 刚体定轴转动的描述

刚体的最简单和最基本的运动形式是平动和定轴转动. 其实际运动形式可以是多样化的，再复杂的运动形式都可以看成平动和转动的合成. 在刚体运动过程中，如果连接刚体内任意两点的直线始终保持平行，则这种运动称为**平动**，如图 1.5 所示. 例如，升降机的运动、汽缸中活塞的运动、车床上车刀的运动等都是平动. 刚体平动时，刚体上各点的运动情况完全相同，具有相同的位移、速度和加速度等. 因此，只要知道刚体上任意一点的运动情况，整个刚体的运动情况也就确定了. 这样，刚体的平动问题可以看成质点的运动问题，描述质点运动的各个物理量和质点力学的规律都适用于刚体的平动.

如果在运动过程中，刚体上所有质元都绕同一直线做圆周运动，则这种运动称为刚体的**转动**(rotation)，如图 1.6 所示，该直线称为转轴. 例如，机器上飞轮的运动，门的开、关运动，钟摆指针的运动，地球的自转等，都是转动. 若转轴在所选定的参考系中固定不动，此时的转动就称为**定轴转动**(fixed-axis rotation).

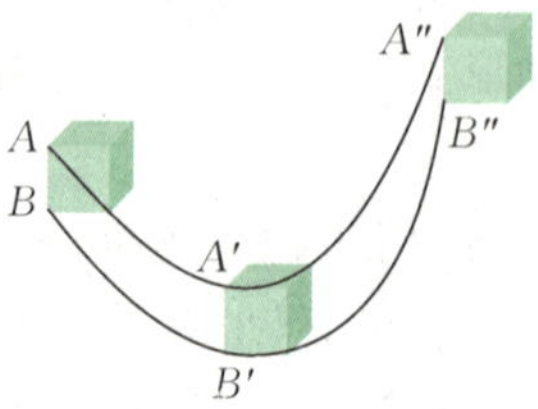

图 1.5 刚体的平动

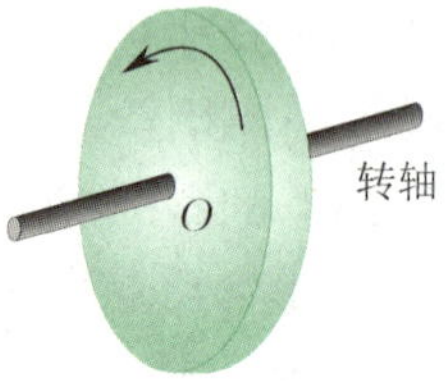

图 1.6 刚体的转动

当刚体绕某一固定轴转动时，不同质元的线速度、加速度一般是不同的. 但是，由于各质元的相对位置保持不变，所以描述各质元运动的角量，如角位移、角速度和角加速度都是一样的. 因此，描述刚体运动时，一般用角量来表示较为方便.

1. 角坐标与角位移

如图 1.7(a) 所示，P 是转动平面（垂直于转轴所作的平面）上的任意一点，O 是转轴与转动平面的交点，选取水平向右为参考方向，则点 O 与点 P 的连线 OP（点 P 的矢径 $\boldsymbol{r}$）与参考方向的夹角 θ 称为点 P 的**角坐标**(angular coordinate). 角坐标是描述刚体位置的一个重要物理参量，单位为 rad（弧度）. 当所选取的参考方向不同时，点 P 的角坐标也不同. 通常情况下，以参考方向为准，矢径 $\boldsymbol{r}$ 沿逆时针方向旋转的角坐标为正($\theta > 0$)，沿顺时针方向旋转的角坐标为负($\theta < 0$). 当刚体做定轴转动时，其角坐标随时间变化的函数关系 $\theta = \theta(t)$ 称为刚体定轴转动的运动方程.

设 t 时刻质点位于点 P，角坐标为 θ，在 $t + \Delta t$ 时刻，质点到达点 P'，角坐标为 $\theta + \Delta\theta$，则在 Δt 时间内，角坐标的增量 $\Delta\theta$ 称为**角位移**(angular displacement)，如图 1.7(b) 所示.

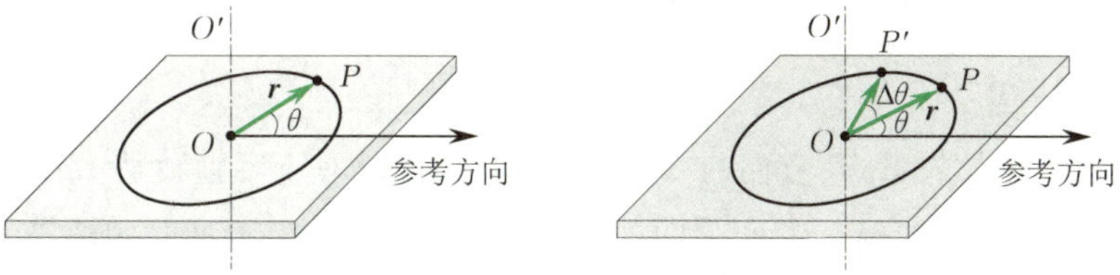

(a) 角坐标　　(b) 角位移

图 1.7　角坐标与角位移

角位移是一个矢量，其大小等于矢径 $\boldsymbol{r}$ 转过的角度. 但对于刚体的定轴转动而言，由于刚体只有逆时针和顺时针两个转动方向，因而角位移又可用正、负号来标识. 一般规定，矢径 $\boldsymbol{r}$ 沿逆时针方向转动的角位移为正($\Delta\theta > 0$)，沿顺时针方向转动的角位移为负($\Delta\theta < 0$)，角位移的单位也是 rad.

2. 角速度

为了描述刚体转动的快慢，引入角速度的概念. 设刚体从 t 到 $t + \Delta t$ 这段时间的角位移为 $\Delta\theta$，则角位移 $\Delta\theta$ 与所用时间 Δt 之比 $\dfrac{\Delta\theta}{\Delta t}$，称为 Δt 时间内的**平均角速度**(average angular velocity)，用 $\bar{\omega}$ 表示，即

$$\bar{\omega} = \frac{\Delta\theta}{\Delta t} \tag{1.26}$$

当 $\Delta t \to 0$ 时，平均角速度的极限值称为 t 时刻的瞬时角速度，简称**角速度**(angular velocity)，用 ω 表示，即

$$\omega = \lim_{\Delta t \to 0} \frac{\Delta\theta}{\Delta t} = \frac{\mathrm{d}\theta}{\mathrm{d}t} \tag{1.27}$$

角速度也是矢量，其方向由右手螺旋定则确定：将右手拇指伸直，其余四指弯

曲，使四指弯曲的方向与刚体转动的方向一致，这时拇指所指的方向就是角速度 $\boldsymbol{\omega}$ 的方向，如图 1.8 所示. 角速度的单位为 rad · s^{-1}（弧度每秒）.

如果在任意相等的时间间隔内，刚体的角位移都相等，那么这种转动称为匀速转动.

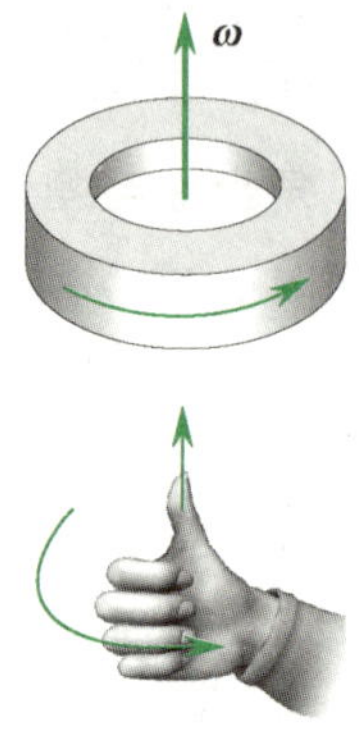

图 1.8　ω 的方向由右手螺旋定则确定

3. 角加速度

研究刚体的定轴转动时，仅描述转动的快慢是不充分的，还应描述刚体转动速度变化的快慢. 设刚体在 t 时刻的角速度为 ω，在 $t+\Delta t$ 时刻的角速度为 $\omega+\Delta\omega$，则角速度的增量 $\Delta\omega$ 与所用时间 Δt 之比 $\dfrac{\Delta\omega}{\Delta t}$ 称为这段时间的**平均角加速度**（average angular acceleration），用 $\bar{\alpha}$ 表示，即

$$\bar{\alpha}=\frac{\Delta\omega}{\Delta t} \tag{1.28}$$

当 $\Delta t\to 0$ 时，平均角加速度的极限值称为 t 时刻的瞬时角加速度，简称**角加速度**（angular acceleration），用 α 表示，即

$$\alpha=\lim_{\Delta t\to 0}\frac{\Delta\omega}{\Delta t}=\frac{\mathrm{d}\omega}{\mathrm{d}t}=\frac{\mathrm{d}^2\theta}{\mathrm{d}t^2} \tag{1.29}$$

角加速度也是矢量，其方向与 $\boldsymbol{\omega}$ 的变化情况有关. 对于定轴转动，当刚体转动加快时，其方向与角速度 $\boldsymbol{\omega}$ 的方向相同；当刚体转动减慢时，其方向与角速度 $\boldsymbol{\omega}$ 的方向相反.

在定轴转动的情形中，角速度的方向总是沿着转轴的方向. 因此，只要规定了 $\boldsymbol{\omega}$ 的正、负方向，就可以用标量进行计算.

4. 匀变速转动

当刚体做匀速转动和匀变速转动时，用角量表示的运动规律表达式与质点做匀速直线运动和匀变速直线运动的表达式十分相似.

刚体匀速转动（$\alpha=0$）的运动方程可表示为

$$\theta=\theta_0+\omega t \tag{1.30}$$

刚体匀变速转动（$\alpha=$ 常量）的运动方程可表示为

$$\omega=\omega_0+\alpha t \tag{1.31}$$

$$\theta=\theta_0+\omega_0 t+\frac{1}{2}\alpha t^2 \tag{1.32}$$

$$\omega^2=\omega_0^2+2\alpha(\theta-\theta_0) \tag{1.33}$$

上述各式中，θ、θ_0、ω、ω_0 和 α 分别表示角坐标、初始角坐标、角速度、初始角速度和角加速度.

5. 线量和角量之间的关系

通常把描述质点运动的物理量叫作线量，把描述刚体转动的物理量叫作角量. 由于刚体做定轴转动时，刚体上的每个质点都在做圆周运动，所以如果从描述质点运动的角度考虑，则应该用线量来描述；如果从整个刚体转动的角度考虑，则应该用角量来描述. 因此，线量和角量之间必然存在着一定的关系.

如图 1.9 所示，P 为刚体上的一点，离刚体转轴的距离为 r. 当刚体在 $\mathrm{d}t$ 时间内发生角位移 $\mathrm{d}\theta$ 时，点 P 在该时间内发生位移 $\mathrm{d}s$（弦长）. 当角位移 $\mathrm{d}\theta$ 很小时，弦长 $\mathrm{d}s$ 可以认为等于其对应的弧长. 所以，点 P 所经过的位移 $\mathrm{d}s$ 与刚体转过的角度 $\mathrm{d}\theta$ 存在下面的函数关系：

$$\mathrm{d}s = r\mathrm{d}\theta$$

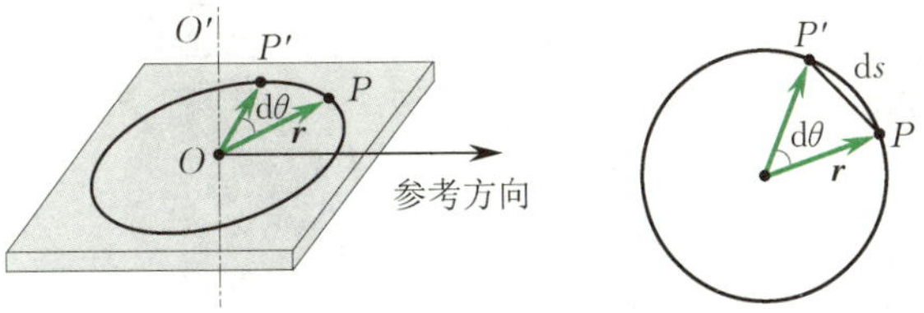

图 1.9　线量和角量的关系

将上式两端同时除以 $\mathrm{d}t$，可得

$$\frac{\mathrm{d}s}{\mathrm{d}t} = r\frac{\mathrm{d}\theta}{\mathrm{d}t}$$

根据质点运动速率和刚体角速度的定义，有 $\frac{\mathrm{d}s}{\mathrm{d}t} = v$，$\frac{\mathrm{d}\theta}{\mathrm{d}t} = \omega$，故上式可改写成

$$v = r\omega \tag{1.34}$$

切向加速度

将其写成矢量形式，则为

$$\boldsymbol{v} = \boldsymbol{\omega} \times \boldsymbol{r} \tag{1.35}$$

式(1.35) 是一个矢量叉乘式，它既表示速度的大小，又表示速度的方向，其方向由右手螺旋定则确定.

将式(1.34) 两端同时对时间 t 求导数，考虑点 P 与刚体转轴的距离 r 不随时间变化，有

$$\frac{\mathrm{d}v}{\mathrm{d}t} = \frac{\mathrm{d}}{\mathrm{d}t}(r\omega) = r\frac{\mathrm{d}\omega}{\mathrm{d}t}$$

式中，$\frac{\mathrm{d}v}{\mathrm{d}t}$ 反映了线速度的大小对时间的变化关系，称为切向加速度，用 a_t 表示；又 $\frac{\mathrm{d}\omega}{\mathrm{d}t} = \alpha$ 为刚体的角加速度，即有

$$a_t = r\alpha \tag{1.36}$$

这就是切向加速度与角加速度之间的关系式. 能够反映速度方向随时间变化的加速度称为法向加速度，用 a_n 表示. 对于做圆周运动的质点，a_n 就是向心加速度，即 $a_n = \frac{v^2}{r}$. 将式(1.34) 代入法向加速度公式，可得法向加速度与角速度之间的关系为

$$a_n = \frac{v^2}{r} = r\omega^2 \tag{1.37}$$

例 1.1 一条缆索绕过一定滑轮拉动一升降机，如图 1.10 所示. 滑轮半径 $r = 0.5$ m，如果升降机从静止开始以加速度 $a = 0.4\ \mathrm{m \cdot s^{-2}}$ 匀加速上升，求：

(1) 滑轮的角加速度；

(2) 升降机开始上升后，$t = 5$ s 时滑轮的角速度；

(3) 升降机开始上升后，$t = 1$ s 时滑轮边缘上一点的加速度（设缆索和滑轮之间没有相对滑动）.

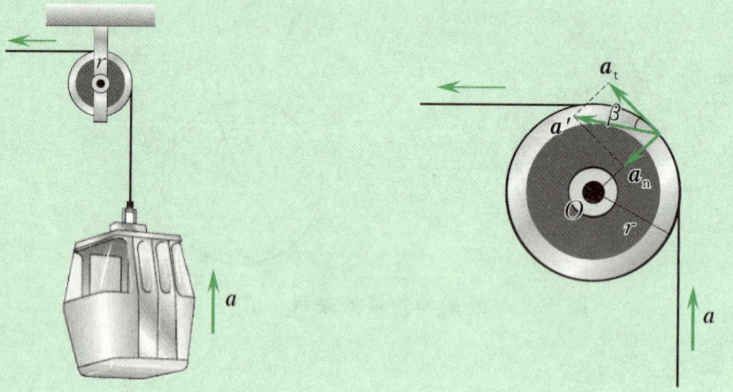

图 1.10　例 1.1 图

解 (1) 由于升降机的加速度和滑轮边缘上一点的切向加速度相等，根据 $a_t = r\alpha$，有

$$\alpha = \frac{a_t}{r} = \frac{a}{r} = 0.8\ \mathrm{rad \cdot s^{-2}}$$

(2) $t = 5$ s 时，滑轮的角速度为

$$\omega = \alpha t = 4\ \mathrm{rad \cdot s^{-1}}$$

(3) $t = 1$ s 时，已知

$$a_t = a = 0.4\ \mathrm{m \cdot s^{-2}}$$

又

$$\omega = \alpha t = 0.8\ \mathrm{rad \cdot s^{-1}},$$

$$a_n = r\omega^2 = 0.32\ \mathrm{m \cdot s^{-2}}$$

故

$$a' = \sqrt{a_n^2 + a_t^2} = 0.51\ \mathrm{m \cdot s^{-2}}$$

此时，加速度的方向与滑轮边缘切线方向的夹角为

$$\beta = \arctan\frac{a_n}{a_t} = \arctan\frac{0.32}{0.4} \approx 38.7^\circ$$

1.3.2　转动定律　转动惯量

为了改变刚体的运动状态，必须对刚体施加作用力. 但是作用力对刚体转动的影响，不仅与作用力的大小有关，而且与作用力的方向和作用点的位置有关. 例如，用同样大小的力推门，当作用点靠近门轴时就不易把门推开，当作用点远离门轴时就容易把门推开. 由此可以看出，要改变刚体的运动状态，就必须考虑作用力的大小、方向和作用点三要素. 为此，引入**力矩**（moment of force）的概念.

1. 力矩

如图 1.11(a) 所示，设刚体所受外力 $\boldsymbol{F}$ 处在垂直于刚体转轴 OO' 的平面内，力 $\boldsymbol{F}$ 的作用线和转轴之间的距离 d 称为力 $\boldsymbol{F}$ 对转轴的力臂. 力 $\boldsymbol{F}$ 的大小和力臂的乘积称为力 $\boldsymbol{F}$ 对转轴的力矩，用 M 表示，即

$$M = Fd \tag{1.38}$$

设力 $\boldsymbol{F}$ 的作用点为 P，点 P 至转轴的距离为 r，则 $\boldsymbol{r}$ 称为点 P 的矢径，φ 表示矢径

$\boldsymbol{r}$ 与力 $\boldsymbol{F}$ 的夹角. 由于 $d = r\sin\varphi$，所以式(1.38) 又可写成

$$M = Fr\sin\varphi \tag{1.39}$$

力矩不仅有大小而且有方向，是矢量. 力矩可以表示为

$$\boldsymbol{M} = \boldsymbol{r} \times \boldsymbol{F} \tag{1.40}$$

力矩 $\boldsymbol{M}$ 的方向可由右手螺旋定则确定. 力矩的方向总是垂直于力 $\boldsymbol{F}$ 与矢径 $\boldsymbol{r}$ 所确定的平面，其单位为 N · m.

如果刚体所受外力 $\boldsymbol{F}$ 不在垂直于转轴的平面内，此时可把力 $\boldsymbol{F}$ 分解为两个分力：一个与转轴平行的分力 $\boldsymbol{F}_{/\!/}$，另一个与转轴垂直的分力 $\boldsymbol{F}_{\perp}$. 显然，只有与转轴垂直的分力 $\boldsymbol{F}_{\perp}$ 才对刚体的转动有作用，如图 1.11(b) 所示.

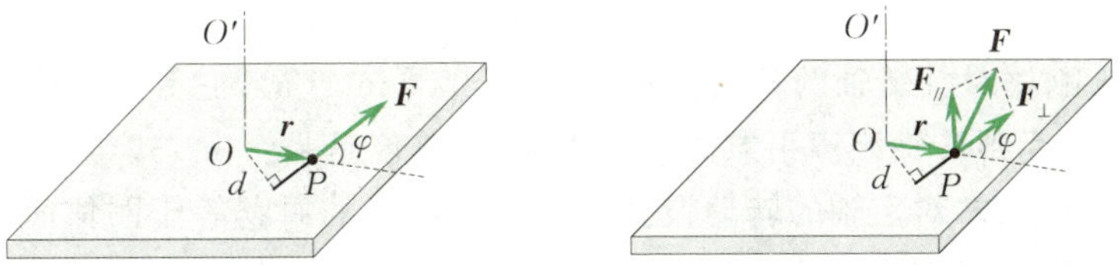

(a) 力在垂直于转轴的平面内　　(b) 力不在垂直于转轴的平面内

图 1.11　力矩

2. 转动定律

将刚体分割为无穷多的质元 Δm_i，然后采用叠加原理进行求和或积分，对整个刚体的运动进行研究，就可以将研究质点的方法应用于对刚体的研究.

如图 1.12 所示，设刚体绕定轴 z 转动，任取一质元 Δm_i 作为研究对象，其所受外力为 $\boldsymbol{F}_{外i}$，内力为 $\boldsymbol{F}_{内i}$，质元到定轴的矢径为 $\boldsymbol{r}_i$，且 $\boldsymbol{F}_{外i}$ 与 $\boldsymbol{r}_i$ 的夹角为 φ_i，$\boldsymbol{F}_{内i}$ 与 $\boldsymbol{r}_i$ 的夹角为 θ_i. 刚体转动时，该质元做圆周运动，半径是 r_i，其所受的力在切线方向上的投影为 $F_{外i}\sin\varphi_i + F_{内i}\sin\theta_i$，应用牛顿第二定律，可得

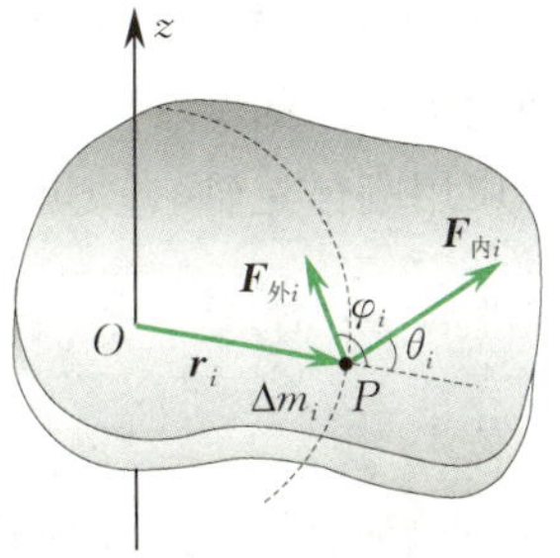

图 1.12　转动定律推导用图

$$F_{外i}\sin\varphi_i + F_{内i}\sin\theta_i = \Delta m_i a_{ti}$$

两端同时乘以 r_i，则有

$$r_i F_{外i}\sin\varphi_i + r_i F_{内i}\sin\theta_i = \Delta m_i r_i a_{ti} \qquad ①$$

式 ① 左端第一项是外力 $\boldsymbol{F}_{外i}$ 对转轴的力矩，第二项是内力 $\boldsymbol{F}_{内i}$ 对转轴的力矩. 对于每一个质元，都能写出类似于式 ① 的方程，将这些方程相加，有

$$\sum_{i=1}^{n} r_i F_{外i}\sin\varphi_i + \sum_{i=1}^{n} r_i F_{内i}\sin\theta_i = \sum_{i=1}^{n} \Delta m_i r_i a_{ti} \qquad ②$$

由于内力总是成对出现，根据牛顿第三定律可知，每一对内力都大小相等、方向相反，且在同一直线上，故对轴的力臂也相同，从而每一对内力的合力矩都为零. 由此可以推知所有内力矩的代数和总是等于零的，即 $\sum_{i=1}^{n} r_i F_{内i}\sin\theta_i = 0$. 考虑各质元

的角加速度 α 都相同，且 $a_{ti}=r_i\alpha$，于是式 ② 可简化为

$$\sum_{i=1}^{n} r_i F_{外i}\sin\varphi_i = \sum_{i=1}^{n}\Delta m_i r_i^2\alpha \qquad ③$$

式中，$M=\sum_{i=1}^{n} r_i F_{外i}\sin\varphi_i$ 是刚体各质元所受外力对转轴 z 的力矩的代数和，称为合外力矩. 设

$$J=\sum_{i=1}^{n}\Delta m_i r_i^2 \qquad (1.41)$$

于是式 ③ 可写为

$$M=J\alpha$$

刚体定轴转动的转动惯量和转动定律

写成矢量表达式为

$$\boldsymbol{M}=J\boldsymbol{\alpha} \qquad (1.42)$$

式中，J 称为刚体对其转轴的**转动惯量**(moment of inertia)，**它等于刚体中每个质元的质量与该质元到转轴距离平方的乘积之和**，其单位是 $kg \cdot m^2$. 式(1.42) 表明：**刚体做定轴转动时，刚体对定轴的转动惯量与其角加速度的乘积等于刚体所受的合外力矩**. 这一结论称为**刚体定轴转动定律**(law of rotation). 显然，力矩是使刚体转动状态发生改变而产生角加速度的根本原因.

将式(1.42) 与牛顿第二定律 $\boldsymbol{F}=m\boldsymbol{a}$ 相比较可以发现，合外力矩 $\boldsymbol{M}$ 与合外力 $\boldsymbol{F}$ 相当，角加速度 $\boldsymbol{\alpha}$ 与加速度 $\boldsymbol{a}$ 相当，而转动惯量 J 则和质量 m 相当. 由于质量 m 是物体在平动过程中惯性大小的量度，可见，转动惯量 J 是刚体做定轴转动时惯性大小的量度. 刚体定轴转动定律在刚体定轴转动中的地位与牛顿第二定律在质点动力学中的地位是相当的.

应用刚体定轴转动定律时，需要先求出刚体对定轴的转动惯量. 按转动惯量的定义 $J=\sum_i \Delta m_i r_i^2$，对于质量连续点分布的刚体，上述求和可以用积分代替，即

$$J=\int r^2\,\mathrm{d}m \qquad (1.43)$$

式中，r 为刚体质元 $\mathrm{d}m$ 到转轴的垂直距离.

对于质量连续线分布的刚体，计算其转动惯量的积分公式为

$$J=\int_l r^2\lambda\,\mathrm{d}l \qquad (1.44)$$

式中，λ 为刚体质量的线密度(单位长度上的质量)；$\mathrm{d}l$ 为质元的长度；r 为线元 $\mathrm{d}l$ 到转轴的垂直距离.

对于质量连续面分布的刚体，计算其转动惯量的积分公式为

$$J=\iint_S r^2\sigma\,\mathrm{d}S \qquad (1.45)$$

式中，σ 为刚体质量的面密度；$\mathrm{d}S$ 为质元的面积；r 为面元 $\mathrm{d}S$ 到转轴的垂直距离.

对于质量连续体分布的刚体，计算其转动惯量的积分公式为

$$J=\iiint_V r^2\rho\,\mathrm{d}V \qquad (1.46)$$

式中，ρ 为刚体质量的体密度；$\mathrm{d}V$ 为质元的体积；r 为体元 $\mathrm{d}V$ 到转轴的垂直距离.

从刚体转动惯量的定义可以看出，刚体转动惯量的大小不仅与刚体的质量有

关，而且与质量相对于转轴的分布有关. 同一刚体的转动惯量会因转轴的不同而不同，因此，对于刚体的转动惯量必须指出其转轴才有明确的物理意义.

例 1.2　求一质量为 m、长度为 l 的均匀细棒的转动惯量. (1) 转轴通过细棒的中心并与细棒垂直；(2) 转轴通过细棒的一端并与细棒垂直.

解　(1) 转轴通过细棒的中心并与细棒垂直.

如图 1.13(a) 所示，在细棒上任取一质元 $\mathrm{d}m$，其长度为 $\mathrm{d}x$，距转轴 O 的距离为 x. 设细棒的线密度为 $\lambda = \dfrac{m}{l}$，则该质元的质量 $\mathrm{d}m = \lambda \mathrm{d}x$，该质元对转轴的转动惯量为

$$\mathrm{d}J = x^2 \mathrm{d}m = \lambda x^2 \mathrm{d}x$$

则细棒对中心轴的转动惯量为

$$J = \int \mathrm{d}J = \lambda \int_{-l/2}^{l/2} x^2 \mathrm{d}x = \frac{1}{12}\lambda l^3 = \frac{1}{12} m l^2$$

(2) 如图 1.13(b) 所示，转轴通过细棒的一端并与细棒垂直时，同理有

$$J = \int \mathrm{d}J = \lambda \int_0^l x^2 \mathrm{d}x = \frac{1}{3}\lambda l^3 = \frac{1}{3} m l^2$$

由此可见，同一均匀细棒的转动惯量因转轴位置的不同而不同.

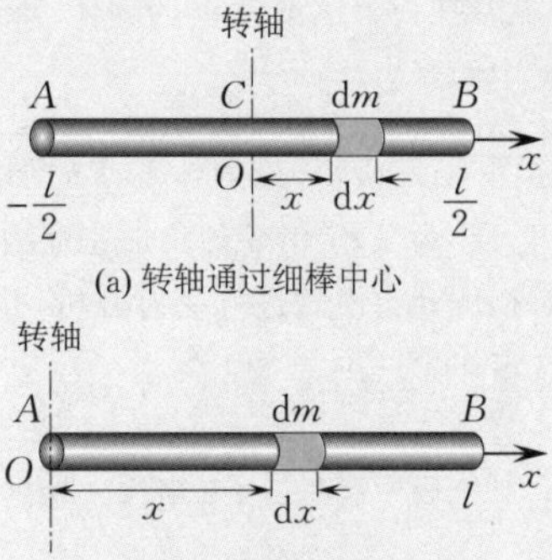

(a) 转轴通过细棒中心

(b) 转轴通过细棒一端

图 1.13　例 1.2 图

例 1.3　求质量为 m、半径为 R、厚度极薄的均匀细圆环和均匀圆盘的转动惯量. 其转轴均与圆面垂直并通过圆心，如图 1.14 所示.

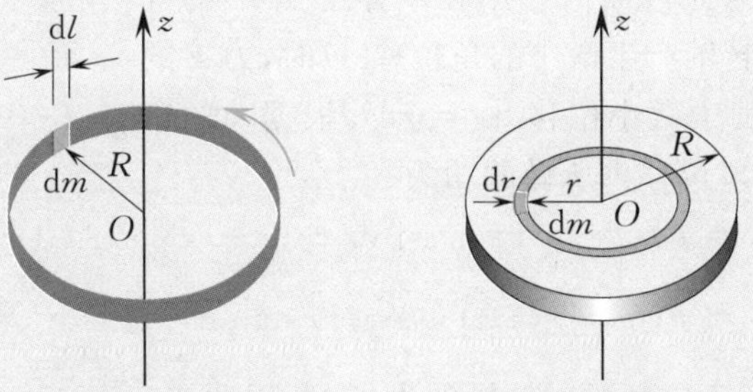

(a) 均匀细圆环　　(b) 均匀圆盘

图 1.14　例 1.3 图

解　(1) 求均匀细圆环对中心垂直轴的转动惯量.

如图 1.14(a) 所示，在圆环上取一质元 $\mathrm{d}m = \lambda \mathrm{d}l$，其中 $\lambda = \dfrac{m}{2\pi R}$ 为圆环的线密度，$\mathrm{d}l$ 为微小圆弧. 该质元对中心垂直轴 z 的转动惯量为

$$\mathrm{d}J = R^2 \mathrm{d}m = \lambda R^2 \mathrm{d}l$$

由于圆环上各个质元到中心垂直轴的距离都相等，且都等于 R，所以该圆环对中心垂直轴的转动惯量为

$$J = \int \mathrm{d}J = \int_0^{2\pi R} \lambda R^2 \mathrm{d}l = \lambda R^2 \int_0^{2\pi R} \mathrm{d}l = \lambda R^2 \cdot 2\pi R = mR^2$$

(2) 求均匀圆盘对中心垂直轴的转动惯量.

因为圆盘可以认为是由许多半径不同的细圆环组成的，所以圆盘对轴的转动惯量可以看成许多半径不同的细圆环对轴的转动惯量之和. 如图 1.14(b) 所

示，取一半径为 r、宽为 $\mathrm{d}r$ 的细圆环，其面积 $\mathrm{d}S=2\pi r\mathrm{d}r$，则其质量 $\mathrm{d}m=2\pi\sigma r\mathrm{d}r$，其中 $\sigma=\frac{m}{\pi R^2}$ 为圆盘的面密度. 由第(1)问的计算结论可知，此细圆环对中心垂直轴的转动惯量为

$$\mathrm{d}J=r^2\mathrm{d}m=2\pi\sigma\cdot r^3\mathrm{d}r$$

则整个圆盘的转动惯量为

$$J=\int_0^R 2\pi\sigma\cdot r^3\mathrm{d}r=\frac{1}{2}\sigma\pi R^4=\frac{1}{2}mR^2$$

由上述计算可知，质量相等、转轴位置也相同的刚体，如果质量分布不同则转动惯量也不同.

例 1.4 如图 1.15 所示，定滑轮可看成质量均匀分布的圆盘，其质量为 M，半径为 R. 一条轻质细绳缠绕其上，绳的一端悬挂一个质量为 m 的物体. 不考虑转轴对定滑轮的摩擦阻力矩，试求该物体的加速度、滑轮的角加速度和绳中的张力.

解 如图 1.15 所示，设物体下落的加速度为 $\boldsymbol{a}$，绳中的张力大小为 T，定滑轮的角加速度为 $\boldsymbol{\alpha}$，用隔离体法分别对物体和定滑轮进行受力分析，并对物体运用牛顿第二定律，可得

$$mg-T=ma$$

由于定滑轮做定轴转动，由刚体定轴转动定律有

$$TR=\frac{1}{2}MR^2\alpha$$

因绳缠绕在定滑轮上，滑轮边缘上一点的切向加速度 a_t 与物体的加速度相等，故有

$$a=R\alpha$$

将上述三式联立，即可解得

$$\alpha=\frac{2mg}{(2m+M)R},$$

$$a=\frac{2mg}{2m+M}$$

$$T=\frac{M}{2m+M}\cdot mg$$

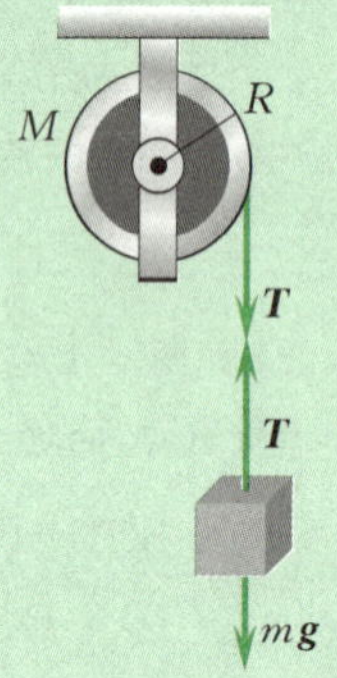

图 1.15 例 1.4 图

3. 力矩的功

如图 1.16 所示，刚体的一个截面与其转轴正交于点 O，$\boldsymbol{F}$ 为此截面内作用在刚体上点 P 的外力. 当刚体绕转轴产生微小的角位移 $\mathrm{d}\theta$ 时，力 $\boldsymbol{F}$ 的作用点 P 也发生微小位移 $\mathrm{d}s=r\mathrm{d}\theta$，根据功的定义，力 $\boldsymbol{F}$ 在这段位移中所做的功为

$$\mathrm{d}A=\boldsymbol{F}\cdot\mathrm{d}\boldsymbol{r}=F\cos\alpha\,|\,\mathrm{d}\boldsymbol{r}\,|$$

$$=F\cos\left(\frac{\pi}{2}-\varphi\right)r\mathrm{d}\theta=Fr\sin\varphi\mathrm{d}\theta$$

式中，$rF\sin\varphi$ 就是力 F 对转轴的力矩 M，因此有

$$\mathrm{d}A=M\mathrm{d}\theta \tag{1.47}$$

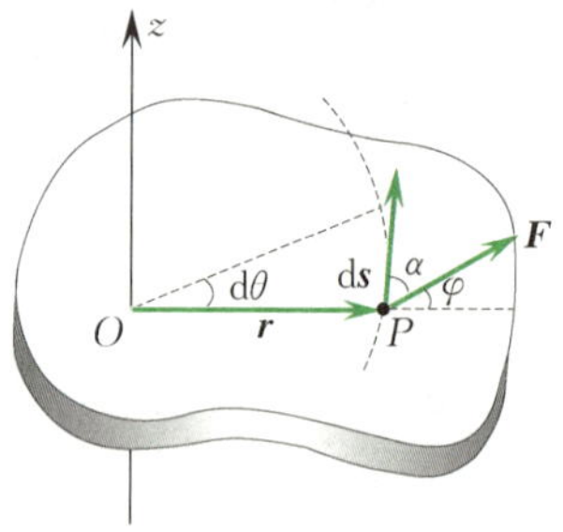

图 1.16 力矩的功

即**力对转动刚体做的元功等于相应的力矩和角位移的乘积**. 对于有限的角位移，力矩的功可用积分求得，即

$$A=\int_{\theta_1}^{\theta_2}M\mathrm{d}\theta \tag{1.48}$$

刚体定轴转动的功能推导

如果刚体受到多个外力的作用，合力矩对刚体所做的功依然可以用式(1.48)来表示，只是式中的 M 表示刚体所受到的合外力矩.

如果刚体受到的作用力矩是恒量，则力矩对刚体所做的功可写为

$$A = \int_{\theta_1}^{\theta_2} M\mathrm{d}\theta = M\int_{\theta_1}^{\theta_2} \mathrm{d}\theta = M(\theta_2 - \theta_1) = M\Delta\theta \tag{1.49}$$

由功率的定义，可得力矩做功的功率为

$$P = \frac{\mathrm{d}A}{\mathrm{d}t} = M\frac{\mathrm{d}\theta}{\mathrm{d}t} = M\omega \tag{1.50}$$

可见，力矩对某刚体做功时，其功率等于力矩与该刚体转动角速度的乘积.

1.3.3　角动量守恒定律

1. 刚体的角动量

在讨论质点运动时常用动量来描述质点的运动状态. 但当讨论刚体的定轴转动时，就不能再用动量来描述其运动状态了，因为当刚体做定轴转动时，刚体上各点的速度的大小和方向各不相同，其动量的确定将变得很复杂. 因此，引入角动量的概念.

角动量(angular momentum) 又称为**动量矩**(moment of momentum)，是描述物体转动的物理量. 如果一个转动惯量为 J 的刚体以角速度 $\boldsymbol{\omega}$ 绕定轴转动，那么它对转轴的角动量 $\boldsymbol{L}$ 定义为

$$\boldsymbol{L} = J\boldsymbol{\omega} \tag{1.51}$$

角动量是一个矢量，其方向与角速度 $\boldsymbol{\omega}$ 的方向一致. 在 SI 中，角动量的单位为 $\mathrm{kg \cdot m^2 \cdot s^{-1}}$.

2. 角动量定理

刚体做定轴转动时，作用力矩往往不是瞬间的，而要持续一段时间，因而对时间有累积作用. 当一个确定的刚体绕定轴转动时，其转动惯量 J 不随时间改变. 由转动定律 $\boldsymbol{M} = J\boldsymbol{\alpha}$ 及刚体角动量的定义，有

$$\boldsymbol{M} = J\frac{\mathrm{d}\boldsymbol{\omega}}{\mathrm{d}t} = \frac{\mathrm{d}(J\boldsymbol{\omega})}{\mathrm{d}t} = \frac{\mathrm{d}\boldsymbol{L}}{\mathrm{d}t}$$

即

$$\boldsymbol{M}\mathrm{d}t = \mathrm{d}\boldsymbol{L} \tag{1.52}$$

若刚体在 t_0 到 t 的时间内，角速度由 $\boldsymbol{\omega}_0$ 增加到 $\boldsymbol{\omega}$，则有

$$\int_{t_0}^{t} \boldsymbol{M}\mathrm{d}t = \int_{L_0}^{L} \mathrm{d}\boldsymbol{L} = J\boldsymbol{\omega} - J\boldsymbol{\omega}_0 \tag{1.53}$$

式中，$\int_{t_0}^{t} \boldsymbol{M}\mathrm{d}t$ 称为**冲量矩**(moment of impulse)，表示合外力矩在 t_0 到 t 时间内的累积作用. 式(1.52) 表明，作用在刚体上的合外力矩等于刚体的角动量对时间的变化率；式(1.53) 表明，作用在刚体上的冲量矩等于其角动量的增量. 这两个结论都可称为刚体定轴转动的角动量定理. 它们与质点动力学中的动量定理在形式上类似.

3. 角动量守恒定律

在定轴转动的过程中，若刚体所受的合外力矩 $\boldsymbol{M} = \boldsymbol{0}$，则由式(1.53) 可得

$$\boldsymbol{L} = J\boldsymbol{\omega} = \text{常矢量}$$

或

$$J\boldsymbol{\omega} = J_0\boldsymbol{\omega}_0 \tag{1.54}$$

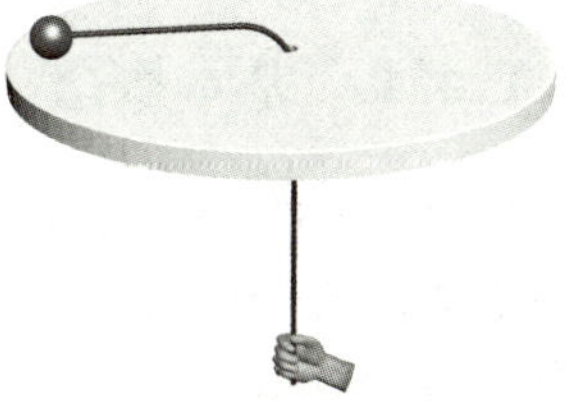

角动量守恒

上式表明，**当刚体所受的合外力矩为零时，其角动量保持不变**. 这一结论称为刚体定轴转动的**角动量守恒定律**(law of conservation of angular momentum).

角动量守恒定律

角动量守恒定律包含下面两种情形.

(1) 对于转动惯量保持不变的单个物体，当 $\boldsymbol{M}=\mathbf{0}$ 时，$J\boldsymbol{\omega}=J\boldsymbol{\omega}_0$，则有 $\boldsymbol{\omega}=\boldsymbol{\omega}_0$，这时刚体绕定轴做匀角速度转动，且角速度方向保持不变.

(2) 对于转动惯量可变的物体，如果转动物体由于内力作用而改变其对转轴的转动惯量，则当 J 增大时，角速度 ω 就减小；当 J 减小时，角速度 ω 就增大，从而使其角动量 $J\omega$ 保持不变.

在日常生活中，角动量守恒定律有着广泛的应用. 例如，花样滑冰运动员和芭蕾舞演员绕通过重心的铅直轴高速旋转时，他们可以通过改变自身的姿态来改变对轴的转动惯量，从而调节自身旋转的角速度. 又如，跳水运动员在跳板上起跳时，总是向上伸直双手臂，而跳到空中时，将身体收缩，以减小转动惯量来加快空翻速度，当接近水面时，又伸直双手来减小角速度，以便身体竖直进入水中.

例 1.5 在工程上，常用摩擦啮合器使两飞轮以相同的转速一起转动. 如图 1.17 所示，A 和 B 两飞轮的轴杆在同一中心线上. A 轮的转动惯量为 $J_A=10\ \text{kg}\cdot\text{m}^2$，B 轮的转动惯量为 $J_B=20\ \text{kg}\cdot\text{m}^2$. 开始时 A 轮每分钟的转速为 600 转，B 轮静止，C 为摩擦啮合器. 求两轮啮合后的转速.

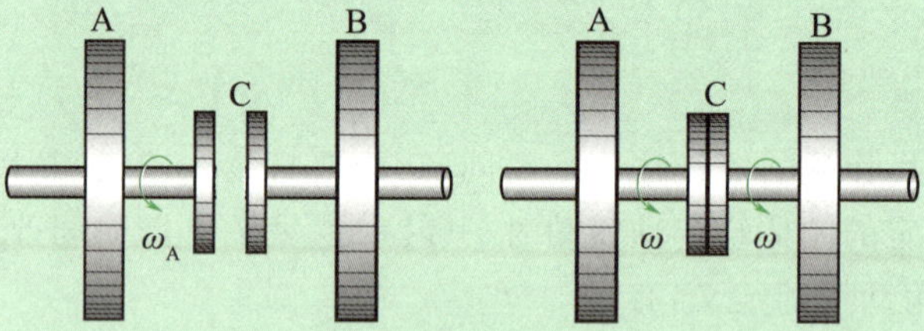

图 1.17　例 1.5 图

解　以飞轮 A、B 和啮合器 C 为系统. 在啮合过程中，系统受到轴向的正压力和啮合器之间的切向摩擦力. 前者对轴的力矩为零，后者对转轴有力矩，但为系统的内力矩. 系统所受合外力矩为零，所以系统的角动量守恒，即 $J_A\omega_A=(J_A+J_B)\omega$，$\omega$ 为两轮啮合后的共同角速度，于是

$$\omega=\frac{J_A\omega_A}{J_A+J_B}.$$

把各量代入上式，得 $\omega\approx 20.9\ \text{rad}\cdot\text{s}^{-1}$，即转速为 $200\ \text{r}\cdot\text{min}^{-1}$.

§ 1.4 物体的弹性

1.4.1 基本概念

物体的弹性、物体处于平衡状态时所满足的条件和规律，是研究人体力学所必备的基础知识. 力学中把静止状态、匀速直线运动状态和匀速转动状态均称为**平衡状态**(equilibrium state). 但在研究物体的平衡时，人们常忽略了在外力的作用下物体的形状或大小的改变，实际上，任何一个物体在外力的作用下，它的形状或大小都要发生一定的变化，这一变化称为**形变**(deformation). 当形变在一定限度内时，去掉外力后，物体能恢复原状，物体的这一性质称为**弹性**(elasticity). 研究物体的形变与引起形变的力之间的关系，不仅对力学和工程技术有重要的意义，而且对生物学、医学和医学工程都有重要的意义.

1. 力的平衡条件

当物体处于平衡状态时，作用在该物体上的合外力必然为零. 同时，作用在该物体上的对任意一个转轴的合外力矩也必然为零，这就是使物体处于平衡状态所应满足的平衡条件，其数学表达式为

$$\begin{cases} \sum \boldsymbol{F}_i = \boldsymbol{0} \\ \sum \boldsymbol{M}_i = \boldsymbol{0} \end{cases} \tag{1.55}$$

式中，$\boldsymbol{F}_i$、$\boldsymbol{M}_i$ 分别表示某一外力和某一外力矩. 必须指出，式(1.55) 中力和力矩的和都是矢量和，只有在某些特殊情况下，它们才可能是代数和.

2. 共点力系的平衡

当一个物体同时受到几个外力的作用时，如果这些外力的作用点为同一点，或这些外力的作用线(或作用线的延长线) 相交于同一点，则这些外力所构成的力系称为**共点力系**(system of concurrent forces). 对于共点力系来说，如果它们的合力等于零，则可以证明，它们的合力矩也必然等于零. 因此，物体在共点力系作用下的平衡条件可以简化为：外力的矢量和为零，即

$$\sum \boldsymbol{F}_i = \boldsymbol{0} \tag{1.56}$$

将这些力分别投影在 x 轴、y 轴和 z 轴上，则该力系在空间 3 个坐标轴上投影的代数和都等于零. 于是，物体在共点力系作用下的平衡条件又可表示为

$$\begin{cases} \sum F_{ix} = 0 \\ \sum F_{iy} = 0 \\ \sum F_{iz} = 0 \end{cases} \tag{1.57}$$

式中，F_{ix}、F_{iy} 和 F_{iz} 分别表示外力 $\boldsymbol{F}_i$ 在 x 轴、y 轴和 z 轴上的投影.

3. 共面力系的平衡

当一个物体同时受到几个外力的作用时，如果这些外力的作用线处于同一平面内，则这些外力所构成的力系称为**共面力系**(system of coplanar forces). 对于共面力系来说，它们对任意一个转轴的力矩只有正、负两个方向之分，并且这些外力也只需在所处的平面坐标系内分解. 设该平面为 xOy 平面，则物体在共面力系的作用下处于平衡状态应满足的条件为

$$\begin{cases} \sum F_{ix} = 0 \\ \sum F_{iy} = 0 \\ \sum M_i = 0 \end{cases} \tag{1.58}$$

由于在共面力系中，力矩 M 只有正、负两个方向，因此式(1.58) 中的力矩之和可以是代数和.

1.4.2 应力与应变

1. 正应力和正应变

设有一横截面积为 S 的细棒，当细棒的两端各加大小相等而方向相反的力 $\boldsymbol{F}$ 时，细棒受到拉力的作用情况如图 1.18(a) 所示，此时细棒所处的状态称为**张力状态**(tensile phase)；当细棒受到压力时，其作用情况如图 1.18(b) 所示，细棒所处的状态称为**压力状态**(pressure phase). 在细棒中作一与细棒长度方向垂直的截面，如图 1.18 中的虚线所示. 外力 $\boldsymbol{F}$ 对细棒的作用，通过细棒对力 $\boldsymbol{F}$ 的传递，使细棒内截面两侧互施一个大小相等、方向相反的作用力与反作用力. 这种物体内部各部分之间所产生的相互作用力称为**内力**(internal force). 如图 1.18 所示，该内力的大小也是 F，方向也与截面垂直. 应该指出，物体所受到的外界作用力为外力，物体因受外力作用而变形，同时物体内部也受到内力的作用，且内力是由外力引发的.

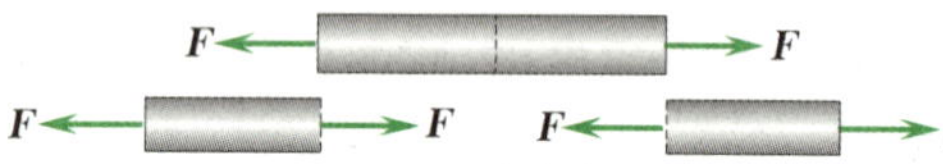

(a) 张应力

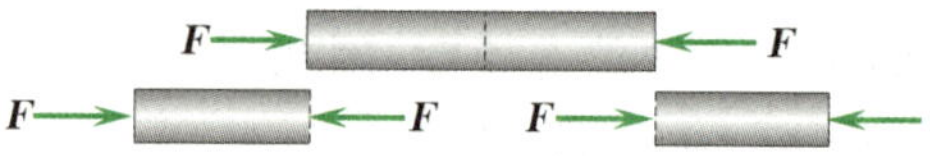

(b) 压应力

图 1.18 正应力

把垂直作用在物体某截面上的内力 F 与该截面面积 S 的比值，定义为物体在该截面处所受的**正应力**(normal stress). 图 1.18(a) 所示为**张应力**(tensile stress)，图 1.18(b) 所示为**压应力**(compressive stress). 张应力和压应力都是**正应力**，用 σ 表示，则

$$\sigma = \frac{F}{S} \tag{1.59}$$

任何一个物体在外力的作用下，它的形状或大小都要发生一定的变化，即要发生形变. 当物体受到拉力或压力的作用时，其长度将发生变化. 如上所述，一根细长的棒受拉力或压力作用时的情况就是如此. 设细棒原来的长度为 l_0，在外力作用下细棒受到正应力作用，其长度变为 l，长度的改变量为 $\Delta l = l - l_0$. 实验表明：不同大小的外力使细棒受到的正应力不同，引起的长度改变量也不同；同样大小的外力使细棒受到同样大小的正应力，由于细棒原长不同，引起的长度改变量也不同，但是，在细棒受到的正应力一定的情况下，细棒长度的改变量 Δl 与其原长 l_0 的比值是一定的.

物体在正应力作用下单位长度物体所发生的改变量 $\left(\frac{\Delta l}{l_0}\right)$ 称为**正应变**(normal strain)，用 ε 表示，即

$$\varepsilon=\frac{\Delta l}{l_0} \tag{1.60}$$

当物体受张应力而伸长时，$\Delta l>0$，此时有 $\varepsilon>0$，称为**拉伸应变**(tensile strain)；当物体受压应力而缩短时，$\Delta l<0$，此时有 $\varepsilon<0$，称为**压应变**(compressive strain).

2. 切应力和切应变

如果物体所受外力作用的方向和力的作用面平行，如图 1.19 所示，图中物体原为立方体，受外力 $\boldsymbol{F}_{外}$ 的作用后发生形变，成为平行六面体. 设想有一个与物体上、下底面平行的截面 S，如图 1.19 中虚线所示，由于力的传递，截面上、下两部分也有相互作用的内力，它们也是大小相等、方向相反的作用力与反作用力. 图 1.19 中所示的内力，其大小等于外力 $F_{外}$，方向与截面 S 平行. 我们将这种平行作用在物体某截面上的内力 $F_{内}$ 与该截面面积 S 的比值定义为物体在该截面处所受的**切应力**(shear stress)，用 τ 表示，则有

$$\tau=\frac{F_{内}}{S} \tag{1.61}$$

实验表明：当物体受到切应力作用时，在忽略体积变化的情况下，与底面距离不同的截面，移动的距离不同，但是，某截面移动的距离 Δx 与该截面到底面的距离 d 的比值，在一定的切应力作用下对不同的截面来说都是相等的，如图 1.19 所示. 这一比值称为**切应变**(shear strain)，用 γ 表示，即

$$\gamma=\frac{\Delta x}{d}=\tan\varphi \tag{1.62}$$

式中，φ 为物体从立方体切变为平行六面体时的倾角，如图 1.19(b) 所示. 在倾角 φ 很小的情况下，$\tan\varphi\approx\varphi$，因此式(1.62) 可以写成

$$\gamma=\varphi \tag{1.63}$$

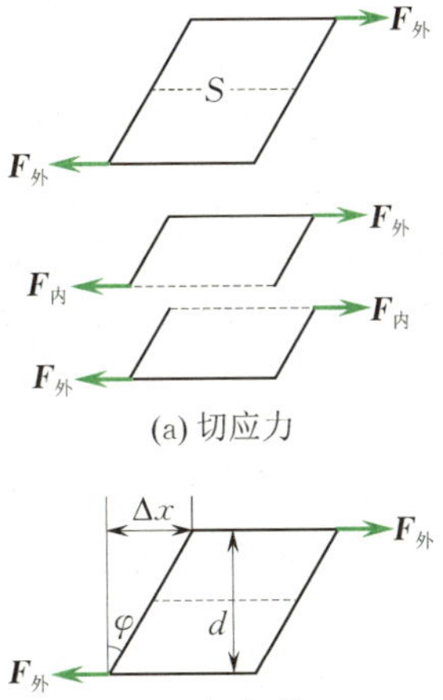

(a) 切应力

(b) 切应变

图 1.19　切应力和切应变

3. 体应变

当物体受到某种外力作用时，其体积也要发生变化. 设某物体受到各个方向上均匀压强的作用，其体积的改变量为 ΔV. ΔV 与物体原体积 V_0 的比值称为该物体的**体应变**(volume strain)，用 θ 表示，即

$$\theta=\frac{\Delta V}{V_0} \tag{1.64}$$

在实际生活中，引起体应变的应力常由物体所受的来自各个方向的均匀压强产生，如等温条件下气体压强的改变引起气体体积的变化. 对流体的热胀冷缩、血液在心脏和主动脉中的流动、肺的呼吸等情况的研究，常常都要用到体应变的概念.

综上所述，应力就是作用在单位截面上的内力. 它反映了物体受外界因素作用时，其内部各部分之间力的相互作用情况. 应力的单位为 Pa(帕斯卡)，$1\ \text{Pa}=1\ \text{N/m}^2$. 应变则是物体受外界影响而产生应力时所发生的相对形变.

必须指出，当一定的外力作用在物体的不同截面处时，所产生的内力及相应的应力，一般来说是不同的，并且内力也不一定等于外力. 为此，把物体内部各处应力

的大小和方向的分布情况称为**应力分布**(stress distribution). 为了形象地描述应力分布，引入应力线的概念：设想在物体内部有一组曲线，曲线上各个点的切线方向与该点的应力方向相同，曲线的密集程度反映该点应力的大小，这样一组曲线称为**应力线**(stress line). 例如，人体的体重和地面支持力经过传递作用于人的股骨上段，由这些外力所引起的股骨上段内部各处应力的大小和方向的分布，如图 1.20 所示. 图中虚线为应力线，它分为两组，一组为压力线，另一组为张力线. 沿着压力线方向，股骨上段受到的是压应力，即受挤压；沿着张力线方向，股骨上段受到的是张应力，即受拉伸. 股骨上段在应力线密集的部位，受到的应力较大；在应力线稀疏的部位，受到的应力较小.

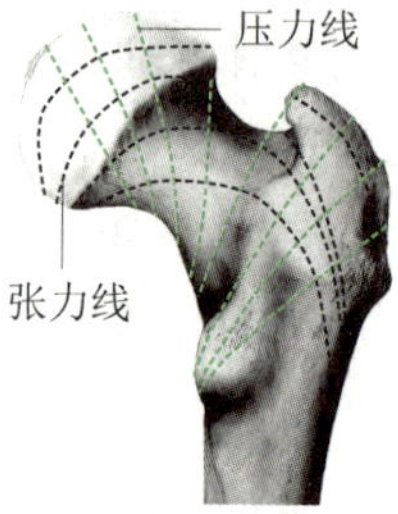

图 1.20 股骨上段内部的应力分布

值得注意的是，应力的产生以及由此导致的应变不一定都由机械外力引起. 热效应也能产生应力，称为**热应力**(thermal stress). 例如，冬天室外水管的冻裂，就是由温度改变引起的应力所致. 又如，近年来的研究发现，骨骼中存在着逆压电效应，即对骨骼施加一定强度的电场时，可以在骨骼中产生应力和应变，这种应力和应变就是由电的因素导致的. 另外，物体受应力作用所发生的应变，并非单一的正应变或切应变形式，而是很复杂的情况. 各种类型的应力和应变可能同时发生，但复杂的应变形式都是由简单的正应变与切应变组合而成的.

例 1.6 人体骨骼上的肱二头肌，可对相连的骨骼施加大约 600 N 的力. 设肱二头肌横截面积的平均值为 $S_1 = 5.0\times10^{-3}\ \mathrm{m^2}$，与骨骼相连的肌腱的横截面积的平均值为 $S_2 = 5.0\times10^{-5}\ \mathrm{m^2}$. 试求肱二头肌和肌腱的张应力.

解 根据正应力的定义式(1.59)，对肱二头肌而言，其张应力为

$$\sigma_1 = \frac{F}{S_1} = \frac{600}{5.0\times10^{-3}}\ \mathrm{Pa} = 1.2\times10^5\ \mathrm{Pa}$$

对肌腱而言，其张应力为

$$\sigma_2 = \frac{F}{S_2} = \frac{600}{5.0\times10^{-5}}\ \mathrm{Pa} = 1.2\times10^7\ \mathrm{Pa}$$

1.4.3 弹性模量

1. 弹性与塑性

应力和应变之间存在着密切的关系，这个关系是材料力学和生物力学的重要内容. 应力与应变之间的关系，对不同材料来说各不相同，但都有着共同的基本特征. 图 1.21 所示为一金属材料典型的张应力与拉伸应变之间的关系曲线. 曲线的开始部分由点 O 到点 a，应变和应力之间呈现正比关系，点 a 所对应的应力是应力与应变呈正比关系时的最大应力，称为**正比极限**(direct

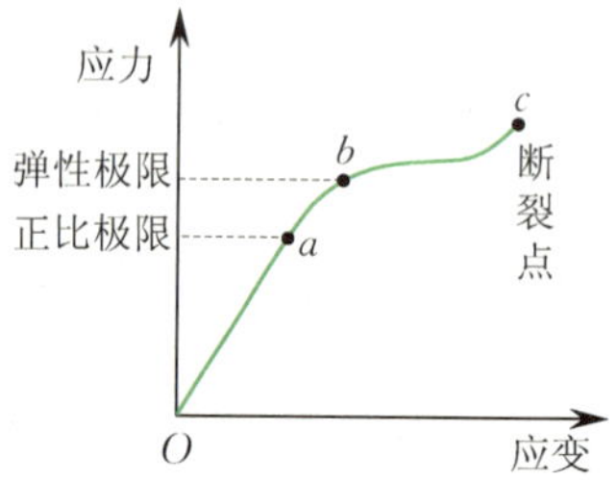

图 1.21 一金属材料典型的张应力与拉伸应变之间的关系曲线

ratio limit). 在点 O 到点 b 的范围内，当除去外力时，材料能恢复原来的形状和大小，这一范围称为材料的**弹性形变范围**；点 b 所对应的应力是材料处于弹性形变范围内的最大应力，称为**弹性极限**(elastic limit)，点 b 又称为**屈服点**(yield point). 在弹性形变范围内，物体呈现出弹性. 超过弹性形变范围，即超过屈服点 b 以后，除去外力时材料已不能恢复原来的形状和大小，出现了永久变形，这时称材料发生了**塑性形变**(plastic deformation). 在塑性形变范围内，物体呈现出**塑性**(plasticity)或范性. 当应力继续增大，到达点 c 对应的应力时，材料断裂，称点 c 为**断裂点**(breaking point)，这时的应力称为材料的**抗断强度**(breaking strength). 当物体受到张应力的作用而发生断裂时的张应力称为**抗张强度**(tensile strength)；当物体受到压应力的作用而发生断裂时的压应力称为**抗压强度**(compressive strength). 能发生较大的塑性形变的材料，即应力-应变关系曲线中 bc 段的范围较大的材料，称为具有**韧性**(tenacity)；bc 段的范围较小的材料，则称为具有**脆性**(brittleness). 图 1.22 给出了 3 种成年人湿润骨骼的应力-应变关系曲线.

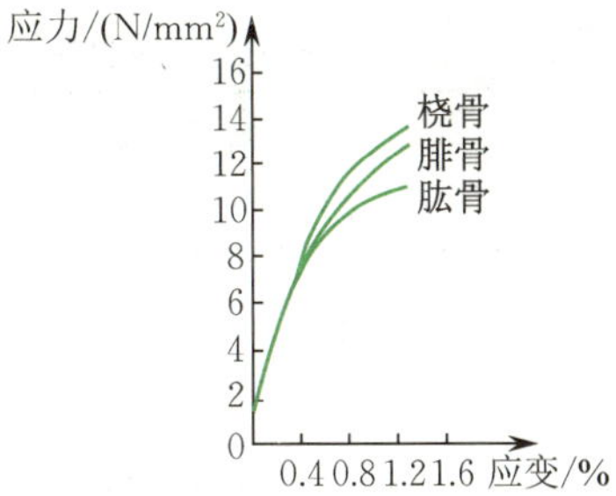

图 1.22　3 种成年人湿润骨骼的应力-应变关系曲线

2. 弹性模量

在应力-应变关系曲线中的正比极限范围内，材料的应变与其所受应力成正比，这一规律称为**胡克定律**(Hooke law). 应力与应变的比值称为该材料的**弹性模量**(elastic modulus). 不同材料具有不同的弹性模量，同一材料的弹性模量为一定值. 下面讨论几种不同情况的弹性模量.

当物体发生正应变时，在正比极限范围内，正应力 σ 与正应变 ε 的比值称为该材料的**杨氏模量**(Young modulus)(也称为弹性模量)，用 E 表示，则

$$E = \frac{\sigma}{\varepsilon} = \frac{F}{S} \cdot \frac{l_0}{\Delta l} \tag{1.65}$$

当物体发生切应变时，在正比极限范围内，切应力 τ 与切应变 γ 的比值称为该材料的**切变模量**(shear modulus)，用 G 表示，则

$$G - \frac{\tau}{\gamma} = \frac{F}{S} \cdot \frac{d}{\Delta x} \tag{1.66}$$

当物体发生体应变时，设压强的增量为 Δp，相应的体应变是 θ，在正比极限范围内，相应的弹性模量称为**体积模量**(bulk modulus)，用 K 表示，则

$$K = \frac{\Delta p}{\theta} = -V_0 \frac{\Delta p}{\Delta V} \tag{1.67}$$

式中，负号表示在一般情况下压强增大时体积缩小.

体积模量的倒数称为**压缩系数**或**压缩率**(compressibility)，用 k 表示，则

$$k = \frac{1}{K} = -\frac{1}{V_0} \cdot \frac{\Delta V}{\Delta p} \tag{1.68}$$

一些常见材料的杨氏模量、弹性极限和抗断强度如表 1.1 所示，表 1.2 则给出了一些材料的切变模量和体积模量. 杨氏模量、切变模量和体积模量的单位均为 Pa，压

缩率的单位是 Pa^{-1}.

表 1.1 一些常见材料的杨氏模量、弹性极限和抗断强度

物质	杨氏模量 / (10^9 Pa)	弹性极限 / (10^7 Pa)	抗张强度 / (10^7 Pa)	抗压强度 / (10^7 Pa)
铝	70	18	20	
骨(拉伸)	18	18	12	
骨(压缩)	9			17
砖	20			4
铜	110	20	40	
玻璃	70		5	110
花岗石	50			20
熟铁	190	17	33	
聚苯乙烯	3		5	10
钢	200	30	50	
木材	10			10

表 1.2 一些材料的切变模量和体积模量

物质	切变模量 /(10^9 Pa)	体积模量 /(10^9 Pa)
铝	25	70
铜	40	120
铁	50	80
玻璃	30	36
钢	80	158
钨	140	
木材	10	
长骨	10	

弹性模量反映了物体产生形变的难易程度. 弹性模量越大，物体越不容易产生形变. 例如，钢的杨氏模量约为 200×10^9 Pa，切变模量约为 80×10^9 Pa；铝的杨氏模量约为 70×10^9 Pa，切变模量约为 25×10^9 Pa. 可见，铝比钢更容易产生形变. 正如图 1.21 所示的应力-应变关系曲线那样，当物体受到的作用力较小时，应力与应变呈线性关系，此时弹性模量为常量；当物体受到的作用力较大时，应力与应变呈现出非线性关系，其弹性模量与形变程度相关，不再为常量. 一般称弹性模量与物体变形有关的物体为非线性弹性体，大多数生物材料都是非线性弹性体.

§ 1.5 骨骼和肌肉的力学性质

1.5.1　骨骼的力学性质

人体的骨骼主要由胶原纤维、无机盐[羟基磷灰石 $Ca_{10}(PO_4)_6(OH)_2$]、胶合物质和水组成. 就重量而言,无机盐约占 70%,胶原纤维占 20%,其他占 10%. 胶原纤维具有较大的抗张强度,在骨骼中构成支架;无机盐结晶附着在支架表面,具有较大的抗压强度. 这种结构具有较大的强度,特别是密质骨,其强度与金属差不多. 这一结构与钢筋混凝土颇为类似,混凝土抗压强度高而抗张强度低,钢筋的抗张强度高,在混凝土中埋入钢筋后,大大增强了它的抗张强度和抗压强度,使其成为较理想的建筑材料. 组成骨骼的各成分的杨氏模量和抗断强度如表 1.3 所示.

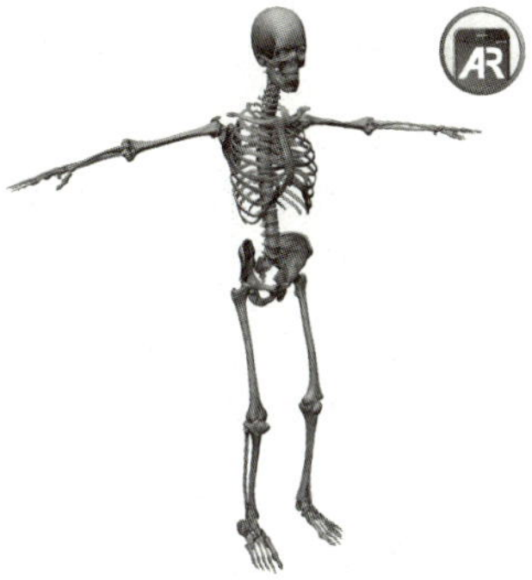

骨骼的力学性质

表 1.3　组成骨骼的各成分的杨氏模量和抗断强度

压缩或拉伸	骨骼的成分	杨氏模量 /(10^{10} Pa)	抗断强度 /(10^7 Pa)
压缩	密质骨	1.02	14.7
	无机盐成分	0.64	4.4
	胶原蛋白成分	<0.001	0.01
拉伸	密质骨	2.24	9.8
	无机盐成分	1.66	0.5
	胶原蛋白成分	0.02	0.7

人体骨骼的功能很多,从力学的角度看,它主要起着支持和保护各种器官,提供坚实的动力交接和肌肉连接,便于肌肉和身体的活动等作用. 例如,腿骨具有最明显的支持功能,腿骨系统加上肌肉支持着人体. 骨关节能使一根骨与另一根骨相对运动,正是有这些关节才使步行和各种运动成为可能. 有些骨骼起着保护人体精细部位的重要作用. 例如,颅骨保护脑和几个重要的感觉器官,是一个非常坚硬的容器. 肋骨形成一个保护笼,以保护心脏和肺;脊柱骨除起支持作用外,还像一根电缆鞘,给脊髓提供具有柔韧性的保护层.

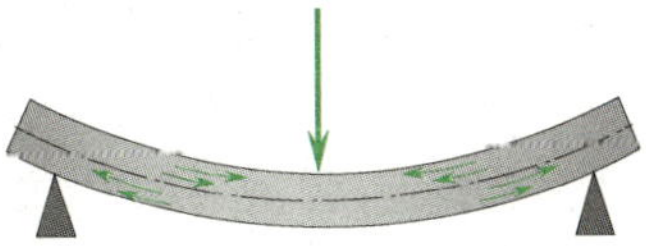

图 1.23　横梁在外加负荷的作用下弯曲

骨的功能取决于它的形状、内部结构和组成部分. 有些骨骼是中空的管状骨,如四肢骨.

为了说明管状骨在支撑体重、持物等力学性能方面的优越性，举以下的例子. 如图 1.23 所示，对一根横梁施加外加负荷，梁的上半部出现压应力而压缩，梁的下半部出现张应力而伸长，越靠近梁的中轴部位，其应力和应变越小，在梁的中轴线上几乎没有应力和应变，这说明外加负荷对梁的中轴部分影响很小. 因此，人类骨骼中的管状骨，在承受各种外力时具有最佳的力学性能. 一方面既可节约构骨物质，减轻自重，降低营养消耗；另一方面又不影响其力学性能，不降低其抗断强度. 因此，骨的空心圆柱状是最适合完成人体支持、运动等任务的理想结构.

如果将某些骨剖开，可见它的内部由两种完全不同类型的成分构成：一是坚硬的密质骨；二是海绵状的松质骨. 松质骨是由细线状的骨小梁构成的. 图 1.24 所示为人的股骨上段内部结构示意图. 松质骨与密质骨相比有两大优点：① 当骨主要承受压力和拉力时，骨小梁在提供足够强度时所需的材料比密质骨要少，这进一步减轻了骨的自重；② 由于骨小梁呈细线状，相当容易弯曲，当骨受到较大的作用力（如跑步、跳跃时），骨小梁能吸收较多的能量. 对骨小梁来说，较小的弯曲应力可以引起较大的弯曲应变，而弯曲应力多集中在长骨的中部，所以骨小梁多分布在长骨的两端. 图 1.24 中的股骨上段骨小梁的排列分布和图 1.20 所示的应力线分布完全吻合，表明骨小梁承受的是张力或压力.

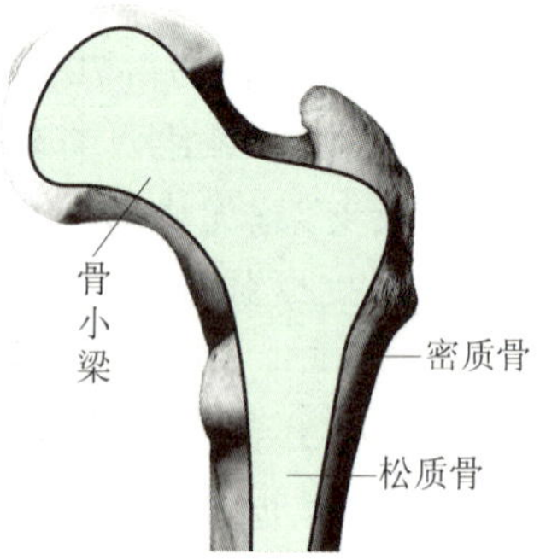

图 1.24　股骨上段内部结构示意图

前面谈到骨是一种复合材料，由水与其他两种不同类型的物质组成. 这两种物质中一种是骨胶原等有机物质，另一种是骨矿物质等无机成分. 前者构成网状支架，后者附着其上并填充其内外. 如果把骨中的物质分离出来，剩下的是骨胶原，它仍能保持骨的形状. 但骨胶原很柔软，好像一块橡皮，它的平均弹性模量和抗断强度都很小. 骨矿物质具有晶体结构，是典型的弹性体，范性形变范围很小，属脆性物质. 骨矿物质的弹性模量和抗断强度也较整体骨的弹性模量、抗断强度要小. 但是，由小而比较坚硬的骨矿物质附着在柔软骨胶原基质上组成骨以后，骨的力学性能就得到了显著的提高.

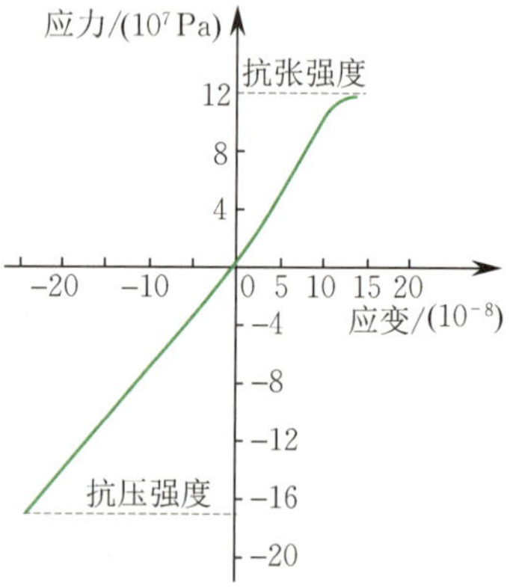

图 1.25　新鲜骨的应力-应变关系曲线

把一块新鲜骨做成试样，放在材料试验机中进行拉伸和压缩试验，可获得如图 1.25 所示的应力-应变关系曲线. 从图中可以看出，骨在经受拉力和压力作用时，所反映的力学性能有所不同：① 在拉力作用下，在开始的一段范围内应力和应变呈线性关系，遵从胡克定律，直线的斜率等于杨氏模量，且杨氏模量的数值比压缩时大一些，抗张强度的数值相对小一些；② 在压力作用下，应力和应变在较大范围内呈线性关系，遵从胡克定律. 因此，骨在被拉伸或被压缩时，表现出弹性固体的性质，且在被拉伸时没有像在被压缩时那样坚固. 人体润湿骨破坏的极限压应力大于极限张应力，在大约 1.2×10^8 Pa 的张应力作用下，骨即可断裂；而造成骨断裂的压应力，大约为 1.7×10^8 Pa. 值得注意的是，通常情况下骨在切应力作用下最易发生骨折.

研究还表明，骨骼的力学性质呈各向异性，即骨骼在不同方向的载荷的作用下表现出不同的力学性能，这是因为它们的结构在不同的方向上是不同的. 骨骼在其生理上的受载方向上抗断强度最大，具有最好的力学性能. 从人股骨干密质骨中按 4 个不同方位取下试样，对其进行拉伸试验得到的应力-应变关系曲线如图 1.26 所示. 曲线 1、2、3、4 分别是按与人股骨干的中性轴（纵轴）相平行、成 30°、成 60° 和相垂直的方向上，截取试样而得到的试验结果. 由图 1.26 可以得到以下结论.

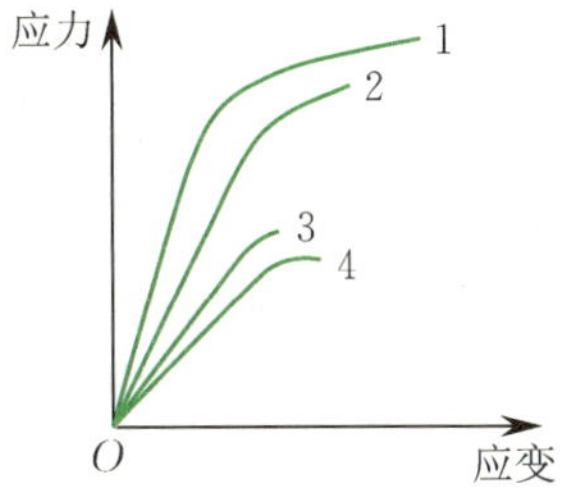

图 1.26　人股骨干密质骨的各向异性

(1) 在与股骨干中性轴平行的方向上截取的试样，其抗断强度最佳，人的股骨干在生理上所承受的载荷也正是在这个方向上.

(2) 骨骼的抗断强度还与应变发生的快慢有密切关系，若把单位时间内所产生的应变量称为**应变率**(strain rate)，则骨骼的抗断强度与应变率的大小密切相关. 应变率大，骨骼的抗断强度也大，说明骨骼能够在短时间内承受一巨大的力而不会断裂. 然而，若以同样大小的力长时间作用于骨骼，则能使其发生骨折. 例如，人跌倒或跳跃时所产生的短时间的力，可能超过骨骼静态压缩时的抗断强度，但并不一定发生骨折.

(3) 骨骼的抗断强度也与应变率或应力作用时间有密切关系，这说明骨骼有一定的黏弹性.

(4) 骨折的类型和骨折处软组织的损伤程度受加载速度的影响，这一点在临床上有着重要意义. 在低速受载的情况下，已储存的能量可通过一条裂隙型骨折快速释放，骨骼与软组织较能保持完整，骨折稍有或没有移位. 而在高速受载时，较大的储存能量不能通过一条裂隙快速释放，从而发生粉碎性骨折和广泛的软组织损伤.

(5) 年龄也是影响骨的力学性能的另一重要因素. 在正常的衰老过程中，松质骨内的骨小梁发生退化变薄变细，甚至有不少被吸收，于是松质骨含量明显减少. 同时密质骨的厚度也有所减小，从而使骨骼组织的总量减少，导致骨骼的体积也有明显减少，最终造成骨骼的力学性能降低.

骨骼是一个有生命的器官，骨骼的生长与应力也有密切关系. 人们在实践中已经认识到，应力对骨的生长、吸收和新陈代谢起着调节作用. 德国医生 J. 沃尔夫(J. Wolff) 首先提出，活的骨骼随着它受的应力和应变而发生变化，这一规律称为**沃尔夫定律**. 沃尔夫指出，每一骨骼都有一个它最适宜的应力范围，应力过低或过高都会使其逐渐萎缩. 应力的这一生物效应，对人们的健康、医疗、青少年的发育等都十分重要，例如，对整形手术、骨修复术、手术后的骨再造，以及骨外科手术过程中和手术后的固定等都有重要意义. 必须指出，应力也不是骨正常生长的唯一因素，由于骨是一种复杂的生物结构，骨的生长和再造必然要遵守生物学和生物化学的有关规律.

1.5.2 肌肉的力学性质

肌肉包括骨骼肌、心肌和平滑肌 3 种，它们的组织成分相同，收缩的生物化学机制也大致一样，但在结构、功能和力学性质等方面有着许多差别. 骨骼肌可随意收缩，称为**随意肌**(voluntary muscle). 由于在显微镜下可见到骨骼肌的明暗相间的横条纹，因此，骨骼肌又称为**横纹肌**(striated muscle). 心肌、平滑肌的收缩由机体自主控制，与意念无关，研究较为困难. 目前关于肌肉力学性质的研究，大部分都是针对骨骼肌进行的. 肌肉的主要成分是肌纤维，肌纤维的直径为 10 ～ 60 μm. 它由直径为微米级左右的许多肌原纤维组成，肌原纤维又由许多直径更小的蛋白微丝组成. 这些蛋白微丝之间可以相互作用，使肌肉发生收缩或伸长. 肌原纤维发生伸缩的基本单元称为**肌节**(sarcomere)，肌节的长度是变化的，充分缩短时约为 1.5 μm，放松时为 2.0 ～ 2.5 μm. 肌肉的功能是将化学能转化为机械能，肌肉的收缩在人类各种生命活动中最容易观察到. 但肌肉不同于一般软组织，它的力学性质中最显著的特点是，当它受到刺激后可以主动地收缩，并产生相应的张力，但它却不会主动地伸长.

1. 骨骼肌的收缩力学

骨骼肌主要分布在骨骼周围，是构成人的躯体的主要材料，也是人体运动的“原动机”.

骨骼肌的收缩能力很强，但在单一刺激下不能持久. 在神经脉冲、电脉冲或化学刺激下，肌肉收缩产生张力仅可以持续数十至数百毫秒. 骨骼肌的一个特点是刺激频率越高，产生的张力越大，但当频率略高于一定值时，张力达到最大值，且不再因频率而变化，也不随时间改变，如图 1.27 所示，这时骨骼肌所处的状态称为**挛缩**(contracture). 骨骼肌力学性质中真正有实际意义的是它的主动收缩性能，因此，有关骨骼肌力学性质的研究常在其挛缩状态下进行. 肌肉未受刺激时的自然状态称为**静息状态**(resting state)，此时肌肉的长度称为静息长度. 骨骼肌的另一个特点是它在静息状态下应力很小，通常可以忽略不计.

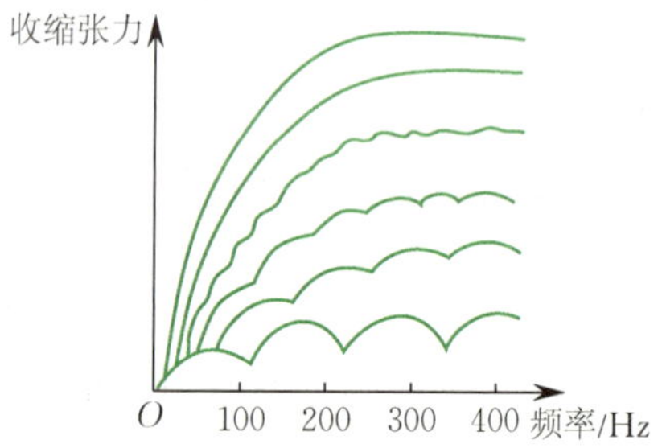

图 1.27 骨骼肌收缩张力随频率变化

一条骨骼肌从静息状态下被动拉长，获得的肌肉长度与收缩张力的关系如图 1.28 中的曲线 A 所示. 曲线 A 表明骨骼肌被动承载时具有明显的黏弹性. 对骨骼肌施加刺激，使其处于挛缩状态而产生主动收缩，其拉伸获得的长度与收缩张力间的关系曲线如图 1.28 中的曲线 B 所示. 图 1.28 中横坐标的 100 表示骨骼肌的静息长度，纵坐标的 100 表示骨骼肌的最大收缩张力. 曲线 B 中超过静息长度的部分，是骨骼肌被拉长时主动收缩的情况，这种收缩称为**伸长收缩**(elongate pinch)，如手提重物时手臂肌肉的主动收缩. 从图 1.28 可以看出，当骨骼肌处于静息长度附近时，主动收缩所产生的张力为最大值. 图 1.28 中的曲线 C 是骨骼肌伸长收缩时除去被动张力后的主动收缩张力曲线，即为张力曲线 B、A 之差. 曲线 C 表明，骨骼肌主动收缩所产生的张力远远大于它被动伸长时所产生的张力.

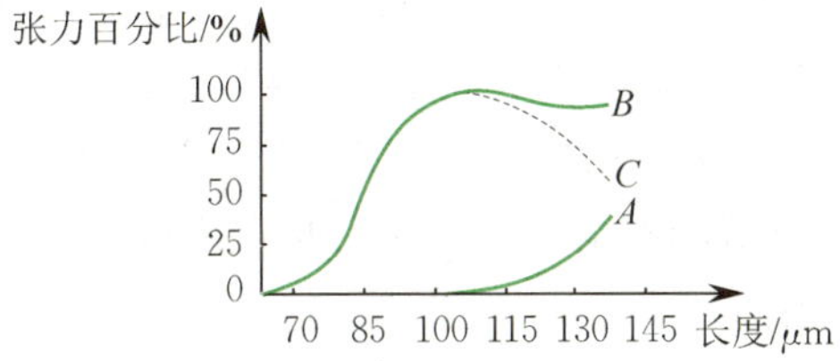

图 1.28 肌肉长度与收缩张力的关系曲线

骨骼肌保持其主动收缩所产生的张力不变，这种收缩称为**等张收缩**(isotonic contraction). A. 希尔(A. Hill) 详细研究了等张收缩时骨骼肌的张力 T 与其最大收缩速度 v 之间的关系，并得出了经验公式：

$$(T+a)(v+b)=b(T_0+a) \tag{1.69}$$

式(1.69) 称为希尔方程(Hill equation)，式中，a、b 为常数；T_0 为初始张力.

希尔方程与实际气体的范德瓦耳斯(van der Waals) 方程形式相似，方程左端具有张力的功率的意义. 从这一观点看，希尔方程的物理意义是：生化反应释放能量时，其释放速率是一恒定值.

骨骼肌在其长度固定不变时的主动收缩称为**等长收缩**(isometric contraction). 实验表明，等长收缩时张力强烈地依赖于骨骼肌的长度，二者的关系如图 1.29 所示. 图中横坐标 100 代表骨骼肌的静息长度，纵坐标 100 代表等长收缩时张力的最大值. 图 1.29 表明，骨骼肌在其静息长度附近产生的等长收缩张力值最大，这和图 1.28 中骨骼肌非等长收缩时的情况一致.

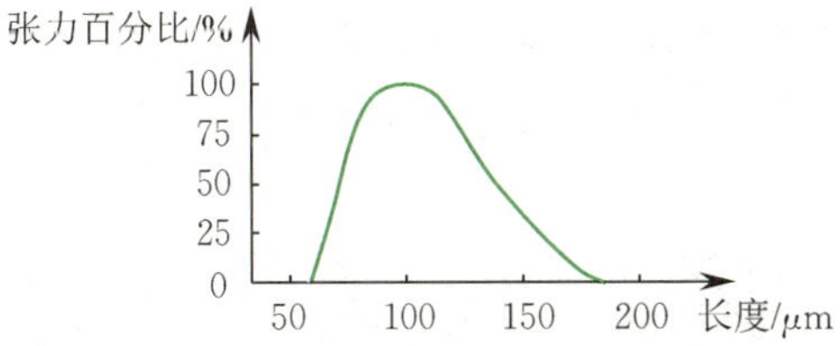

图 1.29 等长收缩时，张力与长度的关系曲线

2. 心肌的力学性质

心肌为横纹肌，它不是随意肌，称为**不随意肌**(involuntary muscle)，即在神经系统的支配下它不能随意收缩，只能有规律地收缩、舒张. 心肌与骨骼肌的力学性质不

同，心肌的收缩能力强，而且作用时间久，其主要特点如下.

(1) 心肌不可缺氧.

心脏由心肌组成，而心肌必须在整个生命过程中不停地进行强有力的收缩、舒张运动. 因此，心肌不可缺氧.

(2) 心肌在单一脉冲的刺激下收缩、舒张.

整个心脏的全部心肌细胞的收缩和松弛的节律性极强，绝对不允许挛缩，故而心肌的力学性质应该是单一神经脉冲或电脉冲刺激下心肌收缩、舒张的规律.

(3) 心肌在松弛状态下的应力对心功能有影响.

心脏每搏输出量与心脏在舒张期末的容量有关，后者取决于心肌在松弛状态下的应力-应变关系. 故而松弛状态下心肌的应力状态不容忽视，其对心功能影响颇大.

(4) 心肌有被动张力.

在生理范围内，骨骼肌的被动张力完全可以忽略，但心肌中的被动张力却是重要的，且不能忽略. 由于心肌在正常生理活动范围内存在被动张力，对同样的应力变化，心肌相应的应变量较小，而骨骼肌的应变量较大. 即心肌的弹性模量大，而骨骼肌的弹性模量小.

心肌性能的上述特点，尤其是正常生理活动中心肌有被动张力不容忽视，并且不允许心肌出现挛缩，导致不能应用希尔方程来描述心肌的力学性质. 实际上，有临床意义的是整个心脏的容积与其内部血压间的关系，即当血压改变 Δp 时，心室的容积改变量为 ΔV，其比值 $\Delta V/\Delta p$ 的大小，称为**心室顺应性**(ventricular compliance). 心室顺应性是判定心脏舒张过程中力学性能的一个很有意义的临床诊断指标.

3. 平滑肌的力学性质

人体中，除心脏外，几乎所有内脏器官和血管中的肌肉都是平滑肌. 在显微镜下看不到平滑肌有明暗相间的条纹，故它不是横纹肌. 它的运动不受人的自主神经支配，故而也不是随意肌. 平滑肌的收缩能力较弱，但却能持续地工作.

对许多肌肉性的器官来说，自发的节律性收缩是一种普遍现象，其原因在于平滑肌在某些适宜的刺激下会发生自发的、节律性的收缩. 实验表明，平滑肌自发节律性收缩时，它的主动张力随时间呈节律性波动. 为了便于研究松弛状态下平滑肌的力学性质，必须避免其自发节律性收缩，即须先消除其自发活性. 在松弛状态下平滑肌有明显的黏弹性，并且它的被动张力与其激发状态下的主动张力相比，并不算太小，不可忽略，有时甚至等于其主动张力.

拓展阅读

自然界中的科里奥利效应

确定论系统中的随机行为

时空对称性和守恒定律

混沌与混沌控制及应用

思考题

1.1　绕固定轴做匀变速转动的刚体，其上各点都绕该转轴做圆周运动. 试问：刚体上任意一点是否有切向加速度？是否有法向加速度？切向加速度和法向加速度的大小是否变化？为什么？

1.2　计算一个刚体对某转轴的转动惯量时，能不能认为它的质量集中于其质心而形成质点，然后计算这个质点对该轴的转动惯量？为什么？举例说明自己的结论.

1.3　将一个生鸡蛋和一个熟鸡蛋放在桌上旋转，如何判断它们的生熟？为什么？

1.4　若一个系统的动量守恒，其角动量是否一定守恒？反过来说，对吗？

1.5　花样滑冰运动员想高速旋转时，先把一条腿和两臂伸开，并用脚蹬冰使自己转起来，然后再收拢腿和臂，转速就明显地加快了，这里利用的是什么原理？

1.6　应力是怎么定义的？静止在深水中的铁块内的应力是体应力、压应力还是切应力？

1.7　什么是应变？静止在深水中的铁块内的应变是体应变、压应变还是切应变？一个棱长为 a 的正方体，在切应力的作用下，受力面的边长变为 b，怎样表示该正方体的切应变？

1.8　什么是弹性模量？弹性模量有哪几种？

习　题

1.1　一质点在 xOy 平面上运动，运动方程为 $x = 2t+3$，$y = t^2 - 4t + 5$(SI).

(1) 以时间 t 为变量，写出质点的位矢的表示式；(2) 求 $t = 1$ s 和 $t = 4$ s 时的位矢，并求 1 ~ 4 s 内质点的位移和平均速度；(3) 求出质点的速度表示式，计算 $t = 4$ s 时质点的速度；(4) 求出质点的加速度表示式，计算 $t = 4$ s 时质点的加速度.

1.2　一质点从静止开始做直线运动，初始加速度为 a_0，此后加速度随时间均匀增加，经过时间 τ 后，加速度为 $2a_0$，经过时间 2τ 后，加速度为 $3a_0$…… 求经过时间 $n\tau$ 后该质点的加速度和走过的距离.

1.3　质点沿 x 轴运动，其加速度和位置坐标的关系为 $a = 3x+4$(SI)，已知质点在 $x = 0$ 处的速度为 $8\ \text{m}\cdot\text{s}^{-1}$，试求质点在任意坐标处的速度.

1.4　小球的质量为 m，水的浮力为 F_0，阻力与速度成正比，比例系数为 k，在水面处小球的初始速度为 v_0. 试计算小球在水中任意 t 时刻的沉降速度.

1.5　一物体在介质中按规律 $x = ct^3$ 做直线运动，c 为一常量. 设介质对物体的阻力与速度的平方成正比，即 $f = -\gamma v^2$. 试求该物体由 $x_0 = 0$ 运动到 $x = l$ 时，阻力所做的功.

1.6　在密度为 ρ_1 的液体上方用细绳悬一长度为 l、密度为 ρ_2 的均匀细棒，棒的下端正好和液面接触. 今剪断绳，设棒只在浮力和重力的作用下下沉，不考虑液体对棒的阻力作用，求棒刚好全部进入液体时的速度.

1.7　一颗子弹由枪口射出时的速率为 v_0，当子弹在枪筒内被加速时，它所受的合力 $F = (a-bt)$(a、b 为常数)，其中 t 以 s 为单位，F 以 N 为单位. (1) 假设子弹运动到枪口处合力刚好为零，试计算子弹走完枪筒全长所需要的时间；(2) 求子弹所受的冲量；(3) 求子弹的质量.

1.8　一质量为 m 的质点以与地的仰角 $\theta = 30°$ 的初速度 $\boldsymbol{v}_0$ 从地面抛出，若忽略空气阻力，求质点落地时相对抛出时的动量的增量.

1.9　某人用铁锤将一铁钉钉入木板，设木板对铁钉的阻力与铁钉进入木板的深度成正比，在用铁锤第一次击打时，能将铁钉击入木板内 1 cm. 如果铁锤每次击打铁钉时的速度相同，求第二次击打后，铁钉钉入木板的深度 h.

1.10　汽车发动机的转速在 10.0 s 内由 2 000 r/min(转每分钟) 均匀增加到 3 000 r/min，求：

(1) 发动机的角加速度；

(2) 这段时间内转过的角度；

(3) 发动机轴上半径为 0.2 m 的飞轮边缘上的一点在第 10.0 s 末的加速度.

1.11　一微型电动机的圆柱形转子可绕垂直于其横截面并通过其中心的转轴转动，设电动机由静止开始启动后，其转速随时间的变化关系为 $n = 540(1 - e^{\frac{-t}{2.0}})$(r/s)，试求：

(1) 启动后 6 s 末，电动机的转速；

(2) 启动后 6 s 时间内，电动机转过的圈数；

(3) 电动机的角加速度随时间变化的规律.

1.12　一飞轮以 2 rad/s^2 的等角加速度转动，在某时刻以后的 5 s 内飞轮转过了 100 rad. 若该飞轮是由静止开始转动的，则在上述的某时刻以前飞轮转动了多长时间？

1.13　如图 1.30 所示，有两个均质定滑轮 A 和 B，质量均为 m，半径均为 R，固结在 A 滑轮边缘的轻绳下端系一质量为 M 的物体，固结在 B 滑轮边缘的轻绳下端施加一拉力 $\boldsymbol{F}$，且 $F = Mg$，不计滑轮轴的摩擦和绳的质量，并设绳不可伸长，试求两滑轮的角加速度.

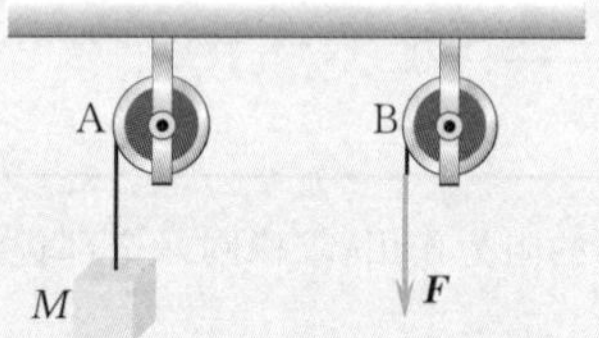

图 1.30　习题 1.13 图

1.14　有一个 20 N·m 的恒力矩作用在有固定轴的转轮上，在 10 s 内该轮的转速由零增大到 100 r/min，此时移去该力矩，转轮因摩擦力矩的作用经 100 s 而停止. 试推算该转轮对其固定轴的转动惯量(假设摩擦力矩是一个常量).

1.15　如图 1.31 所示，质量为 M、半径为 R 的均质转台，以角速度 ω 绕通过转台中心、垂直于转台平面的定轴 z 自由转动. 一质量为 m 的人相对转台以恒定的速度 $\boldsymbol{u}$ 沿径向由转台中心向边缘走去，试求人走过 t 时间后，转台转过的角度.

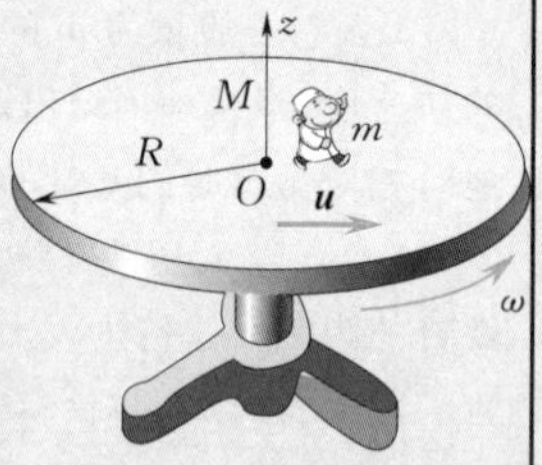

图 1.31　习题 1.15 图

1.16　电风扇在开启电源后，经过 t_1 时间达到了额定转速，此时相应的角速度为 ω_0. 在关闭电源后，经过 t_2 时间风扇停转. 已知风扇转子的转动惯量为 J，并假定摩擦力矩和电机的电磁力矩均为常量，试根据已知量推算电机的电磁力矩.

1.17　固定在一起的两个同轴均匀圆柱体可绕其光滑的水平对称轴 OO' 转动. 设两个圆柱体的半径分别为 R 和 r，质量分别为 M 和 m. 绕在两个圆柱体上的细绳分别与质量分别为 m_1 和 m_2 的两物体相连，两物体分别挂在圆柱体的两侧，且开始时两物体均离地 h，如图 1.32 所示. 求：

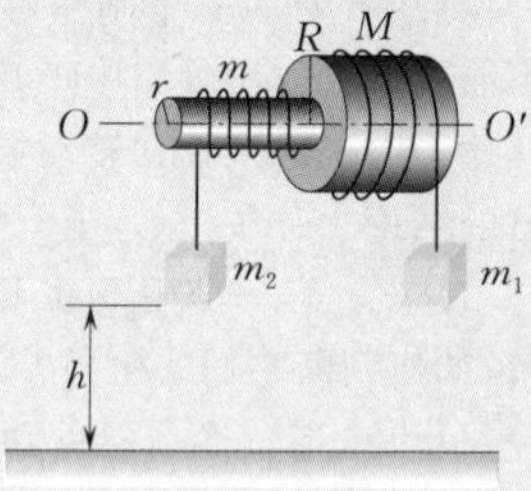

图 1.32　习题 1.17 图

(1) 圆柱体转动时的角加速度；

(2) 两侧细绳的张力.

1.18　计算如图 1.33 所示的系统中物体的加速度. 设滑轮为质量均匀分布的圆柱体，其质量为 M，半径为 r，在绳与轮缘的摩擦力的作用下旋转，忽略桌面与物体间的摩擦，设 $m_1 = 50$ kg，$m_2 = 200$ kg，$M = 15$ kg，$r = 0.1$ m.

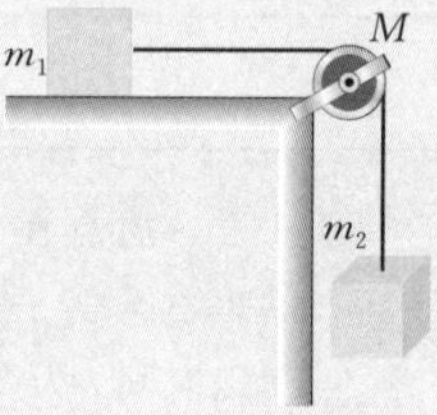

图 1.33　习题 1.18 图

1.19　假定铁丝断裂前应力与应变呈线性关系，在长为 3.0 m、横截面积为 0.15 cm^2 的铁丝的下端，悬挂一质量为 m 的重物，要使铁丝不断裂，重物的质量 m 应小于何值？

1.20　成人股骨的横截面积约为 6.0 cm^2，长度以 50 cm 计，假定股骨断裂前应力与应变呈线性关系，试求：

(1) 致使成人股骨断裂的压力；

(2) 成人股骨断裂的线应变和长度的改变量.

1.21　一根钢丝，长为 3.0 m，横截面积为 0.20 cm^2，下端悬挂一质量 $m = 200$ kg 的重物，求钢丝长度的改变量.

本章习题参考答案

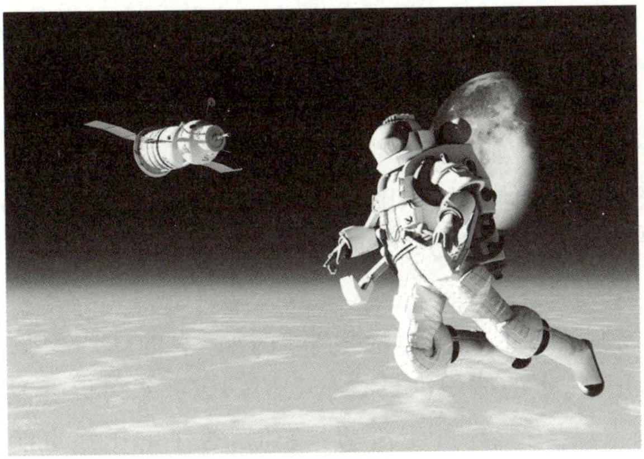

第 2 章

流体的运动

流体(fluid) 是液体和气体的统称，其基本特征是在切向力的作用下，内部各部分之间产生相对运动，以致没有固定的形状. 这一性质称为易流动性，具有易流动性的物体称为流体. 液体和气体都具有易流动性，因此液体和气体都是流体. 流体力学是研究流体的平衡和运动规律的科学. 它把流体看成由无数连续分布的流体粒子组成的连续介质，运用相应的力学定律和原理，研究流体的性质及其运动规律.

本章主要介绍流体力学的一些基本概念和基本规律.

§ 2.1 理想流体的稳定流动

2.1.1 理想流体

实际流体的流动很复杂，这是因为任何实际流体都具有**可压缩性**（compressibility）和**黏滞性**（viscosity）. 所谓可压缩性，即流体的体积随着压强的增大而减小的性质；所谓黏滞性，即流体在流动时，其内部相邻各部分之间存在阻碍相对运动的切向内摩擦力的性质.

所有实际流体都是可压缩的，但液体的可压缩性很小. 例如，水的体积模量为 2.2×10^9 Pa，即对水加 10^8 Pa 的压强，水的体积也只减小 4.5%，因此水可以近似看作不可压缩. 气体的压缩性虽然较大，但当气体处于流动状态时，很小的压强也能使气体由密度较大处流向密度较小处，而所引起的气体的体积和密度的变化都很小. 所以在研究气体流动时，只要压强差不太大，气体的可压缩性也可以不考虑，即将其近似看作不可压缩.

各种实际流体的黏滞性差异很大. 例如，甘油、血液的黏滞性很强，而水和酒精的黏滞性很弱，气体的黏滞性更弱. 所以在研究流体流动时，黏滞性弱的流体的黏滞性可以不考虑，将其近似看作没有黏滞性.

总之，在一些实际问题中，如果可压缩性和黏滞性只是影响流体运动的次要因素，就可以忽略，而将流体看成是绝对不可压缩、完全没有黏滞性的. 这种绝对不可压缩、完全没有黏滞性的流体称为**理想流体**.

流体流动的空间称为流场. 如图 2.1(a) 所示，为了形象、直观地描述流体的流动，在流场中画出一些线，线上每一点的切线方向表示流体质点流经该点时流动速度的方向，这种线称为流线. 通过垂直于流速方向上单位面积流线的条数等于流体质点流经该点时流速的大小. 当流体的流速较小时，流体质点流经各点时的流速唯一确定，所以流线不相交. 由流线围成的管状空间称为流管，如图 2.1(b) 所示. 由于流管的边界由流线组成，而流线不相交，所以流管内的流体不会流出流管外，流管外的流体也不会流入流管内. 在研究流体运动时，可将流场看作许多流管的组合，通过研究流管内流体的运动，了解流体的流动规律.

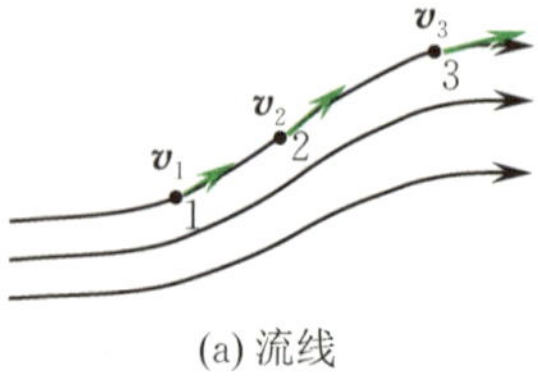

(a) 流线

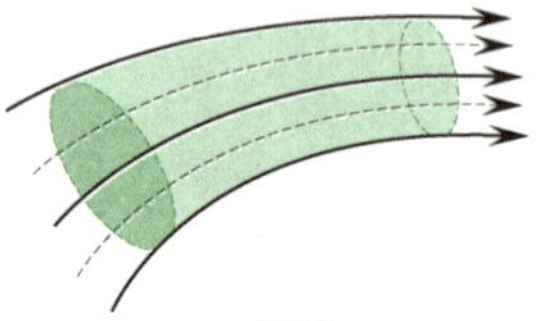
(b) 流管

图 2.1　流线与流管

通常情况下,流体质点流经流场中各点的速度可能不同且随时间变化. 一种比较简单的流动称为**稳定流动**(stable flow),所谓稳定流动,是指流体质点流经流场中各点时的流速不随时间变化,流速只是空间坐标的函数 $\boldsymbol{v} = \boldsymbol{v}(x,y,z)$,而与时间无关. 稳定流动时的流线和流管都不随时间变化,它们是稳定的,此时流线就是流体质点的运动轨迹.

2.1.2 连续性方程

如图 2.2(a) 所示,在稳定流动的流场中,在垂直于流速的方向上取一小截面(其面积为 S). 设流体质点流经该截面时的流速为 $\boldsymbol{v}$,从沿该截面边界的流线所围成的流管中截出长为 $v\mathrm{d}t$ 的一段流管,这段流管内流体的体积为 $\mathrm{d}V = Sv\mathrm{d}t$,这一体积的流体在 $\mathrm{d}t$ 时间内流过该截面. 单位时间内流过面积为 S 的截面的流体的体积称为流经该截面的体积流量,简称**流量**,用 Q 表示,即

$$Q = \frac{\mathrm{d}V}{\mathrm{d}t} = Sv \tag{2.1}$$

式(2.1) 表明,通过某一截面的流量等于该截面面积与流体流经该截面时流速的乘积.

在 SI 中,流量的单位为 $\mathrm{m^3 \cdot s^{-1}}$.

如图 2.2(b) 所示,在稳定流动的流场中任取一细流管,1 和 2 是垂直于流管的两个截面(面积分别为 S_1 和 S_2),流体流经 S_1 和 S_2 时的流速分别为 $\boldsymbol{v}_1$ 和 $\boldsymbol{v}_2$. 对于不可压缩的流体,由 1 流入多少流体,在相同的时间内必定有等量的流体由 2 流出,即 $Q_1 = Q_2$,因此有

$$S_1 v_1 = S_2 v_2 \tag{2.2}$$

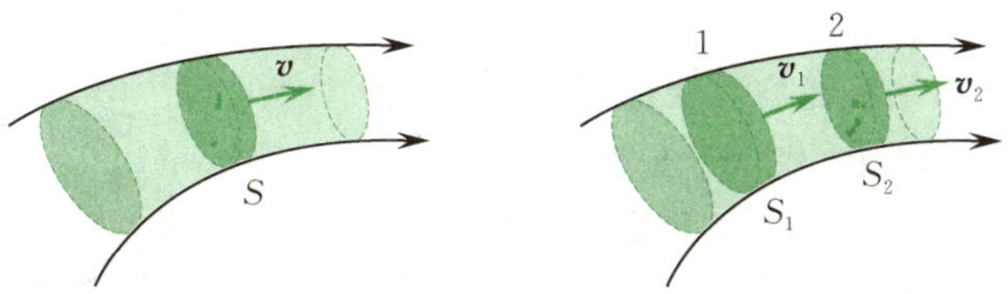

(a) 流量　　(b) 流量连续性原理

图 2.2　流量与流量连续性原理

对于同一流管内任意截面,式(2.2) 可写成

$$Sv = 常量 \tag{2.3}$$

若同一截面上各处的流速不同,则应以平均流速替代式(2.1)、式(2.2) 和式(2.3) 中的流速,此时这些关系式依然成立.

式(2.2) 和式(2.3) 表明,**不可压缩流体做稳定流动时,同一流管内任一截面的面积与流体流经该截面时的流速的乘积为一常量**,即截面积大处流速小,而截面积小处流速大. 这一结论称为**连续性原理**(principle of continuity). 式(2.2) 或式(2.3) 称为不可压缩流体做稳定流动时的**连续性方程**(equation of continuity).

利用连续性原理,可以近似分析人体体循环系统中血液流速与血管截面积之间

的关系.由于血管具有弹性、血流本身的惯性及摩擦等因素，血液在血管内的流动基本是连续的.体循环过程相当于在心肌收缩力的驱动下血液在管道内的流动.在正常生理状态下，通过各类血管的血流量应该相等.生理学的测定也表明，在一般情况下，一个心动周期内从左心室射出的血流量与流回右心房的血流量相等，都等于心脏在一个心动周期内射出的血液体积.根据流量连续性原理，各类血管内血液的平均流速应与该类血管的总截面积成反比.主动脉的总截面积最小，只有 3 cm^2，因此主动脉血液的平均流速最大，可达 30 $cm \cdot s^{-1}$.随着血管分支的增加，每根支管的半径虽在不断减小，但血管数却增加得很快，故血管总截面积迅速增大.毛细血管的总截面积最大，约为 900 cm^2，故毛细血管内血液流速最小，仅为 0.1 $cm \cdot s^{-1}$.由毛细血管到腔静脉，血管总截面积在不断减小，到腔静脉处为 18 cm^2，腔静脉内血液流速为 5 $cm \cdot s^{-1}$.人体体循环系统中相应血管的总截面积和血液在各类血管内的平均流速的关系如图 2.3 所示.

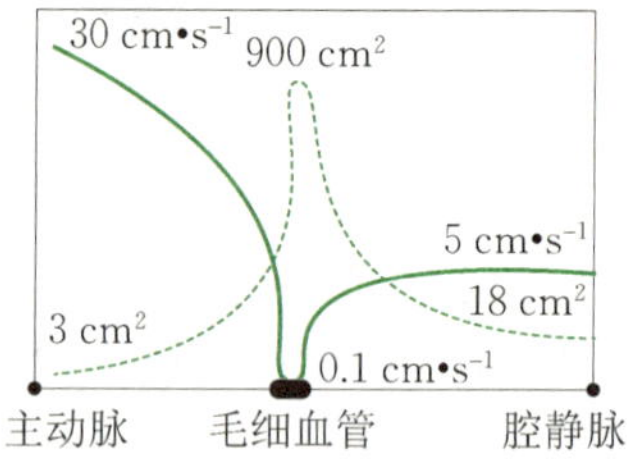

图 2.3　血液在人体各类血管内的平均流速

2.1.3　理想流体的伯努利方程

如图 2.4 所示，密度为 ρ 的理想流体做稳定流动，在流场中任取一根细流管，以截面 1 和 2(面积分别为 S_1 和 S_2) 之间的这段流体为研究对象.设在相等的 Δt 时间内，1 由 A_1 移到 B_1，2 由 A_2 移到 B_2.首先分析这段流体机械能的变化情况.由于流体做稳定流动，在流动过程中，B_1 与 A_2 之间流体的动能和势能均未变化，因此整段流体机械能的增量在数值上就等于原来处于 A_1 与 B_1 之间的流体流到 A_2 与 B_2 之间的过程中的机械能的增量.设流体在 1 和 2 的流速分别为 $\boldsymbol{v}_1$ 和 $\boldsymbol{v}_2$，1 和 2 相对于势能零点的高度分别为 h_1 和 h_2.

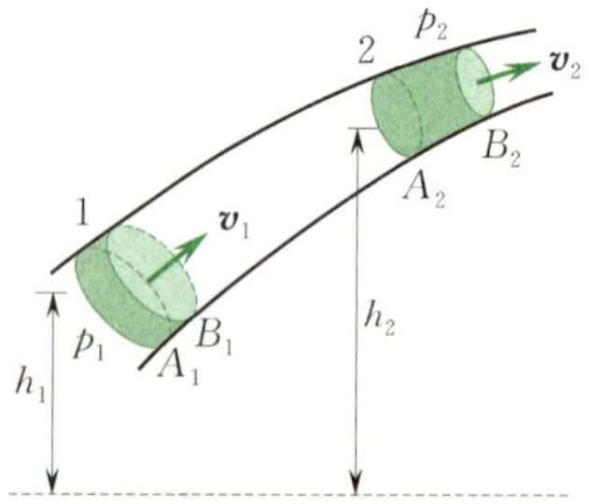

图 2.4　理想流体的伯努利方程

将 A_1 与 B_1 之间的流体体积用 ΔV_1 表示，A_2 与 B_2 之间的流体体积用 ΔV_2 表示.从而得到这段流体的动能增量为

$$\Delta E_k = \frac{1}{2}\rho\Delta V_2 \cdot v_2^2 - \frac{1}{2}\rho\Delta V_1 \cdot v_1^2$$

势能增量为

$$\Delta E_p = \rho g \Delta V_2 h_2 - \rho g \Delta V_1 h_1$$

由于理想流体不可压缩，故 $\Delta V_1 = \Delta V_2 = \Delta V$，则这段流体机械能的增量为

$$\Delta E = \frac{1}{2}\rho(v_2^2 - v_1^2)\Delta V + \rho g(h_2 - h_1)\Delta V$$

再来看外力对这段流体的做功情况.设后面的流体作用于 1 上的压强为 p_1，前面的流体作用于 2 上的压强为 p_2，则在 Δt 时间内，p_1 对这段流体所做的功 $W_1 =$

$p_1 S_1 v_1 \Delta t = p_1 \Delta V$，$p_2$ 对这段流体所做的功 $W_2 = -p_2 S_2 v_2 \Delta t = -p_2 \Delta V$. 外力对这段流体所做的总功为

$$W = (p_1 - p_2)\Delta V$$

由于理想流体无黏滞内力，即无非保守内力做功，只有外力做功. 根据功能原理，外力对这段流体做的总功等于该段流体机械能的增量，即

$$(p_1 - p_2)\Delta V = \frac{1}{2}\rho(v_2^2 - v_1^2)\Delta V + \rho g(h_2 - h_1)\Delta V$$

用 ΔV 同除上式两端，整理得

$$p_1 + \frac{1}{2}\rho v_1^2 + \rho g h_1 = p_2 + \frac{1}{2}\rho v_2^2 + \rho g h_2 \tag{2.4}$$

由于 1 和 2 是在流管上任意选取的两个截面，因此对于同一流管的任意截面，式(2.4) 可表示为

$$p + \frac{1}{2}\rho v^2 + \rho g h = 常量 \tag{2.5}$$

式(2.4) 和式(2.5) 表明，**理想流体做稳定流动时，同一流管内单位体积流体的压强能、动能和势能可相互转化，其总和不变.** 式(2.5) 称为理想流体的**伯努利方程**(Bernoulli equation)，它体现了能量守恒定律.

例 2.1　如图 2.5 所示，水池内盛满水，水池底部侧壁处有一小孔，水池内水面与小孔间的高度差为 h. 试求水由小孔流出时的流速.

解　将水的流动看作理想流体的稳定流动. 取水池内从水面到小孔的流管，设 1 为水池水面处截面 S_1 上的一点，2 为小孔处截面 S_2 上的一点. 已知 $p_1 = p_2 = p_0$，取小孔处为重力势能零点，由理想流体的伯努利方程有

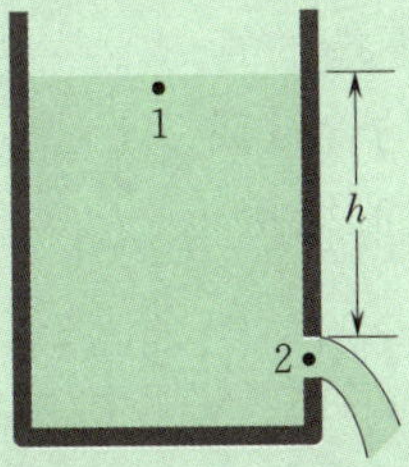

图 2.5　例 2.1 图

$$p_0 + \frac{1}{2}\rho v_1^2 + \rho g h = p_0 + \frac{1}{2}\rho v_2^2$$

由于 S_1 的面积远大于 S_2 的面积，根据连续性方程可知，$v_1 \ll v_2$，有 $v_1 \approx 0$. 则上式可化为

$$\rho g h = \frac{1}{2}\rho v_2^2$$

从而解得水由小孔流出时的流速为

$$v_2 = \sqrt{2gh}$$

结果表明，从小孔流出的水的流速等于物体由同一高度处自由下落到小孔处的速度.

2.1.4　理想流体伯努利方程的应用

理想流体的伯努利方程描述了理想流体稳定流动时，同一流管内任一截面处压强、流速和高度之间的关系. 应用理想流体的伯努利方程可以求解一些不易压缩、黏滞性较弱的实际流体的流动问题. 下面是几个应用伯努利方程的实例.

1. 流量计

图 2.6 所示为文丘里流量计，是用来测量液体

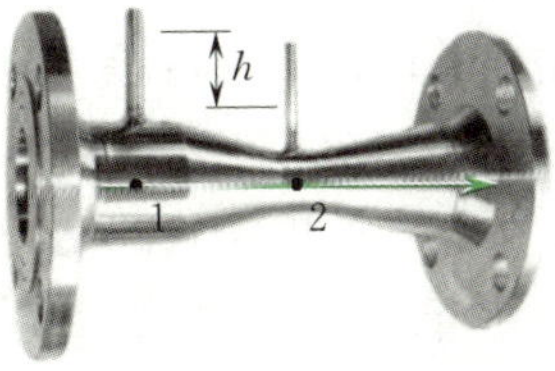

图 2.6　文丘里流量计

C919 国产大型客机

流量的装置.它是一段水平管,两端的管道截面一样大,中间逐渐缩小以保证流体稳定流动.设管子粗、细两处的截面积、压强、流速分别为S_1、p_1、v_1和S_2、p_2、v_2,粗、细两处竖直管内的液面高度差为h,如图2.7所示.根据伯努利方程有

$$p_1+\frac{1}{2}\rho v_1^2=p_2+\frac{1}{2}\rho v_2^2$$

由连续性方程有　$S_1v_1=S_2v_2$

将以上两式联立求解,并将$p_1-p_2=\rho gh$代入,可得

$$v_1=S_2\sqrt{\frac{2gh}{S_1^2-S_2^2}}$$

因此,流体的流量为

$$Q=S_1v_1=S_1S_2\sqrt{\frac{2gh}{S_1^2-S_2^2}}$$

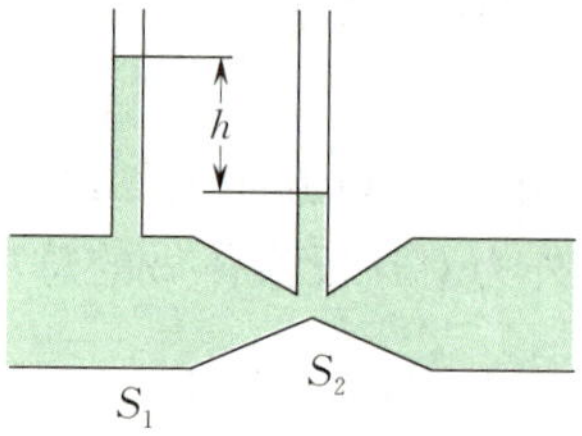

图2.7　文丘里流量计原理图

从上式可以看出,当S_1和S_2已知时,只要测出两竖直管中液面的高度差h,就可以求出管中的流量.将文丘里流量计的压强差改用U形管压强计来测量,便可用来测量气体的流量.

2. 流速计

皮托管是一种测量流体流速的装置,其测量流速的基本原理可用图2.8表示.图2.8中a是一根直管,b是一根直角弯管,直管下端的管口截面c与流体流线平行,而弯管下端的管口截面d与流体流线垂直,且c与d在同一流线上.设管中流体为液体,由伯努利方程可得

$$p_c+\frac{1}{2}\rho v_c^2=p_d+\frac{1}{2}\rho v_d^2$$

因为液体在弯管下端d处受阻,形成速度为零的“滞止区”,这时$v_d=0$,故有

$$p_c+\frac{1}{2}\rho v_c^2=p_d$$

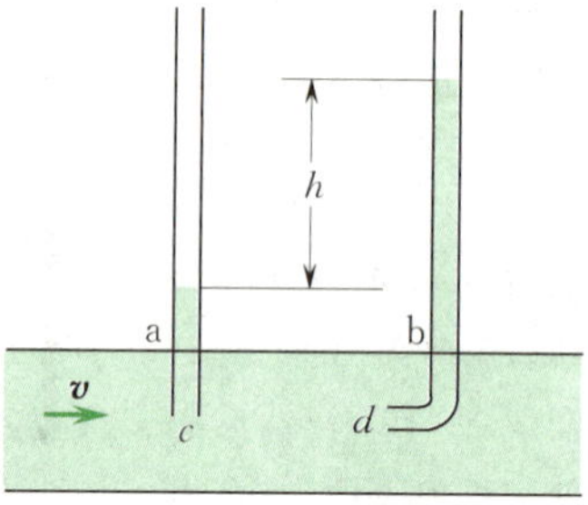

图2.8　皮托管测量流速的基本原理

式中,v_c是液体在c处的流速,对于粗细均匀的这段流管来说,也是管中各点的流速.p_d比p_c大$\frac{1}{2}\rho v_c^2$,这说明流体的动压在滞止区全部转化成了静压.对该装置,只要测出两管的液面高度差h,便可得到p_d与p_c的差值,进而求得流速v.

图2.9是皮托管的结构示意图,测量流体流速时,把它放在待测流体(密度为ρ)中,使小孔A正对着流体的前进方向,形成滞止区,水孔B的孔面与流线平行.两处的压强差可通过U形管中液面的高度差h求得,由伯努

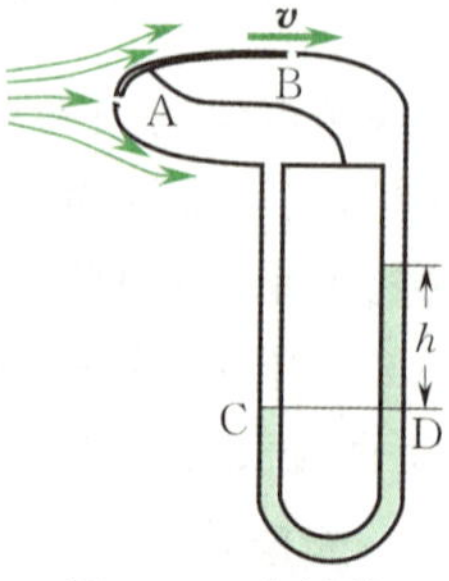

图2.9　皮托管

利方程可得(ρ' 为 U 形管中液体的密度)

$$p_A - p_B = (\rho' - \rho)gh = \frac{1}{2}\rho v^2$$

因此,待测流体的流速为

$$v = \sqrt{2gh \cdot \frac{\rho' - \rho}{\rho}}$$

3. 体位对血压的影响

如果理想流体在等截面管中流动,流体的流速不变或者流速的改变可忽略不计,则由伯努利方程可得

$$p_1 + \rho g h_1 = p_2 + \rho g h_2$$
$$p + \rho g h = 常量$$

在这种情况下,高处的压强较小,而低处的压强则较大.

用上述关系可以解释体位对血压的影响. 如图 2.10 所示的某人,当其平卧时头部动脉压为 12.67 kPa,静脉压为 0.67 kPa,而当其直立时头部动脉压则变为 6.80 kPa,静脉压变为－5.20 kPa,减少的 5.87 kPa 是高度改变所造成的. 同理,对足部来说,由平卧位改为直立位时,动脉压将由 12.67 kPa 变为 24.40 kPa,静脉压将由 0.67 kPa 变为 12.40 kPa,增加的11.73 kPa 也是由高度改变所致. 因此,测量血压时一定要注意体位.

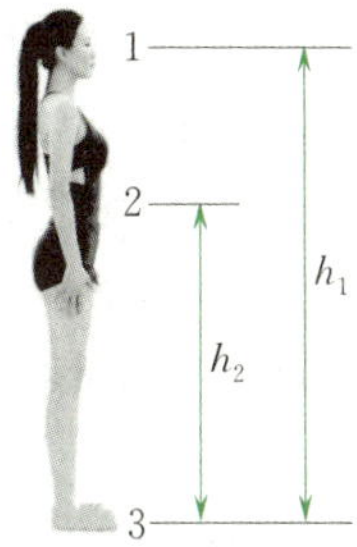

图 2.10　体位对血压的影响

§ 2.2 黏滞流体的流动

具有黏滞性的流体称为**黏滞流体**(adhesive fluid). 本节讨论黏滞流体的性质和流动规律.

2.2.1　流体的黏滞性

实验表明,实际流体流速较小时是分层流动的,流场中不同流层处流体的流速不同,相邻的流层之间存在相对运动,因而在相互接触的两流层间呈现一对切向应力,流层间的这种阻碍流层间相对运动的内摩擦力称为**黏力**(viscous force). 由于黏力的存在,流体具有黏滞性.

流体具有黏滞性这一属性可以通过实验证明. 在竖直放置的玻璃圆管的下部盛满无色甘油,上部盛着色甘油. 打开管下端的活塞使甘油流出,经过一段时间后,无色甘油与着色甘油的分界面呈舌形弯曲状,如图 2.11 所示. 这表明,甘油在圆管内是分层流动的,管轴中心处的流速最大,越靠近管壁流层的流速越小,管壁处流层的流速为零.

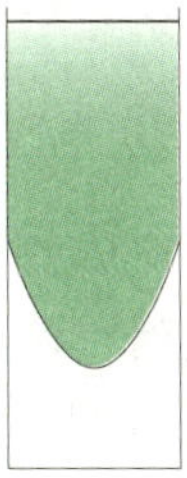
图 2.11　分层流动

黏力的大小与方向由什么因素决定呢？如图 2.12 所示，设黏滞流体做稳定层流，流场中垂直于流速方向上相距为 Δr 的两流层的切向流速分别为 v 和 $v+\Delta v$，则 $\lim\limits_{\Delta r \to 0} \frac{\Delta v}{\Delta r} = \frac{\mathrm{d}v}{\mathrm{d}r}$ 称为流体在两流层所在处的速度梯度. 实验表明，两流层间的黏力的大小 F 与两流层的接触面积 ΔS 及两流层所在处的速度梯度 $\frac{\mathrm{d}v}{\mathrm{d}r}$ 成正比，写成等式有

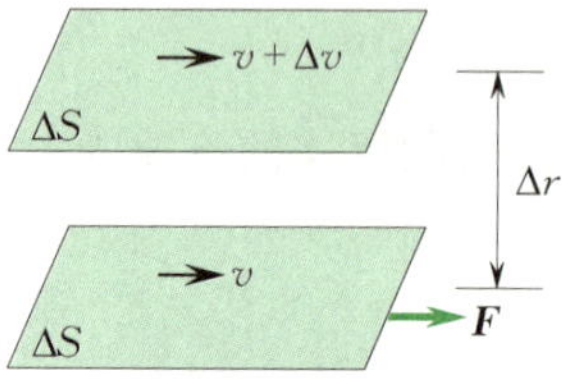

图 2.12　黏力与速度梯度的关系

$$F = \eta \Delta S \frac{\mathrm{d}v}{\mathrm{d}r} \qquad (2.6)$$

式(2.6)称为**牛顿黏滞定律**(Newton's viscous law)，其中的比例系数 η 取决于流体的性质，称为流体的**黏度**(viscosity). 黏度的物理意义是：在流场中，流体的速度梯度为 1 s^{-1} 时，单位面积相邻流层间的黏力. 黏度的大小表示黏滞流体黏滞性的强弱，黏度越大，黏滞性越强，黏度越小，黏滞性越弱.

在 SI 中，黏度的单位为 Pa·s 或 N·s·m^{-2}.

表 2.1 给出了几种黏滞流体的黏度. 表中数据显示，液体的黏度大于气体的黏度，因此，液体的黏滞性较气体的强. 此外，黏度除了因流体种类不同而不同，还受温度的影响. 液体的黏度随温度的升高而减小，而气体的黏度则随温度的升高而增大. 液体与气体黏滞性随温度变化的差别是由两者微观机制的不同所致.

表 2.1　几种黏滞流体的黏度

液体	温度 /℃	黏度 / (10^{-3} Pa·s)	气体	温度 /℃	黏度 / (10^{-5} Pa·s)
水	0	1.79	空气	0	1.71
	20	1.01		20	1.82
	100	0.28		100	2.17
酒精	20	1.20	水蒸气	0	0.9
水银	20	1.55		100	1.27
甘油	20	1 410	二氧化碳	20	1.47
蓖麻油	20	9 860		302	2.7
全血	37	2.0 ～ 4.0	氧气	20	0.89
血浆	37	1.0 ～ 1.4		251	1.3
血清	37	0.9 ～ 1.2	氦气	20	1.96

流体的黏度这一物性参数在实际问题中有着重要的意义. 例如，在自来水、石油或天然气输送管道的设计，轴承中润滑油的选用等工程技术中，必须考虑流体黏度的大小. 人类的许多疾病会导致血液的黏度异常. 例如，心肌梗死、急性炎症病人的血液黏度会增大，而类风湿病人的血液黏度会减小. 因此，通过测定患者血液的黏度，可以获得患者病情的相关信息.

2.2.2　黏滞流体的流动状态

在流速较小时黏滞流体的流动是分层的，各流层间只做相对运动，不同流层的流体质点不相掺混，流体的这种流动状态称为**层流**(laminar flow). 缓缓流动的河水、徐徐上升的烟雾都可以近似看作层流.

当流体的流速大到一定值时，层流状态被破坏，不同流层的流体质点相互掺混，流动变得杂乱而不稳定，流体的这种流动状态称为**湍流**(turbulent flow). 滔滔的江水、滚滚的河流都是湍流.

怎样判断流体的流动状态是层流还是湍流呢？英国实验流体力学家 O. 雷诺(O. Reynolds) 观察了大量圆管道内黏滞流体的流动状态由层流转变为湍流的过程，分析了使流动状态转变的原因，于 1880 年前后提出了一个判断流动状态的参数，称为**雷诺数**(Reynolds number)，用 Re 表示，其定义为

$$Re = \frac{\rho v r}{\eta} \tag{2.7}$$

式中，ρ、η 分别为流体的密度和黏度；r 为管道的半径；v 为流体的平均流速. 实验表明，当 $Re < 1\,000$ 时，流体的流动状态为层流；当 $Re > 1\,500$ 时，流体的流动状态为湍流；当 $1\,000 \leqslant Re \leqslant 1\,500$ 时，流体的流动状态可能为层流，也可能为湍流，属于由层流到湍流的过渡阶段，且流动状态极易受外界因素影响.

层流与湍流的重要差别是层流无声而湍流有声. 能用听诊器判断血液流动情况，就是因为当血液快速通过心脏瓣膜时的流动状态是湍流，伴随有声音发出.

血管是输送血液的管道，有动脉、静脉和毛细血管三大类. 表 2.2 给出了人体体循环系统血管的半径、血液流速和雷诺数.

表 2.2　人体体循环系统血管的半径、血液流速和雷诺数

血管	半径 r/m	血液流速 v/(m·s^{-1})	雷诺数 Re
上行主动脉	$(1.0 \sim 1.5) \times 10^{-2}$	63×10^{-2}	3 600 ～ 5 800
下行主动脉	$(0.8 \sim 1.0) \times 10^{-2}$	27×10^{-2}	1 200 ～ 1 500
粗动脉	$(1.0 \sim 3.0) \times 10^{-3}$	$(20 \sim 50) \times 10^{-2}$	110 ～ 850
毛细血管	$(2.5 \sim 5.0) \times 10^{-6}$	$(5 \sim 10) \times 10^{-4}$	$(7 \sim 30) \times 10^{-4}$
粗静脉	$(2.5 \sim 5.0) \times 10^{-3}$	$(15 \sim 20) \times 10^{-2}$	210 ～ 570
大静脉	2.0×10^{-2}	$(11 \sim 16) \times 10^{-2}$	630 ～ 900

由表 2.2 中数据可知，上行主动脉的雷诺数大于 1 500，故其中的血流为湍流；下行主动脉的雷诺数为 1 200 ～ 1 500，故其中的血流不稳定. 实际上在心脏收缩期内，下行主动脉内的血流会出现湍流. 体循环系统的其他血管中血流的雷诺数均小于 1 000，所以在这些血管内的血流一般是层流. 但是在弯曲或分支入口等血管形状急剧变化的地方，在较低的雷诺数下也会发生瞬间湍流. 例如，人的心脏、主动脉及支气管内的某些部位都是湍流的易发区. 湍流区往往是动脉粥样硬化的易发部位，湍流使血小板和血管内皮组织损伤，从而导致血液在血管内壁凝结形成附壁血栓或斑块. 此外，血管内局部流场条件异常还会导致血管壁组织与血浆之间的物质输送受

阻而诱发某些病变.

在工程技术中,有许多实际问题与流体的流动状态密切相关.湍流可能毁坏供水或输油管道、折断轮船的螺旋桨、致使飞机失事.因此,关于湍流发生机制的实验研究,至今仍是一个热门课题.

2.2.3 黏滞流体在水平圆管内的稳定流动

由于大多数生物医学系统中的管道(如血管)可以近似看作圆形管道系统,且其中的液体是黏滞流体(如血液),因此讨论黏滞流体在圆管内的流动规律具有实际意义.

如图 2.13 所示,黏滞流体在水平圆管内自左向右稳定流动.设流体的黏度为 η,管道半径为 R、长为 l;管左、右两端的压强分别为 p_1 和 p_2,且 $p_1 > p_2$.以与管同轴、半径为 r 的圆柱形流体为研究对象,这部分流体受管道两端压强差所产生的动力为

$$f_1 = (p_1 - p_2)\pi r^2$$

根据牛顿黏滞定律,周围流体作用于该圆柱形流体的黏力的合力为

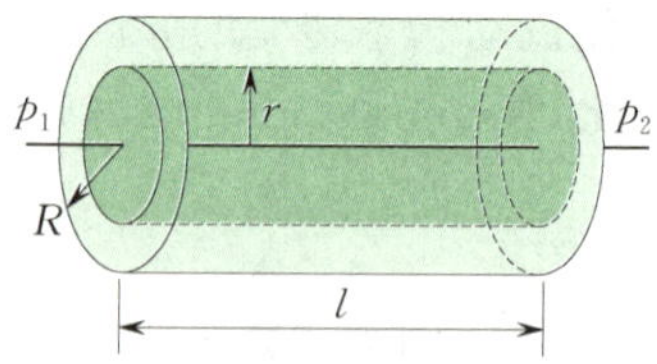

图 2.13 黏滞流体在水平圆管内流动

$$f_2 = -2\pi\eta r l \frac{\mathrm{d}v}{\mathrm{d}r}$$

式中,“−”表示流速 v 随半径 r 的增大而减小;$\frac{\mathrm{d}v}{\mathrm{d}r}$ 为 r 处流体的速度梯度.

由于流体做稳定流动,有 $f_1 = f_2$,即

$$(p_1 - p_2)\pi r^2 = -2\pi\eta r l \frac{\mathrm{d}v}{\mathrm{d}r}$$

可得

$$\frac{\mathrm{d}v}{\mathrm{d}r} = -\frac{p_1 - p_2}{2\eta l} r \tag{2.8}$$

式(2.8)给出了速度梯度 $\frac{\mathrm{d}v}{\mathrm{d}r}$ 和流层所在处与管中心轴的距离 r 的关系.可见,在管中心轴 $r = 0$ 处,速度梯度最小,$\frac{\mathrm{d}v}{\mathrm{d}r} = 0$;在管壁 $r = R$ 处,速度梯度最大,$\frac{\mathrm{d}v}{\mathrm{d}r} = -\frac{p_1 - p_2}{2\eta l}R$.

式(2.8)可改写成 $\mathrm{d}v = -\frac{p_1 - p_2}{2\eta l} r\,\mathrm{d}r$,积分可得

$$v = -\frac{p_1 - p_2}{4\eta l} r^2 + C$$

式中,C 为积分常数.在管壁 $r = R$ 处,流速最小,$v = 0$,代入上式,可求得 $C = \frac{p_1 - p_2}{4\eta l} R^2$,整理可得

$$v = \frac{p_1 - p_2}{4\eta l}(R^2 - r^2) \tag{2.9}$$

式(2.9)表明，黏滞流体在粗细均匀的水平圆管内做稳定流动时，流速沿径向呈抛物线分布，如图 2.14 所示.

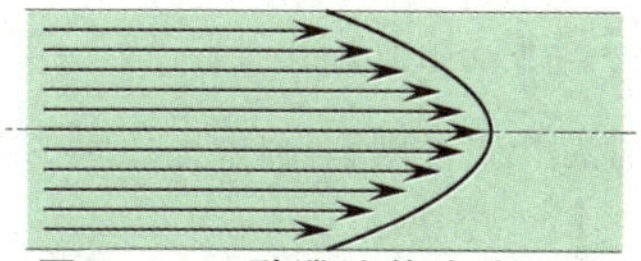

图 2.14　黏滞流体在水平圆管内的流速分布

流过距管中心轴 r、厚度为 $\mathrm{d}r$ 的圆筒状薄流层的元流量 $\mathrm{d}Q = v\mathrm{d}S = 2\pi vr\mathrm{d}r$，则整个圆管的流量为

$$Q = \int_S \mathrm{d}Q = \int_0^R 2\pi vr\mathrm{d}r = \int_0^R \frac{\pi(p_1 - p_2)}{2\eta l}(R^2 - r^2)r\mathrm{d}r$$

$$= \frac{\pi R^4}{8\eta l}(p_1 - p_2)$$

即

$$Q = \frac{\pi R^4}{8\eta l}(p_1 - p_2) \tag{2.10}$$

1840 年，法国医生 J. 泊肃叶(J. Poiseuille)研究动物毛细血管内的血液流动规律时，通过实验也得到了式(2.10)，因此，式(2.10)称为**泊肃叶定律**(Poiseuille law).

泊肃叶定律还可以写成

$$Q = \frac{\Delta p}{\beta}$$

式中，$\beta = \frac{8\eta l}{\pi R^4}$；$\Delta p = p_1 - p_2$. 泊肃叶定律所表示的流量 Q、压强差 Δp 及 β 的关系式 $Q = \frac{\Delta p}{\beta}$ 与电路中的欧姆定律 $I = \frac{\Delta U}{R}$ 在形式上相似，β 与电阻 R 的性质类似，因此 β 称为管道的流阻，它由流体的性质及流管的条件决定.

在 SI 中，流阻的单位为 $\mathrm{Pa \cdot s \cdot m^{-3}}$.

泊肃叶定律可以用来近似定性分析人体心血管系统心输出量(血液流量)、血压降(压强差)与外周阻力(体循环的总流阻)之间的关系. 已知左心室射出血液的流量为 $8.30 \times 10^{-5}\ \mathrm{m^3 \cdot s^{-1}}$，体循环系统总血压降为 1.20×10^4 Pa，根据泊肃叶定律，可以求得外周阻力为 $1.45 \times 10^8\ \mathrm{Pa \cdot s \cdot m^{-3}}$.

泊肃叶定律还可以用来定性分析人体血液的流动问题. 例如，由泊肃叶定律可知，控制血液流量的有效措施是改变血管的半径. 当血压降一定时，若血管半径改变 1%，则可使血液流量改变 4%. 而当某器官在功能上对血液流量的需求一定时，若血管半径减小 1%，则血压降须增大 4% 才能保证器官血液充盈. 降低血压降的有效办法是扩张血管. 此外，降低血液黏度也是保证一定的血液灌注量、减小流阻、降低血压降的方法.

如果管道粗细不均匀或不是水平的，只要流体是稳定流动的，就可以沿管道取足够小的长度 $\mathrm{d}l$，$\mathrm{d}l$ 两端的压强差为 $\mathrm{d}p$，$\frac{\mathrm{d}p}{\mathrm{d}l}$ 即为压强梯度. 对于长度为 $\mathrm{d}l$ 的管道，泊肃叶定律可写成

$$Q = \frac{\pi R^4}{8\eta} \cdot \frac{\mathrm{d}p}{\mathrm{d}l} \tag{2.11}$$

例 2.2 狗的一段股动脉血管的内半径 $R=2.0\ \text{mm}$，血液流量 $Q=2.0\times10^{-6}\ \text{m}^3\cdot\text{s}^{-1}$，血液黏度 $\eta=2.08\times10^{-3}\ \text{Pa}\cdot\text{s}$. 将血管看作水平圆管，血液的流动为稳定流动，试求：(1) 血液的平均流速；(2) 单位长度血管上的血压降；(3) 血液的最大流速.

解 (1) 血液的平均流速为

$$\bar{v}=\frac{Q}{S}=\frac{Q}{\pi R^2}=\frac{2.0\times10^{-6}}{3.14\times(2.0\times10^{-3})^2}\ \text{m}\cdot\text{s}^{-1}$$

$$\approx0.159\ \text{m}\cdot\text{s}^{-1}$$

(2) 根据泊肃叶定律可得，单位长度血管上的血压降为

$$\frac{p_1-p_2}{l}=\frac{8\eta Q}{\pi R^4}=\frac{8\times2.08\times10^{-3}\times2.0\times10^{-6}}{3.14\times(2.0\times10^{-3})^4}\ \text{Pa}\cdot\text{m}^{-1}$$

$$\approx662\ \text{Pa}\cdot\text{m}^{-1}$$

(3) 根据式(2.9)，在 $r=0$ 处，血液的流速最大，其值为

$$v_{\max}=\frac{R^2}{4\eta}\cdot\frac{p_1-p_2}{l}=2\bar{v}=0.318\ \text{m}\cdot\text{s}^{-1}$$

2.2.4 黏滞流体的伯努利方程

理想流体的伯努利方程是在无黏力的条件下推导出来的. 对于做稳定流动的黏滞流体，由于黏力的存在，流体在流动过程中有能量损耗，故伯努利方程应写成

$$p_1+\frac{1}{2}\rho v_1^2+\rho gh_1=p_2+\frac{1}{2}\rho v_2^2+\rho gh_2+W \tag{2.12}$$

式中，p_1、p_2、v_1、v_2 和 h_1、h_2 分别表示截面 S_1、S_2 处流体的压强、平均流速和 S_1、S_2 所在处相对于参考面的高度；W 为单位体积流体由 S_1 流到 S_2 的过程中克服黏力所做的功，也就是由于黏滞性而损耗的能量. 式(2.12) 称为黏滞流体的伯努利方程.

根据黏滞流体的伯努利方程，黏滞流体在流动过程中，会因为黏力的存在而产生能量损耗. 单位体积流体的能量损耗与哪些因素有关呢？

当黏滞流体在粗细均匀的水平圆管内稳定流动时，由于 S_1 与 S_2 面积相等，根据流量连续性方程，有 $v_1=v_2$；由于是水平管，有 $h_1=h_2$，则黏滞流体的伯努利方程简化为

$$p_1=p_2+W$$

单位体积的黏滞流体从 S_1 处流至 S_2 处的过程中损耗的能量为

$$W=p_1-p_2 \tag{2.13}$$

式(2.13) 表明，单位体积黏滞流体在粗细均匀的水平圆管内自截面 S_1 稳定流动到截面 S_2 的过程中，损耗的能量等于在流动过程中因克服黏力而出现的压强差.

设粗细均匀的水平圆管的半径为 R，管内流体的平均速度为 $\bar{v}$，则通过圆管的流量 $Q=\bar{v}\pi R^2$，$W=p_1-p_2$，代入泊肃叶定律[式(2.10)]，有

$$\bar{v}\pi R^2=\frac{\pi R^4}{8\eta l}W$$

可得

$$W=\frac{8\eta l}{R^2}\bar{v} \tag{2.14}$$

式(2.14) 表明，黏度为 η 的黏滞流体以平均流速 $\bar{v}$ 在长度为 l、半径为 R 的水平圆管内稳定流动时，单位体积流体在流动过程中损耗的能量与圆管的长度、流体的

黏度和平均流速均成正比，而与圆管半径的平方成反比.

粗细均匀的水平圆管，其上等间距地附有竖直细支管，支管内液面的高度表示支管所在处的压强. 如图 2.15(a) 所示，当理想流体在管内稳定流动时，实验发现，各支管内液面的高度相同，这表明理想流体在流动过程中没有能量损耗. 如图 2.15(b) 所示，当黏滞流体在管内定常流动时，实验发现，沿流动方向随着支管离容器的距离即流程的增大，各支管内液面的高度依次线性降低. 对于黏滞流体在粗细均匀的水平圆管中稳定流动，根据式(2.13)，压强的减小反映单位体积流体能量的损耗. 由式(2.14) 可知，单位体积流体能量的损耗与管长成正比. 由于竖直支管是等间距的，故支管内液面高度的下降与流程成正比. 所以沿流动方向，随着流程的增加，支管内液面的高度依次线性降低.

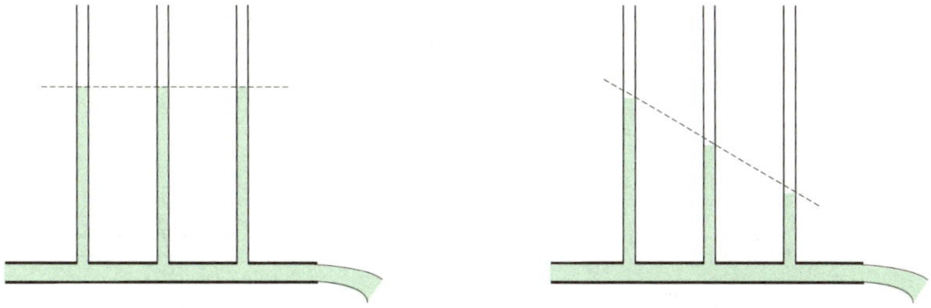

图 2.15　能量的损耗与流体、管长的关系

例 2.3　如图 2.16 所示，大水池内水的深度为 23 cm，相距 10 cm 的两相邻直细管中水面的高度差为5 cm，水在水平均匀管道中稳定流动. 试求：

(1) 单位体积的水在流过 10 cm 距离的过程中损耗的能量；

(2) 水由出口处流出时的流速.

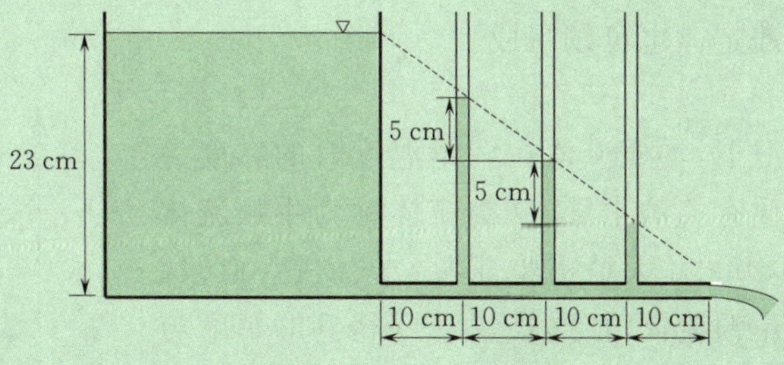

图 2.16　例 2.3 图

解　(1) 对相距 10 cm 的两截面，黏滞流体的伯努利方程为

$$p_1 = p_2 + W$$

单位体积的水流过 10 cm 距离的过程中损耗的能量为

$$W = p_1 - p_2 = \rho g \Delta h = 1.0 \times 10^3 \times 9.8 \times 5 \times 10^{-2}\ \text{J} = 4.9 \times 10^2\ \text{J}$$

(2) 设水由出口处流出时的流速为 v，对大水池内水面和出口处，黏滞流体的伯努利方程为

$$p_0 + \rho g h = p_0 + \frac{1}{2}\rho v^2 + 4W$$

可得水由出口处流出时的流速为

$$v = \sqrt{2gh - \frac{8W}{\rho}} = 0.77\ \text{m} \cdot \text{s}^{-1}$$

§2.3 血液的流动

本节先介绍血液的黏滞性，然后以流体力学理论为基础，简要讨论一些血液流动中的具体问题.

2.3.1 血液的黏滞性

人体血液由血浆及悬浮在血浆中的血细胞组成. 血浆是蛋白质、盐类等的水溶液，占血液总体积的近 55%. 蛋白质的含量和温度是影响血浆黏度的主要因素. 室温下血浆的黏度为1.2×10^{-3} Pa·s. 血细胞约占血液总体积的 45%. 血细胞为可变形的含液囊性体，其含量会显著影响血液的黏度.

图 2.17 表示面积为 ΔS、厚度为 $\mathrm{d}r$ 的无限薄流层在切向力 $\Delta \boldsymbol{F}_\tau$ 的作用下发生形变的情形，切应力 $\tau=\dfrac{\Delta F_\tau}{\Delta S}$，切应变 $\gamma=\dfrac{\mathrm{d}x}{\mathrm{d}r}$. 切应变随时间的变化率即流层产生切向形变的速度称为**切应变率**(shear strain rate)，用 $\dot{\gamma}$ 表示，即

$$\dot{\gamma}=\frac{\mathrm{d}\gamma}{\mathrm{d}t}=\frac{\mathrm{d}}{\mathrm{d}t}\left(\frac{\mathrm{d}x}{\mathrm{d}r}\right)=\frac{\mathrm{d}}{\mathrm{d}r}\left(\frac{\mathrm{d}x}{\mathrm{d}t}\right)=\frac{\mathrm{d}v}{\mathrm{d}r}$$

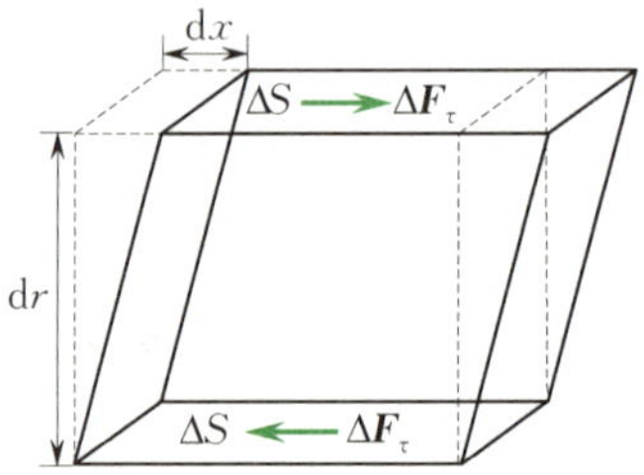

图 2.17 流体的剪切形变

可见，切应变率等于相应处流体的速度梯度. 在 SI 中，切应变率的单位为 s^{-1}. 从而牛顿黏滞定律可以写为

$$\frac{\Delta F_\tau}{\Delta S}=\eta\frac{\mathrm{d}v}{\mathrm{d}r}$$

并且牛顿黏滞定律也可以写成

$$\tau=\eta\dot{\gamma} \tag{2.15}$$

通常情况下，均质流体在一定温度时的黏度为只与流体性质有关的常量，这类流体称为**牛顿流体**(Newtonian fluid). 大量实验证明，水、酒精、血浆、血清等都是牛顿流体. 根据式(2.15)得到的黏度与切应变率的关系曲线称为流体的流动曲线. 牛顿流体的流动曲线为一条水平线，如图 2.18 中的(a)所示.

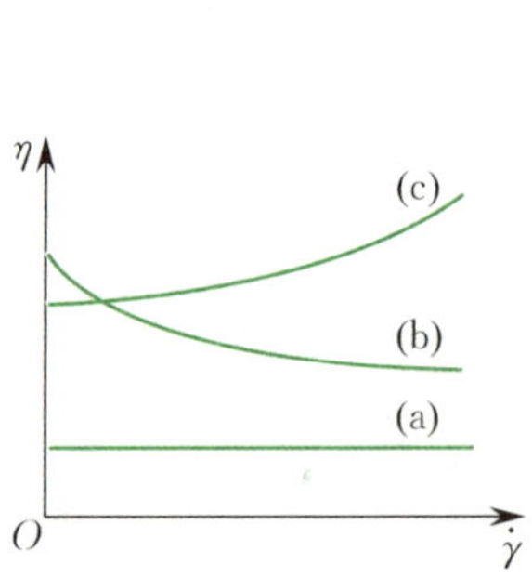

图 2.18 流体的流动曲线

含有悬浮物或弥散物的非均质流体，即使在一定温度下其黏度也不是常量，而随切应变率的改变而改变，这类流体称为**非牛顿流体**(non-Newtonian fluid). 油漆、蔗糖溶液、血液等都是非牛顿流体. 非牛顿流体的流动曲线不是水平直线，而是向上或向下弯曲的曲线，如图 2.18 中的(b)、(c)所示.

血液是一种复杂的非牛顿流体，当温度一定时，血液的切应力与切应变率呈非

线性关系，即式(2.15)中的黏度不再是只与血液性质有关的常量，而与切应变率 $\dot{\gamma}$ 有关，此时的黏度称为血液的**表观黏度**，用 η_a 表示。实验表明，温度一定时，血液的表观黏度 η_a 不仅与切应变率 $\dot{\gamma}$ 有关，还与血细胞比容 H(红细胞的容积占全血容积的百分比)有密切的关系，如图 2.19 所示。由图 2.19 可知，在同样的切应变率下，血细胞比容越高，血液的表观黏度越大，血液的非牛顿流体行为越显著；血细胞比容一定时，随着切应变率的增大，血液的表观黏度减小，当切应变率增大到一定值时，血液的表观黏度趋近于黏度，即 $\eta_a \to \eta$，血液的性质渐趋于牛顿流体。正常人的血液($H=45\%$)，当 $\dot{\gamma} > 200\ \mathrm{s}^{-1}$ 时，即可近似看作牛顿流体，其黏度趋于常量，约为 $3\times10^{-3}\ \mathrm{Pa\cdot s}$.

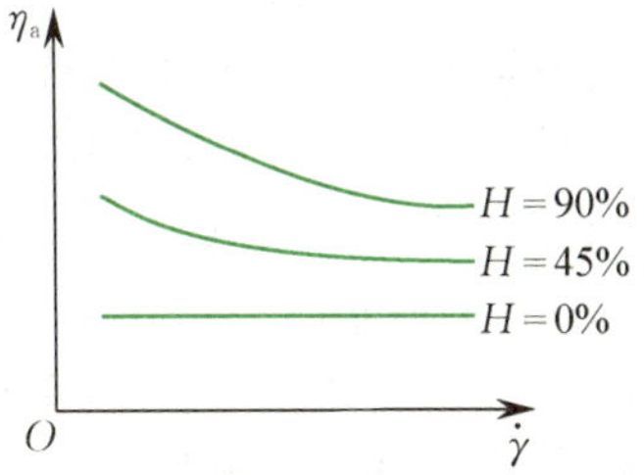

图 2.19　血液的表观黏度

实验研究发现，在血细胞比容和温度一定的条件下，血液的切应力与切应变率近似满足

$$\sqrt{\tau} = \sqrt{\eta_c \dot{\gamma}} + \sqrt{\tau_c} \tag{2.16}$$

式中，η_c 称为血液的**卡森黏度**；τ_c 称为血液屈服应力。由式(2.16)可见，当 $\dot{\gamma}=0$ 时，$\tau=\tau_c$，τ_c 是使血液流动所必须施加的最小切应力。因此，要使血液流动，即欲使 $\dot{\gamma}>0$，必须有 $\tau>\tau_c$。正常血液的屈服应力约为 5×10^{-3} Pa。式(2.16)称为**卡森方程**(Casson equation).

实验还发现，血液的黏度还与血管的半径、血浆中纤维蛋白质的含量、血液的 pH 值及渗透压等因素有关。在 SI 中，表观黏度和卡森黏度的单位与黏度的单位相同，均为 Pa·s.

2.3.2　人体体循环系统中血压的分布

人体的血液循环系统是非常复杂的。从物理学的观点看，心脏的作用是给血液供给能量使之进行正常的循环。在循环系统中，血液的能量形式有压强能、动能和势能 3 种。3 种形式的能量是怎样变化的呢？

根据连续性原理，血液流速随血管截面积的不同而改变，故血液动能的变化与同类分支血管的总截面积的平方成反比。若同类分支血管的总截面积很大，如毛细血管的总截面积达 900 cm^2，则血液动能的变化很小，可以忽略不计。循环系统中血液的势能是变化的，但由于左心室与右心房的高度近似相等，故就循环系统的始末位置而言，势能的改变可以不计。由黏滞流体的伯努利方程可知，压强差的大小近似反映了血液在流动过程中克服黏力所消耗的能量。可见，在循环系统中血压是不断降低的。图 2.20 揭示了人体

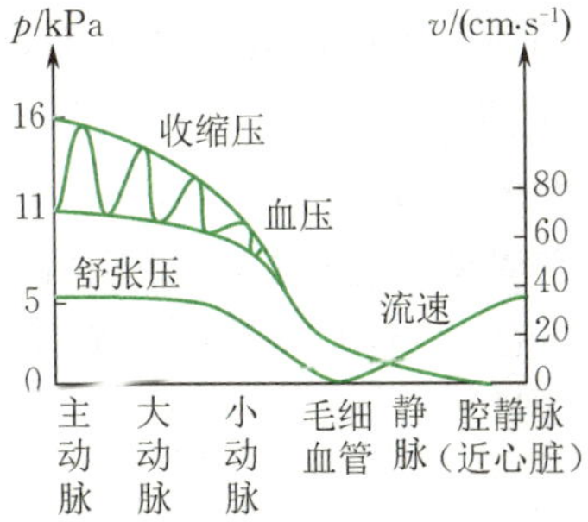

图 2.20　不同血管中的血压降

循环系统中血压的变化情况. 图 2.20 中显示,在主动脉和大动脉内,血压有波动,这是由心脏周期性射血引起的. 随着血液流程的增加,动脉血管管径变小,血压波动性减小. 主动脉压随左心室的收缩而迅速升高,其最大值称为**收缩压**. 左心室舒张期间,主动脉压急剧降低,其最小值称为**舒张压**. 我国健康成年人在安静状态时,收缩压为13.3 ~16.0 kPa(100 ~ 120 mmHg,760 mmHg = 1.03 × 10^5 Pa),舒张压为8.0 ~ 10.7 kPa (60 ~ 80 mmHg),平均动脉压为13.3 kPa(100 mmHg). 从图 2.20 中还可见,在主动脉内血压(平均值)几乎无降落;在大动脉内,由于管径变小而使流阻增大,血压降落逐渐加快;在小动脉内,血管管径减小而血液黏度明显增大,两方面的原因使小动脉的流阻最大,血压降落最快;毛细血管的管径虽然减小,但血液的黏度却明显降低,所以血液在毛细血管内消耗的压强能大大减小,血压降落得较慢.

§ 2.4 心脏做功

人体的血液循环系统由心脏和血管组成,血液的流动则由心脏做功来维持. 为了讨论方便,把整个心血管系统简化为如图 2.21 所示的物理模型. 左、右两个心室相当于两个单向唧筒,当左(右)心室收缩时瓣膜打开,血液从左(右)心室射入主(肺)动脉;舒张时瓣膜关闭,停止射血. 整个循环系统由体循环和肺循环两部分组成,血流方向如图中箭头所示. 左心室为体循环的血液流动提供动力,右心室为肺循环的血液流动提供动力. 两个循环串联起来,形成一个统一的闭合回路,血液在这个闭合回路中周而复始地循环流动.

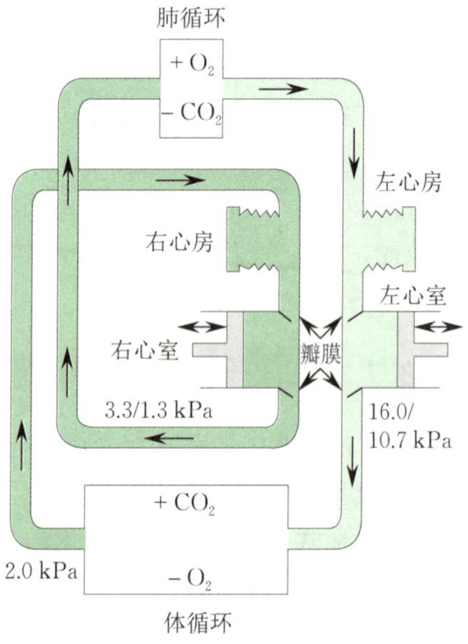

图 2.21　心脏做功的物理模型

下面分析心脏所做的功.

将血管看成两组管道,血液在血管中流动时,要克服阻力做功而消耗能量,其能量来自心脏,因此,血液在血管中流动时克服阻力做功而消耗的能量就等于心脏所做的功.

在体循环过程中,左心室射出的血液经体循环流回右心房,运用实际流体的伯努利方程,忽略血流进出心脏时的高度变化,可得单位体积血液克服阻力做功而损耗的能量为

$$W_L = p_L + \frac{1}{2}\rho v_L^2 - p'_R - \frac{1}{2}\rho v'^2_R \qquad (2.17)$$

物理中的模型化

式中,ρ 表示血液的密度;p_L 表示血液刚离开左心室进入主动脉时的平均压强(主动

脉平均血压)；v_L 表示血液刚离开左心室时的平均速度；p'_R表示血液流回右心房时的压强；v'_R表示血液流回右心房时的平均速度. 由于血液流回右心房时的血流速度和血压都很小，有 $p'_R \approx 0$，$v'_R \approx 0$，因此式(2.17) 可写为

$$W_L = p_L + \frac{1}{2}\rho v_L^2 \tag{2.18}$$

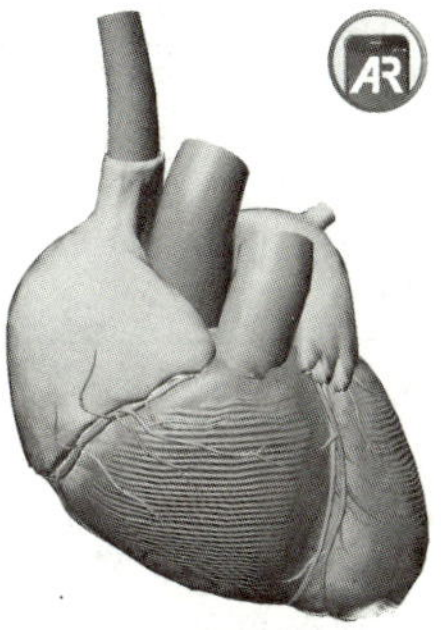

心脏做功

在肺循环过程中，右心室射出血液并经肺循环流回左心房. 同样运用实际流体的伯努利方程，忽略血流进出心脏时的高度变化，可得单位体积血液的能量损耗为

$$W_R = p_R + \frac{1}{2}\rho v_R^2 - p'_L - \frac{1}{2}\rho v_L'^2 \tag{2.19}$$

式中，p_R 表示血液刚离开右心室进入肺动脉时的平均压强(肺动脉平均血压)；v_R 表示血液刚离开右心室时的平均速度；p'_L表示血液流回左心房时的压强；v'_L表示血液流回左心房时的平均速度. 由于血液流回左心房时的血流速度和血压也都很小，有 $p'_L \approx 0$，$v'_L \approx 0$，因此式(2.19) 可写为

$$W_R = p_R + \frac{1}{2}\rho v_R^2 \tag{2.20}$$

大量的测量表明，肺动脉的平均血压约为主动脉平均血压的 $\frac{1}{6}$，右心室的射血速度约等于左心室的射血速度，式(2.20) 又可写为

$$W_R = \frac{1}{6}p_L + \frac{1}{2}\rho v_L^2$$

于是，单位体积血液由左心室射入主动脉，经体循环进入右心房，再由右心室射入肺动脉，经肺循环流回左心房完成整个循环所消耗的能量为

$$W = W_L + W_R = \frac{7}{6}p_L + \rho v_L^2 \tag{2.21}$$

由式(2.21) 可知，若测出主动脉的血压及血流速度，就可求出心脏做功的大小，从而了解心脏功能是否完好.

例 2.4　某人的主动脉平均血压为 13.3 kPa，主动脉平均血流速度约为 $0.4\ \mathrm{m \cdot s^{-1}}$，血液的密度约为 $1.059 \times 10^3\ \mathrm{kg \cdot m^{-3}}$，求当 $1\ \mathrm{m^3}$ 血液完成整个循环时，心脏所做的功.

解　心脏所做的功为

$$W = \left(\frac{7}{6} \times 13.3 \times 10^3 + 1.059 \times 10^3 \times 0.4^2\right)\ \mathrm{J}$$

$$\approx 1.569 \times 10^4\ \mathrm{J}$$

若此人每分钟输出血量为 $5.0 \times 10^{-3}\ \mathrm{m^3}$，则心脏每分钟做的功为 78.4 J.

由例 2.4 的计算可知，在应用式(2.21) 计算心脏做的功时，其最后一项远远小于前面的项. 因此，在计算心脏做的功时，可利用下式进行估算，以使计算过程更简洁，即

$$W = \frac{7}{6}p_L \tag{2.22}$$

拓展阅读

潮汐

耗散结构理论简介

思考题

2.1　什么是稳定流动？船舶在海面上平稳地航行时，周围海水的流动是稳定流动吗？船舶模型在水洞里模拟航行时，周围水的流动是稳定流动吗？

2.2　为什么当火车飞驰而过时，人必须与铁道保持一定的距离？

2.3　从动脉血管到毛细血管，血液流速逐渐减小的主要原因是什么？

2.4　连续性原理、伯努利方程以及泊肃叶定律的适用条件分别是什么？

2.5　两条船平行前进时，为什么不能靠得太近？

2.6　血液的黏滞性具有什么特点？影响血液黏度的主要因素是什么？

习题

2.1　如图2.22所示，水从A管流入，从B、C两管流出. 已知A管截面积为 $S_A = 100\ \mathrm{cm^2}$，B、C两管截面积分别为 $S_B = 80\ \mathrm{cm^2}$、$S_C = 40\ \mathrm{cm^2}$，A、C两管中水的流速分别为 $v_A = 40\ \mathrm{cm\cdot s^{-1}}$、$v_C = 30\ \mathrm{cm\cdot s^{-1}}$，试求B管中水的流速.

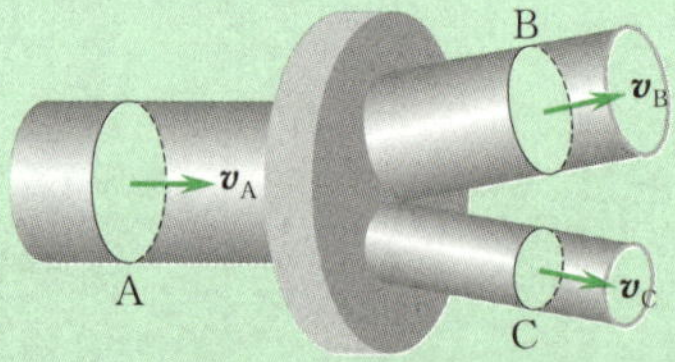

图 2.22　习题 2.1 图

2.2　在安静状态下，正常成人主动脉内血液的平均流速为 $0.33\ \mathrm{m\cdot s^{-1}}$，试求：

(1) 流过半径为9 mm的主动脉血管的血液流量；

(2) 总截面积为 $20\times10^{-4}\ \mathrm{m^2}$ 的大动脉内血液的平均流速；

(3) 总截面积为 $0.25\ \mathrm{m^2}$ 的毛细血管内血液的最大流速.

2.3　水在水平管中稳定流动，流量为 $4\times10^3\ \mathrm{cm^3\cdot s^{-1}}$，粗处截面积 $S_1 = 40\ \mathrm{cm^2}$，细处截面积 $S_2 = 10\ \mathrm{cm^2}$.

(1) 求管中粗、细两处水的流速；

(2) 若在管中粗、细两处连接一U形水银压强计，试求U形管中水银面的高度差.

2.4　水在粗细不同的水平管道内做稳定流动. 已知管道出口处的截面积是管道最细处的3倍，而出口处水的流速 $v = 3.5\ \mathrm{m\cdot s^{-1}}$，求管道中最细处的压强.

2.5　匀速地将流量 $Q = 1.5\times10^{-3}\ \mathrm{m^3\cdot s^{-1}}$ 的水注入一柱状容器中，已知该容器底部有一面积 $S = 1.0\times10^{-4}\ \mathrm{m^2}$ 的小孔，使水可以从容器底部不断流出. 为了使水不致从容器上边缘溢出，该容器的最小深度是多少？

2.6　用直径为10 cm的水管将20 ℃的水抽到空气中，水流速度 $v = 3.5\ \mathrm{m\cdot s^{-1}}$，试求：

(1) 雷诺数并判断水的流动状态；

(2) 每秒抽出的水的体积.

2.7　已知一段长 $l = 1.0\ \mathrm{m}$、内半径 $r = 2.0\ \mu\mathrm{m}$ 的毛细血管内，血液的平均流速 $\bar{v} = 6.6\ \mathrm{mm\cdot s^{-1}}$，血液的黏度 $\eta = 3.0\times10^{-3}\ \mathrm{Pa\cdot s}$，而通过主动脉的血液

流量 $Q=83\ \text{cm}^3\cdot\text{s}^{-1}$，试求：

(1) 该段毛细血管两端的血压降；

(2) 该段毛细血管内血液的流量；

(3) 毛细血管的流阻；

(4) 体内毛细血管的总条数.

2.8　温度为 20 ℃ 时，油的密度为 $0.90\times10^3\ \text{kg}\cdot\text{m}^{-3}$，粗细均匀的供油管道中，1 处比 2 处高 5.0 m，而 1 处的压强比 2 处的压强低 1.2×10^3 Pa. 试求 5.0 m^3 油从 1 处流至 2 处的过程中损耗的能量.

2.9　设某人的心脏血液输出量 $Q=0.83\times10^{-4}\ \text{m}^3\cdot\text{s}^{-1}$，体循环的总压强差 $\Delta p=12.0$ kPa，试求此人体循环的总流阻.

2.10　设橄榄油的黏度为 0.18 Pa·s，当橄榄油流过管长为 0.5 m、半径为 1.0 cm 的管道时，管道两端的压强差为 2.0×10^4 Pa，求其流量 Q.

2.11　如图 2.23 所示，水在截面不同的水平圆形管道中做稳定流动，已知出口处的截面积为管道最细处截面积的 3 倍. 若出口处的流速为 2 $\text{m}\cdot\text{s}^{-1}$，则管中最细处的压强是多少？若在最细处的管上开一个小孔，水会不会从小孔处流出来？

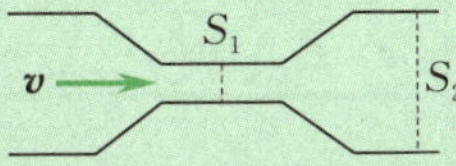

图 2.23　习题 2.11 图

2.12　一种测流速的装置如图 2.24 所示. 设 U 形管内装有密度为 ρ' 的液体，在水平管中有密度为 $\rho(\rho<\rho')$ 的液体做稳定流动. 已知水平管中粗、细两处的横截面积分别为 S_A 和 S_B，测得 U 形管两端液面的高度差为 h，求液体在管道中较粗处的流速 v.

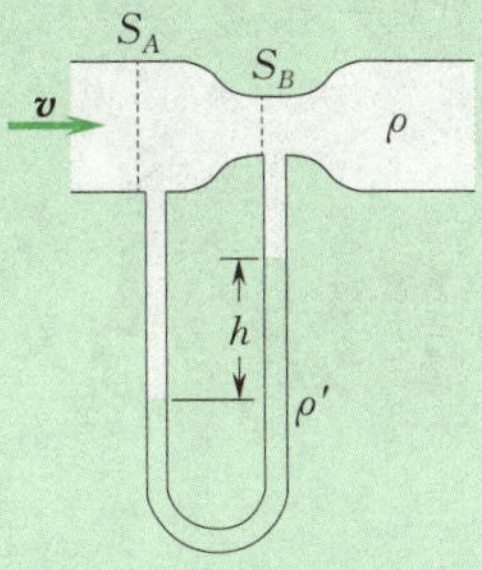

图 2.24　习题 2.12 图

2.13　人的心脏每跳一次大约输送 $8\times10^{-5}\ \text{m}^3$ 的血液，正常人的血压（可看作心脏压送血液的压强）的平均值约为 1.5×10^4 Pa，心跳每分钟约为 70 次，试估算心脏工作的平均功率.

本章习题参考答案

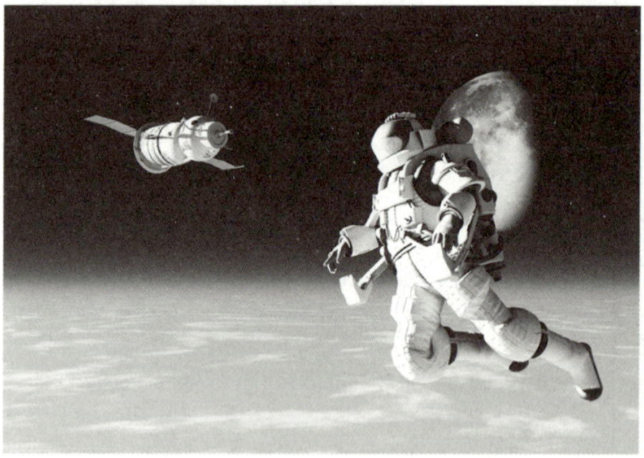

第3章

液体的表面现象

液体在生物机体中占有极其重要的位置.例如,人体中体液的质量占体重的60% ~ 70%.液体的主要特点之一是它和气体、其他液体或固体接触处有一个自由表面或附着层.在液体内部,由于分子的紊乱运动,各个方向的物理性质是完全相同的,即各向同性.但是在液体的表面,无论是液体与气体之间的自由表面,还是两种不能混合的液体(如水和油)之间的界面,或是液体与固体之间的界面,各个方向的性质不相同.例如,沿着界面上各切线方向的性质与沿着界面上各法线方向的性质不相同.

本章主要讨论液体的表面张力、弯曲液面的附加压强和毛细现象等内容.

§ 3.1 液体的表面张力和表面能

3.1.1　表面张力

自然界中很多现象表明，液体的表面好像张紧的弹性薄膜，有收缩的趋势. 也就是说，液体总是力图使其表面积收缩到最小的程度. 通过图 3.1 所示的实验，可以说明液体表面的这种收缩趋势. 在一金属环上系上一个丝线圈，然后将它浸入肥皂液中，取出后环上就形成一层液膜，这时丝线圈会保持任意形状[见图 3.1(a)]. 如果把丝线圈内的液膜刺破，可以看到丝线圈被拉成圆形[见图 3.1(b)]. 这是由于丝线圈外液膜的收缩作用，把丝线圈拉成了圆形. 在一定周长的任何几何图形中，圆的面积最大，因此丝线圈外液膜的面积最小. 图 3.1(b) 中小箭头表示丝线圈外的液膜所施加的拉力的方向. 丝线圈张成圆形，说明这种拉力是均匀地作用在圆周上的. 可以想象，当液膜没有被刺破时，丝线圈也会受到同样的拉力作用，只不过由于丝线圈的两侧都有液膜，而两侧的液膜对丝线各部分产生的拉力的合力为零. 这种**沿着液体表面使液面具有收缩趋势的张力**，称为**表面张力**(surface tension).

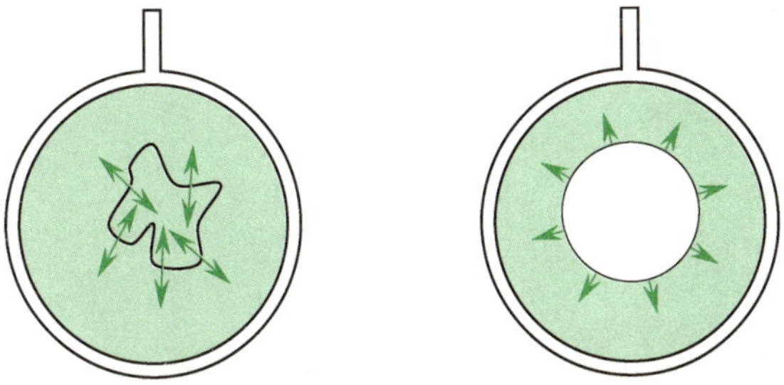

(a) 形成液膜　　(b) 刺破液膜

图 3.1　表面张力演示实验

图 3.2 表示一液面，设想在液面上作一长为 L 的分界线 MN. MN 将液面分成两部分，这两部分液面之间存在着相互作用的拉力 $\boldsymbol{F}_1$ 和 $\boldsymbol{F}_2$. $\boldsymbol{F}_1$、$\boldsymbol{F}_2$ 大小相等，方向相反，而且都与液面相切，并与两部分液面的分界线 MN 垂直. 这就是液面上相接触的两部分表面相互作用的表面张力. 由于 $\boldsymbol{F}_1$ 与 $\boldsymbol{F}_2$ 大小相等，所以用 $\boldsymbol{F}$ 来表示. 在分界线 MN 上的表面张力是均匀分布的，因此**作用在 MN 上的表面张力 $\boldsymbol{F}$ 的大小与 MN 的长度 L 成正比**，即

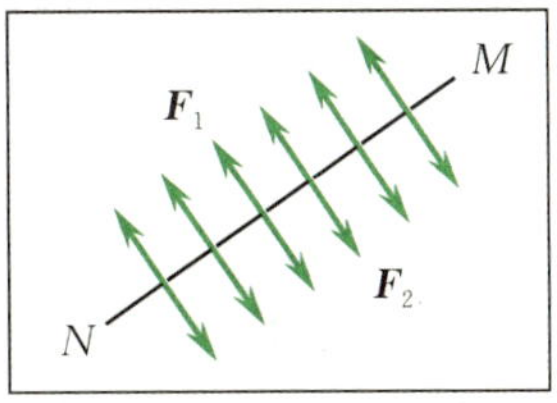

图 3.2　表面张力

$$F = \alpha L \tag{3.1}$$

式中，比例系数 α 称为**表面张力系数**(surface tension coefficient)，在数值上等于沿液体表面垂直作用于单位长度分界线上的表面张力. 在 SI 中，表面张力系数的单位为 $N \cdot m^{-1}$.

下面讨论一个测量液体表面张力系数的实验. 如图 3.3 所示，一金属框(四个顶点分别为 A、B、C、D)上有一根可以自由移动的金属丝(两端分别为 M、N)，将金属框浸入肥皂液中后取出，在金属框上就形成了液膜. 若把金属丝右侧的液膜破坏，则在金属丝左侧液膜的拉力作用下，金属丝会向左滑动. 如果金属丝的长度为 L，由于液膜有两个表面，因此作用在金属丝上的表面张力应等于 $2\alpha L$. 若要保持金属丝静止(或向右匀速移动)，必须施加外力 $\boldsymbol{F}$ 以与这一表面张力平衡，所以

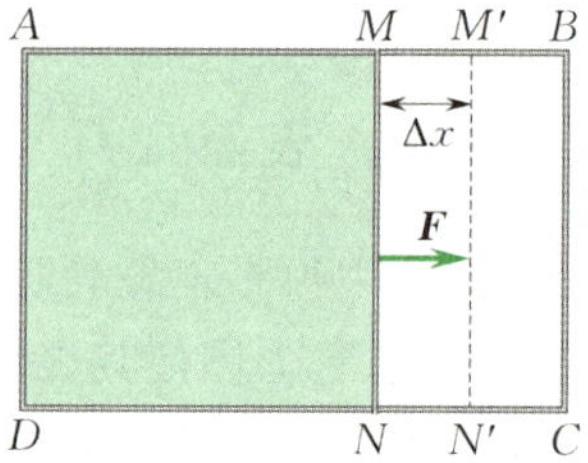

图 3.3　表面张力与表面能

$$F = 2\alpha L \quad 或 \quad \alpha = \frac{F}{2L} \tag{3.2}$$

测量出 F 和 L，便可求出表面张力系数 α 的数值. 表 3.1 给出了几种液体与空气交界面的表面张力系数. 可以看出，表面张力系数与温度有关，温度升高时，表面张力系数会减小.

表 3.1　几种液体与空气交界面的表面张力系数

液体	温度/℃	$\alpha/(N \cdot m^{-1})$	液体	温度/℃	$\alpha/(N \cdot m^{-1})$
水银	20	0.465 0	氢	−255	0.000 231
酒精	20	0.022 7	氧	−183	0.013 2
水	100	0.058 9	组织液	37	0.05
水	50	0.067 9	全血	37	0.058
水	20	0.072 0	血浆	37	0.073
水	0	0.075 6	肥皂液	20	0.025

3.1.2　表面能

从功能关系的角度出发，也可以给出表面张力系数的另一个定义. 在上面讨论的实验中，若将金属丝匀速地向右移动一段距离 Δx，到了图 3.3 中的 $M'N'$ 处，在这一过程中外力 $\boldsymbol{F}$ 所做的功为

$$W = F\Delta x = 2\alpha L\Delta x = \alpha\Delta S \tag{3.3}$$

式中，$\Delta S = 2L\Delta x$ 是在金属丝移动的过程中液膜表面积的增量. 根据功能原理，在这一过程中外力 $\boldsymbol{F}$ 所做的功 W 应等于液体表面势能的增量. 液体表面的势能称为**表面能**(surface energy). 如果用 ΔE 表示表面能的增量，则

$$\Delta E = \alpha\Delta S$$

或

$$\alpha = \frac{\Delta E}{\Delta S} \tag{3.4}$$

由上式可得表面张力系数的另一个定义：**表面张力系数在数值上等于液体表面增加单位表面积时所增加的表面能**. 因此，表面张力系数的单位还可以用 $J \cdot m^{-2}$ 表示.

例 3.1　在等温条件下将一半径 $R = 0.5$ cm 的大水滴分裂成若干个半径 r 均为 0.1 cm 的小水滴，求外力所做的功(水的表面张力系数是 $7.2 \times 10^{-2}\ N \cdot m^{-1}$).

解　设大水滴可分成 n 个半径为 r 的小水滴，则

$$\frac{4}{3}\pi R^3 = n\frac{4}{3}\pi r^3$$

故小水滴数目为

$$n = \frac{R^3}{r^3} = \frac{(0.005)^3}{(0.001)^3} = 125$$

n 个小水滴的总表面积为

$$S_r = n4\pi r^2 = 5\pi \times 10^{-4}\ m^2$$

大水滴表面积为

$$S_R = 4\pi R^2 = \pi \times 10^{-4}\ m^2$$

大水滴分裂成 n 个小水滴后，液体表面积的增量为

$$\Delta S = S_r - S_R$$

外力所做的功为

$$W = \alpha \Delta S = \alpha(S_r - S_R) = 7.2 \times 10^{-2} \times (5\pi \times 10^{-4} - \pi \times 10^{-4})\ J \approx 9.0 \times 10^{-5}\ J$$

3.1.3　液体表面层中的分子间力作用

组成物质的分子之间有相互作用力，这种相互作用力有斥力，也有引力. 分子间的相互作用力称为**分子间力**(inter molecular force). 分子间的斥力和引力都随着分子间距离 r 的增加而急剧减小，斥力的这种变化比引力更为迅速，也就是说，斥力的有效作用距离更短. 图 3.4 中的虚线表示斥力和引力随分子间距离变化的规律，分子间力是它们的合力，图中的实线表示这一合力随距离 r 的变化规律. 当两分子间的距离 $r = r_0$ 时，斥力与引力互相抵消，合力为零，这一位置称为平衡位置；当 $r < r_0$ 时，合力表现为斥力；当 $r > r_0$ 时，合力表现为引力；当 r 超过某值时，合力实际已变为零，分子间力可以忽略，此值称为分子作用半径，也就是两分子间分子间力的有效作用距离. 实验表明，分子作用半径的数量级为 10^{-10} m.

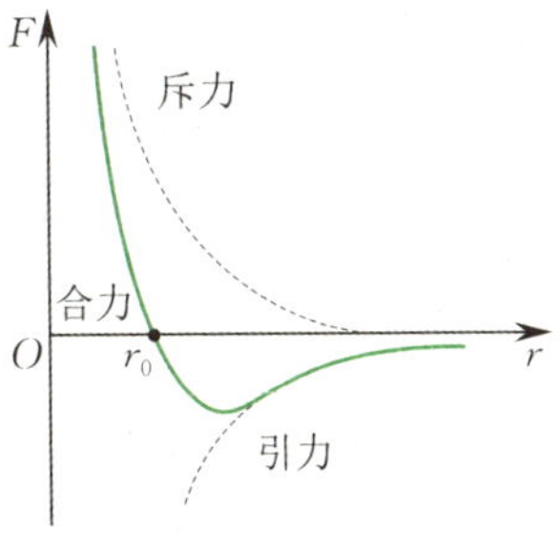

图 3.4　分子间力与分子间距离的关系

在液体中，一般认为液体分子是一个挨一个排列起来的，虽然每个分子与最邻近的分子间的斥力和引力相互抵消，但其他分子对这个分子的作用都表现为大小不等的引力作用. 所以，液体中的每个分子都处于其他分子的引力作用下.

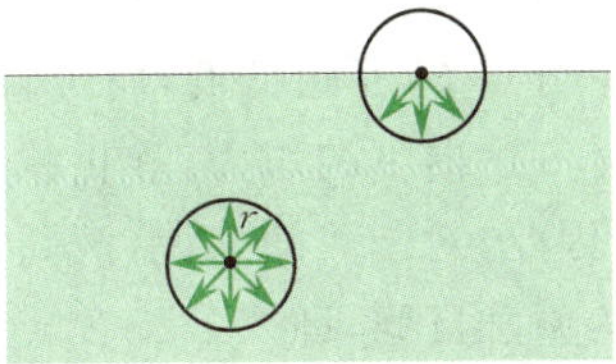

图 3.5　液体分子所受的力

从微观角度看，液体的表面是具有一定厚度的薄层，称为表面层，表面层的厚度等于分子作用半径. 如图 3.5 所示，考虑液体表面层内任意一个分子的受力情况，以此分子为圆心，以分子作用半径 r 为半径画一球面，只有这个球面内的其

他分子才对该分子产生分子力的作用，这种作用表现为引力，此球称为分子(间力)作用球. 显然，这个分子作用球有一部分在液面之外，处于气体中. 由于气体的密度与液体密度相比是很小的，因此液面上的气体分子对这一分子的引力作用可以忽略. 这样处于表面层中的分子由于缺少了一部分分子对它的引力作用，所以与液体内部的分子相比具有较高的势能. 表面层中所有分子高出液体内部分子势能的那部分势能的总和，就是液体的表面能. 任何一个系统在处于稳定状态时，系统的能量是最低的，因此，一个液体系统在稳定状态下应具有最低的表面能，这就要求液体表面层中应有尽可能少的分子，故表面层中的分子有尽量挤入液体内部的趋势，从而要求液体系统应具有尽可能小的表面积. 所以，液体表面通常总是具有收缩的趋势，液体表面引力就是这种收缩趋势的宏观表现.

§3.2 弯曲液面的附加压强

3.2.1 附加压强

上面所讨论的液体的自由表面(与空气接触的表面)是水平面，这种情况下的表面张力是与液体表面平行的. 但是有些情况下，液体表面是弯曲的，例如，肥皂泡的表面就是球面，水银滴的表面也近似为球面，在液体与固体和气体的接触处，液面也是弯曲的. 由于液体表面张力的存在，弯曲液面下液体的压强不同于水平液面下液体的压强，液面内、外的压强差称为**附加压强**，用 p_s 表示.

无论是哪一种形状的液体表面，当它处于静止状态时，液面的任何一部分都会在 3 个力的作用下保持平衡：一是周围液面对它的表面张力；二是液面外部气体对它的静压力；三是液面内部的液体对它的静压力. 液面所受的重力比这 3 个力小得多，可以忽略.

图 3.6 给出了 3 种不同的液面，考虑液面上面积为 S 的一小液面 AB，当液面为水平面时[见图 3.6(a)]，液面 AB 所受到的表面张力 $\boldsymbol{F}$ 是水平的，并与 AB 的周界线垂直，它们的合力为零. 如果用 p_0、p_i 分别表示液面外部空气和液面内部液体对液面的静压强，那么在竖直方向上的两个力，即气体对液面向下的压力 p_0S 和内部液体对液面向上的压力 p_iS，也应互相平衡，即 $p_0S = p_iS$. 因此，液面内、外两侧压强相等，即

$$p_0 = p_i$$

若液面是一凸面[见图 3.6(b)]，液面 AB 受到的表面张力 $\boldsymbol{F}$ 也与液面相切并与其周界线垂直，但不在同一平面内. 将 $\boldsymbol{F}$ 分解为竖直分量 $\boldsymbol{F}_1$ 和水平分量 $\boldsymbol{F}_2$，这些力的水平分量 $\boldsymbol{F}_2$ 互相抵消，而竖直分量的合力 $\boldsymbol{F}_{合}$ 指向液体内部，所以凸液面对液体内部产生一个向下的压力. 静止状态时，向上的压力 p_iS 与向下的压力 $(p_0S + F_{合})$ 相平衡. 因此，对凸液面来说，液面内的压强 p_i 大于液面外的压强 p_0，液面内、外的压强差称为**附加压强**，即

$$p_s = p_i - p_0 \tag{3.5}$$

它是由表面张力的合力形成的. 在凸液面的情况下，附加压强为正值，表示液面内的

压强大于液面外部气体的压强，即 $p_i > p_0$.

若液面是一凹面[见图 3.6(c)]，液面 AB 受到的表面张力的合力 $\boldsymbol{F}_{合}$ 竖直向上，结果是液面对液面内的液体有一向上的拉力. 在静止的平衡状态下，应有向下的压力 p_0S 与向上的作用力 $p_iS + F_{合}$ 相平衡，即 $p_0S = p_iS + F_{合}$. 显然，对凹液面来说，液面内的压强 p_i 小于液面外部气体的压强 p_0，即 $p_i < p_0$，此时的附加压强 p_s 为负值.

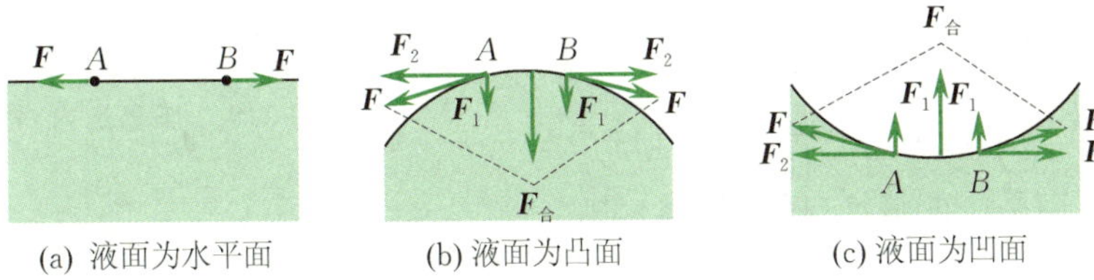

图 3.6　弯曲液面的附加压强

附加压强的大小与液体表面张力系数及弯曲液面的曲率半径有关. 现在来分析曲率半径为 R 的凸状球形液面下的附加压强. 图 3.7 画出了凸球形液面的一部分，其面积为 ΔS，周界是半径为 r 的圆周. 周界外面的液面作用于液面 ΔS 的表面张力，处处与该周界垂直并与球面相切. 在液面 ΔS 的周界上任取一线元 dl，作用在 dl 上的表面张力用 $d\boldsymbol{F}$ 表示，$d\boldsymbol{F}$ 垂直于 dl 且与球面相切，$d\boldsymbol{F}$ 的大小为

$$dF = \alpha dl$$

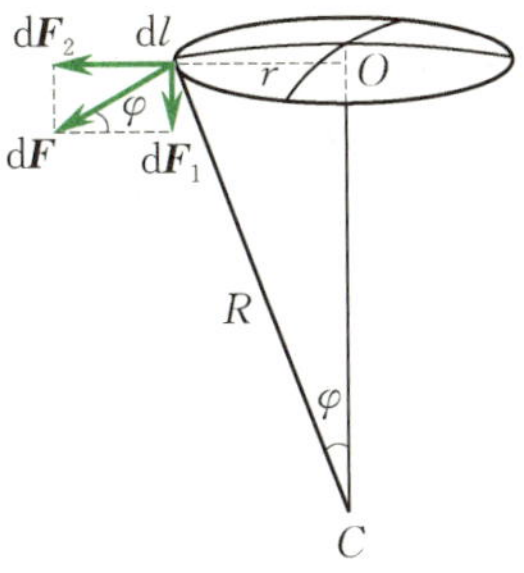

图 3.7　凸球形液面的附加压强

式中，α 为液体的表面张力系数.

将 $d\boldsymbol{F}$ 分解为分别与轴线 OC 平行和垂直的两个分量 $d\boldsymbol{F}_1$ 和 $d\boldsymbol{F}_2$，沿液面 ΔS 的周界线上所有线元 dl 上的 $d\boldsymbol{F}_2$ 分量全部抵消，合力为零，只有分量 $d\boldsymbol{F}_1$，由图可知

$$dF_1 = dF\sin\varphi = \alpha dl\sin\varphi$$

将上式沿周界积分，可以求出液面 ΔS 在垂直方向上所受的合力，其大小为

$$F_1 = \int dF_1 = \int_0^{2\pi r}\alpha\sin\varphi dl = 2\pi r\alpha\sin\varphi$$

将 $\sin\varphi = \dfrac{r}{R}$ 代入上式，得

$$F_1 = \frac{2\pi r^2\alpha}{R}$$

由此可得出由 $\boldsymbol{F}_1$ 形成的附加压强为

$$p_s = \frac{F_1}{\pi r^2} = \frac{2\alpha}{R} \tag{3.6}$$

式(3.6)表明，弯曲液面下的附加压强与表面张力系数 α 成正比，与弯曲液面的曲率半径 R 成反比.

对于凹状球形液面，按照同样的方法可得

$$p_s = -\frac{2\alpha}{R} \tag{3.7}$$

式(3.6)和式(3.7)常称为球形液面的**拉普拉斯方程**(Laplace's equation).

对于一个球形液膜(如肥皂泡)来说,液膜具有内、外两个表面,由于液膜很薄,所以内、外液面的半径可以看作是相等的. C 为液膜内一点,A 为液膜外一点,如图 3.8 所示,现计算点 C 与点 A 的压强差 $p_C - p_A$. 在液膜中取一点 B,点 B 的压强用 p_B 表示,由于液膜外表面为一凸液面(凸向气体),则

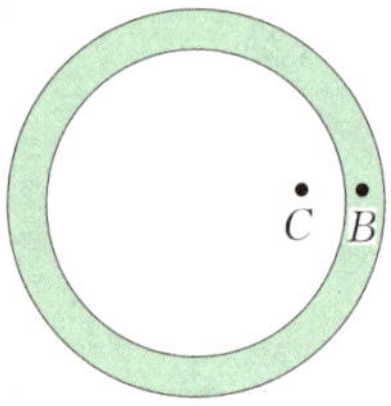

图 3.8　肥皂泡内、外的压强差

$$p_B - p_A = \frac{2\alpha}{R}$$

而液膜内表面是一凹液面(凹向气体),则

$$p_B - p_C = -\frac{2\alpha}{R}$$

从以上两式消去 p_B,得液膜内、外的压强差为

$$p_C - p_A = \frac{4\alpha}{R} \tag{3.8}$$

通过如图 3.9 所示的实验,可以证明这一结论的正确性. 在一根连通管的两端,吹出两个大小不同的肥皂泡,然后打开中间的塞孔使两肥皂泡相通. 由式(3.8)可知,大泡内压强小,小泡内压强大,因此气体会由压强大处流向压强小处,结果是大泡变大,小泡变小,直到仅剩下一个帽顶,其曲率半径和大泡的曲率半径相同,这时气体处于平衡状态,不会再流动.

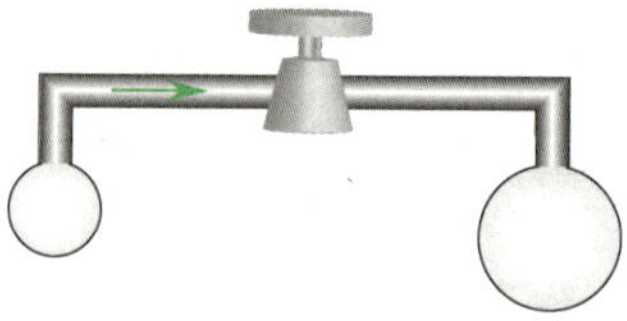
图 3.9　气体由小肥皂泡流入大肥皂泡

例 3.2　试求一恰在水面下的气泡内空气的压强. 设气泡的半径 $R = 5\times10^{-3}$ mm,水温为 20 ℃.

解　设附加压强为 p_s,则

$$p_s = \frac{2\alpha}{R} = \frac{2\times0.072}{5\times10^{-6}}\ \text{Pa} = 2.88\times10^{4}\ \text{Pa}$$

因为大气压强 $p_0 = 1.013\times10^{5}$ Pa,则气泡内空气的压强为

$$p = p_0 + p_s = 1.301\times10^{5}\ \text{Pa}$$

3.2.2　肺泡中的表面活性物质

肺泡近似球形,其表面被一液体层覆盖,这层液体与肺泡内的气体形成了液-气界面,因而存在表面张力. 人的肺泡总数约为 3 亿,肺泡大小不等且彼此相通. 若将肺泡看成由某种液体构成的液泡,那么就可以将整个肺看成许许多多大小不同、互相连通的液泡. 由式(3.8)可知,当表面张力系数 α 一定时,每个肺泡的附加压强是与该肺泡的半径 R 成反比的. 所以,肺泡越小,附加压强越大,肺泡的回缩力就越大. 在吸气的时候,肺泡的半径越来越大,附加压强应越来越小;在呼气的时候,肺泡的半径越来越小,附加压强应越来越大,这将使肺泡趋于完全萎缩,再次吸气时,就必须用

很大的压强以使肺泡重新张开. 另外，由于大小不同的肺泡互相连通，还会形成小肺泡完全萎缩，而大肺泡不断膨胀的严重后果. 这两种严重的后果之所以没有产生，是由于肺泡分泌出一种物质覆盖在液泡的表面层上，它具有减小表面张力的作用，这种使表面张力降低的物质称为**表面活性物质**(surfactant). 表面活性物质在液泡中会尽可能地聚集在表层，使其在表面层的浓度增大. 表面活性物质的浓度越大，液体表面张力系数越小. 利用这种表面活性物质可以调节和稳定肺泡的附加压强. 由于肺泡所分泌的表面活性物质的量是恒定的，当吸气的时候，肺泡表面积不断增加，使表面活性物质分子逐渐分散，浓度减小，因此表面张力系数随着肺泡半径 R 的增大而增大，使得附加压强不会越来越小，肺泡不能不断地膨胀；当呼气的时候，肺泡表面积不断减小，表面活性物质浓度增大，使得表面张力系数随着肺泡半径 R 的减小而减小，因而附加压强不会越来越大，肺泡就不至于萎缩. 所以在呼吸过程中，表面活性物质在不断调节着大、小肺泡的表面张力系数，从而稳定大、小肺泡的压强，使小肺泡不致萎缩，大肺泡不致过度膨胀.

子宫内胎儿的肺泡为黏液所覆盖，附加压强使肺泡完全闭合. 临产时，肺泡壁分泌出表面活性物质，以减小表面张力，但新生儿仍需以大声啼哭的激烈动作进行第一次呼吸来克服肺泡的表面张力，以获得生存. 在某些新生儿(尤其是早产儿) 的肺中，由于缺乏表面活性物质而引起自发性呼吸困难综合征，这是引发新生儿死亡的一个重要原因.

§3.3 液体与固体接触处的表面现象　毛细现象

3.3.1　液体与固体接触处的表面现象

在无油脂的玻璃板上放上一滴水，水会沿玻璃板面扩展，附着在玻璃板上，我们说水能润湿玻璃. 如果在玻璃板上放一滴水银，它会近似缩成球形并在玻璃板上滚动，而不附着在玻璃板上，我们说水银不润湿玻璃. 润湿和不润湿现象就是液体和固体接触处的**表面现象**(surface phenomenon). 同一种液体，能润湿某些固体的表面，但不能润湿另一些固体的表面. 例如，水能润湿干净的玻璃，但不能润湿石蜡；水银不能润湿玻璃，却能润湿干净的锌板、铜板等. 润湿和不润湿取决于液体和固体的性质，本质上是由固体分子和液体分子间的相互吸引力(称为附着力) 与液体分子和液体分子之间的相互吸引力(称为内聚力) 的大小关系决定的.

在固体和液体的接触处，厚度等于分子作用半径的一层液体，称为附着层，如图 3.10 所示. 处于附着层中的液体分子与液体内部的分子不同，它的分子作用球有一部分在固体中，因此附着层中液体分子受力是不对称的. 如果附着力大于内聚力，则分子所受到的合力垂直于附着层而指向固体，于是液体内部的分子将尽量挤入附着层，结果使附着层扩展，从而使液体润湿固体. 反之，如果附着力小于内聚力，则分子所受到的合力垂直于附着层而指向液体，于是附着层内的分子有尽量挤入液体内部的趋势，因此附着层有收缩的倾向，从而使液体不能润湿固体.

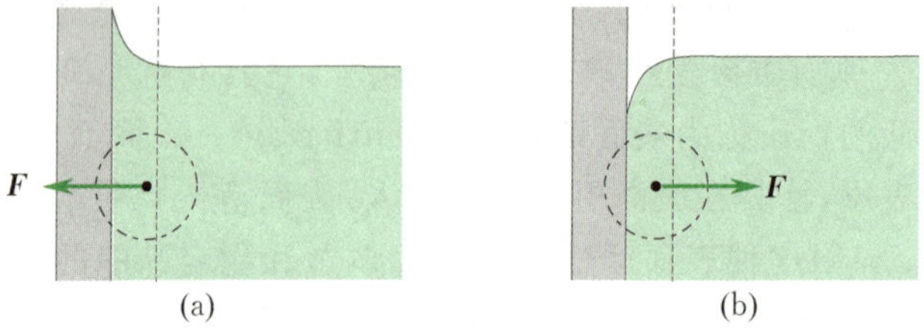

图 3.10　附着层中分子所受的力

液体盛在容器内，器壁附近的液面往往形成弯曲的形状. 如果液体能润湿固体，则在器壁附近的液面向上弯曲[见图 3.10(a)]；如果液体不能润湿固体，则在器壁附近的液面向下弯曲[见图 3.10(b)]. 在液体和固体接触处，作固体表面和液体表面的切面，这两个切面在液体内部所构成的角称为接触角，用 φ 表示，如图 3.11 所示. 若液体能润湿固体，则接触角为锐角 $\left(\varphi < \frac{\pi}{2}\right)$；若液体不能润湿固体，则接触角为钝角 $\left(\varphi > \frac{\pi}{2}\right)$. $\varphi = 0$ 时，称为完全润湿；$\varphi = \pi$ 时，称为完全不润湿. 水、酒精对玻璃的接触角几乎为零，水银对玻璃的接触角约为 140°，水对石蜡的接触角约为 107°.

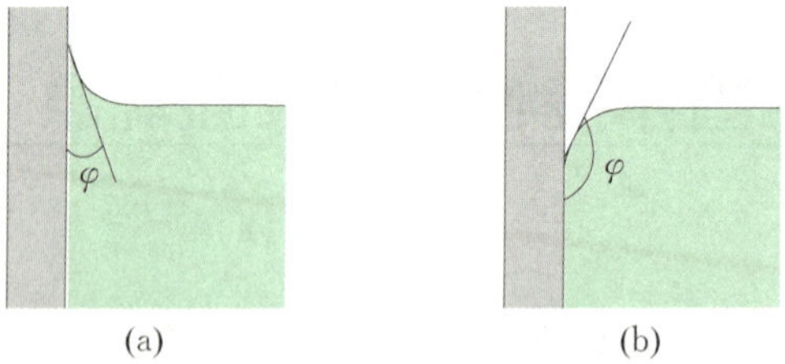

图 3.11　液体与固体接触处的接触角

在细的圆柱形管子里，能润湿固体的液体表面呈凹形，不能润湿固体的液体表面呈凸形. 这弯曲的液面称为弯月面.

3.3.2　毛细现象

内径很细的管称为毛细管，将毛细管插入液体内，管内、外的液面将出现高度差. 如果液体能润湿管壁，则管内液面会升高，高于管外的液面；如果液体不能润湿管壁，则管内液面会降低，低于管外的液面，这种现象称为**毛细现象**(capillarity). 毛细现象是表面张力现象产生的另一重要效应.

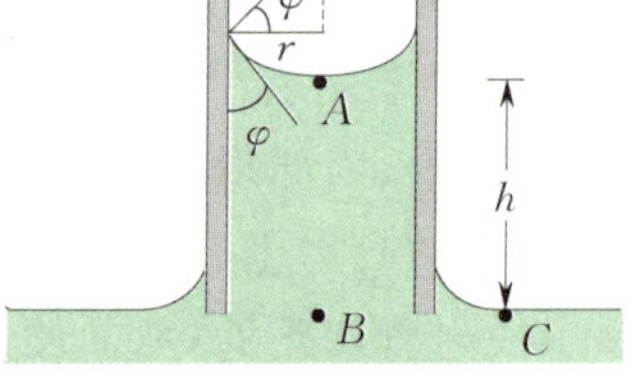

图 3.12　液体在毛细管内的升降

现在来研究液体的液面在毛细管内上升的规律，图 3.12 所示为液体能润湿管壁的情况.

当毛细管刚插入液体时，由于接触角为锐角，液面变为凹面，使液面下方点 B 处的压强比液面上方的大气压强小，而在水平液面下与点 B 同高的点 C 处的压强仍与液面上方的大气压强相等. 由于液体静止时，同高的两点压强应相等，因此液体没有平衡，要在管内上升，直到点 B 和点 C 两处的压强相等为止.

设毛细管的截面为圆形，管内凹形弯月面是半径为 R 的球面的一部分. 显然，点 A 处的压强比大气压强 p_0 小$\frac{2\alpha}{R}$，即

$$p_A = p_0 - \frac{2\alpha}{R}$$

式中，α 为液体表面张力系数. 设管内、外液面的高度差为 h，则点 B 与点 A 的高度差也为 h，因此，根据流体静力学的基本原理，点 B 处的压强为

$$p_B = p_A + \rho g h$$

点 B 与点 C 高度相同时，压强也应相同. 由于 $p_C = p_0$，所以

$$p_B = \left(p_0 - \frac{2\alpha}{R}\right) + \rho g h = p_0$$

因而

$$\rho g h = \frac{2\alpha}{R}$$

或

$$h = \frac{2\alpha}{\rho g R} \tag{3.9}$$

由图 3.12 可知

$$R = \frac{r}{\cos\varphi} \tag{3.10}$$

式中，r 为毛细管的半径；φ 为接触角. 将式(3.10) 代入式(3.9)，得

$$h = \frac{2\alpha\cos\varphi}{\rho g r} \tag{3.11}$$

这一结果说明，在毛细管中液面上升的高度与表面张力系数成正比，与毛细管的半径成反比. 由此可见，毛细管的管径越小，液面就上升得越高.

如果液体不能润湿管壁，管内的弯月面是凸面，这时弯月面所产生的附加压强是正的，所以管内液面要下降，低于管外的液面，式(3.11) 仍然适用，只不过由于接触角 $\varphi > \frac{\pi}{2}$，所以由式(3.11) 得出的 h 为负值，说明液面下降. 利用式(3.11) 可以测定液体的表面张力系数 α.

毛细现象在日常生活及生命活动过程中都有着重要的意义. 在液体透过多孔性物质、植物的吸收和输运水分及动物的血液在毛细血管中的流动等过程中，毛细现象都起着重要的作用.

3.3.3　气体栓塞

当液体在细管中流动时，如果管内出现气泡，那么由于附加压强的作用，液体的流动将会受到阻碍. 出现很多气泡时，就会发生阻塞，液体不能流动，这种现象称为**气体栓塞**(gas embolism). 图 3.13(a) 表示含有一个气泡的一段液柱. 当左、右两端的压强 p 和 p' 相等时，左、右两个曲面的曲率半径相等，这时气泡只起到传递压强的作用. 如果左端的压强稍大于右端的压强[见图 3.13(b)]，这时左端液面的曲率半径变得稍大. 显然，左端液面产生的附加压强 $\Delta p_{左}$ 要比右端液面产生的附加压强

$\Delta p_{右}$ 小,而气泡内气体是处于平衡状态的,故

$$p + \Delta p_{左} = p' + \Delta p_{右}$$

即

$$\Delta p_{右} - \Delta p_{左} = p - p'$$

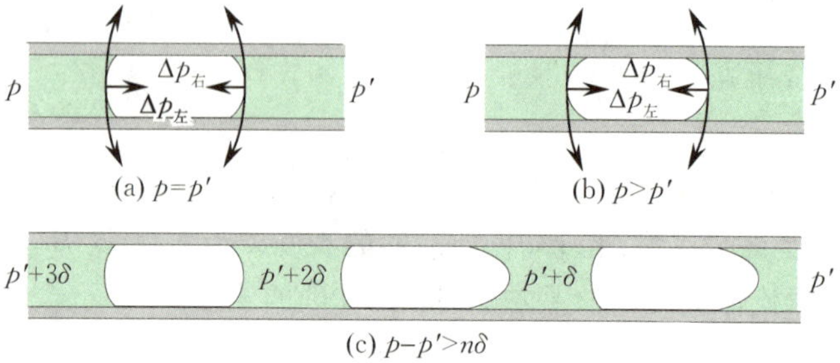

图 3.13　气体栓塞

$\Delta p_{右} - \Delta p_{左}$ 是两弯曲液面的附加压强的差,方向向左,正好与两端的压强差 $p - p'$ 平衡,气泡不会移动,此时气泡不但起到传递压强的作用,也起到阻止液体流动的作用.只有当两端的压强差 $p - p'$ 超过某一临界值 δ 时,气泡才会移动.这个临界值 δ 和管壁的性质、管的半径等因素有关.当管中有 n 个气泡时,则只有当

$$p - p' > n\delta$$

时,液体才能带着气泡移动[见图 3.13(c)].人从高压处突然进入低压处,如潜水员从深水处上来,或患者和工作人员从高压氧舱中出来时,必须有适当的缓冲时间,否则由于血液在高压时溶有较多的气体,在低压时这些气体会释放出来成为气泡,容易产生气体栓塞.又如,在临床输液时,要经常注意防止输液管中出现气体栓塞现象,一旦出现要及时排除.在静脉注射时,也应该注意在注射器中不能留有气泡,以防止在微血管中发生栓塞.

思考题

3.1　液体的表面张力是怎样产生的?从液膜和橡皮膜受力的情况来看,它们虽很相似,但实际上又不相同,为什么?

3.2　一滴大的水银滴掉在地上会变成许多小水银滴,许多小水银滴滚到一起又会变成大水银滴.试分析一下,在这两个过程中是否有能量变化,如果有能量变化,能量是怎样变化的?

3.3　用一吹管吹肥皂泡,当肥皂泡尚未脱离管端时,停止吹气,并将吹管从口中取出,让管口与大气相通,肥皂泡会怎样变化?为什么?

3.4　将毛细管插入水中,在下述几种情况中,水在毛细管中的上升高度有什么不同?(1) 将毛细管加长;(2) 减小毛细管的直径;(3) 使水温升高.

3.5　修建房屋时,通常在地基上铺一层涂过煤焦油的厚纸,在墙壁的钢筋与水泥之间裹一层遇水膨胀的止水条,就可以防潮,为什么?

3.6　什么情况下容易发生气体栓塞现象?

习　题

3.1　为了测定某液体的表面张力系数，可以称量自毛细管脱离的液滴的质量，并测量在脱离的瞬间液滴颈的直径 d，现测得 318 滴液滴的质量是5.0 g，$d=0.7$ mm，求此液体的表面张力系数.

3.2　把一液滴从液体中移出，且将其举到距液面高 h 处. 证明：形成此液滴所需要做的功 W 与举高此液滴所需要做的功 W' 之比为

$$\frac{W}{W'}=\frac{3\alpha}{rghp}$$

其中，α 是此液体的表面张力系数；ρ 是此液体的密度；r 是液滴的半径.

3.3　在 20 km^2 的湖面上，下了一场降雨量为 50 mm 的大雨，雨滴的平均半径 $r=1.0$ mm. 设温度不变，求雨滴释放出来的能量（水的表面张力系数为 $7.2\times10^{-2}\ N\cdot m^{-1}$）.

3.4　半径为 1.00 mm 的大水滴在 20 ℃ 的空气中分裂成 8 个相同的小水滴，试求液膜表面能的增量和外力做的功.

3.5　吹成一个表面积为 200 cm^2 的肥皂泡，需要做多少功（肥皂液的表面张力系数为 $2.5\times10^{-2}\ N\cdot m^{-1}$）？

3.6　如果测得从内径为 1.35 mm 的滴管中滴下的 100 滴液体的质量为 3.14 g，则该液体的表面张力系数是多少（设液滴脱离滴管时的直径等于滴管的直径）？

3.7　将 U 形管竖直放置，并灌入一部分水. 设 U 形管两边管的内直径分别为 10^{-3} m 和 3×10^{-3} m，水面的接触角为 0°，求两管水面的高度差（设温度为 20 ℃）.

3.8　深为 10.0 m 的小水池，底部有一半径为 4.0×10^{-6} m 的空气泡. 试求泡内空气的压强（设池底水的温度为 20 ℃）.

3.9　水的表面张力系数是温度的函数，若取 t 为摄氏温度，则可写成 $\alpha=(70-0.15t)\times10^{-3}\ (N\cdot m^{-1})$，问：温度由 20 ℃ 升至 70 ℃ 时，直径分别为 $d_1=0.1$ mm 和 $d_2=0.3$ mm 的两连通毛细管中水面高度差 h 变化多少？

3.10　表面张力系数为 $7.2\times10^{-2}\ N\cdot m^{-1}$ 的水在一毛细管中上升 2.5 cm，密度为 $\rho=792\ kg\cdot m^{-3}$ 的丙酮在同样的毛细管中上升 1.4 cm. 设两者均完全润湿毛细管，求丙酮的表面张力系数.

3.11　将一毛细管插入水中，其末端在水面下 10 cm 处，设在完全润湿的条件下，水在管中可上升到比周围水面高 4 cm 处. 试求当将其下端吹成半球形气泡时，压强应比大气压强高多少.

3.12　在一根竖直插入水中的毛细管中，水上升的高度为 5.8×10^{-2} m，水与玻璃的接触角为 0°，水的表面张力系数为 $7.2\times10^{-2}\ N\cdot m^{-1}$. 已知水银的密度为 $13.6\times10^3\ kg\cdot m^{-3}$，表面张力系数为 $0.49\ N\cdot m^{-1}$，水银与玻璃的接触角为 138°. 若将此管插入水银中，求水银在此管内下降的高度 h.

3.13　假设树干外层是一些木质的细管子，每根细管子都是均匀的圆柱体，树液完全由毛细现象而上升，接触角为 45°，表面张力系数为 $0.05\ N\cdot m^{-1}$. 问：高为 20 m 的树中，细管子的最大半径是多少（树液的密度与水的密度相当）？

本章习题参考答案

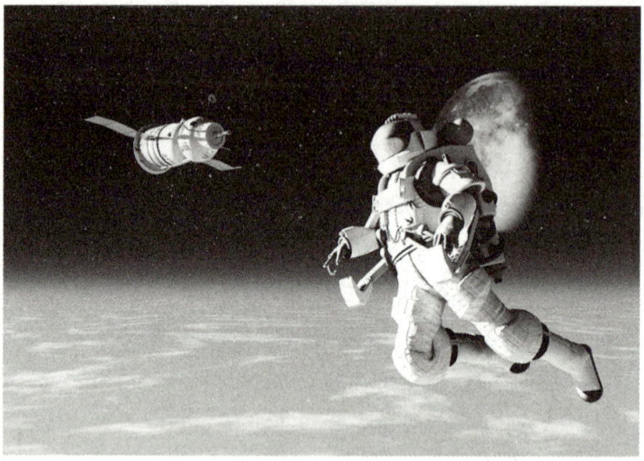

第4章

振动与波动

振动是自然界和医学领域中一种常见的运动现象，它常以机械运动、热运动、电磁振荡、心脏跳动等形式表现. 狭义的振动是指物体在其平衡位置附近的往复运动，即所谓的**机械振动**(mechanical vibration). 广义而言，任意一个物理量(如角度、电流、化学反应中某化学成分的浓度等)在某一数值附近的往复变化都属于振动的范畴.

振动在空间的传播称为**波**(wave). 机械振动在弹性介质中的传播形成**机械波**(mechanical wave)，水波和声波都属于机械波. 但是，并不是所有的波都依靠介质传播. 光波、无线电波可以在真空中传播，它们属于另一类波，称为电磁波. 微观粒子也具有波动性，这种波称为物质波或德布罗意波.

振动和波动理论是光学、声学、电磁学及诊疗学的基础. 本章先介绍简谐振动、波动和声波的基本概念与基本规律，进而讨论超声波及其在医学上的应用.

§4.1 简谐振动

机械振动是振动学的基础. 由于一切振动现象都具有相似的规律，所以可以从机械振动的分析中了解振动现象的一般规律. 最简单、最基本的振动是**简谐振动**(simple harmonic vibration)，任何复杂的振动都可由两个或多个简谐振动合成得到. 因此，掌握简谐振动的特征和规律非常重要.

4.1.1　简谐振动的基本特征

在光滑的水平面上，有一个一端被固定的轻弹簧，弹簧的另一端系一质量为 m 的小球，如图 4.1 所示. 当弹簧呈自由状态时，小球在水平方向上不受力的作用，此时小球处于点 O，该点称为该振动系统的平衡位置. 若将小球向右移至点 A，弹簧被拉长，这时小球受到弹簧所施加的、方向指向点 O 的弹性力 $\boldsymbol{F}$ 的作用. 将小球释放后，小球就在弹性力 $\boldsymbol{F}$ 的作用下左右往复地振动起来. 如果不计空气阻力，小球将一直振动下去.

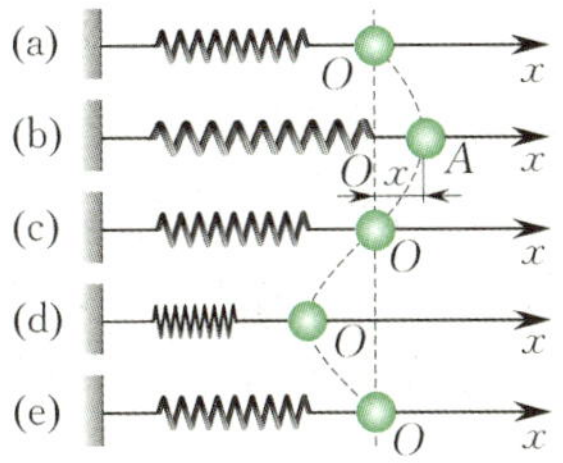

图 4.1　弹簧振动图像

为了描述小球的这种运动，取小球的平衡位置点 O 为坐标原点，取过点 O 的水平线为 x 轴. 如果小球在任一位置 x 处所受的弹性力大小为 F，则有

$$F = -kx \tag{4.1}$$

式中，k 为轻弹簧的刚度系数；负号表示弹性力 F 与位移的方向相反(由于此处为一维运动，弹性力可不用矢量表示). 根据牛顿第二定律，有

简谐振动的特征

$$F = ma = m\frac{\mathrm{d}^2x}{\mathrm{d}t^2} \tag{4.2}$$

将式(4.1) 代入式(4.2)，得

$$m\frac{\mathrm{d}^2x}{\mathrm{d}t^2} = -kx$$

即

$$\frac{\mathrm{d}^2x}{\mathrm{d}t^2} + \omega^2x = 0 \quad \left(\omega = \sqrt{\frac{k}{m}}\right) \tag{4.3}$$

式(4.3) 是小球的动力学方程. 这个方程显示了小球受力的基本特征，即**在运动过程中，小球所受力的大小与它的位移大小成正比，而力的方向与位移的方向相反**. 具有这种性质的力称为**线性回复力**(linear restoring force).

由动力学方程可以解得小球在振动过程中的位移 x 与时间 t 的关系. 式(4.3) 的解可以写成以下两种形式：

$$x = A\cos(\omega t + \varphi_0) \quad 或 \quad x = A\sin(\omega t + \varphi_0) \tag{4.4}$$

式中，A 和 φ_0 都是常量，由初始条件决定，在振动中它们有明确的物理意义，后面再对其进行讨论. 上两式在物理上具有同样的意义，但习惯上只取前一种形式. 式(4.4)

称为小球的运动学方程.

上面分析了由轻弹簧和小球所组成的振动系统做无摩擦振动的例子,这样的振动系统称为**弹簧振子**(spring oscillator).弹簧振子的振动是典型的简谐振动,它表明了简谐振动的基本特征.从分析中可以看出,物体只要在大小可用形如 $F=-kx$ 的式子表示的线性回复力作用下运动,其位移必定满足微分方程(4.3),而这个方程的解就一定是时间的余弦(或正弦)函数.简谐振动的这些基本特征在机械运动范围内是等价的,其中任何一个方程都可以作为判断物体是否做简谐振动的依据.但由于振动的概念已经扩展到了物理学的各个领域,任何一个物理量在某定值附近做往复变化的过程,都属于振动,于是可对简谐振动做普遍定义:任何物理量 x 的变化规律,若满足方程 $\frac{d^2x}{dt^2}+\omega^2x=0$ 的形式,并且 ω 是系统自身决定的常量,则该物理量 x 的变化过程满足简谐振动的变化规律.

上述弹簧振子是一个理想模型,没有考虑弹簧质量及外界阻力.实际发生的振动大多比较复杂.一方面,回复力有多样的形式,如浮力、力矩等;另一方面,回复力通常是非线性的,需在一定的近似条件下才满足简谐振动.例如,单摆等均是这种近似条件下的简谐振动.如图 4.2 所示,忽略一切摩擦和空气阻力,当摆角较小($\theta\leqslant 5°$)时,它们也做简谐振动.

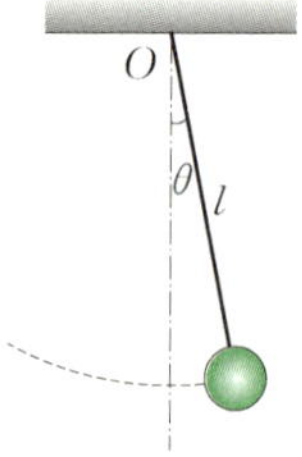

图 4.2　单摆

4.1.2　简谐振动的特征量

振幅、周期(或频率)和相位是描述简谐振动的3个重要物理量.若知道了某简谐振动的这 3 个量,该简谐振动就完全可被确定,所以这 3 个量称为简谐振动的特征量.

1. 振幅

振动物体离开平衡位置的最大位移的绝对值称为**振幅**(amplitude),习惯用 A 表示,在 SI 中,振幅的单位是 m(米).前面曾指出,待定常量 A 是由初始条件决定的,下面来看 A 与初始条件的关系.

做简谐振动的物体在任意时刻的位移满足运动学方程

$$x=A\cos(\omega t+\varphi_0)$$

将位移对时间求一阶导数,得物体在任意时刻的速度为

$$v=\frac{dx}{dt}=-\omega A\sin(\omega t+\varphi_0)$$

将初始条件 $t=0$、$x=x_0$ 和 $v=v_0$ 分别代入上两式,得

$$x_0=A\cos\varphi_0$$

$$v_0=-\omega A\sin\varphi_0$$

对以上两式取平方后求和,即可得到振幅为

$$A=\sqrt{x_0^2+\frac{v_0^2}{\omega^2}} \tag{4.5}$$

例如,当 $t=0$ 时,若物体的位移为 x_0,速度 v_0 为零,则此时的 $|x_0|$ 即为振幅 A.

2. 周期、频率

物体做简谐振动时完成一次全振动所用的时间，称为**周期**(period)，用 T 表示，在 SI 中，其单位为 s. 根据周期函数的性质，有

$$A\cos(\omega t+\varphi_0)=A\cos(\omega t+\varphi_0+2\pi)=A\cos[\omega(t+T)+\varphi_0]$$

由此可知周期(没做特别说明，均指最小正周期)为

$$T=\frac{2\pi}{\omega} \tag{4.6}$$

对于弹簧振子，$\omega=\sqrt{k/m}$，代入式(4.6)得其周期为

$$T=2\pi\sqrt{\frac{m}{k}}$$

和周期密切相关的另一个物理量是**频率**(frequency)，它表示单位时间内完成全振动的次数. 其大小等于周期的倒数，用 ν 表示，且有

$$\nu=\frac{1}{T}=\frac{\omega}{2\pi} \tag{4.7}$$

在 SI 中，ν 的单位是 Hz. 根据式(4.7)，得

$$\omega=\frac{2\pi}{T}=2\pi\nu \tag{4.8}$$

可见，ω 与频率 ν 是等效的，它们仅差一个角度因子 2π，故把 ω 称为**角频率**(angular frequency)，习惯上也称为**圆频率**.

周期、频率和角频率由振动系统本身的质量、刚度系数等力学性质决定，因而周期、频率和角频率又称为固有(本征)周期、固有(本征)频率和固有(本证)角频率.

3. 相位和初相位

由式(4.4)可知，振幅 A 表示简谐振动系统的振动范围，周期 T 或频率 ν 表示其振动的快慢，但仅知道这些是无法确知任意时刻振动系统的运动状态，即任意时刻的位移、速度或加速度的. 只有当式(4.4)中的 $\omega t+\varphi_0$ 也知道时，振动系统的运动状态才完全确定. $\omega t+\varphi_0$ 称为简谐振动的**相位**(phase)，单位为 rad. 下面举例说明相位在描述振动系统运动状态中的作用.

例 4.1　质点按 $x=A\cos(\omega t+\varphi_0)$ 的规律做简谐振动. 设在某些时刻，相位 $\omega t+\varphi_0$ 分别为 0、π、$\pi/2$、$-\pi/2$，则在这些时刻，质点的运动状态如何？

解　质点在某时刻的运动状态可用位移和速度描述，即

$$x=A\cos(\omega t+\varphi_0)$$
$$v=-A\omega\sin(\omega t+\varphi_0)$$

若 $\omega t+\varphi_0=0$，则 $x=A$，$v=0$，表明此时质点在正向最大位移处，速度为零.

若 $\omega t+\varphi_0=\pi$，则 $x=-A$，$v=0$，表明此时质点在负向最大位移处，速度为零.

若 $\omega t+\varphi_0=\pi/2$，则 $x=0$，$v=-\omega A$，表明此时质点在平衡位置处，并以最大速度朝 x 轴负方向运动.

若 $\omega t+\varphi_0=-\pi/2$，则 $x=0$，$v=\omega A$，表明此时质点在平衡位置处，并以最大速度朝 x 轴正方向运动.

例 4.1 说明了相位对确定振动系统的运动状态的重要性. 实际问题中也常用相位来比较两个振动系统的运动状态.

设有两简谐振动的相位分别为 φ_1 和 φ_2，则 $\varphi_1 - \varphi_2$ 称为相位差. 若相位差为 0 或 2π 的整数倍，则两简谐振动的步调一致，好像军人行军时手臂同步挥动那样，称这两个简谐振动同相位. 若相位差为 $-\pi$ 或 π 的奇数倍，则两简谐振动的相位相反，表明它们的运动状态刚好相反. 上述是两种极端情况. 若 $0 < \varphi_1 - \varphi_2 < \pi$，则称相位 φ_1 超前于相位 φ_2；若 $\pi < \varphi_1 - \varphi_2 < 2\pi$，则称相位 φ_1 落后于相位 φ_2. 总之，两简谐振动的相位差，反映了它们的步调.

$t = 0$ 时的相位叫**初相位**(initial phase)，初相位 φ_0 是由初始条件决定的. 由于

$$x = A\cos(\omega t + \varphi_0), \quad v = -A\omega\sin(\omega t + \varphi_0)$$

所以

$$\cos\varphi_0 = \frac{x_0}{A}, \quad \sin\varphi_0 = -\frac{v_0}{\omega A}, \quad \varphi_0 = \arctan\left(-\frac{v_0}{\omega x_0}\right) \tag{4.9}$$

由式(4.5)和式(4.9)可知，简谐振动物体的振幅和初相位由振动系统角频率 ω 和初始条件 x_0、v_0 决定.

4.1.3 简谐振动的旋转矢量表示法

简谐振动可以用一个旋转矢量来描绘. 在坐标系 Oxy 中，以点 O 为始端画一矢量 $\boldsymbol{A}$，末端为点 M，如图 4.3 所示. 若矢量 $\boldsymbol{A}$ 以匀角速度 ω 绕坐标原点 O 做逆时针方向转动，则矢量末端点 M 在 x 轴上的投影点 P 就在 x 轴上于点 O 两侧往复运动. 如果 $t = 0$ 时，矢量 $\boldsymbol{A}$ 与 x 轴的夹角为 φ_0，这时投影点 P 相对于坐标原点 O 的位移可以表示为

$$x = A\cos\varphi_0$$

式中，A 为矢量 $\boldsymbol{A}$ 的长度. 在任意时刻 t，矢量 $\boldsymbol{A}$ 与 x 轴的夹角为 $\omega t + \varphi_0$，则投影点 P 相对于坐标原点 O 的位移为

$$x = A\cos(\omega t + \varphi_0)$$

所以，当矢量 $\boldsymbol{A}$ 绕其始点(坐标原点)以匀角速度 ω 旋转时，其末端在 x 轴上的投影点的运动，必定是简谐振动. 图 4.3 下方所描绘的曲线，是点 P 的位移与时间的关系曲线，称为简谐振动曲线.

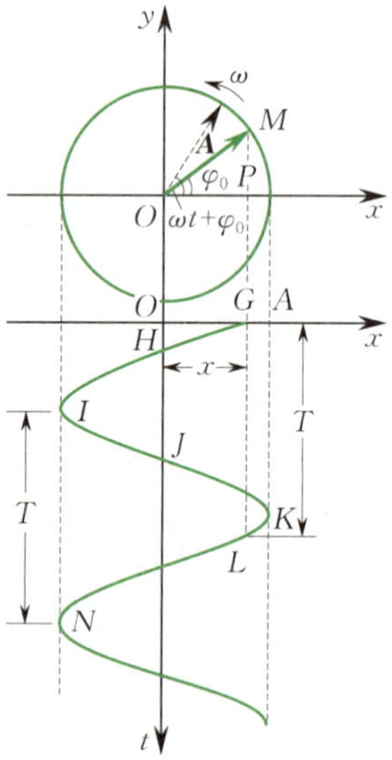

图 4.3 旋转矢量图

以上是用一个旋转矢量末端在一条轴线上的投影点的运动来表示简谐振动的方法，这种方法称为简谐振动的**旋转矢量表示法**(rotating vector method). 它在电学和光学中都经常用到.

例 4.2　已知某简谐振动的振动曲线如图 4.4 所示，试写出该简谐振动的位移与时间的关系.

解　任何简谐振动都可以表示为

$$x = A\cos(\omega t + \varphi_0)$$

关键是要从振动曲线求得振幅 A、角频率 ω 和初相位 φ_0.

振幅 A 可以从振动曲线上得到，最大位移点 P 所对应的位移的大小就是振幅，则

$$A = 2.0 \times 10^{-2}\ \mathrm{m}$$

因为振动的初相位是由初始条件决定的，所以应该根据初始时刻的位移和速度来确定 φ_0. $t = 0$ 时的位移和速度分别由以下两式表示为

$$x_0 = A\cos\varphi_0,\quad v_0 = -A\omega\sin\varphi_0$$

从振动曲线上可以得到 $x_0 = 1\ \mathrm{cm}$，$\cos\varphi_0 = 1/2$，再由振动曲线在 $t = 0$ 附近的状况可知，$v_0 > 0$，同时因 A 和 ω 都大于零，必定有 $\sin\varphi_0 < 0$，这样就可以确定，在 $t = 0$ 时旋转矢量处于第四象限内，故取初相位为

$$\varphi_0 = -\pi/3$$

最后求角频率 ω. 从振动曲线可以看到，在 $t = 1\ \mathrm{s}$ 时，位移 $x = 0$，代入

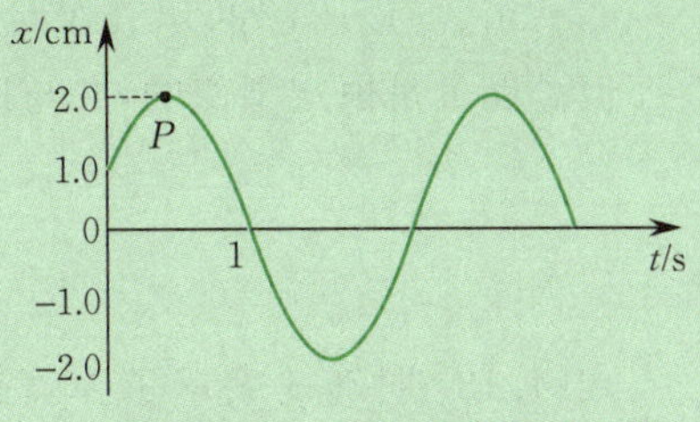

图 4.4　简谐振动的振动曲线

$$x = 2.0 \times 10^{-2}\cos(\omega t - \pi/3)$$

可得

$$0 = 2.0 \times 10^{-2}\cos(\omega - \pi/3),\quad \omega - \pi/3 = \pm\pi/2$$

因为 $\omega > 0$，所以上式只能取正，有

$$\omega = \left(\frac{\pi}{3} + \frac{\pi}{2}\right)\ \mathrm{rad\cdot s^{-1}} = \frac{5\pi}{6}\ \mathrm{rad\cdot s^{-1}}$$

因此，该简谐振动的位移与时间的关系为

$$x = 2.0 \times 10^{-2}\cos\left(\frac{5\pi}{6}t - \frac{\pi}{3}\right)\ \mathrm{m}$$

4.1.4　简谐振动的能量

简谐振动的能量

从机械运动的观点看，在振动过程中，若振动系统不受外力和非保守内力的作用，则其动能和势能的总和是恒定的. 现在以弹簧振子为例，研究简谐振动中能量的转化和守恒问题.

设弹簧振子的位移和速度分别由下式给出

$$x = A\cos(\omega t + \varphi_0),\quad v = -A\omega\sin(\omega t + \varphi_0)$$

在任意时刻，系统的动能为

$$E_k = \frac{1}{2}mv^2 = \frac{1}{2}m\omega^2 A^2\sin^2(\omega t + \varphi_0) \tag{4.10}$$

除了动能，振动系统还具有势能. 对于弹簧振子来说，系统的势能称为弹性势能，其表示为

$$E_p = \frac{1}{2}kx^2 = \frac{1}{2}kA^2\cos^2(\omega t + \varphi_0) \tag{4.11}$$

由式(4.10)和式(4.11)可知，弹簧振子的动能和势能都随时间做周期性变化. 当位移最大时，速度为零，动能也为零，而势能达到最大值 $kA^2/2$；在平衡位置时，势能为零，而速度为最大值，所以动能达到最大值 $m\omega^2A^2/2$. 弹簧振子的总能量为动能和势能之和，即

$$E = E_k + E_p = \frac{1}{2}m\omega^2A^2\sin^2(\omega t + \varphi_0) + \frac{1}{2}kA^2\cos^2(\omega t + \varphi_0)$$

因为 $\omega^2 = k/m$，所以上式可化为

$$E = \frac{1}{2}m\omega^2A^2 = \frac{1}{2}kA^2 \tag{4.12}$$

由式(4.12)知，尽管在振动中弹簧振子的动能和势能都随时间做周期性变化，但总能量是恒定不变的，并与振幅的平方成正比. 由式(4.12)，有

$$E = \frac{1}{2}mv^2 + \frac{1}{2}kx^2 = \frac{1}{2}kA^2$$

$$v = \pm\omega\sqrt{A^2 - x^2} \tag{4.13}$$

式(4.13)明确地表示了弹簧振子中物体的速度与位移的关系. 在平衡位置处，$x = 0$，速度最大；在最大位移处，$x = \pm A$，速度为零.

可见，弹簧振子的动能和势能都是时间的周期函数. 从图4.5中更能直观地看到其各种能量随时间的变化规律.

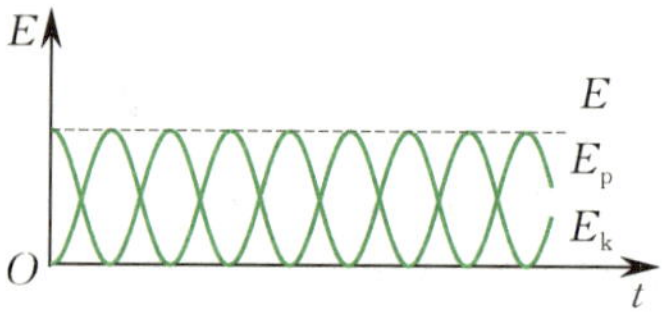

图 4.5　弹簧振子的动能、势能和总能量随时间变化的曲线

§4.2 简谐振动的合成

简谐振动的合成

生活中遇到的振动通常都比较复杂. 例如，几个声波同时传入人耳，这时耳膜的振动实际是由这几个声波所引起的振动合成的. 因此任一复杂的振动都可以分解成不同频率的简谐振动，分析简谐振动的合成对理解一般振动的运动规律和特征有着重要的实际意义. 本节只讨论几种简单、特殊的情形.

4.2.1　同方向、同频率的两个简谐振动的合成

设一质点同时参与同方向、同频率的两个简谐振动：

$$x_1 = A_1\cos(\omega t + \varphi_{10})$$

$$x_2 = A_2\cos(\omega t + \varphi_{20})$$

式中，x_1、x_2，A_1、A_2 及 φ_{10}、φ_{20} 分别表示两个分振动的位移、振幅和初相位；ω 表示它们共同的角频率. 因为两个分振动在同方向上进行，故质点的合位移等于分位移的代数和，即

$$x = x_1 + x_2 = A_1\cos(\omega t + \varphi_{10}) + A_2\cos(\omega t + \varphi_{20})$$

利用三角函数关系式，上式可化为

$$x = A\cos(\omega t + \varphi_0)$$

式中，合振幅 A 和初相位 φ_0 分别为

$$A = \sqrt{A_1^2 + A_2^2 + 2A_1A_2\cos(\varphi_{20} - \varphi_{10})} \tag{4.14}$$

$$\tan\varphi_0 = \frac{A_1\sin\varphi_{10} + A_2\sin\varphi_{20}}{A_1\cos\varphi_{10} + A_2\cos\varphi_{20}} \tag{4.15}$$

可见，同方向、同频率两简谐振动合成后仍为一简谐振动，合振动的振幅、相位由两分振动的振幅 A_1、A_2 及初相位 φ_{10}、φ_{20} 决定，合振动的频率与分振动的频率相同.

旋转矢量法

利用旋转矢量法讨论上述问题则更为直观. 如图4.6所示，取坐标轴 Ox，画出两

分振动的旋转矢量 $\boldsymbol{A}_1$ 和 $\boldsymbol{A}_2$，它们与 x 轴的夹角分别为 φ_{10} 和 φ_{20}，并以相同角速度 ω 逆时针方向旋转. 因为两分矢量 $\boldsymbol{A}_1$、$\boldsymbol{A}_2$ 的夹角恒定不变，所以合矢量 $\boldsymbol{A}$ 的模保持不变，而且以相同角速度 ω 旋转. 图中为合矢量 $\boldsymbol{A}$ 在 $t=0$ 时的状态，则任一时刻 t 合振动的位移等于该时刻 $\boldsymbol{A}$ 在 x 轴上的投影，即

$$x = A\cos(\omega t + \varphi_0)$$

可知合振动是振幅为 A、初相位为 φ_0 的简谐振动，与前述结论一致. 利用图中几何关系，可分别求得合振动的振幅 A、初相位 φ_0.

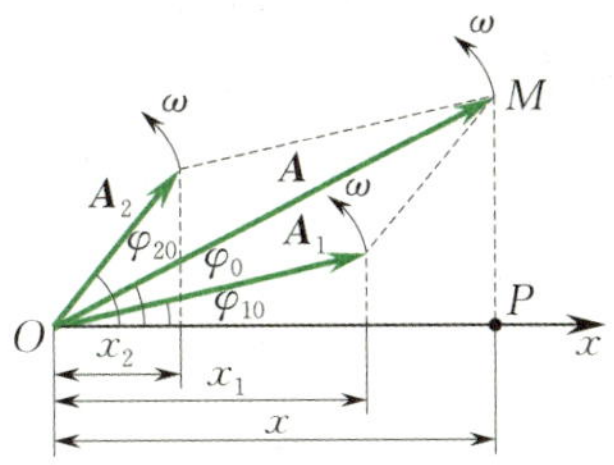

图 4.6　两旋转矢量的合成

现进一步讨论合振动的振幅与两分振动相位差的关系. 由式(4.14)可知如下结论.

(1) 相位差 $\varphi_{20}-\varphi_{10}=\pm 2k\pi(k=0,1,2,\cdots)$ 时

$$A=\sqrt{A_1^2+A_2^2+2A_1A_2}=A_1+A_2 \tag{4.16}$$

即两分振动相位相同时，合振幅等于两分振动振幅之和，合振幅最大.

(2) 相位差 $\varphi_{20}-\varphi_{10}=\pm(2k+1)\pi(k=0,1,2,\cdots)$ 时

$$A=\sqrt{A_1^2+A_2^2-2A_1A_2}=|A_1-A_2| \tag{4.17}$$

即两分振动相位相反时，合振幅等于两分振动振幅之差的绝对值，合振幅最小.

一般情况下，两分振动既非同相也非反相，其合振幅在 A_1+A_2 与 $|A_1-A_2|$ 之间. 同方向、同频率的简谐振动的合成原理，在讨论声波、光波及电磁辐射的干涉和衍射时经常用到.

4.2.2　同方向、不同频率的两个简谐振动的合成

设质点同时参与两个同方向的简谐振动，它们的角频率分别是 ω_1 和 ω_2，为了突出频率引起的效果并简化计算，设分振动的振幅相同，且初相位均等于 φ_0，即

$$x_1 = A\cos(\omega_1 t+\varphi_0)$$
$$x_2 = A\cos(\omega_2 t+\varphi_0)$$

则合振动的位移为

$$x = x_1 + x_2 = A\cos(\omega_1 t+\varphi_0) + A\cos(\omega_2 t+\varphi_0)$$

运用三角函数公式可求得

$$x = 2A\cos\left(\frac{\omega_2-\omega_1}{2}t\right)\cos\left(\frac{\omega_2+\omega_1}{2}t+\varphi_0\right) \tag{4.18}$$

研究这种振动合成最直接的方法就是画出两分振动的振动曲线，量出不同时刻的分位移，然后相加得出这些时刻的合位移，作出合振动的振动曲线. 从图 4.7 可知，其合振动显然不是简谐振动，但有一定的周期性. 图 4.7 中分振动的周期分别为 2 s 和 3 s，合振动的周期为 6 s.

由此可知合振动的周期有两个特点：第一，合振动的周期是分振动的周期的整数倍；第二，合振动的周期是分振动的周期的最小公倍数. 其实，只有满足上述两个条件，才可能使合振动具有周期性. 这是很容易理解的，因为只有存在这样一段时

间，在此时间内分振动均进行了整数次，此后才有可能从头开始重复这段时间的运动而产生周期性的合振动. 如果分振动的周期之比不是整数比，则合振动不会是周期运动.

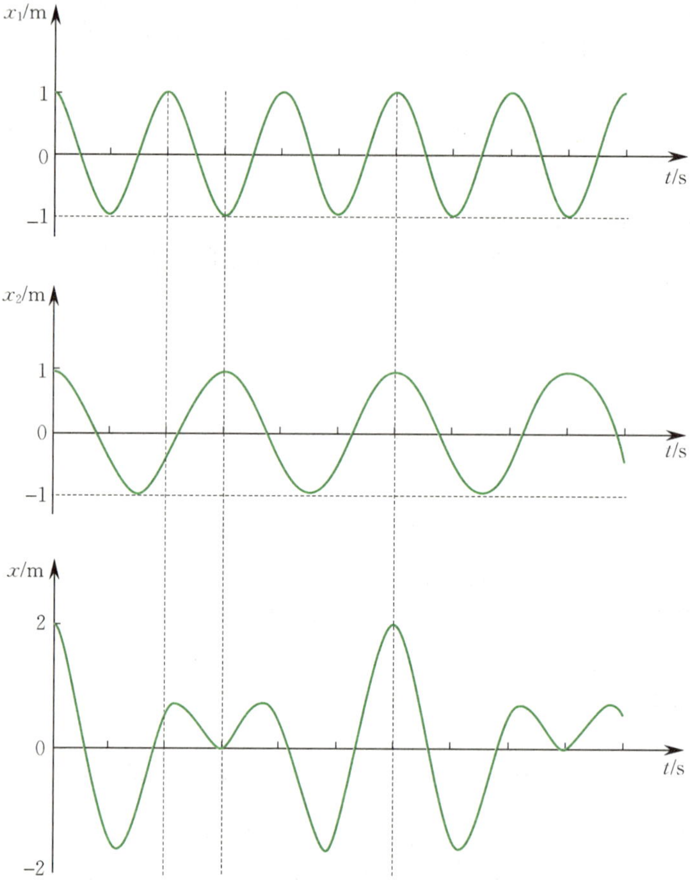

分振动的周期分别为2 s和3 s

图 4.7　分振动与合振动

在不同频率、同方向的简谐振动合成的问题中，若两分振动的角频率之和远远大于两分振动的角频率之差，即 $\omega_1+\omega_2 \gg |\omega_1-\omega_2|$，则因子 $2A\cos\left(\frac{\omega_2-\omega_1}{2}t\right)$ 的周期要比另一因子 $\cos\left(\frac{\omega_2+\omega_1}{2}t+\varphi_0\right)$ 的周期长很多，于是可将式(4.18)表示的运动看作振幅按 $\left|2A\cos\frac{\omega_2-\omega_1}{2}t\right|$ 缓慢变化的、角频率等于 $\frac{\omega_2+\omega_1}{2}$ 的“准简谐振动”. 这是一种振幅有周期性变化的“简谐振动”，或者说，合振动描述的是一个高频振动受到一个低频振动调制的运动，如图 4.8 所示. 这种振幅时大时小的现象叫作**拍**(beat).

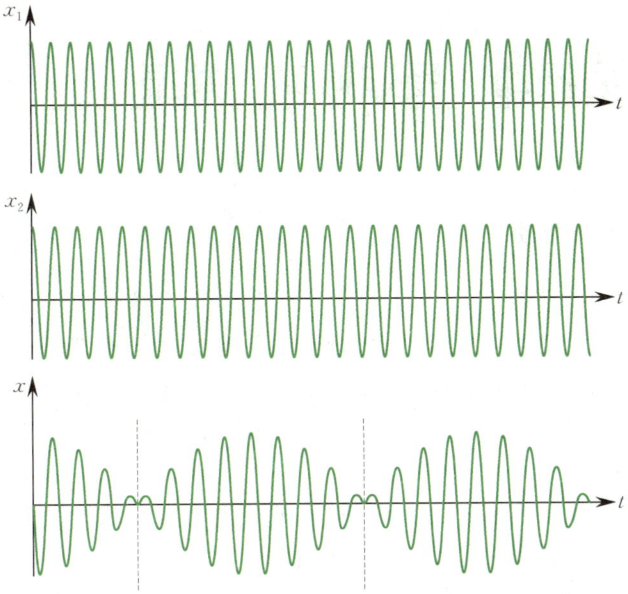

图 4.8 拍的形成

合振幅变化一个周期称为一拍，单位时间内拍出现的次数（合振幅变化的频率）叫作**拍频**（beat frequency）. 由于振幅只能取正值，因此拍 $\left|2A\cos\frac{\omega_2-\omega_1}{2}t\right|$ 的角频率应为调制角频率的 2 倍，即

$$\omega_{拍}=|\omega_2-\omega_1|$$

于是拍频为

$$\nu_{拍}=\frac{\omega_{拍}}{2\pi}=\left|\frac{\omega_2}{2\pi}-\frac{\omega_1}{2\pi}\right|=|\nu_2-\nu_1| \qquad (4.19)$$

这就是说，拍频等于两个分振动频率之差.

拍现象在声振动、电磁振荡和波动中经常遇到. 例如，当两个频率相近的音叉同时振动时，就可听到时强时弱的“嗡、嗡 ……”的拍音. 人耳能区分的拍音的频率低于每秒 7 次. 利用拍现象可以测定振动频率、校正乐器及制造拍振荡器等.

上述关于拍现象的讨论只限于线性叠加. 当两个不同频率的分振动出现物理上的非线性耦合时，就可能出现“同步锁模”现象，即两个振动系统锁定在同一频率上. 历史上首先注意到这种现象的是惠更斯. 17 世纪，偶然的因素使他发现家中挂在同一木板墙上的两个挂钟因相互影响而同步. 以后的观察表明，这种锁模现象也发生在“生物钟”内. 在电子示波器中，人们充分利用这一原理把波形锁定在屏幕上.

惠更斯

*4.2.3 两个相互垂直的同频率简谐振动的合成

§4.3 阻尼振动　受迫振动　共振

4.3.1　阻尼振动

前面所讨论的简谐振动是一种理想状况，即振动系统做无任何阻尼（无摩擦和辐射损失）的自由振动．它是等幅振动，即振动系统能量守恒．然而实际中，阻尼是不可避免的，如果没有能量补充，由于机械能损耗，振动系统的振幅将不断地衰减．这种因振动系统受阻尼作用而使振幅不断减小的运动，叫作**阻尼振动**(damped vibration)．

使振动系统能量减小的原因有两种：一种是由于振动系统受到摩擦阻力作用，一部分能量通过摩擦转变为分子热运动的能量，叫作**摩擦阻尼**(frictional damping)，如单摆在空气中振动；另一种是由于振动系统在弹性介质中引起波动，有一部分能量转变为波动能量，向四周辐射出去，叫作**辐射阻尼**(radiation damping)．例如，音叉振动，不仅因摩擦而消耗能量，同时也因辐射声波而减少能量．以下仅讨论振动系统受黏滞阻力而减幅的情形．

介质对运动质点的阻力，与质点的运动速度有关．在质点运动速度不大的情况下，它所受到的阻力大小 f 与它运动的速度 v 成正比，即

$$f=-\alpha v=-\alpha\frac{\mathrm{d}x}{\mathrm{d}t}$$

式中，α 称为阻力系数，与物体的形状、大小、物体的表面性质及介质性质有关．

以弹簧振子为例，这时振动系统的动力学方程为

$$m\frac{\mathrm{d}^2x}{\mathrm{d}t^2}=-kx-\alpha\frac{\mathrm{d}x}{\mathrm{d}t}$$

令 $\omega_0^2=\dfrac{k}{m}$，$2\beta=\dfrac{\alpha}{m}$，上式可化成

$$\frac{\mathrm{d}^2x}{\mathrm{d}t^2}+2\beta\frac{\mathrm{d}x}{\mathrm{d}t}+\omega_0^2x=0 \tag{4.20}$$

式中，ω_0 是系统的固有角频率；β 称为阻尼系数．

式(4.20)的解与阻尼系数的大小有关．当 $\beta\ll\omega_0$ 时，振动称为弱阻尼振动，式(4.20)的解为

$$x=A_0\mathrm{e}^{-\beta t}\cos(\omega t+\varphi_0) \tag{4.21}$$

式中，$\omega=\sqrt{\omega_0^2-\beta^2}$；$A_0$ 和 φ_0 依然是由初始条件确定的两个常量．弱阻尼振动的位移随时间变化的曲线如图4.9所示，图中虚线表示弱阻尼振动的振幅 $A_0\mathrm{e}^{-\beta t}$ 随时间 t 按指数衰减．阻尼系数越大（在 $\beta\ll\omega_0$ 范围内），振幅衰减越快．弱阻尼振动的准周期为

$$T=\frac{2\pi}{\omega}=\frac{2\pi}{\sqrt{\omega_0^2-\beta^2}}>\frac{2\pi}{\omega_0} \tag{4.22}$$

可见，弱阻尼振动的周期比系统的固有周期长．

当 $\beta=\omega_0$ 时，振动称为临界阻尼振动，式(4.20) 的解为

$$x=(c_1+c_2 t)\mathrm{e}^{-\beta t}$$

这时振动系统不做往复运动，而是较快地回到平衡位置并停下来，如图 4.10 所示.

当 $\beta>\omega_0$ 时，振动称为过阻尼振动，式(4.20) 的解为

$$x=c_1\mathrm{e}^{-\left(\beta-\sqrt{\beta^2-\omega_0^2}\right)t}+c_2\mathrm{e}^{-\left(\beta+\sqrt{\beta^2-\omega_0^2}\right)t}$$

这时振动系统不做往复运动，而是较缓慢地回到平衡位置，如图 4.10 所示.

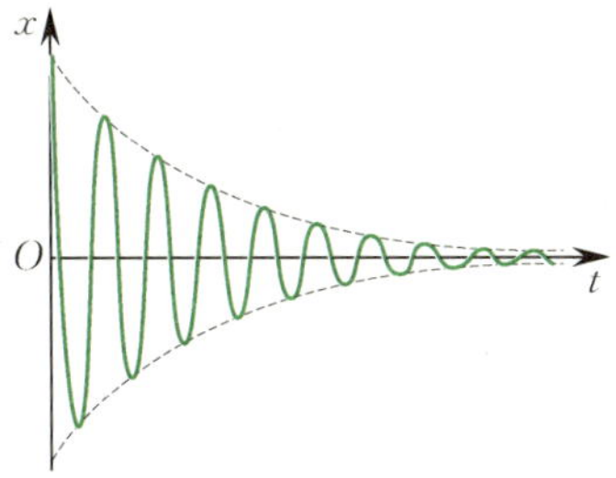

图 4.9　弱阻尼振动

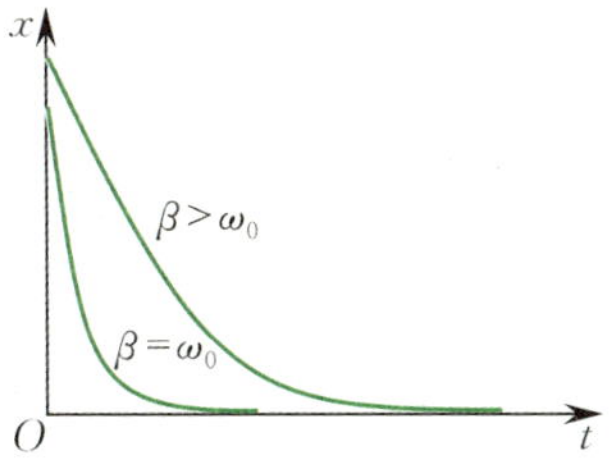

图 4.10　过阻尼振动与临界阻尼振动

为了防止使用时横梁和指针做过长时间的摆动，精密天平有时会装上加大阻尼的空气盒，以节省实验时间. 加大阻尼的时候，最好加到临界阻尼的程度，这时回复到平衡位置更快些.

4.3.2　受迫振动

阻尼振动又称为减幅振动，要使阻尼振动过程中的振幅不变，需不断地给振动系统补充能量，即施加持续的周期性外力作用. 振动系统在周期性外力作用下发生的振动称为**受迫振动**(forced vibration). 这个周期性外力称为**驱动力**(driving force).

仍以弹簧振子为例，为简单起见，驱动力取如下形式：

$$F=F_0\cos pt \tag{4.23}$$

式中，F_0 为驱动力的幅值；p 为驱动力的角频率. 这时动力学方程为

$$m\frac{\mathrm{d}^2x}{\mathrm{d}t^2}=-kx-\alpha\frac{\mathrm{d}x}{\mathrm{d}t}+F_0\cos pt$$

令 $\omega_0^2=\dfrac{k}{m}$，$2\beta=\dfrac{\alpha}{m}$，$f_0=\dfrac{F_0}{m}$，上式可化成

$$\frac{\mathrm{d}^2x}{\mathrm{d}t^2}+2\beta\frac{\mathrm{d}x}{\mathrm{d}t}+\omega_0^2x=f_0\cos pt$$

上式的解为

$$x=A'\mathrm{e}^{\beta t}\cos(\omega t+\varphi_0)+A\cos(pt+\varphi) \tag{4.24}$$

此解为两项之和：第一项表示弱阻尼振动，该振动随时间推移而趋于消失，它反映受迫振动的暂态行为，与驱动力无关；第二项表示与驱动力角频率相同且振幅为 A 的周期振动. 受迫振动的振动曲线如图 4.11 所示. 开始时受迫振动的振幅较大，振动过

程中系统因能量消耗振幅逐渐减小，经过一定的时间后，质点进行由式(4.24)第二项所决定的与驱动力同频率的振动，称为稳定受迫振动，其运动状态方程可表示为

$$x = A\cos(pt + \varphi) \qquad (4.25)$$

可见，稳定受迫振动的频率等于驱动力的频率. 稳定振动状态表面上像是简谐振动，其实不然. ω 并非固有角频率，而是驱动力的角频率；振幅 A 和初相位 φ 也并非取决于初始条件，而是依赖于振动系统本身的性质、阻尼的大小和驱动力的特征. 由前面的方程可解得振幅 A 为

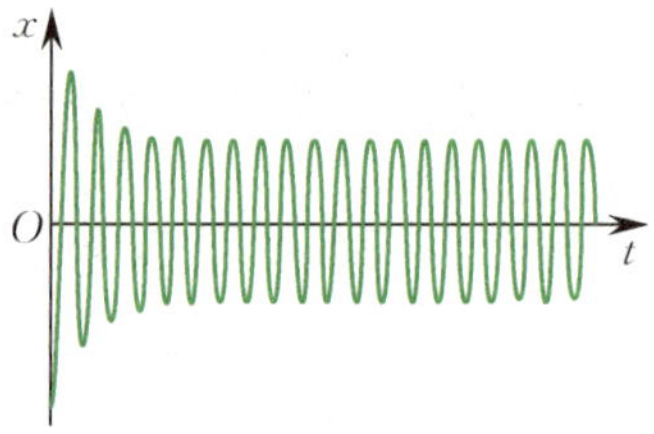

图 4.11　受迫振动的振动曲线

$$A = \frac{f_0}{\sqrt{(\omega_0^2 - p^2)^2 + 4\beta^2 p^2}} \qquad (4.26)$$

初相位 φ 满足

$$\tan\varphi = \frac{-2\beta\omega}{\omega_0^2 - p^2}$$

可见，稳定受迫振动的相位与驱动力之间有恒定的相位差 φ.

4.3.3　共振

由 4.3.2 节可知，受迫振动的振幅 A 不仅与驱动力的振幅和角频率 p 有关，还与振动系统固有角频率 ω_0 及所受阻尼有关. 图 4.12 画出了稳定受迫振动的振幅 A 与驱动力角频率 p 的关系曲线. 从图中可以看出，当驱动力的角频率 p 接近系统的固有角频率 ω_0 时，受迫振动的振幅急剧增大. 这种现象称为**共振**(resonance).

共振时驱动力的角频率称为共振角频率，将式(4.26)对 p 求导可求得其共振角频率为

$$p_r = \sqrt{\omega_0^2 - 2\beta^2}$$

从图 4.12 中还可看出，驱动力的角频率 p 与系统固有角频率 ω_0 相差越大，受迫振动的振幅就变得越小；反之，驱动力的角频率 p 与系统固有角频率 ω_0 越接近，受迫振动的振幅就变得越大. 当阻尼较大时，共振时的振幅较小，而当阻尼较小时，共振时的振幅较大. 利用受迫振动的振幅 A 与驱动力的角频率 p 及阻尼的这些关系，可以控制驱动力对振动系统的作用. 例如，机器的转动频率和座台的固有振动频率很接近时，就会发生共振而损坏机器. 所以可将座台加厚，使两者频率相差尽可能大，以免发生共振现象.

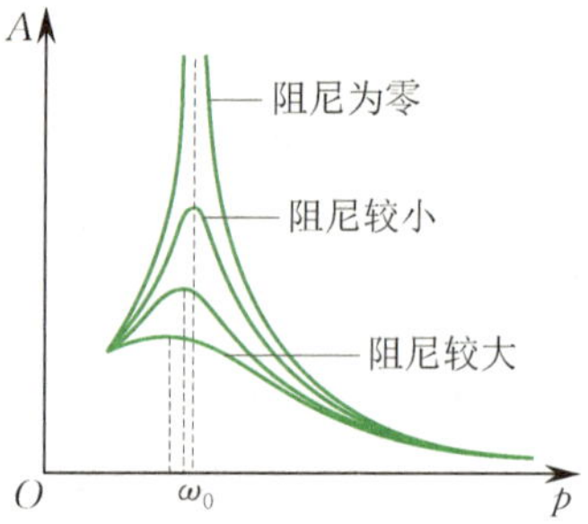

图 4.12　位移共振曲线

共振现象不只在机械工程技术上出现，在物理学各个领域如声学、电磁学、光学、原子物理及医学等都会遇见. 在某些情况下，需要系统发生共振，如超声治疗仪中的超声波发生器、收音机等；而对于会对系统造成危害的共振，应设法避免.

§4.4 机械波

4.4.1　机械波产生的条件

当用手拿着绳子的一端并做上下振动时(见图 4.13),绳子将形成一个接着一个的凸起和凹陷,并由近及远地沿着绳子传播开去,这一个接着一个的凸起和凹陷沿绳子的传播,就是一种波动. 显然,绳子上的这种波动,是由用手拿着绳子一端上下振动所引起的,对于波动而言,这一点就称为**波源**(wave source). 绳子就是传播这种振动的弹性介质.

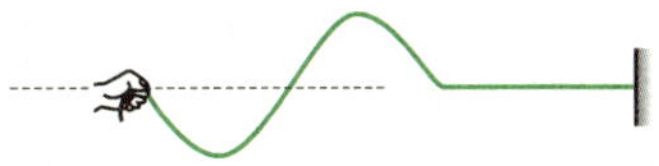

图 4.13　绳子上的波

产生机械波的条件包括:① 有做机械振动的物体,即波源;② 有传播机械振动的介质. 振动的声带、跳动的心脏等均是产生机械波的波源,空气、肌肉、组织等是传播机械波的介质. 在波的传播过程中,虽然波沿介质由近及远地传播着,而参与波动的各质点并没有随之远离,只是在各自的平衡位置附近振动. 所以,波动是介质整体所表现的运动状态,对于介质中的任意一个质点,只有振动可言.

特别指出的是,有弹性介质是产生和传播机械波的必要条件,而其他类型的波并不一定需要这个条件. 光波和无线电波都属于电磁波,是变化的电场和变化的磁场互相激发而产生的波,可以在真空中产生和传播.

4.4.2　波动的基本概念及描述

1. 横波和纵波

在波动中,如果参与波动的质点的振动方向与波的传播方向垂直,则这种波称为**横波**(transverse wave),上面所说的振动沿绳子的传播,就是横波;如果参与波动的质点的振动方向与波的传播方向平行,则这种波称为**纵波**(longitudinal wave). 振动在空气中的传播,如声波就是纵波.

有的波既不是纯粹的纵波,也不是纯粹的横波,如液体的表面波. 当波通过液体表面时,该处液体质点的运动是相当复杂的,既有与波的传播方向垂直的方向上的运动,也有与波的传播方向平行的方向上的运动. 这种运动的复杂性,是液面上液体质点受到重力和表面张力的共同作用的结果. 可以说,介质的弹性和惯性决定了机械波的产生和传播. 弹性介质,无论是气体、液体还是固体,其质点都具有惯性. 至于介质的弹性,对于流体和固体却有不同的情形. 固体的弹性,既表现在当固体发生线应变(或体应变)时能够产生相应的压应力和张应力,也表现在当固体发生剪切时能够产生相应的剪应力. 所以,在固体中,无论质点之间相对疏远或靠近,还是相邻两层介质之间发生相对错动,都能产生相应的弹性力使质点返回其平衡位置. 这样,固体既能形成和传播纵波,也能形成和传播横波. 流体的弹性只表现在当流体发生体应变时能够产生相应的压应力和张应力，而当流体发生剪切时却不能产生相应的剪应力. 气体只能形成和传播纵波，而不能形成和传播横波.

2. 波线和波面

波线(wave line) 和**波面**(wave surface) 都是为了形象地描述波在空间中的传播而引入的概念. 从波源沿各传播方向所画的带箭头的线，称为波线，用以表示波的传播路径和传播方向. 波在传播过程中，所有振动相位相同的点连成的面，称为波面(又称波振面). 显然，波在传播过程中，有无穷多个波面. 在各向同性的均匀介质中，波线与波面垂直.

波面有不同的形状. 一个点波源在各向同性的均匀介质中产生的波，其波面是一系列同心球面. 波面为球面的波，称为**球面波**(spherical wave)；波面为平面的波，称为**平面波**(plane wave). 图 4.14 中两图分别表示了平面波的波面和球面波的波面，图中带箭头的直线表示波线.

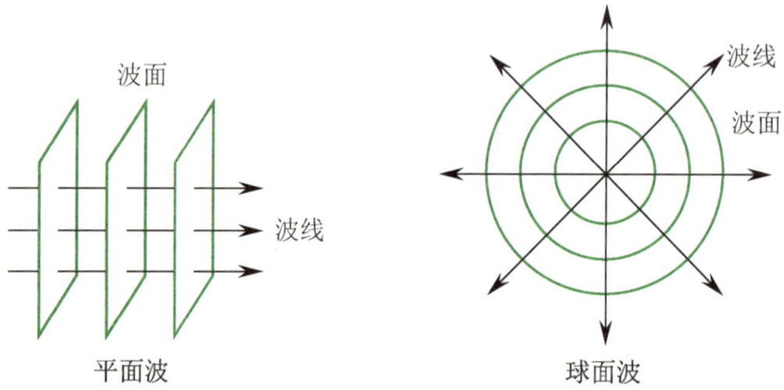

图 4.14　平面波与球面波

3. 波动的描述 —— 波速、波长、周期及频率

波速 u、波长 λ、周期 T 和频率 ν 是描述波的 4 个重要物理量. 这 4 个物理量之间存在一定的联系.

波速 u：单位时间内某一振动状态传播的距离，也就是波面向前推进的速率. 对于机械波，波速通常由介质的性质决定. 实验和理论证明，对于简谐波(具体概念在下一节讲)，在固体中传播的横波和纵波的波速分别为

$$u_{\perp}=\sqrt{\frac{G}{\rho}}$$

$$u_{/\!/}=\sqrt{\frac{Y}{\rho}}$$

式中，G 和 Y 分别是介质的切变模量和弹性模量；ρ 为介质的密度.

波长 λ：波在传播过程中，沿同一波线上相位差为 2π 的两个相邻质点(它们的运动状态必定相同) 之间的距离.

周期 T：一个完整的波(一个波长的波) 通过波线上某点所需要的时间.

频率 ν：在单位时间内通过波线上某点的完整波的数目.

根据波速、波长、波的周期和频率的定义不难想象，每经过一个周期，介质质点

完成一次全振动，同时振动状态沿波线向前传播了一个波长的距离；在 1 s 内，质点振动了 ν 次，振动状态沿波线向前传播了 ν 个波长的距离，即波速，所以

$$u = \nu\lambda = \frac{\lambda}{T} \tag{4.27}$$

由于波速是由介质决定的，而波的频率由波源决定，可见波长由波速和波的频率共同决定. 这一结论具有普遍意义，适用于各种波.

§4.5 平面简谐波

一般情况下的波动比较复杂，但存在一种最简单也是最基本的波，这就是当波源做简谐振动时，所引起的介质各点也做简谐振动而形成的波，这种波称为**简谐波**(simple harmonic wave). 任何一种复杂的波都可以表示为若干不同频率、不同振幅的简谐波的合成. 波面为平面的简谐波称为**平面简谐波**. 以下所讨论的就是这种波.

4.5.1　平面简谐波的波函数

平面简谐波的波函数

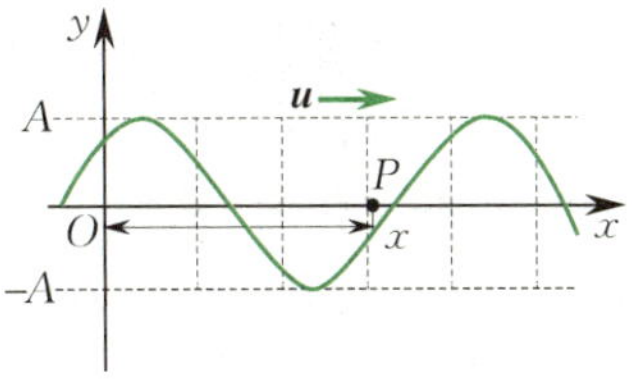

图 4.15　平面简谐波

假设在各向同性的均匀介质中沿 x 轴正方向无吸收地传播着一列平面简谐波，如图 4.15 所示，波速为 u. 选波线上任意一点 O 作为坐标原点，以波线为 x 轴. 假设在 t 时刻处于原点 O 的质点的位移可以表示为

$$y_0 = A\cos(\omega t + \varphi_0)$$

式中，A 为振幅；ω 为角频率. 这样的振动沿着 x 轴正方向传播，每传到一处，那里的质点将以同样的振幅和频率重复着原点 O 的振动. 现在来考察 x 轴上与原点 O 距离为 x 的一点 P 的振动情况. 振动从原点 O 传播到点 P 所需要的时间为 x/u，在这段时间内点 O 振动了 $\nu x/u$ 次，每振动一次相位改变 2π，所以点 O 在这段时间内相位共改变了 $2\pi\nu x/u$. 这就是说，点 P 的振动比点 O 的振动落后了 $2\pi\nu x/u$ 的相位，于是点 P 的相位应是 $\omega t + \varphi_0 - 2\pi\nu x/u$，故点 P 的振动应写为

$$y = A\cos\left(\omega t + \varphi_0 - 2\pi\nu\frac{x}{u}\right)$$

习惯将其表示为

$$y = A\cos\left[\omega\left(t - \frac{x}{u}\right) + \varphi_0\right] \tag{4.28}$$

波函数的物理意义

这就是以速度 u 沿 x 轴正方向传播的平面简谐波的表达式，称为**平面简谐波的波函数**. 由 ω、ν、T、λ 和 u 各量之间的关系，平面简谐波的波函数还可以表示成其他的一些形式，如

$$y = A\cos\left[2\pi\left(\frac{t}{T} - \frac{x}{\lambda}\right) + \varphi_0\right] = A\cos\left[2\pi\left(\nu t - \frac{x}{\lambda}\right) + \varphi_0\right]$$

$$= A\cos(\omega t - kx + \varphi_0) = A\cos\left(\omega t - 2\pi\frac{x}{\lambda} + \varphi_0\right) \tag{4.29}$$

式中，$k=\frac{2\pi}{\lambda}$ 称为**波数**(wave number)，表示在 2π m 长度内所包含的完整波的数目.

如果波沿 x 轴负方向传播，则平面简谐波的波函数表示为

$$y=A\cos\left[\omega\left(t+\frac{x}{u}\right)+\varphi_0\right] \tag{4.30}$$

在平面简谐波的波函数中，包含了两个自变量，x 和 t. 下面分几种情况对波函数进行讨论.

(1) 当 x 一定时，表示对应于波线上的一个确定点，位移 y 是时间 t 的余弦函数，式(4.28)表示该确定点做简谐振动的情形.

(2) 当 t 一定时，即对于某一确定瞬间，位移 y 是坐标 x 的余弦函数，式(4.28)表示在该瞬间介质中各质点的位移分布.

(3) 当 t、x 都在变化时，波函数给出了波线上各个不同质点在不同时刻的位移.

设在 t 时刻，x 处质点的位移为 y，经过了 Δt 时间，位移 y 出现在 $x+\Delta x$ 处，由式(4.28)可得

$$A\cos\left[\omega\left(t-\frac{x}{u}\right)+\varphi_0\right]=A\cos\left[\omega\left(t+\Delta t-\frac{x+\Delta x}{u}\right)+\varphi_0\right]$$

$$y(t,x)=y(t+\Delta t,x+\Delta x)$$

这表示，振动状态 y 以波速 u 沿波的传播方向移动，如图 4.16 所示. 于是可以得出这样的结论：当 x 和 t 都在变化时，式(4.28)表示整个波形以波速 u 沿波线传播，这就是行波. 因此，从形式上看，波动是波形的传播；从实质上看，波动是振动的传播.

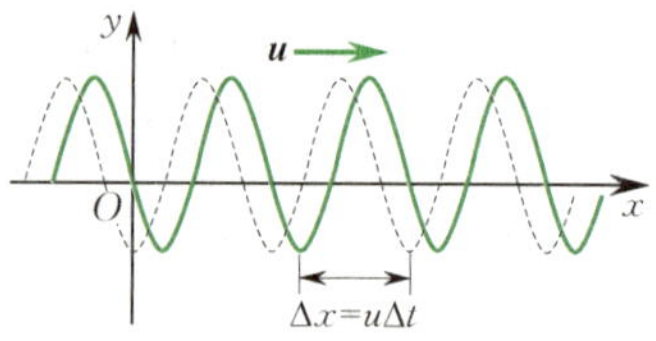

图 4.16 行波的传播过程

例 4.3 以 $y=0.04\cos 2.5\pi t$ m 的形式做简谐振动的波源，在某种介质中激发了平面简谐波，并以 100 $\text{m}\cdot\text{s}^{-1}$ 的速率传播. (1) 写出此平面简谐波的波函数；(2) 求在波源振动后1.0 s，且距波源 20 m 处质点的位移、速度和加速度.

解 (1) 取波的传播方向为 x 轴的正方向，波源所在处为坐标原点，这样平面简谐波的波函数的一般形式可写为

$$y=A\cos\omega\left(t-\frac{x}{u}\right)$$

即 $$y=0.04\cos 2.5\pi\left(t-\frac{x}{100}\right)\text{ m}$$

(2) 在 $x=20$ m 处质点的振动可表示为

$$y=0.04\cos 2.5\pi(t-0.20)\text{ m}=0.04\sin 2.5\pi t\text{ m}$$

则该处质点的速度为

$$v=\frac{dy}{dt}=\frac{d}{dt}(0.04\sin 2.5\pi t)=0.1\pi\cos 2.5\pi t\ \text{m}\cdot\text{s}^{-1}$$

质点的加速度为

$$a=\frac{d^2y}{dt^2}=-0.04(2.5\pi)^2\sin 2.5\pi t\ \text{m}\cdot\text{s}^{-2}$$

在波源起振后 1.0 s，该处质点的位移为

$$y_1=0.04\sin 2.5\pi\text{ m}=0.04\text{ m}$$

该处质点的速度为

$$v_1=0$$

由此可见，质点的振动速度与波的传播速度是两个完全不同的概念，不能将它们混淆. 该处质点的加速度为

$$a_1=-2.64\ \text{m}\cdot\text{s}^{-2}$$

式中负号表示加速度的方向与位移的正方向相反.

例 4.4　有一列平面简谐波，坐标原点按照 $y=A\cos(\omega t+\varphi_0)$ 的规律振动. 已知 $A=0.10\ \text{m}$，$T=0.50\ \text{s}$，$\lambda=10\ \text{m}$.

(1) 写出此平面简谐波的波函数；

(2) 求波线上相距 2.5 m 的两点的相位差；

(3) 假如 $t=0$ 时处于坐标原点的质点的振动位移为 $y_0=0.05\ \text{m}$，且向平衡位置运动，求初相位并写出波函数.

解　(1) 要写波函数，第一步是建立坐标系. 既然坐标原点已经给定，则可以取过坐标原点的波线为 x 轴，x 轴的指向与波线的方向一致. 第二步就是求出坐标为 x 的质点在任意时刻的位移. 因为 x 处的质点在任意时刻的相位都比坐标原点处质点的相位落后 $2\pi x/\lambda$. 根据已知条件，坐标原点在 t 时刻的相位为 $\omega t+\varphi_0$，所以在同一瞬间 x 处的相位必定为 $\omega t+\varphi_0-2\pi x/\lambda$. 这样，就得到下面的波函数通式：

$$y=A\cos\left(\omega t+\varphi_0-\frac{2\pi x}{\lambda}\right)$$

已知 $A=0.10\ \text{m}$；$\lambda=10\ \text{m}$；$\omega=2\pi/T=4.0\pi\ \text{rad}\cdot\text{s}^{-1}$，代入上式，得

$$y=0.1\cos\left(4\pi t+\varphi_0-\frac{\pi x}{5}\right)\ \text{m}$$

(2) 因为波线上 x 处的质点在任意时刻的相位都比坐标原点的相位落后 $2\pi x/\lambda$，如果一点的位置在 x，另一点的位置在 $x+2.5(\text{m})$，则它们分别比坐标原点的相位落后 $2\pi\dfrac{x}{\lambda}$ 和 $2\pi\dfrac{x+2.5}{\lambda}$，所以这两点的相位差为

$$\Delta\varphi=2\pi\left(\frac{x+2.5}{\lambda}-\frac{x}{\lambda}\right)=\frac{5\pi}{\lambda}=\frac{\pi}{2}$$

(3) 这一问的要求就是根据所给条件求出 φ_0. 将 $y=0.05\ \text{m}$ 代入坐标原点的振动方程，可得

$$0.05=0.10\cos\varphi_0,\quad \cos\varphi_0=0.5$$

$$\varphi_0=\pm\frac{\pi}{3}$$

φ_0 取正值还是负值，或者两解都取，要根据 $t=0$ 时处于坐标原点的质点的运动趋势来决定. 已知条件说明，初始时刻该质点的位移为正值，并向平衡位置运动，所以与这个质点的运动相对应的旋转矢量在初始时刻处于第一象限，应取正，于是波函数应写为

$$y=0.1\cos\left(4\pi t+\frac{\pi}{3}-\frac{\pi x}{5}\right)\ \text{m}$$

4.5.2　波的能量和能流

1. 波的能量及能量密度

当波传播到介质中的某个质点上时，这个质点将发生振动，因而具有了动能；同时由于该处介质发生了弹性形变，因而也具有势能. 原来静止的质点，动能和势能都为零，由于波的到来，质点发生振动，于是具有了一定的能量. 此能量显然是来自波源的. 所以可以说，波动过程也是能量的传递过程.

波源的能量随波动的传播，可以用平面简谐纵波沿直棒的传播为例加以说明. 如图 4.17 所示，波尚未到达时，截面 A 和截面 B 分别处于 x 和 $x+\Delta x$ 的位置. 当波到达时，截面 A 的位移为 y，截面 B 的位移为 $y+\Delta y$，因而分别到达图中 A' 和 B' 处. 如果棒的密度为 ρ，截面面积为 S，则该棒元的质量为 $\Delta m=\rho S\Delta x$，它所具有的

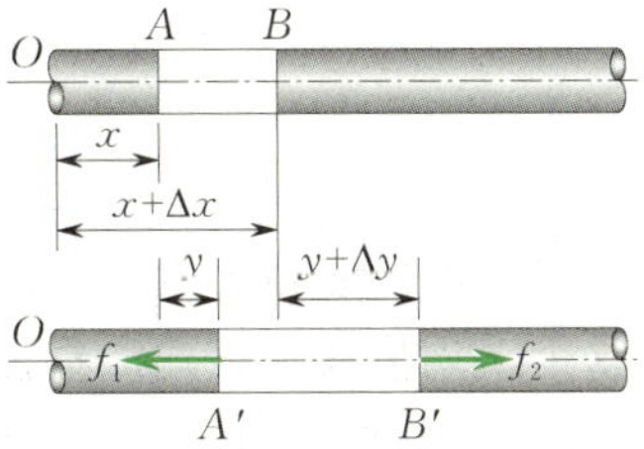

图 4.17　波动能量沿直棒传播

动能为

$$E_k = \frac{1}{2}\Delta m v^2 = \frac{1}{2}\rho S\Delta x v^2$$

式中，v 是波传到的瞬间棒元的振动速度. 如果棒中所传播的简谐波的波函数为

$$y = A\cos\left[\omega\left(t - \frac{x}{u}\right) + \varphi_0\right]$$

则振动速度为

$$v = \frac{\mathrm{d}y}{\mathrm{d}t} = -\omega A\sin\left[\omega\left(t - \frac{x}{u}\right) + \varphi_0\right]$$

于是棒元的动能可以表示为

$$E_k = \frac{1}{2}\rho A^2\omega^2(S\Delta x)\sin^2\left[\omega\left(t - \frac{x}{u}\right) + \varphi_0\right] \tag{4.31}$$

棒元的原长为 Δx，当波传到时，棒元的形变为 $(y + \Delta y) - y = \Delta y$，所以应变为 $\varepsilon_n = \frac{\Delta y}{\Delta x}$，棒元由于形变而产生的弹性力的大小为

$$f = YS\varepsilon_n = YS\frac{\Delta y}{\Delta x} = k\Delta y$$

式中，$k = \frac{YS}{\Delta x}$ 是把棒看作弹簧时棒的刚度系数；Y 为棒的弹性模量. 棒元的势能可表示为

$$\begin{aligned} E_p &= \frac{1}{2}k(\Delta y)^2 = \frac{1}{2}Y(S\Delta x)\left(\frac{\partial y}{\partial x}\right)^2 \\ &= \frac{1}{2}\rho u^2(S\Delta x)\left(A\frac{\omega}{u}\right)^2\sin^2\left[\omega\left(t - \frac{x}{u}\right) + \varphi_0\right] \\ &= \frac{1}{2}\rho A^2\omega^2(S\Delta x)\sin^2\left[\omega\left(t - \frac{x}{u}\right) + \varphi_0\right] \end{aligned}$$

可见，势能的表示式与动能的表示式完全相同，都是时间的周期函数，并且大小相等，相位相同. 这种情况与单个简谐振子的情况完全不同.

当波传到棒元时，棒元的总能量为

$$E = E_k + E_p = \rho A^2\omega^2(S\Delta x)\sin^2\left[\omega\left(t - \frac{x}{u}\right) + \varphi_0\right] \tag{4.32}$$

由上式可知，在行波的传播过程中，介质中给定质点的总能量不是常量，而在随时间做周期性变化. 这表明，介质中所有参与波动的质点都在不断地接受来自波源的能量，又不断地把能量释放出去. 在这方面波动与振动的情况是完全不同的，对于振动系统，总能量是恒定的，因而不传播能量.

介质中单位体积的波动能量，称为**波的能量密度**(energy density)，用 w 表示，即

$$w = \frac{E}{\Delta V} = \rho A^2\omega^2\sin^2\left[\omega\left(t - \frac{x}{u}\right) + \varphi_0\right] \tag{4.33}$$

显然，波的能量密度是随时间做周期性变化的，通常取其在一个周期内的平均值，这个平均值称为**平均能量密度**(average energy density). 因为正弦函数的平方在一个周期内的平均值是 1/2，所以波的平均能量密度可以表示为

$$\bar{w} = \frac{1}{2}\rho A^2\omega^2 \tag{4.34}$$

式(4.34)表示,波的平均能量密度与振幅的平方、频率的平方和介质密度的乘积成正比.这个公式虽然是从平面简谐纵波在棒中的传播导出的,但它对于所有机械波都是适用的.

2. 波的能流和能流密度

能量随着波的传播在介质中流动,因而可以引入能流的概念.单位时间内通过介质中垂直于波线的某面积的能量,称为通过该面积的**能流**(energy flux).在介质中取垂直于波线的面 S(其面积也用 S 表示),则在单位时间内通过 S 面的能流等于体积 uS 内的能量,如图 4.18 所示.显然,通过 S 面的能流是随时间做周期性变化的,通常也取其在一个周期内的平均值,这个平均值称为通过 S 面的**平均能流**(average energy flux),用 $\bar{P}$ 表示,即

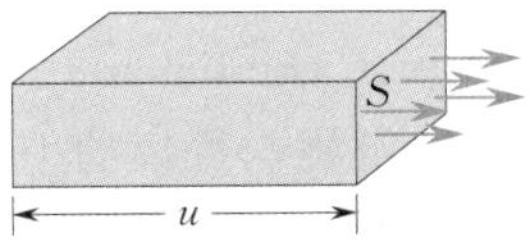

图 4.18　单位时间内通过 S 面的能量

$$\overline{P} = \overline{w}uS = \frac{1}{2}\rho A^2\omega^2 uS \tag{4.35}$$

通过垂直于波线的单位面积上的平均能流称为**能流密度**(energy flux density),又称为**波的强度**(intensity of wave),简称**波强**(wave intensity),用 I 表示,即

$$I = \frac{\overline{P}}{S} = \frac{1}{2}\rho A^2\omega^2 u \tag{4.36}$$

由上式可知,波强与波振幅的平方、角频率的平方成正比.波强的单位是 W/m^2(瓦[特]每平方米).

若平面简谐波在各向同性、均匀、无吸收的理想介质中传播,可以证明其波振幅在传播过程中将保持不变.

设一平面波的传播方向如图 4.19 所示,在垂直于传播方向上取两个面积分别为 S_1 和 S_2($S_1 = S_2$)的平行平面,其平均能流分别为 $\overline{P}_1$ 和 $\overline{P}_2$,因能量无损失,应有

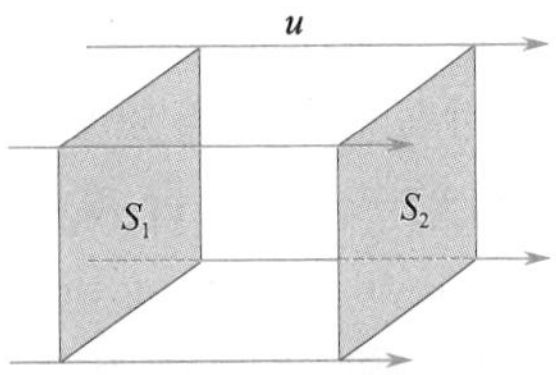

图 4.19　平面波的振幅不变

$$\overline{P}_1 = \overline{P}_2$$

即

$$I_1 S_1 = I_2 S_2$$

由式(4.36),有

$$\frac{1}{2}\rho\,\omega^2 A_1^2 uS_1 = \frac{1}{2}\rho\,\omega^2 A_2^2 uS_2$$

于是有

$$A_1 = A_2$$

用同样的方法,读者自己可以证明,在理想介质中传播的球面波的振幅随着离波源距离的增加成反比地减小.

3. 波的吸收

在前面的讨论中,假设介质是完全弹性且均匀的,波在传播过程中介质不消耗波的能量,因此波在各点的振幅不变.实际上,平面波在均匀介质中传播时,介质总是要吸收波的一部分能量,因此,波强和振幅都将逐渐减小,所吸收的能量将转化成

其他形式的能量(如介质的内能),这种现象称为**波的吸收**(attenuation of wave).

有吸收时,平面波振幅的衰减规律可用下述方法求出.通过极薄厚度为 dx 的一层媒质后,振幅的衰减为 $-dA$,它与此处的振幅 A 成正比,也与 dx 成正比,即 $-dA = \alpha A\,dx$,积分得

$$A = A_0 e^{-\alpha x} \tag{4.37}$$

其中,α 为一常量,它与介质的性质和波的频率有关,称为介质的**吸收系数**(absorption coefficient).

由于波强与振幅的平方成正比,用类似求振幅衰减的方法可以求得平面波波强的衰减规律

$$I = I_0 e^{-2\alpha x} \tag{4.38}$$

式中,I 和 I_0 分别表示任意距离 x 处和 $x = 0$ 处的波强.

§4.6 波的干涉

4.6.1 波的叠加原理

当几个波源激发的波在同一介质中相遇时,实验表明:**各列波在相遇前和相遇后都保持原来的特性(频率、波长、振动方向、传播方向等)不变,就好像其他波不存在一样,与各波单独存在时一样;而在相遇处各质点的振动则是各列波在该处激起的振动的合成,此即波的叠加原理**(principle of superposition of waves).如图 4.20 所示,波 1 和波 2 分别向右和向左相对传播,它们在相遇前、相遇时及相遇后的传播状态分别用(a)、(b)、(c)、(d) 和(e) 表示,其中(b)、(c)、(d) 表示两列波在相遇区域的叠加状态,(a) 和(e) 分别表示两列波相遇前和相遇后的各自独立的传播状态,这种现象又称为波的**独立性原理**(independent principle).日常生活中随处可见这种现象.例如,在嘈杂的公共场所,人耳会听到来自不同方向的各种声音,但仍能将它们区别开来.振动的叠加仅发生在一个质点上,而波的叠加发生在几列波相遇区域内的许多质元上,这就构成了波叠加特有的现象,如下面要介绍的波的干涉.

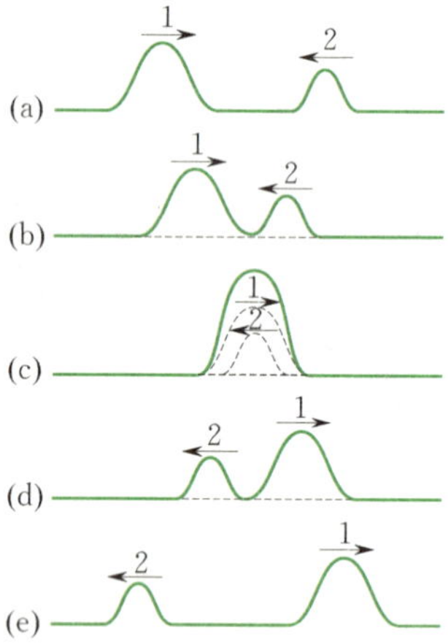

图 4.20 波的叠加示意图

波的干涉

4.6.2 波的干涉

波的叠加原理表明,两列或两列以上的波相遇时,相遇区域质点的振动应是各列波单独引起的振动的合成.**如果两列频率相同、振动方向相同并且相位差恒定的**

波相遇，我们会观察到，在相遇区域的某些位置上，振动始终加强，而在另一些位置上，振动始终减弱或抵消，这种现象称为**波的干涉**(interference of wave). 能够产生干涉现象的波，称为**相干波**(coherent wave)，它们的频率相同、振动方向相同并且相位差恒定. 这三个条件称为相干条件，满足这些条件的波源，称为**相干波源**(coherent source). 图 4.21 中的 S_1 和 S_2 是两个相干波源，它们发出的两列相干波在空间中的点 P 相遇，点 P 到 S_1 和 S_2 的距离分别为 r_1 和 r_2. 下面来分析点 P 的振动情形. 为了保证相干条件的满足，假设波源 S_1 和 S_2 的振动方向垂直于 S_1、S_2 和点 P 所在的平面. 两个波源的振动为简谐振动，即

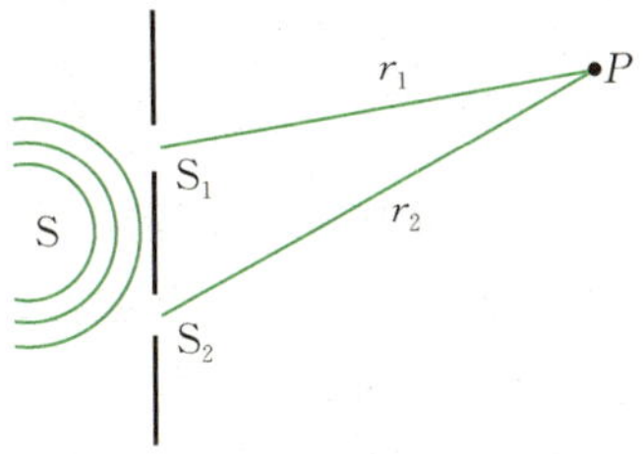

图 4.21 波的干涉示意图

$$y_{10}=A_1\cos(\omega t+\varphi_{10}) \quad 和 \quad y_{20}=A_2\cos(\omega t+\varphi_{20})$$

式中，ω 是两个波源的振动角频率；A_1、A_2 分别是它们的振幅；φ_{10}、φ_{20} 分别是它们的初相位. 则到达点 P 的两个振动可写为

$$y_1=A_1\cos\left(\omega t+\varphi_{10}-\frac{2\pi r_1}{\lambda}\right)$$

和

$$y_2=A_2\cos\left(\omega t+\varphi_{20}-\frac{2\pi r_2}{\lambda}\right)$$

式中 λ 是波长. 点 P 的合振动为

$$y=y_1+y_2=A\cos(\omega t+\varphi_0) \tag{4.39}$$

式中 A 是点 P 合振动的振幅，且

$$A=\sqrt{A_1^2+A_2^2+2A_1A_2\cos\left(\varphi_{20}-\varphi_{10}-2\pi\frac{r_2-r_1}{\lambda}\right)} \tag{4.40}$$

合振动的初相位 φ_0 由下式决定：

$$\tan\varphi_0=\frac{A_1\sin(\varphi_{10}-2\pi r_1/\lambda)+A_2\sin(\varphi_{20}-2\pi r_2/\lambda)}{A_1\cos(\varphi_{10}-2\pi r_1/\lambda)+A_2\cos(\varphi_{20}-2\pi r_2/\lambda)} \tag{4.41}$$

两列相干波在空间中任意一点 P 所引起的两个振动的相位差

$$\Delta\varphi=\varphi_{20}-\varphi_{10}-2\pi\frac{r_2-r_1}{\lambda}$$

是不随时间变化的，它决定了点 P 的合振动的振幅 A 也是不随时间变化的. 但 $\Delta\varphi$ 是空间坐标的函数，其值决定了合振动振幅的大小在相应空间点是加强还是减弱.

$$\Delta\varphi=\begin{cases}\pm 2k\pi \quad (k=0,1,2,\cdots), & A=A_1+A_2,\ \text{干涉加强，振幅最大} \\ \pm(2k+1)\pi \quad (k=0,1,2,\cdots), & A=|A_1-A_2|,\ \text{干涉相消(干涉减弱)，振幅最小}\end{cases}$$

讨论：

(1) 当 $\varphi_{10}=\varphi_{20}$ 时，相应空间点是干涉加强还是干涉相消只与两波的波程差 $\delta=r_2-r_1$ 有关，即有

$$\delta=\begin{cases}\pm 2k\dfrac{\lambda}{2} & (k=0,1,2,\cdots), \quad 干涉加强\\ \pm(2k+1)\dfrac{\lambda}{2} & (k=0,1,2,\cdots), \quad 干涉相消\end{cases}$$

若两个相干波源同相位，波程差 δ 等于半波长的偶数倍时，点 P 处干涉加强；波程差等于 δ 半波长的奇数倍时，点 P 处干涉相消.

(2) 当相位差 $\Delta\varphi$ 或波程差 δ 既不满足干涉加强的条件，也不满足干涉相消的条件时，合振动的振幅介于上述的振幅最大值和振幅最小值之间. 用水面波可以进行波的干涉现象的演示，图 4.22 所示为水面波的干涉现象.

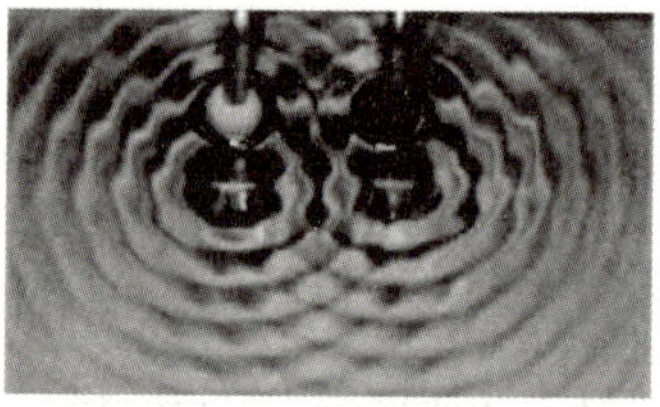

图 4.22 水波盘中水面波的干涉现象

4.6.3 驻波

当两列振幅相同的相干波沿同一直线相向传播时，合成的波是一种波形不随时间变化的波，称为**驻波**(standing wave). 驻波实际上是波的干涉的一种特殊情况.

可以用简谐波的波函数来定量描述驻波的特点. 设沿 x 轴正方向和负方向传播的两列波在原点 $x=0$ 都出现波峰作为计时起点，初相位均为 0，振幅一样. 这时它们的波函数分别可表示为

$$y_1=A\cos\omega\left(t-\frac{x}{u}\right)$$

$$y_2=A\cos\omega\left(t+\frac{x}{u}\right)$$

根据叠加原理，合成波的波函数为

$$\begin{aligned}y=y_1+y_2&=A\cos\omega\left(t-\frac{x}{u}\right)+A\cos\omega\left(t+\frac{x}{u}\right)\\&=2A\cos\frac{2\pi x}{\lambda}\cos\omega t\end{aligned}\tag{4.42}$$

上式即为驻波方程，其中 $2A\cos\dfrac{2\pi x}{\lambda}$ 项可视为振幅(取绝对值后)，表示 x 处质元的振幅，另一项 $\cos\omega t$ 表示各质元随时间做同频率的简谐振动.

由式(4.42)可以求得振幅为最大值与 0 时质元所在的位置，当

$$\left|2A\cos\frac{2\pi x}{\lambda}\right|=2A,\quad x=\pm k\frac{\lambda}{2}\quad(k=0,1,2,\cdots)\tag{4.43}$$

时，质元所在的位置 x 称为**波腹**(antinode)，而当

$$2A\cos\frac{2\pi x}{\lambda}=0,\quad x=\pm(2k+1)\frac{\lambda}{4}\quad(k=0,1,2,\cdots)\tag{4.44}$$

时，质元所在的位置 x 称为**波节**(node). 波节始终不动，且振幅为 0；波腹处的振幅始终具有最大值 $2A$，其他各点振幅介于 0 与 $2A$ 之间. 由式(4.43)和式(4.44)可知，相邻波腹或相邻波节之间的距离都是半波长.

例 4.5　如图 4.23 所示，在同一介质中有两个相干波源分别位于点 P 和点 Q 处，假设由它们发出的平面简谐波沿从点 P 到点 Q 连线的延长线方向传播. 已知 $PQ = 3.0$ m，两波源的频率 $\nu = 100$ Hz，振幅相等，点 P 处的相位比点 Q 处的相位超前 $\pi/2$，介质中的波速 $u = 400$ m/s. 在点 P、Q 连线延长线上的点 Q 右侧有一点 S，点 S 到点 Q 的距离为 r，试写出两波源在点 S 处产生的分振动，并求它们的合振动.

解　取点 P 为坐标原点，取过点 P、Q 和 S 的直线为 x 轴，方向向右，如图 4.23 所示，与波线的方向一致. 根据题意，点 P 处的振动比点 Q 处的振动超前 $\pi/2$，适当选择计时零点，可使 $\varphi_Q = 0$，同时根据已知条件可以求得

$$\omega = 2\pi\nu = 200\pi \text{ rad} \cdot \text{s}^{-1}$$

设两波的振幅为 A，于是可以写出位于点 P、Q 处的波源在点 S 处的分振动分别为

$$y_P = A\cos\left[200\pi\left(t - \frac{r+3}{400}\right) + \frac{\pi}{2}\right],$$

$$y_Q = A\cos\left[200\pi\left(t - \frac{r}{400}\right)\right]$$

在点 S 处两个分振动的相位差为

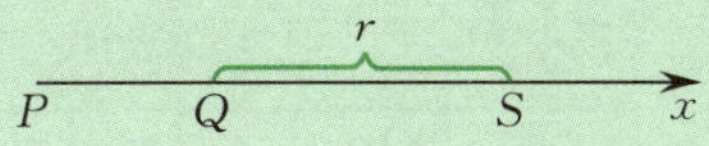

图 4.23　例 4.5 图

$$\Delta\varphi = \left[200\pi\left(t - \frac{r+3}{400}\right) + \frac{\pi}{2}\right] - \left[200\pi\left(t - \frac{r}{400}\right)\right] = -\pi$$

正好满足干涉相消的条件，即点 S 静止不动. 从 $\Delta\varphi$ 的表示式中还可以看到，$\Delta\varphi$ 与 r 无关，即无论点 S 处于点 Q 右侧的什么位置上，总是满足干涉相消的条件. 所以说，在 x 轴上点 Q 以右的整个区域都满足干涉相消的条件，处于这个区域的所有介质质点实际上都是静止不动的.

§4.7 声波

4.7.1　声波的物理性质

能够使听觉器官引起声音感觉的波动称为**声波**(sound wave). 声波是纵波. 传播声波的介质通常是空气，但也可以是液体或固体. 人类能够感觉到的声波的频率范围是 20 ～ 20 000 Hz，此频率范围称为声频或**音频**(audio frequency). 频率高于 20 000 Hz 的机械波称为**超声波**(ultrasonic wave)，频率低于 20 Hz 的机械波称为**次声波**(infrasonic wave)，如地震波等. 声波的传播速度(声速)只与传播声波的介质性质有关，而与频率无关. 表 4.1 给出了几种介质的声速.

4.7.2　描述声波特性的几个物理概念

1. 声压与声阻

介质中无声波传播时的压强称为静压强，设静压强为 p_0，空气中的静压强就是大气压强. 介质中有声波传播时的压强与静压强 p_0 之差称为**声压**(sound pressure)，以 p 表示. 可以证明，平面简谐纵波的声压和声压幅值分别为

$$p = \rho c v, \quad p_m = \rho c A\omega \tag{4.45}$$

式中，ρ 是介质密度；c 是声速；v 是介质质点的振动速度，ω 是波源振动的角频率；A 是声源振动的振幅. 将 $p = \rho c v$ 改写成 $v = p/\rho c$，并与电路的欧姆定律 $I = U/R$ 进行对

比，可知 ρc 对应于 R，于是将 ρc 称为介质的**声阻**(acoustic resistance)，以 Z 表示，即

$$Z = \rho c \tag{4.46}$$

因为 ρ 是介质的密度，c 只取决于介质的性质，所以声阻 Z 只取决于介质的性质，它在声学上是一个很重要的物理量. 声波在两种不同的介质的分界面上反射和折射时，反射和折射的能量分配就由两种介质的声阻决定. 几种介质的声阻如表 4.1 所示.

表 4.1　几种介质的声速和声阻

介质	声速 $c/(\mathrm{m \cdot s^{-1}})$	密度 $\rho/(\mathrm{kg \cdot m^{-3}})$	声阻 $Z/(\mathrm{kg \cdot m^{2} \cdot s^{-1}})$
空气(0 ℃)	3.31×10^2	1.29	4.28×10^2
空气(20 ℃)	3.43×10^2	1.21	4.16×10^2
水(0 ℃)	1.48×10^3	9.98×10^2	1.48×10^6
脂肪	1.40×10^3	9.70×10^2	1.36×10^6
脑	1.53×10^3	1.02×10^3	1.56×10^6
肌肉	1.57×10^3	1.04×10^3	1.63×10^6
密质骨	3.60×10^3	1.70×10^3	6.12×10^6
钢	5.05×10^3	7.80×10^3	3.94×10^6

2. 声强与声强级

声波的强度称为**声强**(sound intensity)，即单位时间内通过垂直于声波传播方向的单位面积的声波能量. 根据式(4.36)，声强可表示为

$$I = \frac{1}{2}\rho c \omega^2 A^2$$

将 $p_m = \rho c A \omega$ 代入，得

$$I = \frac{1}{2}\frac{p_m^2}{\rho c} = \frac{1}{2}\frac{p_m^2}{Z} \tag{4.47}$$

式(4.47)表明，对于一定的介质，声强与声压幅值的平方成正比. 在实际测量中，测量声压比测量声强要容易得多，因此常常用声压表示声波的强度.

决定人耳对声波反应的主要因素有两个：一是声强，二是声波的频率. 声音的响度主要取决于声强，同时也与频率有关，而声调取决于频率. 例如，一个正常人的耳朵能感觉到频率为1 000 Hz 的声波的最低声强是 $10^{-12}\ \mathrm{W \cdot m^{-2}}$，但对 100 Hz 的声波，要令同一人耳感觉到却需要此声波的声强大于 $10^{-9}\ \mathrm{W \cdot m^{-2}}$.

图 4.24 中任意一条曲线表示同等响度时不同频率声音的声强，称为**等响曲线**(equal-loudness contour). 最低的一条曲线代表**听阈**(hearing threshold)，它表示不同频率声波的最低可听声强；最高的一条曲线代表**痛阈**(pain threshold)，它表示人耳对不同频率声波所能忍受的最高声强. 在听阈与痛阈两线之间的范围称为**听觉区域**(auditory sensation area).

从图中可以看出，正常人耳最敏感的频率范围为 1 000 ～ 5 000 Hz. 在听觉区域，声强的差别是很大的. 以 1 000 Hz 的声音为例，最低可闻声强是$10^{-12}\ \mathrm{W \cdot m^{-2}}$，而痛阈的声强是$1\ \mathrm{W \cdot m^{-2}}$，两者相差 10^{12} 倍. 事实上，它们在人耳中产生的主观感觉差别并没有这样大. 根据实验测定，声强每增加 10 倍，主观感觉的响度约增加

1 倍. 因此,在声学上采用对数标度表示声强的等级,称为**声强级**(sound intensity level),以 L_I 表示,单位是贝尔(Bel,B). 若声强为 I,则声强级为

$$L_I = \lg \frac{I}{I_0} \tag{4.48}$$

式中 I_0 为标准参考声强,通常取为 10^{-12} W·m^{-2}. 贝尔这个单位太大,常采用贝尔的十分之一,即分贝(dB)为单位,此时声强级公式为

$$L_I = 10\lg \frac{I}{I_0} (\mathrm{dB})$$

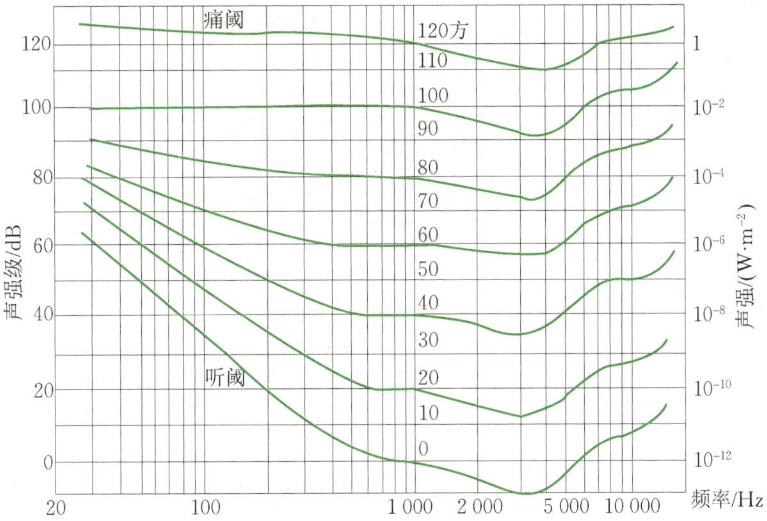

图 4.24　纯音的等响曲线

几种常见声波的声强、声强级和响度如表 4.2 所示.

表 4.2　几种常见声波的声强、声强级和响度

声音类型	声强 /(W·m^{-2})	声强级 /dB	响度
刚达到听阈的 1 000 Hz 声音	10^{-12}	0	极轻
耳语	10^{-11} ~ 10^{-10}	10 ~ 20	轻
谈话	10^{-6} ~ 10^{-5}	60 ~ 70	正常
繁忙街道车辆声	10^{-5} ~ 10^{-4}	70 ~ 80	甚响
雷声	10^{-1}	110	震耳
刚达到痛阈的 1 000 Hz 声音	1	120	极响

声强级和声强一样,仍然是描述声波的客观物理量,但它并不完全反应人耳所感觉到的响度等级. 为此,对于人耳感觉到的声强用响度级来表示. 响度级的单位称为**方**(phon). 根据定义,频率为 1 000 Hz 的纯音的响度级和它的声强级具有相同的量值;例如,听阈的响度级为0 方,痛阈的响度级为 120 方,在同一等响曲线上的任何频率的声音,它们响度级的方值均相同.

应该指出的是,图 4.24 中的曲线是从大量听觉正常的人统计出来的结果,不同的人的等响曲线不完全相同. 临床上常测定患者对各种频率的声音的听阈,与正常的听阈进行比较,借以判断患者的听力是否正常.

例 4.6 一声源向各个方向均匀地发出声波,在离声源 6.0 m 处的声强为 1.0×10^{-3} W·m^{-2},声波的频率为 2.0×10^{3} Hz,声速为 331 m·s^{-1}. 已知空气的密度为 1.29 kg·m^{-3},求:

(1) 6.0 m 处介质的声压幅值;

(2) 30 m 处的声强;

(3) 30 m 处的声强级.

解 (1) 由 $I=\dfrac{1}{2}\dfrac{p_m^2}{\rho c}$ 得

$$p_m=\sqrt{2\rho cI}=\sqrt{2\times1.29\times331\times1.0\times10^{-3}}\ \text{N}\cdot\text{m}^{-2}=0.93\ \text{N}\cdot\text{m}^{-2}$$

(2) 设声波为球面波,因为球面波的声强与距离的平方成反比,因此有

$$\frac{I_{30}}{I_{6.0}}=\frac{r_{6.0}^2}{r_{30}^2}=\frac{6.0^2}{30^2}$$

所以

$$I_{30}=\frac{6.0^2}{30^2}\times1.0\times10^{-3}\ \text{W}\cdot\text{m}^{-2}=4.0\times10^{-5}\ \text{W}\cdot\text{m}^{-2}$$

(3) 30 m 处的声强级为

$$L_{I30}=10\lg\frac{I_{30}}{I_0}=10\lg\frac{4.0\times10^{-5}}{10^{-12}}\ \text{dB}=76\ \text{dB}$$

多普勒

4.7.3 多普勒效应

当一列火车鸣笛从我们身边驶过时,我们听到的汽笛声调是显著变化的:火车离开时听到的汽笛声调比驶近时听到的汽笛声调要低些. 这是由于当火车离开时,我们接收到的声波频率低于汽笛发出的真实频率,而当火车驶近时,我们接收到的声波频率高于汽笛发出的真实频率. **这种由于波源与接收器之间发生相对运动而使接收器接收到的频率与波源发出的真实频率不同的现象,称为多普勒效应**(Doppler effect). 它是物理学家 C. 多普勒(C. Doppler) 在 1842 年首先发现的.

下面以声波为例讨论机械波的多普勒效应. 如图 4.25 所示,设接收器相对介质静止,声源相对介质以速度 u 向着接收器运动,声源的频率为 ν,介质中的声速为 c,在一个周期 T 内,声源移动的距离为 uT,声波的传播距离为 λ. 由图可见,这时接收器收到的波长 λ' 被挤压而缩短了,其值为

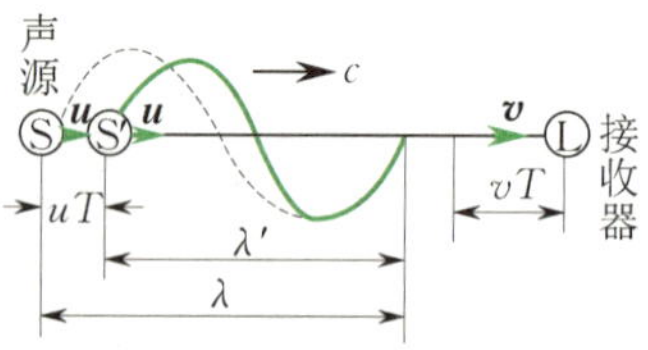

图 4.25 声波的多普勒效应

$$\lambda'=\lambda-uT=\frac{c-u}{\nu} \tag{4.49}$$

设在声源相对介质以速度 u 向着接收器运动的同时,接收器也相对介质以速度 v 向声源运动,这就相当于接收器不动,而声波以 $u+v$ 的速度向接收器传播,这时接收器所接收到的频率为

$$\nu'=\frac{c+v}{\lambda'}=\frac{c+v}{c-u}\nu \tag{4.50}$$

利用式(4.50)进行计算时,应该特别注意:当声源向着接收器运动时,u 取正值;

反之，u 取负值；当接收器向着声源运动时，v 取正值；反之，v 取负值.

由式(4.50)可知，当声源和接收器彼此接近时，接收器接收的频率高于声源的发声频率；当声源和接收器彼此远离时，接收器接收的频率低于声源的发声频率.

例 4.7 在某双轨铁道的每一轨道线上各有一列火车，它们均以 $20\ \text{m}\cdot\text{s}^{-1}$ 的速度相向行驶，并且均以 1 kHz 的频率鸣笛，然后各自从对方旁边驶过，已知此时空气中的声速为 $340\ \text{m}\cdot\text{s}^{-1}$，求：

(1) 车上的乘客听到另一列火车汽笛声的频率为多少？

(2) 各车汽笛前方空气中声波的波长为多少？

解 (1) 因为汽笛是声源，乘客是声波的接收者，设声源和声波的接收者的运动速度分别为 u 和 v，则 $u = v = 20\ \text{m}\cdot\text{s}^{-1}$.

当两列火车彼此接近时，车上的乘客听到另一列火车汽笛声的频率为

$$\nu' = \frac{c+v}{c-u}\nu = \frac{340+20}{340-20}\times 1\,000\ \text{Hz} = 1\,125\ \text{Hz}$$

当两列火车彼此离开时，车上的乘客听到另一列火车汽笛声的频率为

$$\nu' = \frac{c-v}{c+u}\nu = \frac{340-20}{340+20}\times 1\,000\ \text{Hz} = 889\ \text{Hz}$$

由以上结果可以看出，当声源和接收者彼此接近时，接收者接收的频率高于声源的发声频率；当声源和接收者彼此远离时，接收者接收的频率低于声源的发声频率.

(2) 因为汽笛前方的空气是静止的，相当于接收器的速度为零，声源的速度仍为 $u = 20\ \text{m}\cdot\text{s}^{-1}$，所以汽笛前方空气中声波的频率为

$$\nu' = \frac{c}{c-u}\nu = \frac{340}{340-20}\times 1\,000\ \text{Hz} = 1\,062.5\ \text{Hz}$$

各车汽笛前方空气中声波的波长均为

$$\lambda' = \frac{c}{\nu'} = \frac{340}{1\,062.5}\ \text{m} = 0.32\ \text{m}$$

电磁波也和机械波一样具有多普勒效应，但电磁波的多普勒效应在产生机理上与机械波的多普勒效应有本质的区别，因而计算公式也不相同.

多普勒效应在科学研究、工程技术、国防、医疗等方面得到了广泛的应用. 例如，在临床上，基于多普勒效应的原理制造的多普勒超声诊断仪可用于探测心脏、血管、横膈的活动，测定血流量及其速度，评估受伤后组织的生存能力等.

§4.8 超声波及其医学应用

超声波是频率高于 20 000 Hz 的机械波，它不能引起人耳的听觉，但在医学和其他科学领域中有着许多重要的应用. 用于医学上的超声波的频率范围为 2.5 ~ 10 MHz，较常用的是 2.5 ~ 5 MHz. 超声波的传播速度因介质不同而异，在固体中最快，液体中次之，气体中最慢，在人体软组织中约为 1 500 m/s.

4.8.1 超声波的产生

产生超声波的方法有多种，医学诊断用的超声波发生器主要是利用石英、酒石酸钾钠、磷酸铵、钛酸钡等某些晶体的特殊性质制造的. 当这类晶体受到外加压力而产生压缩形变时，晶体受力的两个表面将产生正、负电荷；如果产生拉伸形变，则所产生的正、负电荷的极性相反，从而在两个表面间建立电场，产生电势差，如图 4.26

所示.这种现象称为**压电效应**(piezoelectric effect),能产生压电效应的晶体称为**压电晶体**(piezoelectric crystal),一般压电效应是可逆的.如果在压电晶体的两个表面外加电场,则两个表面间的距离将随电场方向的改变而产生压缩或拉伸形变,这种现象称为**逆压电效应**(converse piezoelectric effect).由此可见,一个频率为 ν 的交变电压,就能使石英等压电晶体做同频率的机械振动而产生机械波,当交变电压的频率 ν 与压电晶体的固有振动频率相等时,将产生共振,振幅最大.总之,基于某些压电晶体的逆压电效应,可以将电振荡转变为机械振动而产生超声波,如图 4.27 所示.基于某些压电晶体的压电效应,可以将机械振动转变为电振荡而接收超声波.

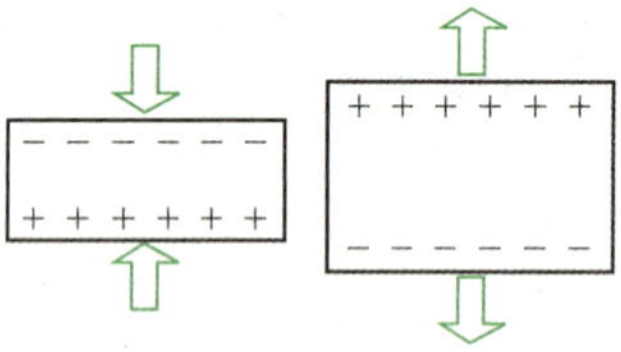

图 4.26　压电效应示意图

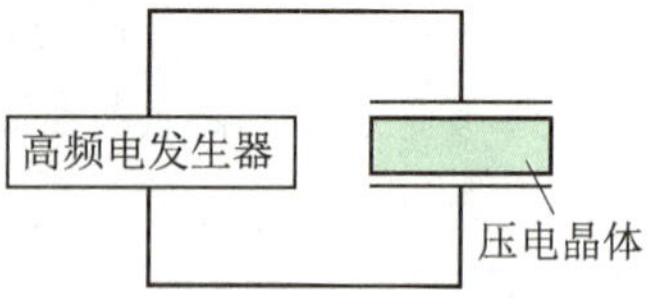

图 4.27　超声波发生器示意图

4.8.2　超声波的生物物理效应及应用

当超声波以机械振动的形式在生物介质中传播时,会引起介质的结构、状态等物理特性的改变,从而产生一系列的生物物理效应.人们根据效应产生的效果,将其分为 3 种.

1. 热效应及其应用

声传播的本质是声能以振动的形式由近向远传播,超声波能量的介入引起介质中各微元的剧烈振动和相互之间的摩擦,使部分声能转化为热能而损失掉,导致介质局部温度升高.当多束声波同时汇聚在某局部时,可使该局部的温度在短时间内升高很快.例如,在聚焦超声场中,当生物组织内的焦点处的超声波能量达到 3 000 ~ 10 000 $W \cdot cm^{-2}$ 时,在0.5 ~5.0 s内可使该处组织的温度达到65 ~ 100 ℃,此即瞬态高温效应.瞬态高温效应的焦点定位于体内靶组织(如肿瘤等),就可使靶组织蛋白发生热变性坏死,而对周边健康组织不产生明显的损伤,从而达到治疗目的,这就是通常的高强度聚焦超声(HIFU) 肿瘤消融.

2. 机械效应及其应用

超声波在介质中传播时,不仅能引起介质剧烈振动,而且能产生巨大的冲击力作用,其所产生的机械效应同样不可低估.例如,超声波的机械振动可导致细胞膜破坏.在细胞膜性结构破坏的瞬间,其温度可高达几千摄氏度,在高温下细胞膜性结构内的水可裂解为 H^+ 和 OH^- 等活性基团,与组织内的其他成分产生化学反应,导致靶区内细胞受损,所以超声波的机械效应可引起组织细胞溶解、细胞功能改变、DNA 大分子降解及蛋白质变性,并可造成细胞间黏滞系数降低,细胞分离脱落.因此超声波可用于杀菌、碎石等医疗应用.

3. 空化效应及其应用

当流体中超声波的声压幅值超过某一临界值时，声压对液体产生足够的张力，将液体撕开而形成一个有气空腔，习惯把有气空腔的形成和运动称为**空化**(cavitation). 空化活动依据气泡的振动强度可分为两类：稳态空化和瞬态空化. 稳态空化是指气泡或空腔在声作用下，能在较长的声周期内振荡，甚至非线性振荡. 如果一个气泡或空腔振荡剧烈，在1 或2 个声周期内发生崩溃，这种空化称为瞬态空化，气泡在崩溃过程中产生瞬时高温高压，对周围媒质或生物组织产生撕裂作用. 瞬态空化是一个剧烈的非线性过程，此过程中会产生许多复杂现象. 通常认为空化不易控制.

目前，空化效应已在化学化工、生物医疗等领域获得了广泛的应用，如药物传递等.

4.8.3　超声影像设备的工作原理简述

超声医学(ultrasonic medicine)是利用超声波的物理特性与人体器官、组织的声学特性相互作用后得到诊断或治疗效果的一门学科. 向人体发射超声波，接收其在人体器官、组织传播过程中，由于透射、反射、折射、衍射、衰减、吸收而产生的各种信息，将其放大并进行信息处理，形成波形、曲线、图像或频谱，以此进行疾病诊断的方法学，称为**超声诊断学**(ultrasonic diagnostics)；利用超声波的能量(热学机制、机械机制、空化机制等)作用于人体器官、组织的病变部位，以达到治疗疾病和促进机体康复目的的方法学，称为**超声治疗学**(ultrasonic therapeutics).

超声治疗(ultrasound therapy)的应用早于超声诊断，1922 年就有了首例超声治疗机的发明专利，但到 1942 年才有超声诊断的应用(脑肿瘤诊断). 不过，超声诊断发展较快，20 世纪 50 年代的 A 型超声诊断仪和继之问世的 B 型超声诊断仪开展了广泛的临床应用，至 20 世纪 70 年代中下期灰阶实时(grey scale real time)超声的出现获得了解剖结构层次清晰的人体组织器官的断层声像图，并能动态显示心脏、大血管等许多器官的动态图像，是超声诊断技术的一次重大突破. 与此同时，一种利用多普勒效应的超声多普勒检测技术迅速发展，从多普勒频谱曲线中能计测多项血流动力学参数. 20 世纪 80 年代初期，彩色多普勒血流显像(color Doppler flow imaging, CDFI)出现，将彩色血流信号叠加于二维声像图上，不仅能直观地显示心脏和血管内的血流方向和速度，并使多普勒频谱曲线的取样变得更便捷. 20 世纪八九十年代以来，超声造影、二次谐波和三维超声的相继问世，更使超声诊断锦上添花. 下面着重介绍几种常见超声诊断仪的基本原理及应用.

1. A 型超声诊断仪

A 型超声诊断仪因其回声显示采用**幅度调制**(amplitude modulation)而得名，如图 4.28 所示. A 型超声回波显示(A 型显示方式)是超声诊断仪最基本的一种显示方式. 在阴极射线管(CRT)荧光屏上，以横坐标代表被测物体的深度，以纵坐标代表回波脉冲的幅度，由探头(换能器)定点发射超声波，从而获得回波所在位置的信息，由此可测得人体脏器的厚度、病灶在人体组织中的深度以及病灶的大小. 根据回波的一些其他特征，如波幅和波密度等，还可在一定程度上对病灶进行定性分析.

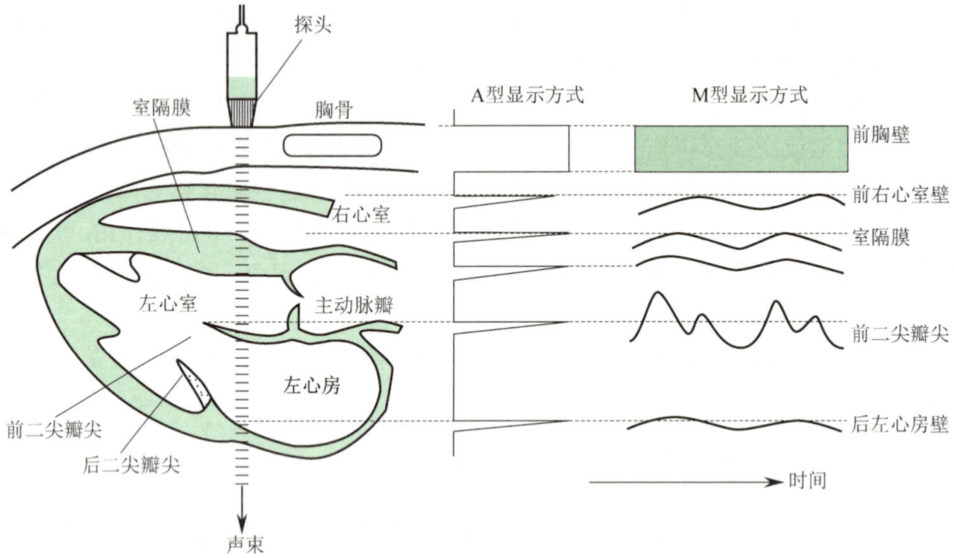

图 4.28　A 型显示方式和 M 型显示方式

A 型超声诊断仪适用于各部件的检查，从人的脑部直至体内脏器，其中应用最多的是对肝、胆、脾、肾、子宫的检查. 对眼科的一些疾病，尤其是对眼内异物，用 A 型超声诊断仪比 X 射线透视检查更为方便、准确. 在妇产科方面，对于妇女妊娠的检查，以及子宫肿块的检查，也都比较准确和方便.

由于 A 型显示方式的回波图只能反映局部组织的回波信息，不能获得临床诊断需要的解剖图形，且诊断的准确性与操作医师的识图经验关系很大，因此其应用价值不断削弱，即使在国内，A 型超声诊断仪也很少生产和使用了.

2. M 型超声诊断仪

M 型超声诊断仪适用于对运动脏器如心脏的探查. 由于其显示的影像是由运动回波信号对显示器扫描线实行辉度调制，并按时间顺序展开而获得一维空间多点**运动时序**(motion-time) 图，故称为 M 型超声诊断仪，其所得的图像称为超声心动图.

M 型超声诊断仪的工作原理如图 4.29(a) 所示. 与 A 型超声诊断仪有些相似，不同的是其显示方式(见图 4.28). 对于运动脏器，由于各界面反射回波的位置及信号大小是随时间而变化的，如果仍用幅度调制的 A 型显示方式进行显示，所显示的波形会随时间而改变，得不到稳定的波形图，因此，M 型超声诊断仪采用辉度调制的方法，使深度方向所有界面反射回波，用亮点形式在显示器垂直扫描线上显示出来，随着脏器的运动，垂直扫描线上的各点将发生位置上的变动，定时地采样这些回波并使之按时间先后逐行在屏上显示出来. 图 4.29(b) 为一幅心脏搏动时测得的心脏内各反射界面的活动曲线图. 可以看出，由于脏器的运动变化，活动曲线的间隔也随之发生变化，如果脏器中某一界面是静止的，活动曲线将变为水平直线.

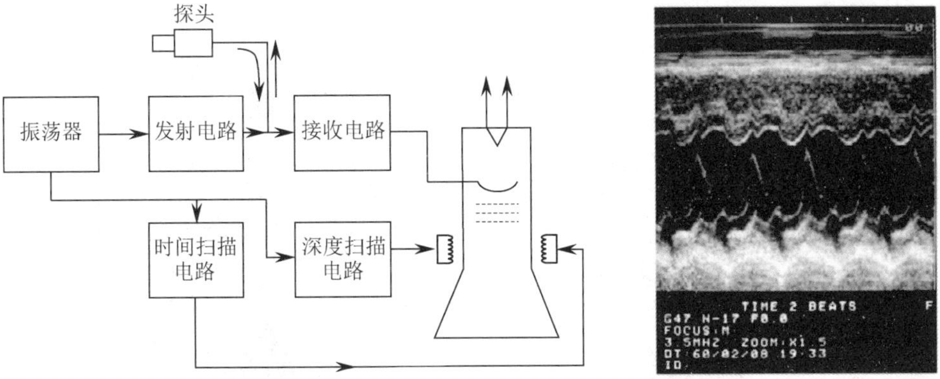

(a) M型超声诊断仪工作原理方框图　　(b) 心脏搏动时，心脏的M型超声影像

图 4.29　M 型超声诊断仪的工作原理与成像

M 型超声诊断仪对人体中的运动脏器，如心脏、胎儿胎心、动脉血管等的功能的检查具有优势，并可进行多种心功能参数的测量，如心脏瓣膜的运动速度、加速度等. 但 M 型超声诊断仪仍不能获得解剖图像，不适用于对静态脏器的诊查.

3. B 型超声诊断仪

为了获得人体组织和脏器的解剖影像，继 A 型超声诊断仪应用于临床之后，B 型、P 型、BP 型、C 型和 F 型超声诊断仪又先后问世. 由于它们的一个共同特点是实现了对人体组织和脏器的断层显示，通常将这类仪器称为超声断层扫描诊断仪.

虽然 B 型超声诊断仪因其成像方式采用**辉度调制**(brightness modulation) 而得名，其影像所显示的却是人体组织或脏器的二维超声断层图(或称剖面图)，对于运动脏器，还可实现实时动态显示，所以，B 型超声诊断仪与 A 型、M 型超声诊断仪在结构原理上都有较大的不同.

B 型超声诊断仪和 M 型超声诊断仪一样，采用辉度调制方式显示深度方向所有界面的反射回波，但探头发射的超声波束在水平方向上却是以快速电子扫描的方法(相当于快速等间隔改变 A 型超声诊断仪的探头在人体上的位置)，逐次获得不同位置的深度方向所有界面的反射回波，当一帧扫描完成时，便可得到一幅由超声波束扫描方向决定的垂直平面二维超声断层影像，称为线形扫描断层影像. 也可以通过改变探头的角度(机械的或电子的方法)，从而使超声波束扫描方向快速变化，使每隔一定小角度被测方向不同深度所有界面的反射回波都以亮点的形式显示在对应的扫描线上，便可形成一幅由探头摆动方向决定的垂直扇面二维超声断层影像，称为扇形扫描断层影像.

以上提到的两种超声影像，如果其获取回波信息的超声波束扫描速度相当快，便可以满足对运动脏器的稳定取样，因而连续不断地扫描，便可以实现实时动态显示，观察运动脏器的动态情况. 图 4.30 所示为 B 型超声诊断仪的断层扫描与成像.

线扫式断层 B 型超声诊断仪适用于对腹部脏器，如肝、胆、脾、肾、子宫的检查，而扇扫式断层 B 型超声诊断仪适用于对心脏的检查. 现代 B 型超声诊断仪通常同时具备以上两种诊断仪的探查功能，配备不同的超声探头以方便检测不同的脏器.

图 4.30 为两种探头扫描出的超声断层影像.

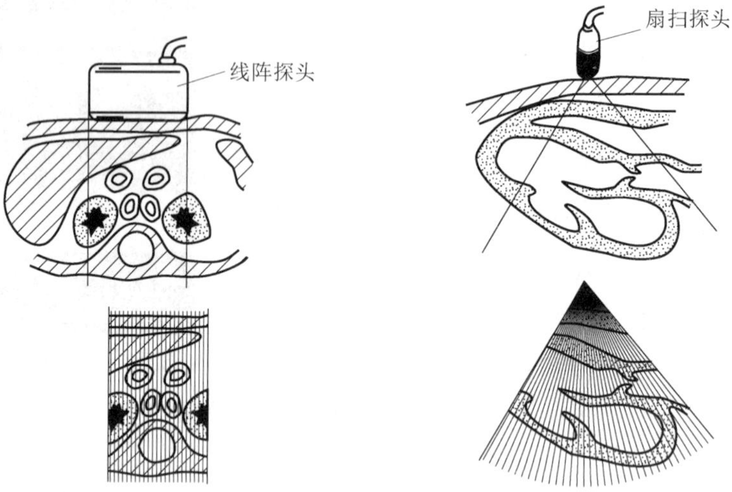

(a) 腹部线形扫描断层影像　　(b) 心脏扇形扫描断层影像

图 4.30　B 型超声诊断仪的断层扫描与成像

4. D 型超声诊断仪

D 型超声诊断仪也即超声多普勒诊断仪，它是利用声学多普勒效应，对运动中的脏器和血液所反射的回波的多普勒频移信号进行检测并处理，转换成声音、波形、色彩和辉度等信号，从而显示出人体内部器官的运动状态. 超声多普勒诊断仪主要分为 3 种类型：**连续式超声多普勒**(continuous wave Doppler) 成像诊断仪、**脉冲式超声多普勒**(pulsed wave Doppler) 成像诊断仪和实时二维**彩色超声多普勒血流成像**诊断仪.

连续式超声多普勒成像诊断仪最早被应用. 它的探头内的一个换能器发射某一频率的连续超声波信号，若超声波遇到运动目标血流中的红细胞群，则反射回来的信号已是变化了频率的超声波. 探头内的另外一个换能器将其检测出来转换成电信号后送入主机，经高频放大后与原来的发射电信号进行混频、解调，取出差频信号，根据处理和显示方式的不同，可转换成声音、波形或血流图以供诊断. 这种方式由于难以测定距离，不能确定器官组织的位置，给诊断造成了诸多不便.

脉冲式超声多普勒成像诊断仪是以断续方式发射超声波信号，因此称为脉冲式. 它由门控制电路来控制发射信号的产生和回声信号的接收与放大，借助截取回声信号的时间段来选择测定距离，鉴别器官组织的位置. 由于发射和接收的信号是脉冲式的，就可以由探头内的一个换能器来完成发射和接收双重任务，这对于简化探头机械结构，避免收、发信号之间的不良耦合，提高影像质量都是十分有益的. 随着脉冲多普勒技术、方向性探测、频谱处理和计算机编码技术的应用及发展，超声多普勒成像诊断仪不仅能够对距离进行分辨，还能判定血流的方向和速度，以多种形式给医生提供诊断信息，使其测量水平由定性迈向定量.

实时二维彩色超声多普勒血流成像诊断仪是 20 世纪 80 年代后期心血管超声多

普勒诊断领域中的最新科技成果.它将脉冲多普勒技术与 B 型实时超声成像和 M 型超声心动图结合起来，在直观的二维断面实时影像上，同时显现血流方向和相对速度，提供心血管系统在时间和空间上的信息，进而通过计算机的数字化技术和影像处理技术，使其在影像诊断仪器的构架上兼具了生理监测的功能，提供诸如血流速度、容积、流量、加速度、血管径、动脉指数等极具价值的信息；这就是俗称的“彩超”或“彩色多普勒”.

拓展阅读

非线性振动简介

共振的应用与危害

超声波的生物物理效应及医学应用

非线性波、孤波

思考题

4.1　做简谐振动的物体，每次通过同一位置时，力、位移、速度和加速度中，哪些物理量相同？哪些物理量不同？

4.2　从运动学的角度看，什么是简谐振动？从动力学的角度看，什么是简谐振动？一个物体受到使它返回平衡位置的力，是否一定做简谐振动？

4.3　波动与振动有何联系和区别？简谐振动的波函数与简谐振动的振动方程有何联系和区别？

4.4　波动过程中，体积元的总能量随时间变化，这与能量守恒定律是否矛盾？为什么？

4.5　两列波能产生干涉现象的条件是什么？若两波源发出振动方向相同、频率相同的两列波，它们在空间相遇时，是否一定能产生干涉？为什么？

4.6　驻波是怎样形成的？驻波具有什么特征？

4.7　人耳对纯音的等响曲线具有什么规律？

4.8　观测者向着波源运动和波源向着观测者运动，这两种情况下，观测者接收到的波的频率都升高，两种过程的物理本质有何差别？

4.9　超声成像的物理原理是什么？几种回波法超声诊断仪有何异同？

习　题

4.1　刚度系数分别为 k_1 和 k_2 的两根轻质弹簧，与质量为 m 的滑块相连，水平面光滑，如图 4.31 所示.试证明滑块的运动为简谐振动，并求出其振动周期.

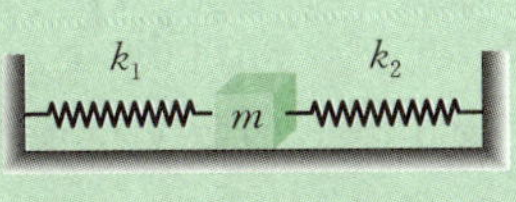

图 4.31　习题 4.1 图

4.2　质量为 1.0×10^{-3} kg 的小球与轻弹簧组成的系统，按 $x=5\times10^{-3}\cos\left(8\pi t+\dfrac{\pi}{3}\right)$ m 的规律振动，式中 t 的单位为 s.试求：

(1) 振动的振幅、周期、初相位、速度及加速度的最大值.

(2) 求 $t=2$ s、10 s 时的相位及系统的机械能.

4.3 有一弹簧振子，弹簧的刚度系数为 $k = 9.8\ \mathrm{N \cdot m^{-1}}$，物体的质量为 $m = 20\ \mathrm{g}$，现将弹簧自平衡位置拉长 $2\sqrt{2}$ cm 并给物体一远离平衡位置的速度，其大小为 $7.0\ \mathrm{cm \cdot s^{-1}}$，求该振子的运动学方程(SI).

4.4 图 4.32 所示为两个简谐振动的 x-t 曲线，试分别写出其简谐振动方程.

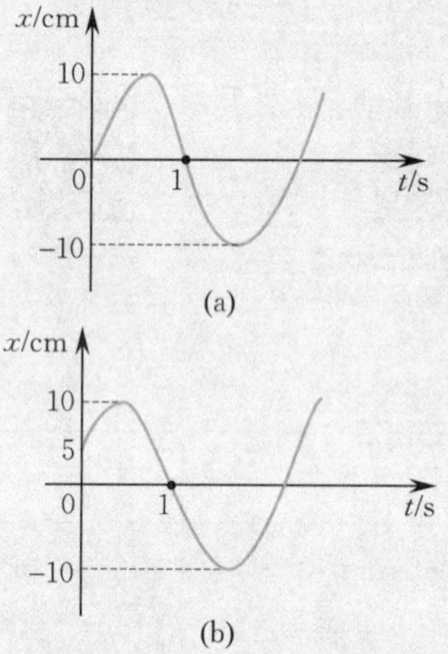

图 4.32 习题 4.4 图

4.5 一质点同时参与两个同一直线上的简谐振动，振动方程(SI)分别为

$$x_1 = 0.05\cos\left(10t + \frac{3}{5}\pi\right)$$

$$x_2 = 0.06\cos\left(10t + \frac{1}{5}\pi\right)$$

求它们合振动的振幅、初相位及振动方程.

4.6 已知波源在原点的一列平面简谐波，波函数为 $y = A\cos(Bt - Cx)$，其中 A、B、C 为正值恒量.求：

(1) 波的振幅、波速、频率、周期与波长；

(2) 写出传播方向上距离波源为 l 处质点的振动方程；

(3) 任一时刻，在波的传播方向上相距为 d 的两点的相位差.

4.7 图 4.33 所示是沿 x 轴传播的平面余弦波在 t 时刻的波形曲线.(1) 若波沿 x 轴正方向传播，该时刻 O、A、B、C 各点的振动相位是多少？(2) 若波沿 x 轴负方向传播，上述各点的振动相位又是多少？

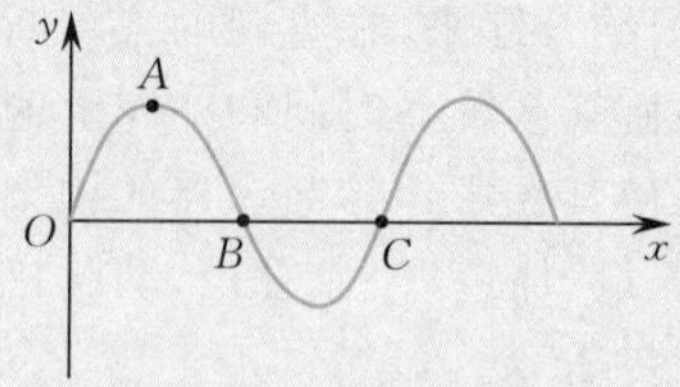

图 4.33 习题 4.7 图

4.8 一列机械波沿 x 轴正方向传播，$t = 0$ 时的波形曲线如图 4.34 所示，已知波速为 $10\ \mathrm{m \cdot s^{-1}}$，波长为 2 m，求：

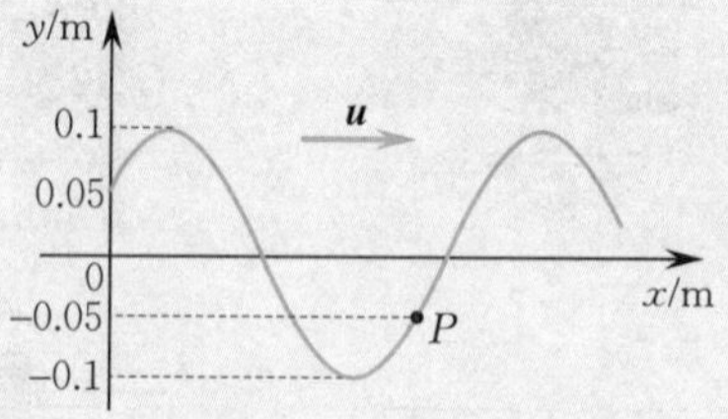

图 4.34 习题 4.8 图

(1) 波函数；

(2) 点 P 的振动方程及振动曲线；

(3) 点 P 的坐标；

(4) 点 P 回到平衡位置所需的最短时间.

4.9 一平面余弦波，沿直径为 14 cm 的圆柱形管传播，波的强度为 $18.0 \times 10^{-3}\ \mathrm{J \cdot m^{-2} \cdot s^{-1}}$，频率为 300 Hz，波速为 $300\ \mathrm{m \cdot s^{-1}}$，求：

(1) 波的平均能量密度和最大能量密度；

(2) 两个相邻同相面之间波的能量.

4.10 如图 4.35 所示，有一平面简谐波在空间传播，已知点 P 的振动方程为 $y_P = A\cos(\omega t + \varphi_0)$.

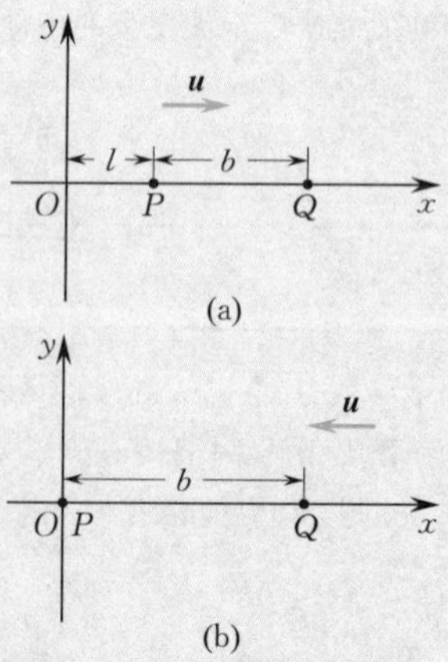

图 4.35 习题 4.10 图

(1) 分别就图中给出的两种坐标和传播方向写出其波函数；

(2) 写出与点 P 距离为 b 的点 Q 的振动方程.

4.11　如图 4.36 所示，S_1 和 S_2 为两相干波源，振幅均为 A_1，相距 $\lambda/4$，S_1 较 S_2 相位超前 $\frac{\pi}{2}$，求：

(1) S_1 左侧各点的合振幅和强度；

(2) S_2 右侧各点的合振幅和强度.

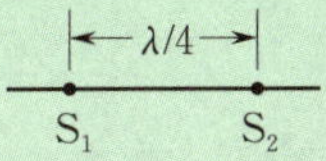

图 4.36　习题 4.11 图

4.12　一平面简谐波沿 x 轴正方向传播，如图 4.37 所示. 已知振幅为 A，频率为 ν，波速为 u.

(1) 若 $t=0$ 时，原点 O 处质元正好由平衡位置向位移正方向运动，写出此波的波函数；

(2) 若从分界面反射的波的振幅与入射波振幅相等，试写出反射波的波函数，并求 x 轴上因入射波与反射波干涉而静止的各点的位置.

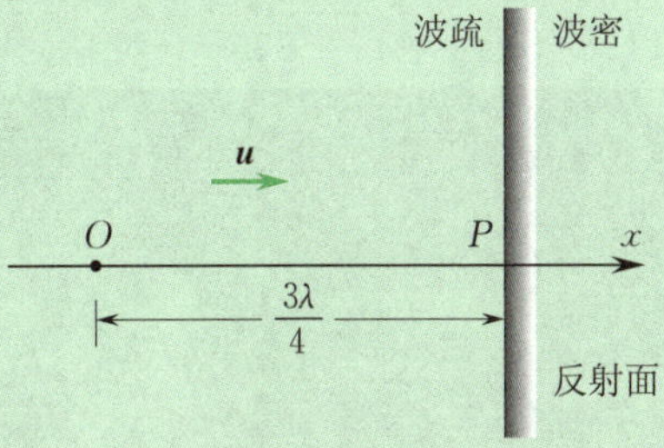

图 4.37　习题 4.12 图

4.13　两列火车分别以 72 $km \cdot h^{-1}$ 和 54 $km \cdot h^{-1}$ 的速度相向而行，第一列火车发出一个频率为 600 Hz 的汽笛声，若声速为 340 $m \cdot s^{-1}$，求第二列火车上的观测者在两列火车相遇前和相遇后听见该声音的频率.

本章习题参考答案

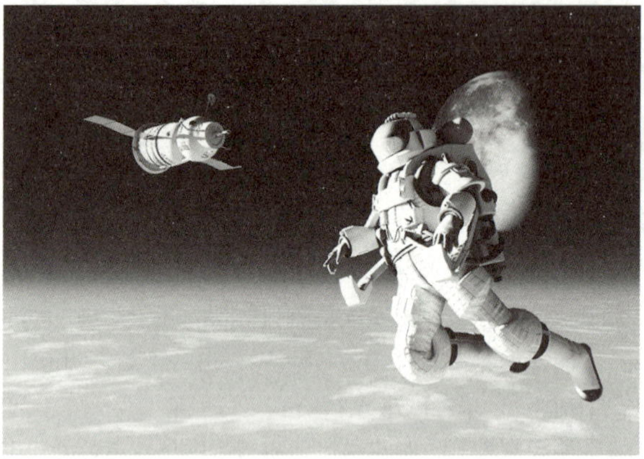

第5章

气体动理论

从气体的微观结构模型出发，考虑分子与分子之间、分子与器壁之间的频繁碰撞，以及分子间的相互作用，利用力学定律和统计方法，讨论气体热现象的性质及其规律的热学分支，称为**气体动理论**(kinetic theory of gas)．对于气体系统而言，描述单个分子特征的微观量和描述大量分子集体特征的宏观量之间存在着密切的联系．实验测得的宏观量都是与相关的微观量的统计平均值相对应的．

本章运用统计方法，研究气体的宏观性质和规律，以及它们与分子微观量的统计平均值之间的关系，从而揭示这些性质和规律的本质，然后介绍处在非平衡态的气体分子的输运现象及其规律．

§5.1 平衡态　理想气体的物态方程

5.1.1　系统及其描述　平衡态

热学是研究自然界物质与冷热有关的性质及这些性质的变化规律的科学，它涉及的现象非常广泛，最常见的如气体、液体、固体的热性质及相互转化等.

当人们着手讨论物质的热性质时，总是把物质的某一部分或空间的某一区域从周围的事物中分隔出来，这种分隔出来并集中注意力加以研究的部分或空间区域，就是热学研究的热力学系统，简称**系统**(system)，与系统的状态变化直接相关的一切物质称为系统的**外界**.

描述宏观物质特性的物理量称为宏观量. 宏观量都是可以由实验观测的物理量. 系统的状态可由其热力学的宏观状态参量(如压强、温度和体积等) 来描述. 但是必须指出，只有当系统处于平衡态时，状态参量才有确定的意义和数值. **平衡态**(equilibrium state) 是在没有外界影响的条件下，系统的宏观性质不随时间变化的状态. 这里所说的没有外界影响，是指系统与外界之间，既无物质交换，又无能量传递(做功和传热). 需要注意的是，不能单纯把“宏观性质不随时间变化” 看作判别平衡态的标准. 例如，将一根均匀金属棒的两端分别与冰水混合物和沸水相接触，这时有热量从沸水端流向冰水端，经过足够长的时间，热量流动达到某一稳定不变的数值，金属棒各处的温度不随时间变化，但不同位置处的温度是不同的，整个系统没有一致的温度，系统不处于平衡态. 另外，系统处于平衡态时，也不意味着系统处处均匀一致. 例如，重力场中的等温大气，不同高度处大气的压强和分子数密度不相同，但它却处于平衡态.

平衡态是一个理想化的概念，是在一定条件下对实际情况的抽象和概括. 同时从微观上看，平衡态下系统内的分子仍在做永不停息的热运动，因此热力学中的平衡态是一种动态平衡，即热动平衡.

5.1.2　物态方程

当系统处于平衡态时，系统的宏观性质就可以用一组确定的状态参量来描述. 因此，状态参量实际上就是描述系统平衡态的参量. 对于给定的气体、固体和液体，常用体积 V、压强 p 和温度 T 作为状态参量，在 SI 中，体积的单位为 $\mathrm{m^3}$，其他常用单位还有 L，$1\ \mathrm{L} = 10^{-3}\ \mathrm{m^3}$；压强的单位为 Pa，$1\ \mathrm{Pa} = 1\ \mathrm{N\cdot m^{-2}}$，其他非 SI 单位还有 mmHg、atm 等，其单位换算关系为 $1\ \mathrm{atm} = 760\ \mathrm{mmHg} = 1.013\times10^5\ \mathrm{Pa}$；温度是物体冷热程度的量度，温度的数值表示法称为温标，常用的温标有热力学温标、摄氏温标和华氏温标. 在 SI 中，热力学温度是 7 个基本量之一，用 T(单位：K) 表示. 摄氏温度 t(单位：℃) 和热力学温度 T 的数值关系为

$$T = 273.15 + t$$

普遍来说,处于平衡态的系统的状态参量之间存在确定的函数关系,表示这种函数关系的数学公式称为系统的物态方程.例如,温度 T 是压强 p 和体积 V 的函数,可以表示为

$$T = f(p, V)$$

物态方程通常是根据理论和实验相结合的方法给出的半经验公式,一些简单的物态方程也可在假设的微观物理模型基础上应用统计物理方法导出.

实验表明,各种实际气体在压强不太大(与大气压强相比)和温度不太低(与室温相比)的条件下,近似地遵守玻意耳定律、查理定律、盖吕萨克定律及阿伏伽德罗定律.根据这些实验定律,不难导出 1 mol 气体的物态方程为

$$pV = RT$$

式中,R 为普适气体常量,近代实验测得

$$R = 8.314\,472(15)\ \mathrm{J \cdot mol^{-1} \cdot K^{-1}}$$

质量为 M、摩尔质量为 μ 的气体的物态方程为

$$pV = \frac{M}{\mu}RT = \nu RT \tag{5.1}$$

式中,ν 为气体的**物质的量**,$\nu = \dfrac{M}{\mu}$.式(5.1)称为**理想气体物态方程**(equation of state of perfect gas).实际气体在常温和较低压强条件下近似遵守理想气体物态方程.显然,理想气体实际上是不存在的,它只是实际气体的近似和理想化模型.因此,从宏观上来说,能严格满足理想气体物态方程的气体就是**理想气体**(perfect gas).

§5.2 理想气体的压强和温度

5.2.1 物质的微观模型

要从微观上讨论物质的性质,首先必须知道物质的微观模型.从微观上看,物质由大量微观粒子(分子或原子)组成,近代实验测得,1 mol 物质的分子数为 $N_A = 6.022\,141\,99(47) \times 10^{23}\ \mathrm{mol^{-1}}$,$N_A$ 就是阿伏伽德罗常量.1 cm³ 的水有 3.3×10^{22} 个水分子,即使水的体积很小,如 1 μm³,仍有 3.3×10^{10} 个水分子.

人们在较远的地方就能闻到物体发出的气味;一滴墨水滴入水中会慢慢地扩散开来;把两块不同的金属紧压在一起,经较长时间后,会在每块金属接触面内部发现另一金属的成分.这些扩散现象都说明了物体的分子在永不停息地运动着,并且扩散的快慢与温度的高低有着显著的关系.温度升高,扩散加快,分子热运动加剧.这种与温度有关的分子运动称为**分子热运动**(molecular thermodynamic movement).

拉断一根钢丝必须用很大的力,液体和固体都很难压缩,这些都说明分子间存在着相互作用力.分子间的相互作用力是很复杂的,做初步讨论时,两个分子间的相互作用力(分子间力)可以用图 5.1 表示,图中 r_0 处是斥力和引力的平衡位置($r_0 \approx$

10^{-10} m). 显然,当 $r < r_0$ 时,分子间力表现为斥力;当 $r > r_0$ 时,分子间力表现为引力.

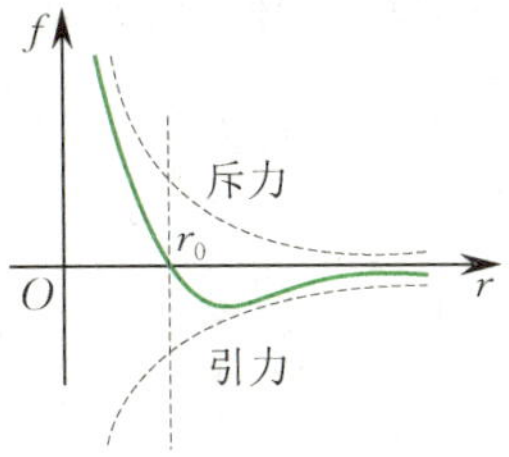

图 5.1　分子间力示意图

5.2.2　理想气体的微观模型

宏观上把能严格满足理想气体物态方程的气体称为理想气体. 那么在微观上理想气体又是怎样的呢? 由于气体分子本身的线度相对于气体所占据的体积很小,分子间距很大,因此,对于理想气体可以建立如下微观模型,假定:① 分子本身的线度比起分子之间的平均距离小得多而忽略不计,即不考虑分子本身的大小;② 由于分子间力的作用距离很短,可以认为除碰撞的瞬间外,分子间力可忽略不计,分子在两次碰撞之间做自由的匀速直线运动;③ 分子间及分子与器壁间的碰撞是完全弹性碰撞(碰撞前后,系统的机械能守恒). 按照这个微观模型,可以形象地说,理想气体分子是一个个没有大小并且除碰撞瞬间外没有相互作用的弹性球. 这个理想化的微观模型,在一定条件下与真实气体的特征相当接近. 当然,在更广阔的范围内,在对气体性质更深入的研究中,还需要对这个模型进行补充和修正.

此外,在没有外力场的条件下,处于平衡态的气体具有各向同性(各方向上的物理性质均相同) 的特点. 鉴于此,对平衡态下理想气体系统中的大量分子有如下统计假设:容器中的气体分子均匀分布,分子沿各个方向上运动的概率相等,分子速度在各个方向分量的各种统计平均值相等. 因此,$\overline{v_x^2} = \overline{v_y^2} = \overline{v_z^2}$,考虑到$\overline{v_x^2} + \overline{v_y^2} + \overline{v_z^2} = \overline{v^2}$,可得

$$\overline{v_x^2} = \overline{v_y^2} = \overline{v_z^2} = \frac{1}{3}\overline{v^2}$$

5.2.3　理想气体的压强

微观上看,器壁所受到的压强是单位时间内大量气体分子频繁碰撞器壁所给予器壁单位面积的平均冲量. 这种碰撞如此频繁,可以认为是无间歇的,所施予的力也是恒定的. 下面根据所建立的理想气体微观模型和统计假设,推导理想气体的压强公式.

如图 5.2 所示,体积为 V 的立方体容器,沿 x 轴方向的边长为 l. 设容器中有 N 个质量为 m 的同种理想气体分子,气体处于平衡态. 下面来推导容器 A 面(面积为 S) 的压强. 在推导过程中因为分子间的碰撞不影响计算结果,所以忽略分子间的相互碰撞.

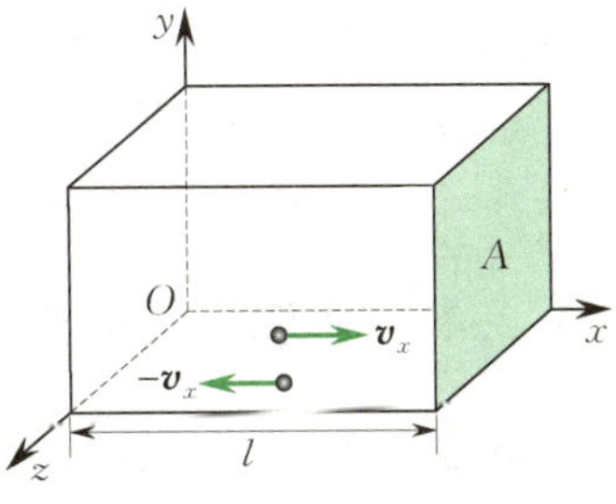

图 5.2　推导理想气体压强公式用图

处于平衡态的气体中各个分子的运动速度不同,为讨论方便,把 N 个分子分成 k 组,同一组的分子具有相同的速度. 例如,分子数为 ΔN_i 的第 i 组分子的速度都为 v_i,在 x 轴方向的

分量为 v_{ix}. 根据理想气体模型，分子与器壁的碰撞是完全弹性碰撞，因此，速度为 v_i 的分子与容器 A 面碰撞后其动量的变化量为 $-2mv_{ix}$. 因为气体分子往返容器左右两壁所需时间为 $\frac{2l}{v_{ix}}$，则单位时间内，速度为 v_i 的分子与 A 面碰撞的次数为 $\frac{v_{ix}}{2l}$，单位时间内施予 A 面的冲量为 $\frac{v_{ix}}{2l}2mv_{ix}$. 因此，速度为 v_i 的分子单位时间施予 A 面的冲量为

$$\Delta N_i \frac{v_{ix}}{2l}2mv_{ix}$$

根据动量定理，这就是速度为 v_i 的分子对 A 面的平均作用力. 在任意时刻，A 面受到所有分子的平均冲力为

$$F=\sum_{i=1}^{k}\Delta N_i \frac{v_{ix}}{2l}2mv_{ix}$$

根据压强定义，作用于 A 面的压强为

$$p=\frac{F}{S}=\frac{m}{Sl}\sum_{i=1}^{k}\Delta N_i v_{ix}^2=\frac{m}{V}\sum_{i=1}^{k}\Delta N_i v_{ix}^2$$

设容器内单位体积的气体分子数（分子数密度）为 n，即 $n=\frac{N}{V}$，则上式可写为

$$p=\frac{m}{V}\sum_{i=1}^{k}\Delta N_i v_{ix}^2=nm\frac{\sum_{i=1}^{k}\Delta N_i v_{ix}^2}{N}$$

根据统计平均值的定义，$\overline{v_x^2}=\frac{\sum_{i=1}^{k}\Delta N_i v_{ix}^2}{N}$，有

$$p=nm\overline{v_x^2}$$

由于 $\overline{v_x^2}=\frac{1}{3}\overline{v^2}$，因此，理想气体的压强为

$$p=\frac{1}{3}nm\overline{v^2}=\frac{2}{3}n\left(\frac{1}{2}m\overline{v^2}\right)=\frac{2}{3}n\bar{\varepsilon}_k \tag{5.2}$$

式中，$\bar{\varepsilon}_k=\frac{1}{2}m\overline{v^2}$ 称为理想气体分子的平均平动动能. 式(5.2)表明，在平衡态下，单位体积的分子数越多，分子的平均平动动能越大，理想气体的压强就越大. 式(5.2)称为**理想气体的压强公式**(pressure formula of perfect gas).

理想气体的压强公式给出了宏观量（气体压强 p）与微观量（气体分子的平均平动动能 $\bar{\varepsilon}_k$）之间的关系，从而揭示了压强的微观本质及其统计意义，是气体动理论的基本公式之一.

5.2.4 理想气体的温度

理想气体的温度和统计解释

在日常生活中，常用温度来表示物体的冷热程度，温度是反映物体冷热程度的物理量. 在微观上，如何理解温度这一概念呢？根据理想气体的物态方程和压强公式，可以导出理想气体的温度与分子平均平动动能的关系，从而给出温度的微观意义，并由此得到道尔顿分压定律.

1. 理想气体物态方程的另一形式

设体积为 V 的容器内，储有质量为 M、摩尔质量为 μ、分子数为 N 的某种理想气体，则理想气体的物态方程为

$$p = \frac{1}{V}\frac{M}{\mu}RT = \frac{N}{V}\frac{R}{N_A}T$$

式中 $\frac{R}{N_A}$ 称为**玻尔兹曼常量**(Boltzmann constant)，用 k 表示，即 $k = \frac{R}{N_A}$，近代实验测得 $k = 1.380\ 650\ 503(24) \times 10^{-23}\ \mathrm{J \cdot K^{-1}}$.

玻尔兹曼

因此，理想气体物态方程的另一种表达式为

$$p = nkT \tag{5.3}$$

式(5.3) 也是宏观量(p、T) 与微观量(n) 之间联系的一个重要公式. 需要指出的是，式中的玻尔兹曼常量 k 虽然是从普适气体常量中引出的，但其重要性却远远超出气体范畴，是一个与一切热现象相联系的物理量. 玻尔兹曼常量 k 与其他普适常量如基本电荷 e、引力常量 G、光速 c 及普朗克常量 h 一样，都是具有特征性的常量.

2. 理想气体的温度

利用式(5.2) 和式(5.3)，可得理想气体分子热运动的平均平动动能为

$$\bar{\varepsilon}_k = \frac{1}{2}m\overline{v^2} = \frac{3}{2}kT \tag{5.4}$$

式(5.4) 也是气体分子动理论的基本公式之一. 利用式(5.4) 可以从微观角度对温度进行解释：**温度是分子热运动剧烈程度的量度**. 温度越高，物体内部分子热运动越剧烈. 由式(5.4) 可得理想气体的温度为

$$T = \frac{2}{3k}\bar{\varepsilon}_k \tag{5.5}$$

可见，理想气体的温度与气体分子的平均平动动能成正比，而与气体的性质无关.

温度与大量分子的平均平动动能相联系，它不包括整体定向运动动能；温度是大量分子热运动的集体表现，具有统计意义，对于单个或少数分子，温度的概念失去意义.

3. 道尔顿分压定律

设温度相同的几种互不发生化学反应的不同成分理想气体组成混合理想气体，若各种成分气体的分子数密度分别为 $n_1, n_2, n_3, \cdots$，则混合气体的分子数密度为 $n = n_1 + n_2 + n_3 + \cdots$.

由于温度相同，各种成分的气体分子的平均平动动能相等，即

$$\bar{\varepsilon}_{k1} = \bar{\varepsilon}_{k2} = \bar{\varepsilon}_{k3} = \cdots = \bar{\varepsilon}_k$$

代入式(5.2)，即可得混合气体的压强为

$$\begin{aligned} p &= \frac{2}{3}n\bar{\varepsilon}_k = \frac{2}{3}(n_1 + n_2 + n_3 + \cdots)\bar{\varepsilon}_k \\ &= \frac{2}{3}n_1\bar{\varepsilon}_{k1} + \frac{2}{3}n_2\bar{\varepsilon}_{k2} + \frac{2}{3}n_3\bar{\varepsilon}_{k3} + \cdots \end{aligned}$$

式中，$\frac{2}{3}n_1\bar{\varepsilon}_{k1}, \frac{2}{3}n_2\bar{\varepsilon}_{k2}, \frac{2}{3}n_3\bar{\varepsilon}_{k3}, \cdots$ 分别表示各种气体单独存在时产生的压强，称为各

种气体的分压强，用 $p_1, p_2, p_3, \cdots$ 表示，即 $p_1 = \frac{2}{3}n_1\bar{\varepsilon}_{k1}, p_2 = \frac{2}{3}n_2\bar{\varepsilon}_{k2}, p_3 = \frac{2}{3}n_3\bar{\varepsilon}_{k3}, \cdots$，则混合气体的压强为

$$p = p_1 + p_2 + p_3 + \cdots \tag{5.6}$$

式(5.6)表明，**混合气体的压强等于组成混合气体的各种成分气体的分压强之和**，这一结论称为**道尔顿分压定律**(Dalton's law of partial pressure).

分压概念对理解混合气体中某一成分气体流动的方向很重要，对于某一成分气体，总是从高分压的地方向低分压的地方扩散，即扩散方向只由该成分气体自己的分压强决定，总压强及其他气体的分压强只影响扩散速度，不改变该成分气体的扩散方向.

例如，呼吸道中的空气透过肺膜和肺毛细血管壁与血液交换 O_2 和 CO_2，都是从高分压处向低分压处流动. O_2 的流动方向由它自己的分压强决定，与 CO_2 的分压强无关；CO_2 的流动方向也是由它自己的分压强决定，而与 O_2 的分压强无关.

人在高空中感到呼吸困难，四肢无力，是由氧分压低而引起的乏氧症状，这与大气压强的高低没有直接关系，因此，缓解症状的关键在于提高氧分压，而不是提高总气压. 高压氧筒、氧舱的设计就是这个道理.

高压环境中的人，如潜水员、高压舱中的工作人员和某些患者，血流中的氧分压和氮分压增高，这是由高压中氧、氮分压较高和血液对氧、氮的溶解度决定的. 人从高压环境返回到正常环境时，可能会使血管特别是微血管内的血液流动停止，从而造成严重后果.

例 5.1 氢气的摩尔质量为 2×10^{-3} kg·mol^{-1}，空气的平均摩尔质量为 28.9×10^{-3} kg·mol^{-1}，试分别求温度为 273 K 时，氢气分子和空气分子的方均根速率(气体分子速率平方平均值的平方根).

解 利用式(5.4)，可得分子的方均根速率为 $\sqrt{\overline{v^2}} = \sqrt{\frac{3kT}{m}} = \sqrt{\frac{3RT}{\mu}}$，则氢气分子的方均根速率为

$$\sqrt{\overline{v^2}} = \sqrt{\frac{3RT}{\mu}} = \sqrt{\frac{3\times8.31\times273}{2\times10^{-3}}}\ \mathrm{m\cdot s^{-1}}$$

$$= 1.84\times10^{3}\ \mathrm{m\cdot s^{-1}}$$

空气分子的方均根速率为

$$\sqrt{\overline{v^2}} = \sqrt{\frac{3RT}{\mu}} = \sqrt{\frac{3\times8.31\times273}{28.9\times10^{-3}}}\ \mathrm{m\cdot s^{-1}}$$

$$= 485\ \mathrm{m\cdot s^{-1}}$$

可见，常温下气体分子的运动速率是相当大的.

例 5.2 在近代物理中常用电子伏特(eV)作为能量单位($1\ \mathrm{eV} = 1.6\times10^{-19}$ J)，试问：在多高温度下，气体分子的平均平动动能为 1 eV？温度为 1 K 时，气体分子的平均平动动能相当于多少电子伏特？

解 由式(5.5)可得气体的温度

$$T = \frac{2}{3k}\bar{\varepsilon}_k = \frac{2}{3\times1.38\times10^{-23}}\times1.6\times10^{-19}\ \mathrm{K}$$

$$= 7.73\times10^{3}\ \mathrm{K}$$

温度为 1 K 时，气体分子的平均平动动能为

$$\bar{\varepsilon}_k = \frac{3}{2}kT = \frac{3}{2}\times1.38\times10^{-23}\times1\ \mathrm{J}$$

$$= 2.07\times10^{-23}\ \mathrm{J} = 1.29\times10^{-4}\ \mathrm{eV}$$

由此可见，1 eV 的能量相当于温度为 7.73×10^{3} K 时气体分子的平均平动动能. 热学中，常用 1 kT 表示热运动能量，如常温(300 K)时，有

$$1\ kT = 1.38\times10^{-23}\times300\ \mathrm{J} = 4.14\times10^{-21}\ \mathrm{J}$$

$$= 2.59\times10^{-2}\ \mathrm{eV}$$

通常据此来判断分子运动是否属于热运动的能量范围.

§ 5.3 平衡态的统计分布规律

5.3.1 速率分布函数

气体分子热运动速率的变化是随机的，某一时刻某个分子具有什么样的速率是无法预测的，完全是偶然的，但大量分子整体的速率分布却遵从一定的统计规律.

从经典力学的观点来看，速率是一种可连续变化的量，所以很难说速率取确定值 v 的分子有多少，而只能说速率处于 v 附近、在速率间隔 Δv 内的气体分子有多少. 设一定量的气体处于平衡态，总分子数为 N，其中速率在 $v \sim v+\Delta v$ 区间内的分子的数目为 ΔN，则 $\frac{\Delta N}{N}$ 表示速率分布在这一区间内的分子的数目与总分子数的比. 速率分布在不同速率 v 附近的相等速率间隔 Δv 中的分子的数目是不同的，即 $\frac{\Delta N}{N}$ 与 v 值有关，是速率 v 的函数. 当 Δv 足够小时，用 $\mathrm{d}v$ 表示，相应的 ΔN 用 $\mathrm{d}N$ 表示，则 $\frac{\mathrm{d}N}{N}$ 表示速率分布在 $v \sim v+\mathrm{d}v$ 内的分子的数目与总分子数的比，这个比值与 $\mathrm{d}v$ 成正比，还与速率 v 的某一函数 $f(v)$ 有关，即

$$\frac{\mathrm{d}N}{N} = f(v)\mathrm{d}v \tag{5.7}$$

式中函数 $f(v)$ 称为**速率分布函数**(velocity distribution function)，即 $f(v) = \frac{\mathrm{d}N}{N\mathrm{d}v}$. 速率分布函数的物理意义是，**在速率 v 附近单位速率间隔内的分子的数目与总分子数的比，即分子速率分布在 v 附近单位速率间隔内的概率**. 由此可见，速率分布函数是一个概率密度函数.

5.3.2 麦克斯韦速率分布定律

麦克斯韦

通过对气体分子速率分布规律的研究，1859 年，麦克斯韦从理论上导出了理想气体在平衡态下的分子速率分布函数

$$f(v) = 4\pi\left(\frac{m}{2\pi kT}\right)^{\frac{3}{2}} v^2 \mathrm{e}^{-\frac{mv^2}{2kT}} \tag{5.8}$$

式中，k 为玻尔兹曼常量；m、T 分别为气体分子的质量及气体的热力学温度.

将式(5.8) 代入式(5.7)，可得气体分子速率为 $v \sim v+\mathrm{d}v$ 的分子的数目与总分子数的比为

$$\frac{\mathrm{d}N}{N} = f(v)\mathrm{d}v = 4\pi\left(\frac{m}{2\pi kT}\right)^{\frac{3}{2}} v^2 \mathrm{e}^{-\frac{mv^2}{2kT}}\mathrm{d}v \tag{5.9}$$

式(5.9) 称为**麦克斯韦速率分布定律**.

任意一个速率间隔 $v_1 \sim v_2$ 内的分子的数目与总分子数的比，可用积分求出，即

$$\frac{\Delta N}{N}=\int_{v_1}^{v_2}f(v)\mathrm{d}v=\int_{v_1}^{v_2}4\pi\left(\frac{m}{2\pi kT}\right)^{\frac{3}{2}}v^2\mathrm{e}^{-\frac{mv^2}{2kT}}\mathrm{d}v \tag{5.10}$$

葛正权

$f(v)$-v 曲线称为麦克斯韦速率分布曲线，如图 5.3 所示. 麦克斯韦速率分布曲线形象、直观地描述了平衡态下理想气体分子按速率分布的规律. 下面对此速率分布曲线做一些讨论.

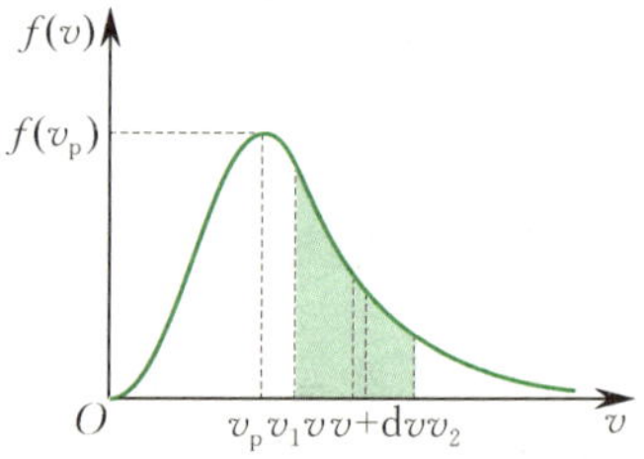

图 5.3 麦克斯韦速率分布曲线

(1) 从图中可以看出，气体分子的速率可以取大于零的一切可能的有限值，但速率很小和速率很大的分子都很少.

(2) 速率在 v 附近($v\sim v+\mathrm{d}v$) 的分子的数目与总分子数的比 $\frac{\mathrm{d}N}{N}=f(v)\mathrm{d}v$，即为图中阴影部分中的窄条面积. 速率在 $v_1\sim v_2$ 内的分子的数目与总分子数的比 $\frac{\Delta N}{N}=\int_{v_1}^{v_2}f(v)\mathrm{d}v$，即为图中阴影部分的面积.

(3) 从曲线可以看出，存在着一个与速率分布函数 $f(v)$ 极大值所对应的速率，在该速率附近单位速率间隔内的分子的数目与总分子数的比最大.

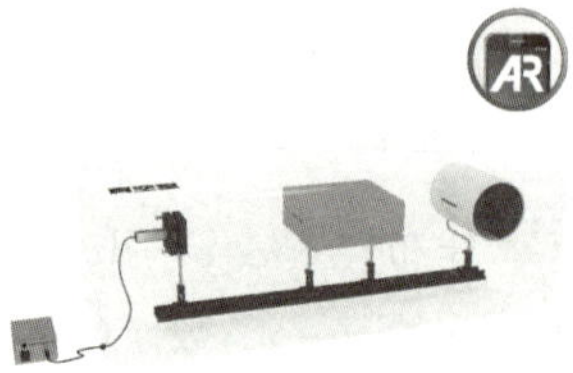

麦克斯韦速率分布律

(4) 曲线下的总面积等于分布在整个速率范围内所有各种速率的分子的数目与总分子数的比，显然其值为 1，即

$$\int_0^{\infty}f(v)\mathrm{d}v=1$$

麦克斯韦速率分布律

上式就是速率分布函数的归一化条件，它是由速率分布函数本身的物理意义决定的，这说明速率分布函数是一种概率分布.

利用速率分布函数可求理想气体分子的 3 种统计速率：最概然速率、平均速率和方均根速率.

(1) 速率分布函数极大值对应的速率称为**最概然速率**(most probable speed)，用 v_{p} 表示. 由于速率分布函数是一连续函数，所以可从极值条件 $\left.\frac{\mathrm{d}f(v)}{\mathrm{d}v}\right|_{v=v_{\mathrm{p}}}=0$ 求得最概然速率为

$$v_{\mathrm{p}}=\sqrt{\frac{2kT}{m}}=\sqrt{\frac{2RT}{\mu}} \tag{5.11}$$

(2) 大量分子热运动速率的统计平均值称为**平均速率**(mean speed)，用 $\overline{v}$ 表示. 根据统计平均值的定义和式(5.7)，平均速率为

$$\overline{v}=\frac{\int_0^{\infty}v\mathrm{d}N}{N}=\int_0^{\infty}vf(v)\mathrm{d}v$$

将式(5.8) 代入上式并积分，可得平均速率为

$$\overline{v}=\sqrt{\frac{8kT}{\pi m}}=\sqrt{\frac{8RT}{\pi\mu}} \tag{5.12}$$

(3) 大量分子热运动速率平方统计平均值的平方根称为**方均根速率**(root-mean-square speed),用$\sqrt{\overline{v^2}}$ 表示,根据统计平均值的定义和式(5.7),方均根速率为

$$\sqrt{\overline{v^2}}=\sqrt{\frac{\int_0^{\infty} v^2 \mathrm{d}N}{N}}=\sqrt{\int_0^{\infty} v^2 f(v)\mathrm{d}v}$$

将式(5.8) 代入上式并积分,可得方均根速率为

$$\sqrt{\overline{v^2}}=\sqrt{\frac{3kT}{m}}=\sqrt{\frac{3RT}{\mu}} \tag{5.13}$$

可以看出,气体分子的 3 种速率都是气体温度 T 和气体分子质量 m(摩尔质量 μ)的函数,3 种速率的关系为 $v_p<\bar{v}<\sqrt{\overline{v^2}}$,3 种速率用途各不相同. 在讨论分子速率分布规律时用最概然速率,在讨论分子碰撞问题时用平均速率,在计算分子平均动能时用方均根速率. 图 5.4 表示理想气体分子速率分布函数随温度和摩尔质量变化的关系.

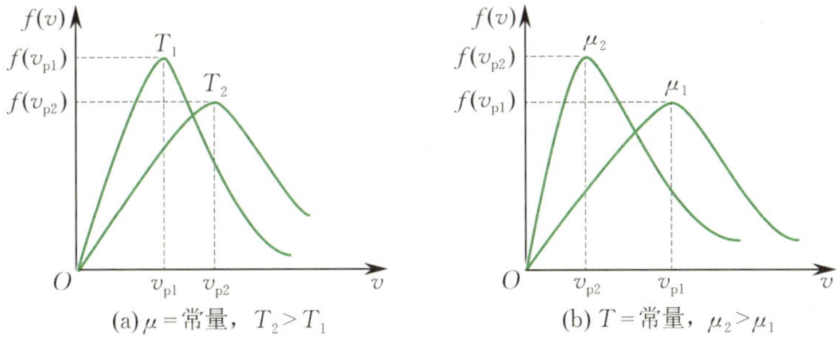

图 5.4　理想气体分子速率分布函数随温度和摩尔质量变化的关系

例 5.3　氮气分子的摩尔质量为 28×10^{-3} kg·mol^{-1},氢气分子的摩尔质量为 2×10^{-3} kg·mol^{-1},试分别求氮气分子及氢气分子在标准状态(温度为 273.15 K、压力为 101 325 Pa 时的状态) 时的平均速率.

解　依题意,温度 $T=273$ K,氮气分子的平均速率为

$$\bar{v}=\sqrt{\frac{8RT}{\pi\mu}}=\sqrt{\frac{8\times8.31\times273}{3.14\times28\times10^{-3}}}\ \mathrm{m\cdot s^{-1}}$$
$$=454\ \mathrm{m\cdot s^{-1}}$$

氢气分子的平均速率为

$$\bar{v}=\sqrt{\frac{8RT}{\pi\mu}}=\sqrt{\frac{8\times8.31\times273}{3.14\times2\times10^{-3}}}\ \mathrm{m\cdot s^{-1}}$$
$$=1.70\times10^3\ \mathrm{m\cdot s^{-1}}$$

由此可见,标准状态时,除比较轻的分子如氢气分子、氦气分子外,其他气体分子的平均速率一般为每秒百米的量级.

5.3.3　玻尔兹曼能量分布定律

1. 重力场中粒子按高度分布

如果没有重力的影响,处于平衡态时的气体系统,温度处处相同,气体的分子数密度和压强也处处相同. 在重力作用下,若不考虑温度变化,气体分子数密度和气体

的压强都将随高度而变化.

考虑处在重力场中的气体，如图 5.5 所示，在气体中截取一竖直柱体，根据流体静力学原理，设高度 h 处的压强为 p、高度为 $h+\mathrm{d}h$ 处的压强为 p'，则 $h+\mathrm{d}h$ 处与 h 处的压强差为

$$\mathrm{d}p = p' - p = -\rho g\,\mathrm{d}h$$

式中，ρ 为气体的密度；g 为重力加速度. 由于 $\rho = nm$，所以

$$\mathrm{d}p = -nmg\,\mathrm{d}h$$

由于气体内各处温度相同，该压强差只能由分子数密度 n 的不同引起，由 $p = nkT$，有

$$\mathrm{d}p = kT\,\mathrm{d}n$$

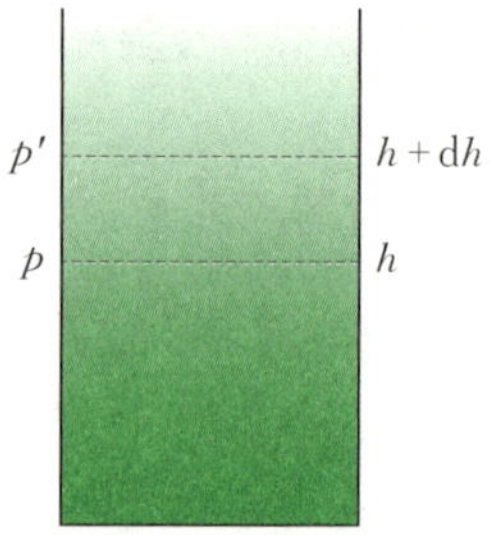

图 5.5　处在重力场中的气体的压强

由以上两式可得

$$\frac{\mathrm{d}n}{n} = -\frac{mg}{kT}\mathrm{d}h$$

假定 $h=0$ 处的分子数密度为 n_0，对上式积分可得任意高度 h 处的分子数密度为

$$n = n_0 \mathrm{e}^{-\frac{mgh}{kT}} \tag{5.14}$$

式(5.14) 表明，在恒温重力场中的气体，分子数密度随高度的增加按指数规律减小.

由式(5.14)，可得高度为 h 处气体的压强为

$$p = nkT = p_0 \mathrm{e}^{-\frac{mgh}{kT}} \tag{5.15}$$

式中，$p_0 = n_0 kT$ 为 $h=0$ 处的压强. 式(5.15) 表明，在重力场中，气体的压强随高度的增加按指数规律减小. 式(5.15) 也称为等温大气压公式. 利用等温大气压公式可以估算高空中某处的大气压强，也可由测得的大气压强估算测量点的高度.

分子数密度随高度变化的公式反映了气体分子热运动与分子受重力场作用这一对矛盾. kT 表示分子热运动的平均能量. 热运动越剧烈，则气体分子散开到空间各处使之均匀分布的概率也越大，而重力 mg 又欲使气体分子尽量靠近地面，这种相互制约使气体分子形成稳定的大气压强分布. 可以想象，一旦没有了热运动，大气分子就会像砂粒一样落到地面. 同样，若温度足够高，砂粒也可能像气体分子一样弥漫在空中.

2. 玻尔兹曼能量分布定律

在重力场中，$mgh = E_\mathrm{p}$，是气体分子的重力势能. 根据式(5.14)，有

$$n = n_0 \mathrm{e}^{-\frac{E_\mathrm{p}}{kT}}$$

如果气体分子处于其他保守力场中，上式同样适用，不过这时应把 E_p 看作与该保守力场相应的势能.

位于空间某一小区域 $x \sim x+\mathrm{d}x, y \sim y+\mathrm{d}y, z \sim z+\mathrm{d}z$ 中的气体分子的数目为

$$\mathrm{d}N = n\mathrm{d}V = n_0 \mathrm{e}^{-\frac{E_\mathrm{p}}{kT}} \mathrm{d}x\mathrm{d}y\mathrm{d}z$$

式中，E_p 为位于空间小体积元 $\mathrm{d}x\mathrm{d}y\mathrm{d}z$ 处气体分子的势能.

在势能场中位置分布是由势能决定的，同理，分子按速率的分布应由其动能 $E_k=\frac{1}{2}mv^2$ 决定，并且与指数因子 $e^{-\frac{E_k}{kT}}$ 成正比，这样，当系统在外力场中处于平衡态时，其位置在 $x\sim x+dx, y\sim y+dy, z\sim z+dz$ 内，同时速度在 $v_x\sim v_x+dv_x, v_y\sim v_y+dv_y, v_z\sim v_z+dv_z$ 内的分子的数目为

$$dN = ce^{-\frac{E_k+E_p}{kT}}dv_x dv_y dv_z dx dy dz \tag{5.16}$$

式中，c 为与位置坐标和速度无关的比例系数. 式(5.16)给出了外力场中分子数按能量分布的规律，称为**玻尔兹曼能量分布定律**(law of Boltzmann energy distribution).

如果微观粒子只能处于一系列不连续的能量状态（能量分别为 $E_1, E_2, E_3, \cdots, E_i, \cdots$）上，则处于能量为 E_i 的状态的粒子的数目为

$$N_i = c'e^{-\frac{E_i}{kT}}, \quad i=1,2,3,\cdots \tag{5.17}$$

式中 c' 为与 E_i 无关的常数. 式(5.17)是玻尔兹曼能量分布定律的另一种表示形式.

玻尔兹曼能量分布定律表明粒子处于不同能量状态有不同的概率分布，处于低能量状态的概率大，而处于高能量状态的概率小.

玻尔兹曼能量分布定律是一种普遍的规律，它对任何物质的微粒（气体、液体、固体的原子和分子等）在保守力场中运动的情形都成立.

例 5.4 拉萨市的海拔约为 3.6×10^3 m，设大气温度处处相同，均为 27 ℃. 试求：

(1) 当海平面上的大气压强为标准大气压时，拉萨市的大气压强为多少？

(2) 一人在海平面上每分钟呼吸 17 次，则此人在拉萨市每分钟呼吸多少次才能吸入同样质量的空气？

解 (1) 空气的平均摩尔质量 $\mu=28.9\times10^{-3}\ \mathrm{kg\cdot mol^{-1}}$. 拉萨市的大气压强为

$$\begin{aligned} p &= p_0 e^{-\frac{mgh}{kT}} = p_0 e^{-\frac{\mu gh}{RT}} \\ &= 1.013\times10^5 e^{-\frac{28.9\times10^{-3}\times9.8\times3.6\times10^3}{8.31\times(273+27)}}\ \mathrm{Pa} \\ &= 0.67\times10^5\ \mathrm{Pa} \end{aligned}$$

(2) 设此人每次吸入空气的体积为 V_0，在拉萨市每分钟需呼吸 x 次. 根据理想气体物态方程 $pV=\nu RT$，并考虑温度 T 处处相同，故有

$$p(xV_0)=p_0(17V_0)$$

可得此人在拉萨市每分钟呼吸的次数为

$$x = 17\frac{p_0}{p} = 17\times\frac{1.013\times10^5}{0.67\times10^5} = 26$$

§ 5.4 理想气体的内能

5.4.1 能量均分定理

1. 气体分子的自由度

前面在讨论气体分子的平均平动动能时，把气体分子看作一个质点. 但是实际上气体分子在空间总占有一定的体积，并具有比较复杂的结构. 因此，在计算气体分子的能量时，除平动动能外，还必须考虑这些分子的内部运动的能量，这时就必须对

气体分子的微观模型进行修改. 分子由原子组成,按其每个分子含有原子的多少可将气体分为单原子分子气体(如 He、Ne 等)、双原子分子气体(如 H_2、O_2、N_2 等)和多原子分子气体(如 CO_2、CH_4 等). 气体分子的运动除了平动,还可能有转动及分子内原子的振动. 为了用统计的方法计算分子的总能量,需要引入自由度这一概念.

确定一个物体空间位置所需的独立坐标数称为该物体的**自由度**(degree of freedom). 一个质点的空间位置需 x、y、z 共 3 个独立坐标确定,故其自由度为 3(也可以说有 3 个自由度). 当物体的运动范围受到某些约束时,其自由度将减少. 若将质点限制在一个平面上运动,则它只有 2 个自由度. 若将质点限制在一条线上运动,它就只有一个自由度.

刚体的运动可分解为质量中心的平动和绕过质量中心轴的转动. 确定质量中心的位置需要 3 个独立坐标 x、y、z,即 3 个平动自由度. 确定绕过质量中心轴的转动应首先确定其过质量中心的轴,确定过质量中心轴的空间方向需要 3 个方向角 α、β 和 γ. 由于这 3 个方向角并不独立,满足 $\cos^2\alpha+\cos^2\beta+\cos^2\gamma=1$,因此,确定质量中心轴的方位需 2 个独立坐标,即 2 个转动自由度. 其次,绕轴的转动还需 1 个转动自由度,因而,刚体共有 6 个自由度,其中有 3 个平动自由度、3 个转动自由度.

基于上述自由度的讨论,来看看气体分子的自由度. 单原子气体分子可视为质点,有 3 个平动自由度,如图 5.6(a) 所示;双原子气体分子,若不考虑其中原子的振动,即认为分子是刚性的,相当于一刚性细杆连接两个质点(不考虑原子的大小),因此有 3 个平动自由度、2 个转动自由度,共 5 个自由度,如图 5.6(b) 所示;刚性多原子气体分子可看作自由刚体,有 3 个平动自由度、3 个转动自由度,共 6 个自由度,如图 5.6(c) 所示.

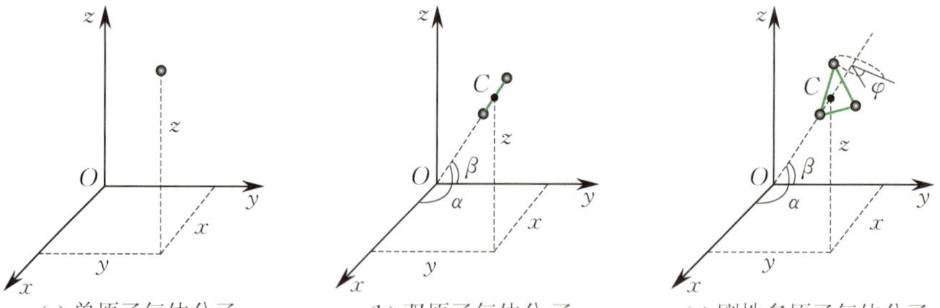

(a) 单原子气体分子　(b) 双原子气体分子　(c) 刚性多原子气体分子

图 5.6　分子的自由度

需要指出的是:对于非刚性分子(如高温时的双原子、多原子气体分子),相邻两原子间的相对位置还可改变,原子间的作用力可使它振动,与之相应的自由度为振动自由度. 不过在常温下,原子间的振动较弱,可不考虑其振动自由度,将其视为刚性分子.

能量均分定理

2. 能量均分定理

有了自由度的概念,下面介绍能量均分定理.

理想气体分子的平均平动动能为

$$\bar{\varepsilon}_k = \frac{1}{2}m\overline{v^2} = \frac{3}{2}kT$$

而
$$\frac{1}{2}m\overline{v^2} = \frac{1}{2}m\overline{v_x^2} + \frac{1}{2}m\overline{v_y^2} + \frac{1}{2}m\overline{v_z^2}$$

处于平衡态的气体，分子沿各个方向运动的概率是相等的，因此有

$$\frac{1}{2}m\overline{v_x^2} = \frac{1}{2}m\overline{v_y^2} = \frac{1}{2}m\overline{v_z^2} = \frac{1}{2}kT$$

此式说明，在理想气体中，分子在 x、y、z 3 个方向的平均平动动能为 $\frac{1}{2}kT$. 可见，理想气体分子的平均平动动能平均地分配在每一个平动自由度上，每个平动自由度的能量都是 $\frac{1}{2}kT$.

平均平动动能在平动自由度上均分. 同样，若考虑转动及振动自由度，则可将以上结论推广，**在温度为 T 的平衡态下，分子的每个自由度的平均能量都是 $\frac{1}{2}kT$**，这一结论称为能量按自由度均分定理，简称**能量均分定理**(equipartition theorem).

能量均分定理是经典物理学中的一个重要结论，反映了分子热运动所遵从的统计规律，是对大量分子统计平均的结果. 能量均分定理的本质在于分子间频繁的碰撞，正是由于分子间极其频繁的碰撞，使得能量在各分子之间及各个自由度之间发生相互交换和转移，当系统处于平衡态时，能量就被平均分配到每个自由度上了.

能量均分定理不仅适用于理想气体，一般也可用于液体和固体，对于液体和固体，能量均分则是通过分子间很强的相互作用实现的.

根据能量均分定理，自由度为 i 的理想气体，其分子的平均总动能为

$$\bar{\varepsilon}_k = \frac{i}{2}kT \tag{5.18}$$

因此，单原子分子的平均动能为 $\frac{3}{2}kT$，刚性双原子分子的平均动能为 $\frac{5}{2}kT$，刚性多原子分子的平均动能为 $3kT$.

5.4.2　理想气体的内能

热学的研究方法不同于其他学科，如力学. 在热学研究中，一般不考虑系统作为一个整体的宏观运动，热学研究是深入系统内部去研究系统内部那些分子的无规则热运动的规律. 系统内部分子无规则热运动具有能量. 系统内部与热运动有关的能量称为**内能**(internal energy)，因此内能是系统内部所有微观粒子的无规则热运动动能及总的相互作用势能之和. 对于理想气体，由于忽略了分子间的相互作用力，因而也相应忽略了分子间的相互作用势能. 所以，理想气体的内能就只是气体所有分子各种运动能量的总和.

根据能量均分定理，每个分子的平均总动能是 $\frac{i}{2}kT$，因此，1 mol 理想气体的内能为

$$E_{mol} = N_A\frac{i}{2}kT = \frac{i}{2}RT$$

质量为 M、摩尔质量为 μ 的理想气体，其内能为

$$E = \frac{M}{\mu} \times \frac{i}{2} RT \tag{5.19}$$

式(5.19)表明，对于一定量的理想气体，内能只与温度有关，而与体积和压强无关. 理想气体的内能是温度 T 的单值函数，这与宏观的实验观测结果是一致的.

例 5.5 质量为 0.1 kg、温度为 27 ℃ 的氮气，装在容积为 0.01 m³ 的容器中，容器以 $v = 100\ \mathrm{m \cdot s^{-1}}$ 的速率做匀速直线运动. 若容器突然停下来，定向运动的动能全部转化为分子热运动的内能. 试求平衡后氮气的温度和压强各增加多少.

解 氮气的摩尔质量为 $28 \times 10^{-3}\ \mathrm{kg \cdot mol^{-1}}$. 常温下，氮气分子可视为刚性双原子分子，则质量为 M 的氮气的内能为

$$E = \frac{M}{\mu} \times \frac{5}{2} RT$$

当温度改变 ΔT 时，内能的增量为

$$\Delta E = \frac{M}{\mu} \times \frac{5}{2} R \Delta T$$

当系统定向运动的动能全部转化为分子热运动的内能时，有

$$\frac{1}{2} M v^2 = \frac{M}{\mu} \times \frac{5}{2} R \Delta T$$

则系统温度的变化为

$$\Delta T = \frac{\mu v^2}{5R} = \frac{28 \times 10^{-3} \times 100^2}{5 \times 8.31}\ \mathrm{K} = 6.7\ \mathrm{K}$$

容器停止后气体体积不变，由物态方程 $pV = \frac{M}{\mu} RT$，可得氮气压强的增量为

$$\Delta p = \frac{MR}{\mu V} \Delta T = \frac{0.1 \times 8.31}{28 \times 10^{-3} \times 0.01} \times 6.7\ \mathrm{Pa} = 2.0 \times 10^4\ \mathrm{Pa}$$

§5.5 气体分子的碰撞

气体分子间频繁的碰撞对气体平衡态的性质起着非常重要的作用. 气体分子的频繁碰撞导致了能量按自由度平均分配. 也正是由于气体分子的频繁碰撞，在平衡态，其速率稳定分布，遵从麦克斯韦速率分布定律. 同时，系统的平衡也需借助频繁的碰撞才能达到，因此碰撞在气体由非平衡态过渡到平衡态的过程中同样起着关键的作用. 下面讨论描述气体碰撞的两个重要的物理量，平均碰撞频率和平均自由程.

1. 平均碰撞频率

一个分子单位时间内和其他分子碰撞的平均次数称为分子的**平均碰撞频率**(mean collision frequency)，用 $\overline{Z}$ 表示. 平均碰撞频率由什么因素决定呢？为简单起见，假定每个分子都可以看成直径为 d 的弹性小球，分子间的碰撞为完全弹性碰撞. 在大量分子中，被考察的特定分子 A 以平均相对速率 $\overline{v}_r$ 运动. 这就是说，A 分子以速率 $\overline{v}_r$ 运动，其他分子静止不动. 如图5.7所示，在 A 分子运动的过程中，由于碰撞，其中心的轨迹将是一条折线.

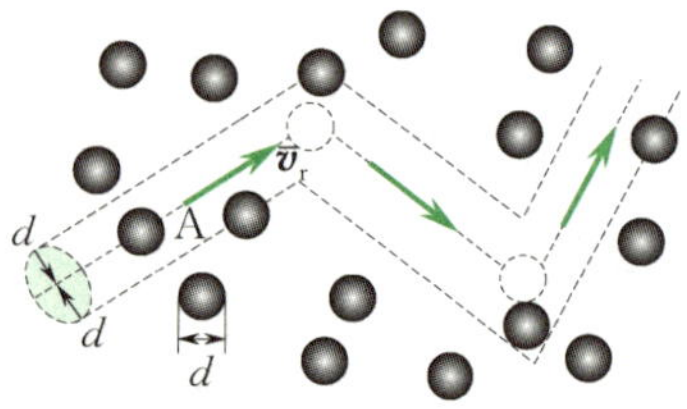

图 5.7 $\overline{Z}$ 及 $\overline{\lambda}$ 的计算

以 A 分子中心的运动轨迹为轴线，以 d 为

半径，作一个曲折的圆柱体，则凡中心到圆柱体轴线的距离小于 d 的分子都将落入圆柱体内，并与 A 分子相碰. 在 t 时间内，A 分子运动的路程为 $\bar{v}_r t$，相应的圆柱体的体积为 $\pi d^2\,\bar{v}_r t$. 设分子数密度为 n，则圆柱体内的分子数为 $n\pi d^2\,\bar{v}_r t$. 因此，在 t 时间内，凡是落在此圆柱体内的分子都将与 A 分子碰撞. 所以，单位时间内 A 分子与其他分子碰撞的次数为

$$\bar{Z} = \frac{n\pi d^2\,\bar{v}_r t}{t} = n\pi d^2\,\bar{v}_r$$

考虑到实际上所有分子都在运动，可以证明，平均相对速率 $\bar{v}_r$ 与平均速率 $\bar{v}$ 的关系为 $\bar{v}_r = \sqrt{2}\,\bar{v}$，因此平均碰撞频率为

$$\bar{Z} = \sqrt{2}\,n\pi d^2\,\bar{v} \tag{5.20}$$

式(5.20)表明，气体分子的平均碰撞频率与分子数密度、分子直径的平方及分子的平均速率成正比.

2. 平均自由程

分子在做无规则热运动时，一个分子在任意两次碰撞之间自由运动的路程是不一样的，分子在连续两次碰撞之间自由运动的平均路程称为分子的**平均自由程**(mean free path)，用 $\bar{\lambda}$ 表示. 分子的平均自由程 $\bar{\lambda}$ 与平均碰撞频率 $\bar{Z}$、平均速率 $\bar{v}$ 的关系为

分子的平均自由程

$$\bar{\lambda} = \frac{\bar{v}}{\bar{Z}}$$

将式(5.20)代入上式，可得分子的平均自由程为

$$\bar{\lambda} = \frac{1}{\sqrt{2}\,n\pi d^2} \tag{5.21}$$

式(5.21)表明，气体分子的平均自由程与分子数密度、分子直径的平方成反比，而与分子的平均速率无关.

当气体处于平衡态，温度为 T 时，由 $p = nkT$，有 $n = \dfrac{p}{kT}$，代入式(5.21)，可得分子平均自由程的另一种表达形式：

$$\bar{\lambda} = \frac{kT}{\sqrt{2}\,\pi d^2 p} \tag{5.22}$$

可见，当温度一定时，压强越大，气体分子的平均自由程越短.

例 5.6　空气分子的直径为 3.5×10^{-10} m. 试求在标准状态时，空气分子的平均碰撞频率和平均自由程.

解　空气的平均摩尔质量 $\mu = 28.9\times10^{-3}\ \text{kg}\cdot\text{mol}^{-1}$. 依题意，温度和压强分别为 $T = 273$ K 和 $p = 1.013\times10^5$ Pa. 分子数密度为

$$n = \frac{p}{kT} = \frac{1.013\times10^5}{1.38\times10^{-23}\times273}\ \text{m}^{-3} = 2.69\times10^{25}\ \text{m}^{-3}$$

平均速率为

$$\bar{v} = \sqrt{\frac{8RT}{\pi\mu}} = \sqrt{\frac{8\times8.31\times273}{3.14\times28.9\times10^{-3}}}\ \text{m}\cdot\text{s}^{-1} = 447\ \text{m}\cdot\text{s}^{-1}$$

平均碰撞频率为

$$\bar{Z} = \sqrt{2}\,n\pi d^2\bar{v} = 1.41\times2.69\times10^{25}\times3.14\times(3.5\times10^{-10})^2\times447\ \text{s}^{-1} = 6.52\times10^9\ \text{s}^{-1}$$

平均碰撞频率的数量级达 10^9，可见，分子间的碰撞十分频繁.

分子的平均自由程为

$$\bar{\lambda} = \frac{\bar{v}}{\bar{Z}} = \frac{447}{6.52\times10^9}\ \text{m} = 6.86\times10^{-8}\ \text{m}$$

此值约为分子直径的 200 倍.

*§5.6 非平衡态的输运过程

平衡态是一种理想化的特殊状态，实际上，即使没有外界因素的影响，热力学系统的各个部分的宏观性质都会随时间发生变化，系统的这种状态称为**非平衡态**(nonequilibrium state). 处在非平衡态的系统内各部分微观粒子的速度、温度或密度等宏观性质存在差异. 同时，由于微观粒子运动及其相互作用，使系统内部发生动量、能量或质量的传递，其结果使得系统内各部分之间的宏观相对运动、温度或密度等差异逐渐缩小直至消失，这种系统从非平衡态过渡到平衡态的过程称为**输运过程**，与输运过程对应的现象称为输运现象. 黏滞现象、热传导现象、扩散现象以及生物体内营养物质的吸收和传送都伴随着输运过程. 本节简要介绍输运过程的规律.

5.6.1 黏滞现象及其规律

流体的流动情况相当复杂，它不仅与流速有关，还与流体流动的河道、管道等有关，也与流体本身的性质有关，流体的流动粗略地可以分为层流和湍流. 当流体流速较小时，通常表现为层流，层流比较简单，而湍流非常复杂，这里仅讨论层流的黏滞现象.

当流体做层流时，流体质点的轨迹是有规则的光滑曲线，相邻质点的轨迹彼此稍有差别，并且不同质点的轨迹不相互混杂，流体各层流速不同，流速较慢的部分将对流速较快的相邻部分有一向后拉的作用力. 当形成稳定的层流时，这种相邻层的一对互相阻止它们相对"滑动"的作用力与反作用力称为黏力，也称为内摩擦力，这种现象称为**黏滞现象**(viscosity phenomenon).

对于做层流的黏滞流体，由牛顿黏滞定律给出两流层间的黏力为

$$F=-\eta\Delta S\frac{\mathrm{d}v}{\mathrm{d}r}$$

式中，ΔS 为两流层的接触面积；$\frac{\mathrm{d}v}{\mathrm{d}r}$ 为两流层所在处流体的速度梯度；η 为流体的黏度；"−" 表示黏力的方向与流速方向相反.

气体的黏滞现象来源于分子的热运动. 气体做层流时，不同层的分子除参与无规则热运动外还同时参与不同的定向运动，具有不同的定向动量. 由于分子的无规则热运动，相邻层之间交换分子的同时，也交换了各自的定向动量，由于定向动量的改变使相邻层之间产生黏力，因此，也可以通过定义切向动量流密度来描述黏滞现象.

单位时间内，单位面积相邻流层之间转移的定向动量称为动量流密度，用 J_p 表示，即

$$J_p=\frac{\mathrm{d}p}{\mathrm{d}t}\frac{1}{\Delta S}$$

而黏力 $F=\frac{\mathrm{d}p}{\mathrm{d}t}=J_p\Delta S$，将牛顿黏滞定律代入，则

$$J_p=-\eta\frac{\mathrm{d}v}{\mathrm{d}r} \tag{5.23}$$

式中，"−" 表示定向动量总是向着流速小的流层输运的.

5.6.2 热传导现象及其规律

将一根均匀金属棒的两端分别与温度不同的热源相接触，经过足够长时间，棒上形成温度的连续分布，棒中有稳定的热量流动，这种因物体内部的温度不均匀而有热量从高温处流向低温处的现象称为**热传导**(heat conduction).

单位时间内沿 z 轴通过截面积 ΔS 的热量 $\frac{dQ}{dt}$ 称为热流量. 实验表明,热流量与温度梯度 $\frac{dT}{dz}$ 及截面积 ΔS 成正比,即

$$\frac{dQ}{dt}=-\kappa\frac{dT}{dz}\Delta S \tag{5.24}$$

式中,比例系数 κ 取决于材料的性质,称为材料的热导系数,它的单位为 $W\cdot m^{-1}\cdot K^{-1}$;"—"表示热流量与温度梯度的方向相反,即热量从高温区域传向低温区域. 式(5.24) 是科学家 J. 傅里叶(J. Fourier) 提出的,称为**傅里叶热传导定律**,简称**傅里叶定律**(Fourier's law).

热传导来源于分子的热运动. 温度较高处分子的热运动动能较大,温度较低处分子的热运动动能较小,当气体存在温度梯度时,由于分子的无规则热运动,不同温度区域在交换分子的同时,也交换了不同区域分子热运动的能量,因而发生了热传导现象.

5.6.3　扩散现象及其规律

如果把一容器用隔板分成两部分,其中分别装有两种不会发生化学反应的气体,两部分气体的温度、压强相等,因而分子数密度也相等. 若抽掉隔板,经过一段时间,两种气体分子会均匀地混合在一起,分布在整个容器中.

当系统中分子数密度不均匀时,由于热运动而使分子从分子数密度高的地方迁移到分子数密度低的地方的现象称为**扩散**(diffusion).

实际的扩散过程都是比较复杂的,它常和多种因素有关,上面讨论的例子是在温度和压强均匀的情况下,仅由气体中不同组分在各处密度的不同而引起的扩散,称为**纯扩散**. 下面讨论混合气体中某一组分气体分子由于其密度不均匀而发生纯扩散的物理规律.

设某一组分气体的密度 ρ 沿 z 轴变化,则气体的密度沿 z 轴的空间变化率就是 $\frac{d\rho}{dz}$,即为气体的密度梯度. 在任一 z 处,取一垂直于 z 轴的一小面积 ΔS,单位时间内,气体通过 ΔS 迁移的质量称为质量通量,用 J_m 表示,即 $J_m=\frac{dm}{dt}$. 质量通量与面积 ΔS 及 z 处的密度梯度成正比,即

$$J_m=\frac{dm}{dt}=-D\frac{d\rho}{dz}\Delta S \tag{5.25}$$

式中,比例系数 D 称为扩散系数,单位为 $m^2\cdot s^{-1}$;"—"表示气体总是从密度大的一侧向密度小的一侧扩散. 这一规律是由生物学家 A. 菲克(A. Fick) 提出的,因此称为**菲克定律**(Fick's law).

扩散过程是分子热运动的结果. 由于分子的无规则热运动,不同密度区域的分子通过热运动进行交换,致使分子发生迁移.

菲克定律也适用于物质在液体中的扩散,设物质在液体中的浓度梯度为 $\frac{dc}{dz}$,则菲克定律为

$$J_m=-D\frac{dc}{dz}\Delta S \tag{5.26}$$

理论证明,分子在液体中的扩散系数 D 与液体的温度 T、黏度 η 及分子的半径 r 的关系为

$$D=\frac{kT}{6\pi r\eta} \tag{5.27}$$

式(5.27) 表明,液体的温度越高,分子半径越小,黏度越小,则扩散系数越大,扩散进行得越快.

菲克定律不仅在物理学中,而且在化学、生命科学等方面都有重要作用. 下面讨论生物系统内两类物质的扩散问题.

1. 呼吸道中气体的扩散

肺的呼吸运动是人体和其他高等生物不断吸取氧气、排出二氧化碳的新陈代谢过程. 肺中两

种气体的交换都是在肺泡和毛细血管中进行的. 在肺泡周围有许多毛细血管,肺泡壁和毛细血管壁的厚度不到 1 μm,且能让脂溶性的氧气、二氧化碳和氮气等各种气体畅通无阻地自由通过. 因此,肺泡与血液间气体交换是由扩散过程完成的,它服从菲克定律.

通过肺的呼吸运动,肺泡中的氧密度要高于肺毛细血管中的氧密度,根据菲克定律,氧气将从密度较高的肺泡中向密度较低的毛细血管中扩散,并与血液中红细胞内的血红蛋白(Hb) 结合,形成氧合血红蛋白(HbO_2),存在于红细胞内. 氧气与血红蛋白的结合和解离是可逆的,可用下式表示

$$Hb + O_2 \rightleftharpoons HbO_2$$

这种结合和解离过程都是极其迅速的,只需约 0.1 s 的时间.

当血液流经氧分压较高的肺部时,血红蛋白就迅速与从肺泡扩散到血液中的氧气结合形成氧合血红蛋白,而当血液流到氧分压较低的组织部位时,血液中的氧合血红蛋白迅速解离,将氧气放出,以便氧气扩散到组织中去,满足各组织对氧气的需求. 组织吸收氧气进行氧化后,产生二氧化碳,二氧化碳从密度大的组织部位扩散到血液中,其中一小部分与血红蛋白结合,而大部分以 HCO_3^- 的形式溶于血液中(有些以 $KHCO_3$ 的形式存在于红细胞中,有些以 $NaHCO_3$ 的形式存在于血浆中). 当血液循环到肺部时,由于肺泡中二氧化碳的分压低于静脉血中二氧化碳的分压,故以各种形式运载的二氧化碳都将迅速解离,再扩散到肺泡中,经呼吸排出体外.

2. 生物膜的通透性

物质可通过生物膜进入另一侧的性质称为生物膜的**通透性**(permeability),生物膜通透性的显著特点是选择通透性,这一特点保证细胞内环境的相对稳定及细胞内各种生理活动的正常进行.

细胞膜就是将细胞内物质与细胞外环境分割开的一种生物膜. 在地球上出现生命物质和生命由简单到复杂的长期演化过程中,生物膜的出现是一次飞跃. 细胞利用生物膜既能独立于环境而存在,又能与周围环境进行有选择的物质交换而维持生命活动. 显然,要维持细胞正常的生命活动,不仅细胞内的物质不能流失,并且其他化学成分也必须保持相对稳定,这就需要在细胞和环境之间有某种特殊的屏障存在,这种屏障就是细胞膜. 它在新陈代谢过程中,能使细胞得到氧气和营养物质,排出代谢产物和废物,使细胞保持稳态,这对维持细胞的生命活动极为重要. 因此,生物膜是一个具有特殊结构和功能的选择性通透膜,能够透过生物膜的物质有水、非电解质和电解质.

水透过生物膜的现象叫作**渗透**. 渗透有一定的速率和方向,渗透速率和渗透方向取决于膜两侧的渗透压. 水的渗透方向是从渗透压低的一侧指向渗透压高的一侧.

非电解质透过生物膜的方式有简单扩散、易化扩散和主动转运. 简单扩散是指脂溶性物质靠膜两侧浓度梯度通过细胞膜,物质通过的快慢用扩散速率 J 表示,其定义为单位时间内通过单位膜面积溶质的扩散量. J 的大小由菲克定律决定. 不同溶质的扩散速率不同. 对于水溶性物质,由于细胞膜内部是亲脂性的,即使膜两侧物质存在浓度梯度,其通透性也很小,这类物质还必须依靠细胞膜上具有高度特异性的载体蛋白(内在蛋白) 协助才能透过膜,这种通透方式称易化扩散,比如,葡萄糖、氨基酸等都可通过这种方式透过膜.

简单扩散和易化扩散的物质迁移方向都是沿着浓度梯度方向的,即顺浓度梯度的方向通过膜输运到低浓度一侧的过程,这是一个不需要外界供给能量的自发过程,也称为被动输运. 另外,物质还有一种通透方式,称为主动输运,即生物膜通过特定的通道或运载体把某种分子(或离子) 转运到膜的另一侧. 这种转运有选择性,通道或运载体能识别所需的分子或离子,能对抗浓度梯度,所以是一种耗能过程. 这种通透方式是生物膜从周围环境摄取营养的主要方式.

电解质的水溶液中能分解离子,所以细胞膜对电解质的通透,实际是对离子的通透. 离子通过细胞膜有被动输运和主动输运两种方式. 离子带有电荷,它的被动输运的驱动力除了浓度梯度,还有电势梯度. 离子周围通常有一水分子层伴随它一起移动. 所以离子以扩散方式通过膜中的脂质层非常困难,它通过细胞膜的途径主要是膜上蛋白构成的孔道,即离子通道. 除此之外,细胞膜上

还有离子的主动输运，其中，最重要且被研究得很充分的是 Na^+、K^+ 离子的主动输送. 包括人体细胞在内的所有动物细胞，其细胞内溶液和细胞外溶液中的 Na^+、K^+ 离子浓度有很大的不同. 以神经细胞和肌肉细胞为例，正常时膜内 K^+ 离子浓度约为膜外的 30 倍，膜外 Na^+ 离子浓度约为膜内的 12 倍. 这种明显的浓度差的形成和维持，与细胞膜的某种功能有关，而此功能要靠正常的新陈代谢进行. 例如，低温、缺氧或一些代谢抑制剂的使用，会引起细胞内外 Na^+、K^+ 离子正常浓度差的减小，而在细胞恢复正常代谢活动后，上述浓度差又可恢复. 很早就有人推测，各种细胞的细胞膜上普遍存在着一种称为钾钠泵的结构. 钾钠泵实际上就是膜结构中的一种特殊蛋白质，其作用就是逆着浓度差主动地将细胞外的 K^+ 离子移入膜内，同时将细胞内的 Na^+ 离子移出膜外，因而形成和保持了 Na^+、K^+ 离子在膜两侧的特殊分布.

拓展阅读

低温生物医学与热物理　　低温技术的发展　　奇妙的低温世界　　耗散结构　　熵与信息

思考题

5.1　有两瓶不同种类的理想气体，若两瓶气体的分子平均平动动能相同，分子数密度不相同，则它们的温度是否相同？压强是否相同？

5.2　$f(v)\mathrm{d}v$、$Nf(v)\mathrm{d}v$、$nf(v)\mathrm{d}v$、$\int_{v_1}^{v_2} f(v)\mathrm{d}v$、$\int_{v_1}^{v_2} Nf(v)\mathrm{d}v$、$\int_0^{\infty} vf(v)\mathrm{d}v$、$\int_0^{\infty} v^2 f(v)\mathrm{d}v$ 和 $\int_{v_1}^{v_2} v^2 f(v)\mathrm{d}v$ 各式的物理意义是什么？

5.3　空气中含有氮气分子和氧气分子，其中哪种分子的平均速率较大？所得结论是否对空气中的任意一个氮气分子都适用？

5.4　试从分子动理论观点回答：为什么当气体温度升高时，只要适当增大容器的容积就可以使气体的压强保持不变？

5.5　为什么地面附近处氢气的含量(占空气的百分比)远比高空处低？

5.6　什么是能量均分定理？$\frac{1}{2}kT$、$\frac{3}{2}kT$、$\frac{i}{2}RT$ 和 $\frac{M}{\mu}\times\frac{i}{2}RT$ 各式的物理意义是什么？

5.7　一定质量的气体，保持体积不变，当温度升高时分子运动更剧烈，因而平均碰撞频率增大，平均自由程是否因此减小？为什么？

5.8　黏滞现象、热传导现象、扩散现象的微观机理是什么？

习　题

5.1　在一个配有活塞的容器中盛有一定量的理想气体，如果压缩气体并对它加热，使它的温度从 27 ℃ 升高到 177 ℃，体积减小一半，则气体的压强改变多少？

5.2　一容积为 $12.6\times10^{-4}\ \mathrm{m^3}$ 的真空系统已被抽到 1.0×10^{-5} mmHg 的真空. 为了提高其真空度，将它放到 500 K 的烘箱内烘烤，使器壁释放出所吸附的气体. 若烘烤后压强增为 1.0×10^{-2} mmHg，试求器壁释放出的分子的数目.

5.3 容器内装有氧气，其质量为 0.10 kg，压强为 1.0×10^{6} Pa，温度为 47 ℃. 因为容器漏气，经过一段时间后，压强降到原来的 5/8，温度降到27 ℃. 问：(1) 容器的容积有多大？(2) 漏去了多少氧气(假设氧气可看作理想气体)？

5.4 试求氮气分子在下列温度时的平均平动动能和方均根速率.

(1) 温度 $t=100$ ℃；

(2) 温度 $t=0$ ℃.

5.5 一个人呼吸时，若每吐出一口气都在若干时间内均匀地混合到全部大气中去，试在标准状态下估算另一个人每吸入的一口气中有多少个分子是那个人在那口气中吐出的. 设呼吸一口气的体积约为 1 L($g=10\ \mathrm{m\cdot s^{-2}}$).

5.6 假定 N 个粒子的速率分布函数为

$$f(v)=\begin{cases}C & v_0\geqslant v\geqslant 0\\ 0 & v>v_0\end{cases}$$

(1) 求出常数 C；

(2) 求粒子的平均速率.

5.7 设 N 个分子的速率分布曲线如图 5.8 所示. 求速率介于 $\frac{1}{2}v_0$ 与 $\frac{3}{2}v_0$ 之间的所有分子的平均速率.

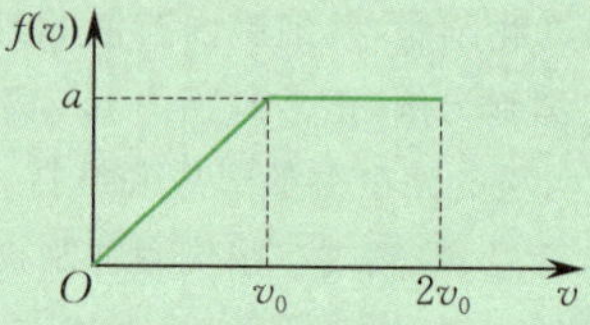

图 5.8 习题 5.7 图

5.8 求温度为 27 ℃ 时，1 mol 氮气的平动动能、转动动能和内能.

5.9 山上某天文观测站测得气压为590 mmHg，求观测站的海拔高度. 设地球大气等温，温度为5 ℃，海平面气压为 760 mmHg. 已知空气的平均摩尔质量为 28.9 g/mol.

5.10 电子管的真空度约为 1.0×10^{-5} mmHg，设气体分子的有效直径为 3.0×10^{-10} m. 求 27 ℃ 时分子碰撞的平均自由程.

5.11 氮气分子的有效直径 $d=3.7\times10^{-10}$ m，求在标准状态下，氮气分子的平均碰撞频率.

本章习题参考答案

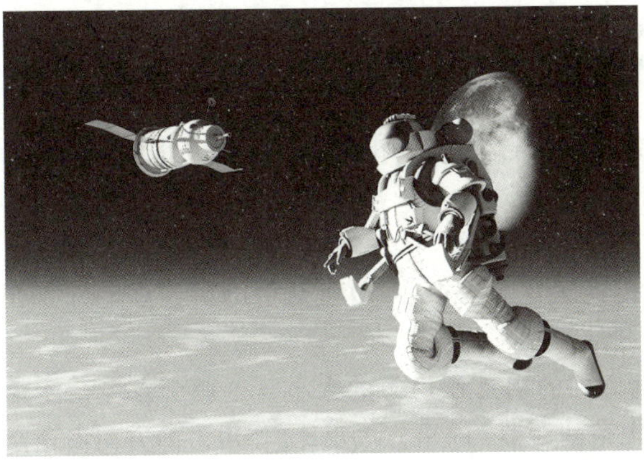

第6章

静　电　场

电现象普遍地存在于自然界及人类生活的各个方面. 人体的所有功能都以某种方式涉及电. 人体产生的电波用于控制和驱动神经、肌肉和器官. 人脑的活动基本是电的活动, 出入大脑的所有信号都包含有电流. 因此, 要想深入了解人体的生命现象和有效地使用现代医学仪器, 掌握电的基本理论是必要的. 本章主要讨论静电场的基本性质与规律, 其中包括描述静电场性质的两个基本物理量——电场强度和电势及其相互关系; 反映静电场基本规律的电场强度叠加原理、高斯定理以及环路定理等; 静电场与电介质的相互作用规律及静电场的能量; 等等. 此外, 还简要介绍了对医学有意义的电偶极子电场与心电知识.

§ 6.1 电场 电场强度

6.1.1 电荷 库仑定律

电荷(electric charge) 表示物质的带电属性,用电量作为电荷的量度,它的单位是库仑,符号为C. 电荷的量值只能是一种基本电荷 e(电子的电量,$e = 1.602 \times 10^{-19}$ C)的整数倍,即电荷只能取分立的、不连续的量值,这种性质称为电荷的量子性. 在本章所讨论的宏观现象中所涉及的电荷远比 e 大得多,故可认为电荷连续地分布在带电体上而忽略电荷的量子性所引起的微观变化.

在真空中,两个静止的点电荷之间的相互作用力的大小与这两个点电荷所带电量 q_1 和 q_2 的乘积成正比,与两点电荷间距离 r 的平方成反比. 作用力的方向沿两点电荷的连线,同性电荷间为斥力,异性电荷间为引力. 这种电荷之间的相互作用力叫作静电力或库仑力. 此力的大小用下式表示:

$$F = k\frac{q_1 q_2}{r^2} \tag{6.1}$$

库仑

这就是**库仑定律**(Coulomb's law),1785 年由法国物理学家库仑通过实验确定. 式中 k 为比例系数,在 SI 中,$k = 8.987\ 554\ 5 \times 10^9\ \text{N}\cdot\text{m}^2\cdot\text{C}^{-2} \approx 9.0 \times 10^9\ \text{N}\cdot\text{m}^2\cdot\text{C}^{-2}$. 为简化电磁学公式,常把 k 表示为

$$k = \frac{1}{4\pi\varepsilon_0} \tag{6.2}$$

式中 ε_0 为真空电容率(permittivity of vacuum) 或真空介电常量,$\varepsilon_0 = 8.85 \times 10^{-12}\ \text{C}^2\cdot\text{N}^{-1}\cdot\text{m}^{-2}$. 引入 ε_0 后,库仑定律表示为

$$F = \frac{1}{4\pi\varepsilon_0}\frac{q_1 q_2}{r^2} \tag{6.3}$$

6.1.2 电场与电场强度

电荷之间的相互作用是通过**电场**(electric field) 来实现的. 电场是一种特殊的物质,它可以传递电荷间的相互作用. 任何电荷都在它周围的空间中产生电场. 相对于观察者静止的电荷所产生的电场叫作**静电场**(electrostatic field). 任意一个处在电场中的电荷,都要受到电场施加的作用力. 为了研究电场中各点的性质,引入检验电荷 q_0. 实验表明,如果把一检验电荷放于电场中的不同点,它所受到的电场力一般不同,但在一确定的点上,它所受的力 $\boldsymbol{F}$ 与它所带的电量 q_0 成正比,比值 $\frac{\boldsymbol{F}}{q_0}$ 只与检验电荷 q_0 所在点的电场性质有关,而与检验电荷 q_0 的大小无关. 因此可以用比值 $\frac{\boldsymbol{F}}{q_0}$ 来描述电场中某确定点的性质,这个比值称为**电场强度**(electric field strength),用符号 $\boldsymbol{E}$ 表示,即

$$\boldsymbol{E}=\frac{\boldsymbol{F}}{q_0} \tag{6.4}$$

上式表明,电场强度在数值上等于单位正电荷在电场中某点所受的力,它是个矢量,它的方向就是正电荷在该点所受力的方向. 电场强度的单位是 N/C 或 V/m.

根据电场强度的定义和库仑定律可计算出点电荷的电场强度. 设在真空中有一点电荷,电量为 Q,求距离其 r 处的电场强度. 为此引入检验电荷 q_0,置于与 Q 的距离为 r 的一点,根据库仑定律,检验电荷 q_0 所受电场力的大小为

$$F=\frac{1}{4\pi\varepsilon_0}\frac{Qq_0}{r^2}$$

根据电场强度的定义,r 处电场强度的大小为

$$E=\frac{F}{q_0}=\frac{1}{4\pi\varepsilon_0}\frac{Q}{r^2} \tag{6.5}$$

当场源电荷 Q 为正时,电场强度方向由 Q 沿 r 指向无限远处;当 Q 为负时,电场强度方向由无限远处沿 r 指向 Q. 也可用矢量形式表示电场强度. 设矢径 $\boldsymbol{r}$ 的方向由 Q 指向 q_0,$\boldsymbol{e}_r=\frac{\boldsymbol{r}}{r}$,表示沿 $\boldsymbol{r}$ 方向的单位矢量,这样点电荷电场强度的矢量表达式为

$$\boldsymbol{E}=\frac{1}{4\pi\varepsilon_0}\frac{Q}{r^2}\boldsymbol{e}_r \tag{6.6}$$

6.1.3 电场强度叠加原理

一个点电荷的电场强度比较容易计算. 对于由若干个点电荷组成的点电荷系的电场强度,或者是具有某种形态的带电体的电场强度,则可以根据电场强度叠加原理进行计算,即可以把任意带电体看作由无数个点电荷构成的点电荷系. 为了说明电场强度叠加原理,把检验电荷 q_0 置于 n 个点电荷组成的点电荷系的电场中,则各场源点电荷对检验电荷的作用力的矢量和为

$$\boldsymbol{F}=\boldsymbol{F}_1+\boldsymbol{F}_2+\boldsymbol{F}_3+\cdots+\boldsymbol{F}_n$$

把上式两端除以 q_0,得

$$\frac{\boldsymbol{F}}{q_0}=\frac{\boldsymbol{F}_1}{q_0}+\frac{\boldsymbol{F}_2}{q_0}+\frac{\boldsymbol{F}_3}{q_0}+\cdots+\frac{\boldsymbol{F}_n}{q_0} \tag{6.7}$$

式中,$\frac{\boldsymbol{F}}{q_0}$ 为总电场强度 $\boldsymbol{E}$;等式右端各项代表各场源点电荷单独存在时的电场强度,所以式(6.7) 可写成

$$\boldsymbol{E}=\boldsymbol{E}_1+\boldsymbol{E}_2+\boldsymbol{E}_3+\cdots+\boldsymbol{E}_n=\frac{\sum_{i=1}^{n}\boldsymbol{F}_i}{q_0}=\sum_{i=1}^{n}\boldsymbol{E}_i \tag{6.8}$$

式(6.8) 说明,**某点电荷系电场中任一点的总电场强度,等于构成该带电体系所有点电荷在该点的电场强度的矢量和**,这就是**电场强度叠加原理**(superposition principle of electric intensity).

利用电场强度叠加原理,原则上可计算任意带电体所产生的电场强度,因为无论带电体的形状、电荷的分布如何复杂,总可以将它看成由许许多多无限小的电荷元组成,每个电荷元可视为点电荷,其电量表示为 $\mathrm{d}q$,则 $\mathrm{d}q$ 在所求点的电场强度为

$$d\boldsymbol{E}=\frac{1}{4\pi\varepsilon_0}\frac{dq}{r^2}\boldsymbol{e}_r \tag{6.9}$$

式中,r 是 dq 到所求点矢径 $\boldsymbol{r}$ 的大小;$\boldsymbol{e}_r$ 为矢径 $\boldsymbol{r}$ 方向上的单位矢量. 由电场强度叠加原理可知,整个带电体在所求点的电场强度为

$$\boldsymbol{E}=\int d\boldsymbol{E}=\frac{1}{4\pi\varepsilon_0}\int\frac{dq}{r^2}\boldsymbol{e}_r \tag{6.10}$$

应用式(6.10)时,需写出电荷元 dq 的具体表达式及其与矢径 $\boldsymbol{r}$ 的函数关系,然后进行矢量积分.

例 6.1 如图 6.1 所示,一半径为 a 的均匀带电圆环,所带电量为 q,试计算在圆环轴线上距环心 x 处的点 P 的电场强度.

解 在圆环上任取一线元 dl,其所带电量为

$$dq=\frac{q}{2\pi a}dl$$

其中 $2\pi a$ 为圆环周长;$\frac{q}{2\pi a}$ 为单位长度圆环的带电量(称为线电荷密度),则 dq 在点 P 的电场强度 $d\boldsymbol{E}$ 的大小为

$$dE=\frac{1}{4\pi\varepsilon_0}\frac{dq}{r^2}$$

$d\boldsymbol{E}$ 在轴线方向的分量为 $dE_x=dE\cos\theta$. $d\boldsymbol{E}$ 在与轴线垂直方向的分量为 dE_y. 由于对称性,各 dE_y 互相抵消,而总电场强度则等于各 dE_x 的叠加,即

$$E=\oint_L dE_x=\oint_L dE\cos\theta$$

由图可知

$$r=\sqrt{a^2+x^2},\quad \cos\theta=x/\sqrt{a^2+x^2}$$

所以 $$E=\frac{q}{4\pi\varepsilon_0}\oint_L\frac{x}{(a^2+x^2)^{3/2}}\frac{1}{2\pi a}dl$$

对于确定的点 P,x 为常数,则

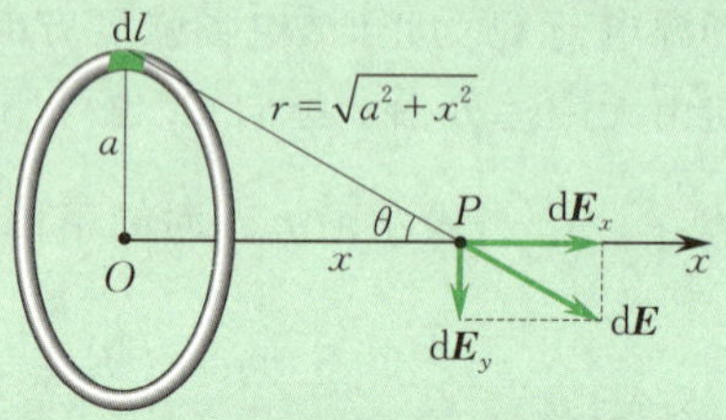

图 6.1 均匀带电圆环的电场强度

$$E=\frac{q}{4\pi\varepsilon_0}\frac{x}{(a^2+x^2)^{3/2}}\frac{1}{2\pi a}\int_0^{2\pi a}dl$$
$$=\frac{1}{4\pi\varepsilon_0}\frac{qx}{(x^2+a^2)^{3/2}} \tag{6.11}$$

当 $x\gg a$ 时,上式近似为

$$E=\frac{1}{4\pi\varepsilon_0}\frac{q}{x^2} \tag{6.12}$$

此时,带电圆环轴线上某点的电场强度与位于环心处电量相同的点电荷的电场强度相同.

§ 6.2 电通量 高斯定理

6.2.1 电场线和电通量

1. 电场线

为了形象地描述电场的分布,在电场中描绘一系列曲线,使其上每一点的切线方向都与该点电场强度的方向一致,且通过垂直于电场强度的单位面积的曲线数目

等于该点电场强度的大小. 这些曲线称为**电场线**(electric field line).

显然,电场线的方向表示电场强度的方向,电场线的密度表示电场强度的大小. 这样,电场线就可以形象地全面描绘出电场中电场强度的分布状况. 对于静电场的电场线有两个特点:第一,电场线是从正电荷出发而终止于负电荷,电场线不闭合,也不中断; 第二,任何两条电场线不能相交. 因为任何一点的电场强度都只有一个确定的方向.

2. 电通量

通过电场中某一面积的电场线总数称为通过该面积的**电通量**(electric flux)或 $\boldsymbol{E}$ 通量,以 Φ_E 表示. 下面分几种情况来讨论 Φ_E 的计算方法.

在均匀电场中通过与电场强度 $\boldsymbol{E}$ 垂直的平面 S(面积也为 S) 的电通量,由上述定义应为 $\Phi_E = ES$,如图 6.2(a) 所示. 如果平面 S 的法线 $\boldsymbol{e}_{\mathrm{n}}$ 与电场强度 $\boldsymbol{E}$ 的夹角为 θ,如图 6.2(b) 所示,则通过该平面的电通量为

$$\Phi_E = E\cos\theta S = \boldsymbol{E}\cdot\boldsymbol{S} \tag{6.13}$$

对于在非均匀电场中通过任意曲面的电通量,可将该曲面分割为许多无限小的面积元 $\mathrm{d}S$,以至可视其为一平面,而且在 $\mathrm{d}S$ 上的电场可认为是均匀的,则通过该面积元的电通量[见图6.2(c)] 为

$$\mathrm{d}\Phi_E = E\cos\theta\mathrm{d}S = \boldsymbol{E}\cdot\mathrm{d}\boldsymbol{S} \tag{6.14}$$

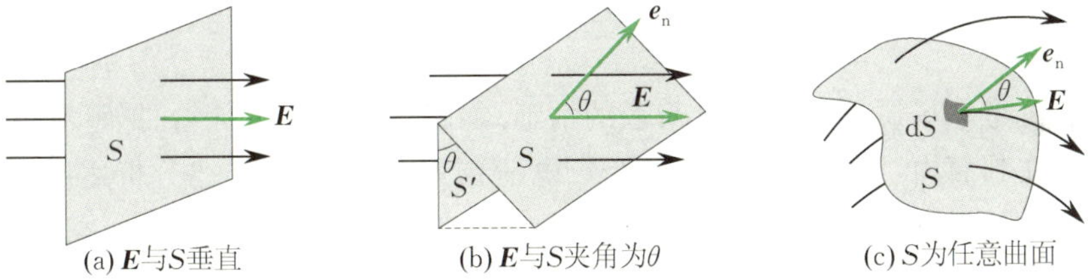

图 6.2　电通量的计算

式中,θ 为 $\mathrm{d}S$ 的法线 $\boldsymbol{e}_{\mathrm{n}}$ 与电场强度 $\boldsymbol{E}$ 的夹角. 对于整个曲面 S,其电通量可由面积分求得,即

$$\Phi_E = \iint_S \mathrm{d}\Phi_E = \iint_S E\cos\theta\mathrm{d}S = \iint_S \boldsymbol{E}\cdot\mathrm{d}\boldsymbol{S} \tag{6.15}$$

当 S 是闭合曲面时,式(6.15) 可写为

$$\Phi_E = \oiint_S E\cos\theta\mathrm{d}S = \oiint_S \boldsymbol{E}\cdot\mathrm{d}\boldsymbol{S} \tag{6.16}$$

我们规定,闭合曲面的法线方向是由里向外为正. 若曲面上任一面积元处的 $\theta < \pi/2$,则该处的电通量为正,即穿出该面的电场线数取正值;若 $\theta > \pi/2$,则该处的电通量为负,即穿入该面的电场线数取负值. 通过整个闭合曲面的电通量 Φ_E 值为穿出与穿入该闭合曲面电场线数的代数和.

电场的高斯定理

6.2.2　高斯定理

高斯

高斯定理是静电场的基本规律之一. 下面就真空中的情况推导这一定理. 首先

考虑场源是点电荷的情形. 以正点电荷 q 为中心,以任意长 r 为半径作一球面 S_1,如图 6.3(a) 所示. 显然,球面上各点的电场强度的大小均为 $E=\dfrac{1}{4\pi\varepsilon_0}\dfrac{q}{r^2}$,方向沿半径指向外,且与球面法线的夹角 $\theta=0$,由式(6.16) 可求得通过球面 S_1 的电通量为

$$\Phi_E=\oiint_{S_1}E\cos\theta\mathrm{d}S=E\oiint_{S_1}\mathrm{d}S=E4\pi r^2=\frac{1}{4\pi\varepsilon_0}\frac{q}{r^2}4\pi r^2=\frac{q}{\varepsilon_0}$$

上式表明,Φ_E 与 r 无关,即对于任意半径的球面,上式均成立. 围绕点电荷 q 作任意闭合曲面,如图 6.3(a) 中的 S_2、S_3 等,由上述推导及图不难看出,其电通量均为 q/ε_0,且 $\Phi_E>0$. 若 q 为负点电荷,则 $\Phi_E<0$. 若作一闭合曲面 S 不包含此点电荷,则由图 6.3(b) 可看到穿出与穿入此闭合曲面的电场线的数目相同,即通过此闭合曲面的电通量为零.

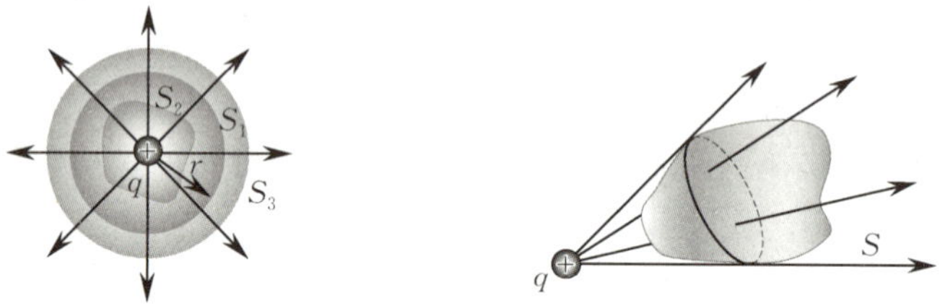

(a) 闭合曲面包含电荷　　(b) 闭合曲面不包含电荷

图 6.3　验证高斯定理用图

下面再考虑场源是任意点电荷系的情形. 在场中任意作一闭合曲面,第 1 至第 n 个点电荷在其面内,第 $n+1$ 至第 N 个点电荷在其面外. 由于上述分析适用于任意一个点电荷,那么总电通量应为

$$\Phi_E=\sum_{i=1}^{N}\Phi_{Ei}=\sum_{i=1}^{n}\frac{q_i}{\varepsilon_0}+0$$

综合上式与式(6.16),得出

$$\Phi_E=\oiint_S\boldsymbol{E}\cdot\mathrm{d}\boldsymbol{S}=\frac{1}{\varepsilon_0}\sum_{i=1}^{n}q_i \tag{6.17}$$

高斯定理及应用

同样,对于任意带电体系的场源,上式均成立. 式(6.17) 表明,**通过真空静电场中任意一闭合曲面的电通量等于该曲面所包围的电荷电量的代数和除以** ε_0. 这就是真空中的**高斯定理**(Gauss's theorem). 关于这一定理,此处做一下说明:由库仑定律和电场强度叠加原理导出的高斯定理揭示了场与场源之间的定量关系,在电场强度分布已知时,可由此求出任意区域内的电荷. 这一规律显然与闭合曲面的形状、大小无关.

高斯定理揭示了静电场是有源场. 所选取的闭合曲面称为高斯面,若面内是正电荷,则 $\Phi_E>0$,表明电场线始于正电荷;若面内是负电荷,则 $\Phi_E<0$,表明电场线终止于负电荷;若面内无电荷,电场线仅仅从该面穿过.

高斯面是一假想的任意曲面,并非客观存在. 还应该注意,式(6.17) 中的 $\boldsymbol{E}$ 在高斯面上,是面内、面外全体场源电荷产生的总电场强度. 面外的电荷对 $\boldsymbol{E}$ 也是有贡献的,虽然对高斯面上的电通量 Φ_E 没有贡献,但它可以改变闭合面上电通量的分布. 式

中的 q_i 在高斯面内，而不在面外，也不在面上（这是无意义的）. Φ_E 与 q_i 的具体分布无关. $\sum_{i=1}^{n} q_i = 0$ 表示高斯面内电荷电量的代数和为零，即高斯面上的电通量 Φ_E 为零，但并不表明面内一定没有电荷，也并不表明高斯面上各部分曲面的电通量一定为零.

6.2.3　高斯定理的应用举例

1. 均匀带电球面的电场强度

有一均匀带电球面，半径为 R，总带电量为 Q（见图6.4），求离球心 r 处任意一点的电场强度. 从场源电荷的分布可知，场的分布呈球形对称，电场强度方向与球面法线方向一致，且在距中心等距离各处的电场强度大小相等. 以球心为中心、以 r 为半径作一球形高斯面 S，使欲求电场强度的点落在此高斯面上，则通过高斯面的电通量为

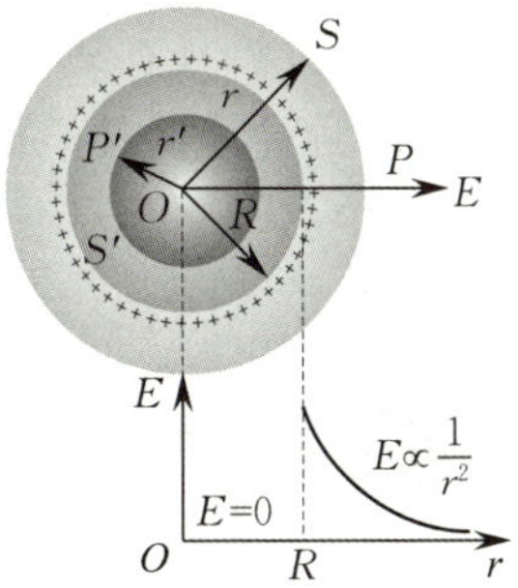

图 6.4　均匀带电球面的电场分析

$$\Phi_E = \oint\!\!\!\oint_S \boldsymbol{E} \cdot \mathrm{d}\boldsymbol{S} = E 4\pi r^2 = \frac{1}{\varepsilon_0}\sum_{i=1}^{n} q_i$$

故有　$E = \dfrac{1}{4\pi\varepsilon_0 r^2}\sum_{i=1}^{n} q_i = \dfrac{1}{4\pi\varepsilon_0}\dfrac{Q}{r^2}\quad (r > R)$

$$E = \frac{1}{4\pi\varepsilon_0 r^2}\sum_{i=1}^{n} q_i = 0\quad (r < R)$$

这表明，在均匀带电球面外部产生的电场强度分布相当于球面电荷集中于球心的点电荷产生的电场强度分布，而在其内部则各处电场强度均为零. 均匀带电球面的电场中各点的电场强度与该点距球心距离的关系曲线如图 6.4 所示. 显然，对于球形对称分布的电场都有类似的分析.

2. 无限大均匀带电平面的电场强度

有一无限大均匀带电平面，其面电荷密度为 σ，求其周围电场的电场强度. 由于场源电荷在无限大平面上均匀分布，则在其两侧附近的电场应均匀对称地分布，即电场强度方向与带电平面垂直，距带电平面等距离处的电场强度大小相等. 于是可作一侧面与带电平面垂直、两底面 S_1 与 S_2 距带电平面等距离的正圆柱形高斯面，与带电平面相截的面积为 S，如图 6.5 所示. 对于高斯面的两底面均有 $\theta = 0$，对于其侧面有 $\theta = \dfrac{\pi}{2}$，所以通过两底面的电通量均为 ES，通过其侧面的电通量则为零. 通过高斯面的电通量为

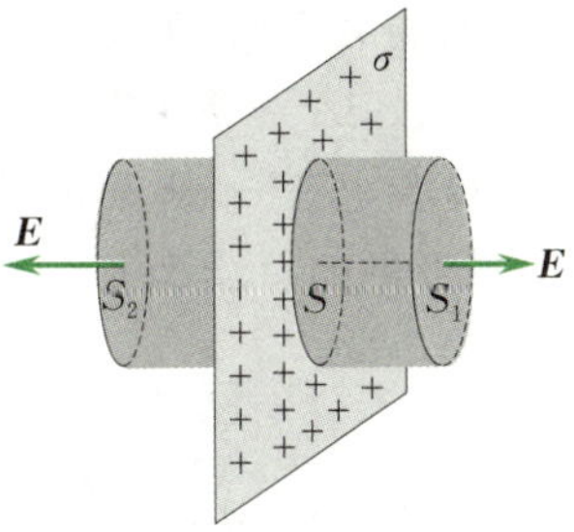

图 6.5　无限大均匀带电平面的电场强度

$$\Phi_E = \oint\!\!\!\oint_S \boldsymbol{E} \cdot \mathrm{d}\boldsymbol{S} = 2ES = \frac{1}{\varepsilon_0}\sigma S$$

即

$$E = \frac{\sigma}{2\varepsilon_0} \tag{6.18}$$

式(6.18)表明,无限大均匀带电平面附近是一方向与该平面垂直的均匀电场.

对于两个均匀带等量异号电荷的无限大平行平面之间的电场,利用电场强度叠加原理,由上述结果便可得到 $E=\sigma/\varepsilon_0$. 这仍然是一方向与带电平面垂直的均匀电场. 而在这两个平行带电平面的外部,则 $\boldsymbol{E}=\mathbf{0}$. 表明这两个平行带电平面的电场完全集中在它们之间的空间(见图 6.6). 这正是平行板电容器可以提供均匀电场的原理.

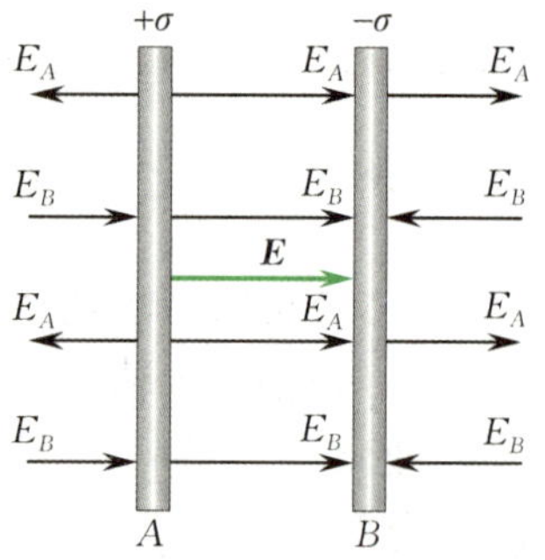

图 6.6　无限大均匀带电平行平面的电场强度

由以上几个例子可以看出,高斯定理的一个特殊用途是计算具有某些特殊对称性的静电场的电场强度,且计算简捷. 在具体运用时有何步骤,请读者从中总结.

§6.3 电势

前面讨论了静电场的力的性质,现在来讨论静电场的能量性质.

6.3.1　静电场的环路定理

1. 点电荷的电场力对检验电荷做的功

取一检验电荷 q_0,在场源点电荷 $+q$ 的静电场中,由点 a 向点 b 移动(见图 6.7). 由于在移动过程中受到的电场力是变力,故可先计算在一段位移元 $\mathrm{d}\boldsymbol{l}$ 中电场力所做的元功 $\mathrm{d}A$,在此元位移中可视电场力不变,于是有

$$\mathrm{d}A=\boldsymbol{F}\cdot\mathrm{d}\boldsymbol{l}=q_0\boldsymbol{E}\cdot\mathrm{d}\boldsymbol{l}$$

那么在检验电荷 q_0 从点 a 至点 b 移动的全过程中,电场力做的总功为

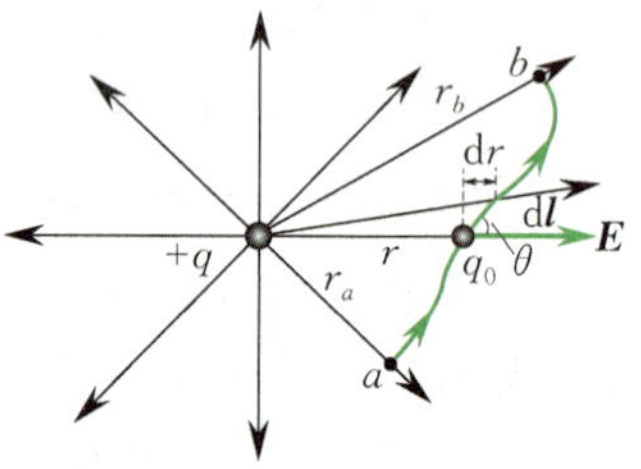

图 6.7　静电场力做功

$$A_{ab}=\int_a^b\mathrm{d}A=\int_a^b q_0\boldsymbol{E}\cdot\mathrm{d}\boldsymbol{l}=\int_a^b q_0E\cos\theta\mathrm{d}l$$

由图 6.7 知,$\cos\theta\mathrm{d}l=\mathrm{d}r$,且 $E=\dfrac{1}{4\pi\varepsilon_0}\dfrac{q}{r^2}$,代入上式,得

$$A_{ab}=\frac{1}{4\pi\varepsilon_0}q_0q\int_{r_a}^{r_b}\frac{1}{r^2}\mathrm{d}r=\frac{1}{4\pi\varepsilon_0}q_0q\left(\frac{1}{r_a}-\frac{1}{r_b}\right)\tag{6.19}$$

式中,r_a 与 r_b 分别表示场源点电荷 $+q$ 到移动路径的起点 a 与终点 b 的距离.

2. 任意带电体系的电场力对检验电荷做的功

任意带电体系的静电场都可以看作许多点电荷的电场叠加的结果. 根据电场强度叠加原理及式(6.19)可得该电场对检验电荷 q_0 所做的功应为

$$A_{ab}=\sum_{i=1}^{n}A_{abi}=\sum_{i=1}^{n}\int_{a}^{b}q_0\boldsymbol{E}_i\cdot\mathrm{d}\boldsymbol{l}=\frac{1}{4\pi\varepsilon_0}\sum_{i=1}^{n}q_0q_i\left(\frac{1}{r_{ai}}-\frac{1}{r_{bi}}\right)\tag{6.20}$$

由于功有正、负之分，所以式(6.20)是代数和式.

3. 静电场的保守性

由式(6.19)与式(6.20)可以得到结论：检验电荷在任意静电场中移动的过程中，该电场力对它所做的功只与检验电荷本身及它移动的始末位置有关，而与所移动的具体路径无关. 这是静电场的一个重要特性. 它表明，与重力一样，静电力是保守力，静电场是保守力场或有势场.

4. 静电场的环路定理

若将检验电荷 q_0 从静电场中某点出发，经任意闭合路径 L，最后回到该点，则在此过程中电场力对 q_0 所做的总功应为零，即

$$A_{aa}=\oint_{L}q_0\boldsymbol{E}\cdot\mathrm{d}\boldsymbol{l}=0$$

由于 $q_0\neq 0$，因此必有

$$\oint_{L}\boldsymbol{E}\cdot\mathrm{d}\boldsymbol{l}=0\tag{6.21}$$

式(6.21)表明，**在静电场中电场强度沿任意闭合路径的线积分恒等于零**. 这一重要结论称为**静电场的环路定理**(circuital theorem of electrostatic field). 它是静电场保守性的一种等价说法，是与高斯定理并列的静电场的基本定理之一. 高斯定理说明静电场是有源场，环路定理说明静电场是有势场. 由环路定理还可得出静电场的电场线不能闭合的结论.

6.3.2 电势

1. 电势能

静电场是保守力场. 与物体具有重力势能一样，电荷在静电场中也具有**电势能**(electric potential energy)，以 W 表示，单位是 J. 电势能的改变是通过电场力对电荷所做的功来量度的，因此有

$$W_a-W_b=A_{ab}=q_0\int_{a}^{b}\boldsymbol{E}\cdot\mathrm{d}\boldsymbol{l}\tag{6.22}$$

式中，W_a、W_b 分别表示检验电荷 q_0 在起点 a 和终点 b 的电势能. 电势能是相对量. 对于分布在有限区域的场源电荷，通常规定无限远处电势能为零，即 $W_\infty=0$. 于是，检验电荷 q_0 在该场中点 a 所具有的电势能在量值上等于 q_0 从点 a 移至无限远处时电场力对其所做的功为

$$W_a=q_0\int_{a}^{\infty}\boldsymbol{E}\cdot\mathrm{d}\boldsymbol{l}\tag{6.23}$$

W_a 为正，表明在此过程中电场力做正功；反之，表明电场力做负功.

式(6.23)表明，电势能是由 q_0 与 $\boldsymbol{E}$ 共同决定的，它是检验电荷与静电场的相互作用能，为双方所共有.

2. 电势

定义比值 W_a/q_0 为 a 点的**电势**(electric potential)，以 U_a 表示：

$$U_a = \frac{W_a}{q_0} = \int_a^{\infty} \boldsymbol{E} \cdot \mathrm{d}\boldsymbol{l} \tag{6.24}$$

显然,电势仅由电场的性质决定. 上式还表明:静电场中某一点的电势,在量值上等于单位正检验电荷在该点的电势能,也等于把单位正检验电荷从该点沿任意路径移动到零势能参考点时电场力所做的功,或静电场中某一点的电势是由该点到零势能参考点电场强度的线积分.

电势仅由场源电荷决定,而与检验电荷的存在与否无关,这是与电势能不同的. 电势是标量;电势有正、负之分;电势是相对量,其量值大小与零势能参考点的选择有关,而零势能参考点的选择本身是任意的,一般选在无限远处或地球等,这些又与电势能类似. 在 SI 中,电势的单位是伏特,符号为 V,$1\ \mathrm{V} = 1\ \mathrm{J} \cdot \mathrm{C}^{-1}$.

3. 电势差

电势的计算

静电场中两点间电势之差称为**电势差**(electric potential difference)或电压(voltage).

$$U_{ab} = U_a - U_b = \int_a^{\infty} \boldsymbol{E} \cdot \mathrm{d}\boldsymbol{l} - \int_b^{\infty} \boldsymbol{E} \cdot \mathrm{d}\boldsymbol{l} = \int_a^b \boldsymbol{E} \cdot \mathrm{d}\boldsymbol{l} \tag{6.25}$$

上式表明,a、b 两点间的电势差就是电场强度由点 a 到点 b 的线积分,在量值上等于将单位正检验电荷由点 a 移到点 b 时电场力所做的功. 由此可见,在一条电场线上没有电势相同的点. 由 $A_{ab} = q_0 \int_a^b \boldsymbol{E} \cdot \mathrm{d}\boldsymbol{l}$ 和式(6.25),可得电场力的功与电势差之间的关系为

$$A_{ab} = q_0 (U_a - U_b) \tag{6.26}$$

由此可见,在电场力的推动下,正电荷将从电势高处向电势低处运动. 应注意,电势差与电势不同,它是与零势能参考点位置无关的绝对量.

6.3.3 电势的计算

真空中一个孤立点电荷 q 的电场在距其 r_a 处一点 a 的电势,可根据式(6.24)计算. 由于积分路线可以任意选择,若沿电场线方向积分以使 $\theta = 0$,则 $\mathrm{d}l = \mathrm{d}r$,同时注意到 $E = \frac{1}{4\pi\varepsilon_0} \frac{q}{r^2}$,故有

$$U_a = \int_a^{\infty} E\cos\theta \mathrm{d}l = \frac{1}{4\pi\varepsilon_0} \int_{r_a}^{\infty} \frac{q}{r^2} \mathrm{d}r = \frac{1}{4\pi\varepsilon_0} \frac{q}{r_a} \tag{6.27}$$

显然,当场源电荷 q 为正时,其周围电场的电势为正;当 q 为负时,其周围电场的电势为负. 式(6.27)表明,点电荷电场中电势是以点电荷为中心而呈球形对称分布的. 这与从式(6.6)分析的结果一致,它们从不同角度揭示了点电荷电场的特征.

根据电场强度叠加原理,可以得到点电荷系的静电场中某点 a 的电势为

$$U_a = \sum_{i=1}^{n} \int_a^{\infty} \boldsymbol{E}_i \cdot \mathrm{d}\boldsymbol{l} = \sum_{i=1}^{n} U_{ai} \tag{6.28}$$

即**点电荷系的静电场中某点的电势等于各个点电荷单独存在时的电场在该点电势的代数和**. 这就是**电势叠加原理**(superposition principle of electric potential).

对于电荷连续分布的带电体,其周围电场中任意点的电势可由式(6.20)与式(6.27)得到类似式(6.10)的公式

$$U=\int \mathrm{d}U \quad 或 \quad U=\frac{1}{4\pi\varepsilon_0}\int\frac{\mathrm{d}q}{r} \tag{6.29}$$

式中，r 是可视为带电体的电荷元 $\mathrm{d}q$ 到场点的距离.

例 6.2 求均匀带电球面内、外的电势. 设球面半径为 R，所带电量为 q.

解 已知均匀带电球面内电场强度 $E_内=0$，球面外电场强度 $E_外=\frac{q}{4\pi\varepsilon_0 r^2}$. 先求球外一点 P_1 处的电势，设该点与球心的距离为 r_1，如图 6.8 所示，根据式(6.27)，点 P_1 的电势为

$$U_{P_1}=\int_{r_1}^{\infty}E\cos\theta\mathrm{d}l=\int_{r_1}^{\infty}E\mathrm{d}r$$
$$=\int_{r_1}^{\infty}\frac{q}{4\pi\varepsilon_0 r^2}\mathrm{d}r=\frac{q}{4\pi\varepsilon_0 r_1}$$

设球面内一点 P_2 与球心的距离为 r_2，则该点电势为

$$U_{P_2}=\int_{r_2}^{\infty}E\cos\theta\mathrm{d}l=\int_{r_2}^{R}E_内\cos\theta\mathrm{d}l+\int_{R}^{\infty}E_外\cos\theta\mathrm{d}l$$
$$=\int_{R}^{\infty}E_外\mathrm{d}r=\int_{R}^{\infty}\frac{q}{4\pi\varepsilon_0}\frac{\mathrm{d}r}{r^2}=\frac{q}{4\pi\varepsilon_0 R} \tag{6.30}$$

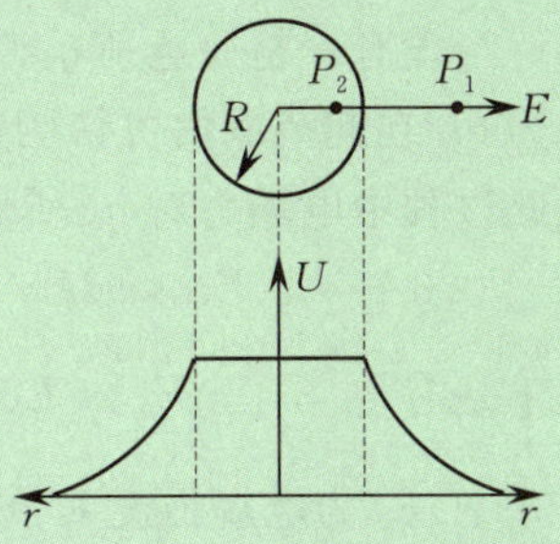

图 6.8 均匀带电球面的电势

由此可见，球面外一点的电势与该点到球心的距离成反比，而球面内任意一点的电势为常量，即球内是一等势体. 球面内、外电势分布如图 6.8 下部的曲线所示.

例 6.3 求均匀带电圆环在其轴线上任意一点 P 的电势. 设圆环的带电量为 q，半径为 a，由点 P 至圆环中心点 O 的距离为 x. 本题可用图 6.1 作参考.

解 在圆环上取电荷元 $\mathrm{d}q$，$\mathrm{d}q$ 到点 P 的距离 $r=\sqrt{x^2+a^2}$，根据式(6.29)有

$$U=\frac{1}{4\pi\varepsilon_0}\int\frac{\mathrm{d}q}{r}=\frac{1}{4\pi\varepsilon_0 r}\int\mathrm{d}q=\frac{1}{4\pi\varepsilon_0}\frac{q}{r} \tag{6.31}$$

把 r 代入，得

$$U=\frac{1}{4\pi\varepsilon_0}\frac{q}{\sqrt{x^2+a^2}}$$

6.3.4 等势面 电场强度与电势梯度的关系

1. 等势面

静电场中由电势相等的点所连成的面叫作**等势面**(equipotential surface). 等势面形象地描绘了静电场中电势的分布状况，其疏密程度表示电场的强弱. 静电场的等势面有两个特点：第一，在静电场中沿等势面移动电荷，电场力做功为零；第二，等势面与电场线互相垂直. 原因何在？请读者根据本节所述自行论证. 值得指出的是，电场线与等势面在静电场中都不是真实存在的，而是对电场的一种形象、直观的描述.

2. 电场强度与电势的关系

电场强度与电势是从不同角度描述静电场性质的两个重要物理量，它们之间必有确定关系. 电势的定义式(6.24)已给出了电场强度与电势之间的积分关系. 下面来研究两者之间的微分关系.

在静电场中取两个非常靠近的等势面 1 与 2，且 $\mathrm{d}U>0$(见图 6.9). 在 a 处作等势

面 1 的法线，且规定沿电势增高的方向为其正方向，$\boldsymbol{e}_n$ 为单位矢量. 显然，在 a 处沿 $\boldsymbol{e}_n$ 方向有最大的电势增加率 $\mathrm{d}U/\mathrm{d}l_E$，称为 a 处的**电势梯度**（electric potential gradient）矢量，记作 $\mathbf{grad}\ U$，则

$$\mathbf{grad}\ U = \frac{\mathrm{d}U}{\mathrm{d}l_E}\boldsymbol{e}_n \tag{6.32}$$

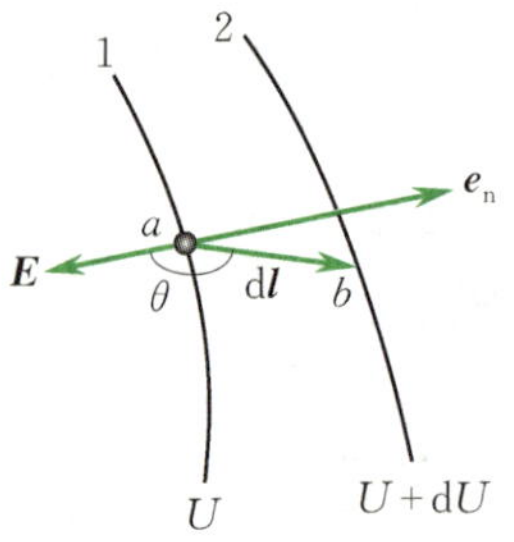

图 6.9　电场强度与电势梯度的关系

设有一检验电荷 q_0 从电场中的点 a 移到点 b，位移为 $\mathrm{d}\boldsymbol{l}$. 在此范围内可认为电场强度 $\boldsymbol{E}$ 是不变的，那么在此过程中电场力对 q_0 所做的功为

$$\mathrm{d}A = q_0 E\cos\theta \mathrm{d}l = q_0(U_a - U_b) = -q_0\mathrm{d}U$$

于是有
$$E_l = E\cos\theta = -\frac{\mathrm{d}U}{\mathrm{d}l}$$

式中，E_l 为电场强度 $\boldsymbol{E}$ 在位移方向上的分量. 上式表明：电场强度在任意方向上的分量等于该方向电势变化率的负值. 由于电场线的方向与等势面的法线都垂直于等势面，故电场强度为

$$\boldsymbol{E} = -\frac{\mathrm{d}U}{\mathrm{d}l_E}\boldsymbol{e}_n = -\mathbf{grad}\ U \tag{6.33}$$

即**静电场中各点的电场强度 $\boldsymbol{E}$ 等于该点电势梯度的负值**. 这就是电场强度与电势梯度之间的关系. 从中可以看出以下两点：第一，电场强度与电势的空间变化率相联系. 在电场强度大的地方电势变化得快，等势面密集. 这也表明等势面的疏密程度反映了电场的强弱. 第二，式(6.33) 中的负号表示电场强度是沿等势面法线指向电势降落方向的. 电场强度的单位 $\mathrm{V \cdot m^{-1}}$ 正是由式(6.33) 而来的.

由式(6.33) 计算电场强度可避免复杂的矢量运算而只需解决好求电势分布函数对一个变量的导数问题. 例如，由点电荷的电势 $U = \dfrac{1}{4\pi\varepsilon_0}\dfrac{q}{r}$，代入式(6.33) 便可得到电场强度的大小为

$$E = -\frac{\mathrm{d}U}{\mathrm{d}r} = -\frac{\mathrm{d}}{\mathrm{d}r}\left(\frac{1}{4\pi\varepsilon_0}\frac{q}{r}\right) = \frac{1}{4\pi\varepsilon_0}\frac{q}{r^2}$$

例 6.4　一均匀带电圆盘，半径为 R，面电荷密度为 $+\sigma$. 求圆盘轴线上距盘心 O 为 x 处点 P 的电势和电场强度，如图 6.10 所示.

解　可以把带电圆盘分成许多与圆盘同心的细圆环. 任意选一个细圆环，设其半径为 r，环宽为 $\mathrm{d}r$，该环所带电量应为

$$\mathrm{d}q = \sigma(2\pi r\mathrm{d}r)$$

根据式(6.31)，该细圆环在点 P 的电势为

$$\mathrm{d}U = \frac{1}{4\pi\varepsilon_0}\frac{\mathrm{d}q}{\sqrt{x^2+r^2}} = \frac{\sigma r\mathrm{d}r}{2\varepsilon_0\sqrt{x^2+r^2}}$$

整个圆盘在点 P 的电势为

$$U = \int \mathrm{d}U = \int_0^R \frac{\sigma r\mathrm{d}r}{2\varepsilon_0\sqrt{x^2+r^2}} = \frac{\sigma}{4\varepsilon_0}\int_0^R \frac{\mathrm{d}(x^2+r^2)}{\sqrt{x^2+r^2}}$$

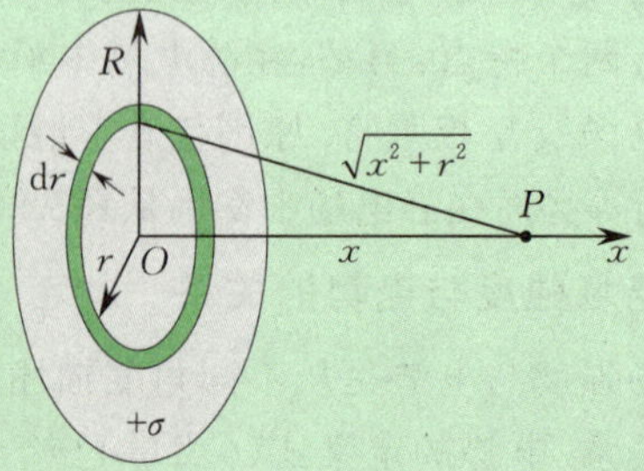

图 6.10　均匀带电圆盘的电势和电场强度

$$= \frac{\sigma}{2\varepsilon_0}(\sqrt{R^2+x^2}-x) \tag{6.34}$$

由此可以看出，均匀带电圆盘的电势是距离 x 的函数.

再根据电场强度与电势梯度的关系求出电场强度：

$$E = -\frac{dU}{dx} = -\frac{d}{dx}\left[\frac{\sigma}{2\varepsilon_0}(\sqrt{R^2+x^2}-x)\right]$$

$$= \frac{\sigma}{2\varepsilon_0}\left(1-\frac{x}{\sqrt{R^2+x^2}}\right) \tag{6.35}$$

若 $R \gg x$，则圆盘的电场强度近似为

$$E = \frac{\sigma}{2\varepsilon_0}$$

与无限大均匀带电平面的电场强度相同.

§6.4 电偶极子　电偶层

6.4.1　电偶极子

两个相距较近的等量异号点电荷组成的带电系统称为**电偶极子**(electric dipole). 设两点电荷的电量分别为 $+q$ 和 $-q$，距离为 l. 常用**电偶极矩**(electric dipole moment) 来表示电偶极子的特征. 电偶极矩简称为电矩，它是一个矢量，其大小等于电量 q 与距离 l 的乘积，方向由负电荷指向正电荷. 电偶极矩用符号 $\boldsymbol{p}$ 表示，即

$$\boldsymbol{p} = q\boldsymbol{l}$$

其中 $\boldsymbol{l}$ 称为电偶极子的轴线，它的方向也规定为由负电荷指向正电荷. 许多带电系统都可以作为电偶极子对待. 例如，许多原子和分子可以看作电偶极子；生命体内的细胞膜内外往往带有异号电荷，相当于许多电偶极子，心肌细胞也可等效于一个做周期变化的电偶极子.

根据图 6.11 求电偶极子在点 P 的电势. 设电偶极子中心点 O 到点 P 的距离为 r，点电荷 $+q$ 和 $-q$ 到点 P 的距离分别为 r_1 和 r_2，则两点电荷在点 P 产生的电势分别为

$$U_+ = \frac{1}{4\pi\varepsilon_0}\frac{q}{r_1},\quad U_- = -\frac{1}{4\pi\varepsilon_0}\frac{q}{r_2}$$

根据电势叠加原理，点 P 的总电势为

$$U_P = U_+ + U_- = \frac{q}{4\pi\varepsilon_0}\left(\frac{1}{r_1}-\frac{1}{r_2}\right) = \frac{q}{4\pi\varepsilon_0}\frac{r_2-r_1}{r_1 r_2}$$

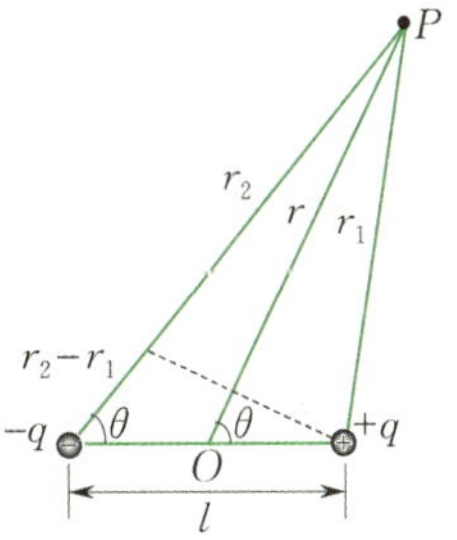

图 6.11　电偶极子的电势

由于 $r \gg l$，则 r_1 和 r_2 近似等于 r，$r_2 - r_1 \approx l\cos\theta$，上式可写为

$$U_P = \frac{1}{4\pi\varepsilon_0}\frac{ql\cos\theta}{r^2} = \frac{1}{4\pi\varepsilon_0}\frac{p}{r^2}\cos\theta \tag{6.36}$$

式(6.36)说明，距电偶极子中心为 r 处点 P 的电势与电偶极矩 p 成正比，与 r^2 成反比，且与方位角有关. 当 $\theta = 0$ 时，点 P 在电偶极子轴线延长线正电荷一侧，则 U_P 有最

大值；当$\theta=\pi$时，点P在电偶极子轴线延长线负电荷一侧，则U_P有最小值；当$\theta=\frac{\pi}{2}$或$\frac{3\pi}{2}$时，则$U_P=0$.

*6.4.2 电偶层

许多细胞，如心肌细胞，是含大量正、负离子的电中性电荷体系，它对外所建立的电场可等效为跨膜电偶层所建立的电场. 所谓跨膜电偶层，就是由分布于细胞膜两侧的正、负电荷所形成的电偶极子层，简称**电偶层**(dipole layer). 图 6.12 为上述细胞电偶层的截面示意图.

设某一电偶层厚度为h，两侧均匀分布有等量异号电荷，面电荷密度分别为$+\sigma$和$-\sigma$，如图 6.13 所示. 设P为电偶层外任意一点，可用电势叠加原理求出电偶层在点P的电势. 先在电偶层上取一面积元$\mathrm{d}S$，其法线$\boldsymbol{e}_\mathrm{n}$与矢径$\boldsymbol{r}$的夹角为$\theta$. 面积元$\mathrm{d}S$上的电量为$\sigma\mathrm{d}S$，与之相对应的电矩为$\sigma\mathrm{d}Sh$，其方向与法线$\boldsymbol{e}_\mathrm{n}$的方向一致. 该带电面积元在电偶层外点$P$的电势为

$$\mathrm{d}U=\frac{1}{4\pi\varepsilon_0}\frac{\sigma\mathrm{d}Sh}{r^2}\cos\theta=\frac{\sigma h}{4\pi\varepsilon_0}\frac{\mathrm{d}S}{r^2}\cos\theta$$

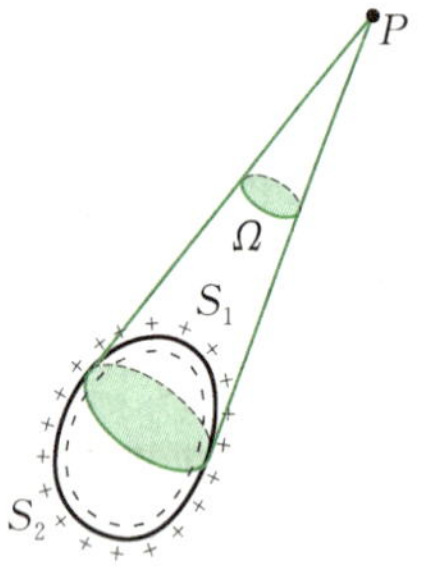

图 6.12　电偶层及其立体角

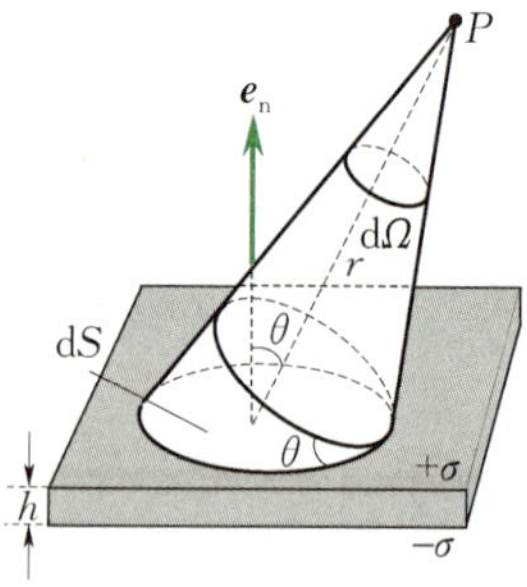

图 6.13　求电偶层的电势

式中，$\frac{\mathrm{d}S}{r^2}\cos\theta$是面积元$\mathrm{d}S$对点$P$所张的立体角$\mathrm{d}\Omega$，因此上式可写为

$$\mathrm{d}U=\frac{\sigma h}{4\pi\varepsilon_0}\mathrm{d}\Omega$$

面积为S的电偶层在点P的电势为

$$U=\iint_S\mathrm{d}U=\frac{\sigma h}{4\pi\varepsilon_0}\iint_S\mathrm{d}\Omega=\frac{\sigma h}{4\pi\varepsilon_0}\Omega \tag{6.37}$$

由此可见，在电偶层外任意一点P处的电势只决定于电偶层对该点所张的立体角，与电偶层的形状无关.

可以证明，电荷分布均匀的闭合电偶层在其周围较远处形成的电势为零. 例如，心肌细胞在静息状态时，细胞膜内为负电荷，膜外为正电荷，且电荷分布是均匀的，这样就形成了跨膜电偶层. 实际上，图 6.12 就代表了细胞静息状态(也称极化状态) 下的电偶层. 该电偶层S_1和S_2对点P所张的立体角相等，但电偶层的电偶极矩的符号相反，根据式(6.37) 可知，静息状态下电偶层在点P的总电势为零.

§ 6.5 静电场中的电介质

6.5.1 电介质及其极化

电介质(dielectric) 与导体在导电能力上差别很大，在电介质中几乎没有可移动的自由电荷，因此电介质不导电，是绝缘体. 在外电场作用下，电介质被极化，在其表面或内部产生束缚电荷，表现出一些特殊的电性质.

电介质分子或原子被束缚得很紧，即使在外电场作用下，这些电子也不可能成为自由电子. 从微观范围观察，分子或原子中的正、负电荷都不能看作集中在某一点上. 而在比分子或原子线度大得多的范围内观察，却可以把某一个分子或原子中的全部正电荷或全部负电荷所起的作用用一个等效的正电荷或负电荷来替代. 等效的正、负电荷在分子或原子中的位置称为正、负电荷中心. 在无外电场作用时，电介质分子正、负电荷中心不重合，这类分子称为**极性分子**(polar molecule)，它相当于一个电偶极子，如图 6.14 所示，图中每个小椭圆都表示一个分子. 设极性分子正、负电荷中心的距离为 l，等效电荷电量为 $+q$ 和 $-q$，则该极性分子的电矩可表示为 $\boldsymbol{p}=q\boldsymbol{l}$，称为分子电矩. 由于热运动的影响，分子电矩的方向各异，混乱无序，从总体看，极性分子组成的电介质并不显电性. 当有外电场作用时，每个极性分子的分子电矩都要受力偶矩的作用，其分子电矩尽量取向于外电场的方向. 在这种情况下，从宏观上看，在电介质内部仍处于电中和状态，但在电介质的两侧表面出现了正、负电荷，如图 6.14(b) 所示. 这种电荷也不能成为可以在电介质中自由移动的自由电荷，因此把这种电荷叫作**束缚电荷**(bound charge) 或**极化电荷**(polarization charge). 电介质在外电场作用下出现束缚电荷的现象叫作**极化**(polarization). 在电介质中，极性分子的极化叫作取向极化. 例如，HCl、H_2O 和 NH_3 等都是极性分子.

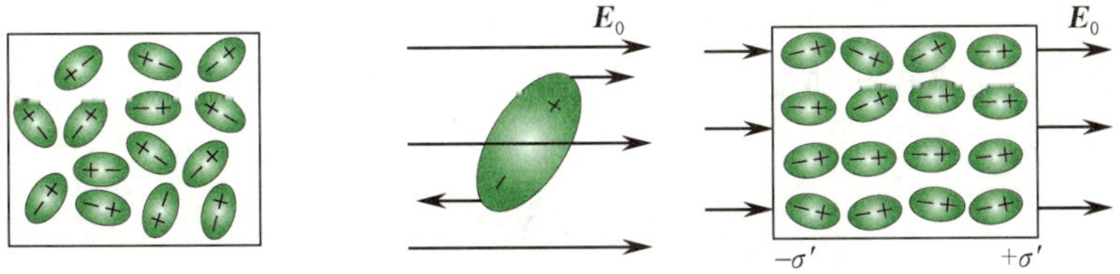

(a) 无外电场作用　　(b) 有外电场作用

图 6.14　极性分子的极化

另一些电介质，如 H_2、He 和 CH_4 等，在无外电场作用时，其分子中的正、负电荷中心是重合的，这种分子称为**无极分子**(nonpolar molecule)，如图 6.15 所示. 无极分子在电场作用下，每个分子的正、负电荷中心发生相对位移 $\boldsymbol{l}$，使分子沿外电场方向形成电偶极子，如图 6.15(b) 所示，其电矩 $\boldsymbol{p}=q\boldsymbol{l}$. 外电场越强，这种现象越明显. 从宏

极化电荷与自由电荷的关系

观上看，在电介质两侧面上也出现了正、负电荷. 这种电荷同样也不能自由移动，仍是束缚电荷或称极化电荷，这种现象也叫作电介质的极化. 无极分子的极化叫作位移极化. 显然两种极化的微观机制有区别，但就其宏观效果而言，两种极化是相似的，可以用相同的宏观量去描述. 电介质被极化的程度，一方面与外电场的强度有关，另一方面与电介质本身的性质有关，一般用**电极化强度**(electric polarization)来描述电介质被极化的程度，它是矢量，用符号 $\boldsymbol{P}$ 表示. 在电介质内以某点为中心取一体积元 ΔV，该体积元内的分子电矩的矢量和为 $\sum \boldsymbol{p}_i$，则在该点的电极化强度为

$$\boldsymbol{P} = \frac{\sum \boldsymbol{p}_i}{\Delta V} \tag{6.38}$$

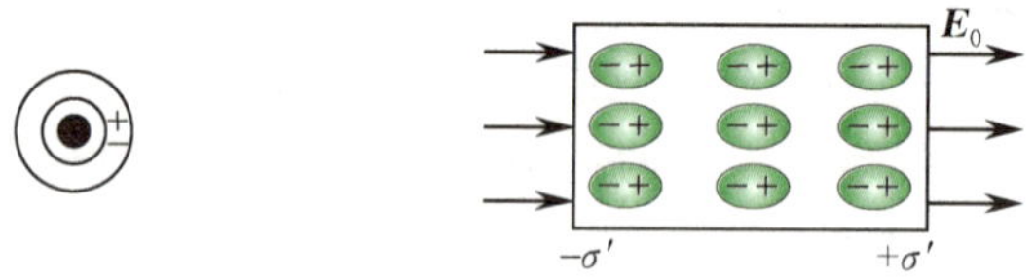

图 6.15　无极分子的极化

电极化强度 $\boldsymbol{P}$ 的单位为 $C \cdot m^{-2}$. 如果电极化强度在电介质中处处相同，则极化是均匀的；否则，是不均匀的.

电极化强度 $\boldsymbol{P}$ 沿电介质表面外法线的分量在数值上与束缚电荷的面密度是相等的. 为了证明这一点，在已被极化的均匀电介质中划出一长度为 Δl、底面积为 ΔS 的小圆柱体，则在圆柱体的两底面上分别出现面密度为 $\pm\sigma$ 的束缚电荷. 设电极化强度 $\boldsymbol{P}$ 的方向与圆柱体轴线平行，底面法线方向为 $\boldsymbol{e}_n$，如图 6.16 所示，由于圆柱体内部的正、负电荷被抵消，因此所有分子电矩的矢量和的数值应为

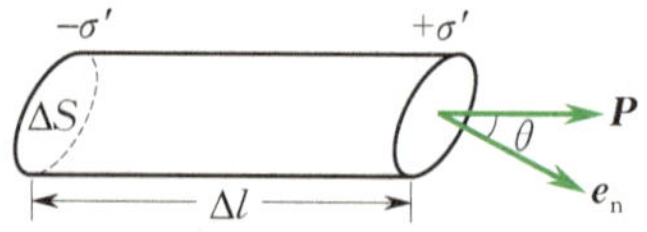

图 6.16　电极化强度与束缚电荷的关系

$$\left|\sum \boldsymbol{p}_i\right| = \sigma'\Delta S\Delta l \tag{6.39}$$

设底面法线与电极化强度 $\boldsymbol{P}$ 的夹角为 θ，则圆柱体的体积为 $\Delta V = \Delta S\Delta l\cos\theta$，因此电极化强度的大小为

电极化强度

$$P = \frac{\left|\sum \boldsymbol{p}_i\right|}{\Delta V}\ \frac{\sigma'\Delta S\Delta l}{\Delta S\Delta l\cos\theta} = \frac{\sigma'}{\cos\theta}$$

由此可得

$$P\cos\theta = P_n = \sigma' \tag{6.40}$$

式中，P_n 为电极化强度矢量 $\boldsymbol{P}$ 沿 ΔS 法线方向的分量. 当 $\theta < \frac{\pi}{2}$ 时，σ' 为正；当 $\theta > \frac{\pi}{2}$ 时，σ' 为负.

由此可见，均匀电介质被极化时，电极化强度沿法线的分量 P_n 等于极化产生束缚电荷的面密度 σ'.

6.5.2　电介质中的静电场

下面介绍电介质极化后对电场的影响. 如图 6.17 所示,图 6.17(a) 表示在真空中面电荷密度分别为 $+\sigma$ 和 $-\sigma$ 的带电平行平板间的电场,其电场强度为 $\boldsymbol{E}_0$. 若将某种均匀电介质插入两平板间,则在电介质的两侧表面层上分别产生面电荷密度为 $+\sigma'$ 和 $-\sigma'$ 的束缚电荷. 束缚电荷在电介质中建立了附加电场,其电场强度为 $\boldsymbol{E}_P$,$\boldsymbol{E}_P$ 和 $\boldsymbol{E}_0$ 的方向相反,如图 6.17(b) 所示. $\boldsymbol{E}_P$ 和 $\boldsymbol{E}_0$ 叠加后的合电场强度 $\boldsymbol{E}$ 就是电介质中的电场强度,如图 6.17(c) 所示,即

$$\boldsymbol{E} = \boldsymbol{E}_0 + \boldsymbol{E}_P \tag{6.41}$$

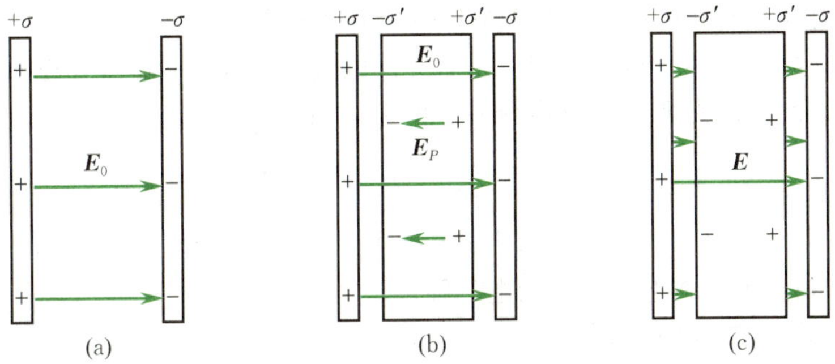

图 6.17　电介质对电场的影响

实验证明,$\boldsymbol{E}_P = -\chi_e \boldsymbol{E}$,$\chi_e$ 叫作电介质的电极化率,它与电介质的性质有关,所以有

$$\boldsymbol{E} = \boldsymbol{E}_0 - \chi_e \boldsymbol{E} \tag{6.42}$$

即

$$\boldsymbol{E} = \frac{\boldsymbol{E}_0}{1+\chi_e} = \frac{\boldsymbol{E}_0}{\varepsilon_r} \tag{6.43}$$

式中,$\varepsilon_r = 1 + \chi_e$,叫作相对介电常量(或相对电容率),对于真空,$\varepsilon_r = 1$. 一些电介质的相对介电常量如表 6.1 所示.

表 6.1　一些电介质的相对介电常量

材料	温度 /℃	ε_r	材料	温度 /℃	ε_r
空气(1 atm)	20	1.000 59	皮肤	37	40 ~ 50
空气(100 atm)	20	1.054 8	纯水	25	78
真空	20	1.000 0	塑料	20	3 ~ 20
血液	37	50 ~ 60	玻璃	25	5 ~ 10
肌肉	37	80 ~ 85	氢气(1 atm)	20	1.000 264
脂肪	37	5 ~ 6	酒精	0	28.4

注:1 atm = $1.013\ 25 \times 10^5$ Pa.

式(6.43) 可说明,真空中某处的电场强度为 E_0,若在该处置入相对介电常量为

ε_r 的电介质，则介质中的电场强度 E 为原电场强度 E_0 的 $\frac{1}{\varepsilon_r}$. 对电量为 q 的点电荷，将其置入相对介电常量为 ε_r 的电介质中，则点电荷在电介质中的电场强度为

$$E=\frac{E_0}{\varepsilon_r}=\frac{q}{4\pi\varepsilon_0\varepsilon_r r^2}=\frac{q}{4\pi\varepsilon r^2} \tag{6.44}$$

式中，$\varepsilon=\varepsilon_0\varepsilon_r$，叫作介电常量. 由于真空中的相对介电常量 $\varepsilon_r=1$，所以对真空而言，介电常量 $\varepsilon=\varepsilon_0$. 对于其他介质，只要知道 ε_r 就可求出介电常量 ε，介电常量 ε 除了与电介质本身的性质有关，还与温度有关. 由于极性分子的极化是取向极化，温度越高，分子热运动干扰越显著，对极性分子沿外电场方向有序排列的影响越严重，电介质的极化程度也越低，极性分子的介电常量就越小. 对无极分子的极化，热运动干扰很弱，所以由无极分子组成的电介质的相对介电常量 ε_r 几乎与温度无关. 另外，在交变电场中，电介质的介电常量还与交变电场的频率有关.

如果在两无限大的均匀带电平面(平行板电容器) 间置入相对介电常量为 ε_r 的电介质，设原面电荷密度为 σ，则电介质中的电场强度为

$$E=\frac{E_0}{\varepsilon_r}=\frac{\sigma}{\varepsilon_0\varepsilon_r}=\frac{\sigma}{\varepsilon} \tag{6.45}$$

这说明电场强度在电介质中的表达形式与真空中的表达形式相似，但同一电荷在真空中的电场强度大于在电介质中的电场强度.

在电介质中，库仑定律应表示为

$$\boldsymbol{F}=\frac{1}{\varepsilon_r}\frac{q_1q_2}{4\pi\varepsilon_0 r^2}\boldsymbol{r}_0=\frac{1}{4\pi\varepsilon}\frac{q_1q_2}{r^2}\boldsymbol{r}_0 \tag{6.46}$$

6.5.3 电位移 有电介质时的高斯定理

当有电介质存在时，高斯定理仍然成立. 计算高斯面所包围的电荷时应包括自由电荷 q_0 与束缚电荷 q'，即

$$\oiint_S \boldsymbol{E}\cdot \mathrm{d}\boldsymbol{S}=\frac{1}{\varepsilon_0}\sum q_i=\frac{1}{\varepsilon_0}\left(\sum q_{0i}+\sum q_i'\right) \tag{6.47}$$

然而，在解决具体问题时，束缚电荷难以确定，为此对式(6.47) 做如下变换处理. 以两平行带等量异号电荷的金属板间充以电介质为例. 如图 6.18 所示，作封闭的方柱形高斯面 S，其底面与带电平板平行，面积为 ΔS. 由式(6.47) 得

$$\oiint_S \boldsymbol{E}\cdot \mathrm{d}\boldsymbol{S}=\frac{1}{\varepsilon_0}(\sigma_0\Delta S-\sigma'\Delta S)=\frac{1}{\varepsilon_0}\Delta S(\sigma_0-\sigma') \tag{6.48}$$

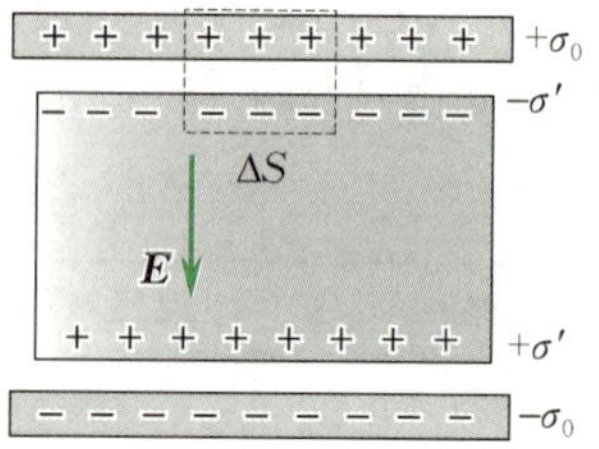

图 6.18 有电介质时的高斯定理的推导

由于 $E=E_0-\frac{P}{\varepsilon_0}$，所以 $P=\varepsilon_0(E_0-E)=(\varepsilon-\varepsilon_0)E$. 写成矢量形式，并令**电位移**(electric displacement) 为

$$\boldsymbol{D}=\varepsilon_0\boldsymbol{E}+\boldsymbol{P}=\varepsilon\boldsymbol{E} \tag{6.49}$$

则式(6.48) 左端可写为

$$\oiint_S \boldsymbol{E} \cdot \mathrm{d}\boldsymbol{S} = \frac{1}{\varepsilon}\oiint_S \boldsymbol{D} \cdot \mathrm{d}\boldsymbol{S}$$

又由于 $E = \frac{\sigma_0 - \sigma'}{\varepsilon_0} = \frac{E_0}{\varepsilon_r} = \frac{\sigma_0}{\varepsilon_r\varepsilon_0} = \frac{\sigma_0}{\varepsilon}$，即 $\frac{\sigma_0 - \sigma'}{\varepsilon_0} = \frac{\sigma_0}{\varepsilon}$，则式(6.48)右端可写为

$$\frac{1}{\varepsilon_0}\Delta S(\sigma_0 - \sigma') = \frac{1}{\varepsilon}\Delta S\sigma_0$$

有电介质时的高斯定理

引入 $\boldsymbol{D}$ 后，式(6.48)可写为

$$\oiint_S \boldsymbol{D} \cdot \mathrm{d}\boldsymbol{S} = \Delta S\sigma_0$$

令 $\Phi_D = \oiint_S \boldsymbol{D} \cdot \mathrm{d}\boldsymbol{S}$，称为通过高斯面 S 的**电位移通量**(electric displacement flux)，$\Delta S \sigma_0$ 则正是高斯面 S 所包围的自由电荷的代数和，一般情况下以 $\sum q_{0i}$ 表示，则上式可写成

$$\Phi_D = \oiint_S \boldsymbol{D} \cdot \mathrm{d}\boldsymbol{S} = \sum q_{0i} \qquad (6.50)$$

此式表明，**通过任意闭合曲面的电位移通量等于该闭合曲面所包围的自由电荷的代数和**. 这就是**有电介质时的高斯定理**(Gauss theorem in dielectric medium)，也称为 $\boldsymbol{D}$ 的高斯定理. 虽然是从特例中导出，但它是普遍成立的，即使在变化的电磁场中仍然如此. 它是电磁学的基本规律之一. 由于通过闭合曲面的电位移通量只与面内的自由电荷有关，而与束缚电荷无关，故可根据自由电荷及电位移分布的对称性求出 $\boldsymbol{D}$，再由式(6.49)求出 $\boldsymbol{E}$ 及 $\boldsymbol{P}$ 和 σ'.

§6.6 电容 静电场的能量

6.6.1 电容

导体可以带电，不同的导体带电能力不同，为了说明导体带电的能力，引入电容的概念. 设有一孤立导体，以某种方式使该导体带电，当其电量为 q 时，它的电势为 U. 实验表明，当导体电量增加时，电势也相应增加，并且带电量与相对应的电势的比值为一常量，即

$$C = \frac{q}{U} \qquad (6.51)$$

式中，C 叫作孤立导体的**电容**(capacitance). 孤立导体的电容与导体的形状、大小有关，而与 q、U 无关. 其物理意义是使导体升高单位电势所需的电量，单位是法拉(F). 由于法拉这个单位太大，实际应用中常用微法(μF)、皮法(pF)等单位，有

$$1\ \mu\mathrm{F} = 10^{-6}\ \mathrm{F}, \quad 1\ \mathrm{pF} = 10^{-12}\ \mathrm{F}$$

设有一半径为 R 的孤立导体球，当其电量为 q 时，其电势为

$$U = \frac{q}{4\pi\varepsilon_0 R}$$

根据电容的定义,可得出孤立导体球的电容为

$$C = \frac{q}{U} = 4\pi\varepsilon_0 R \tag{6.52}$$

孤立导体球的电容与其半径大小成正比.导体的电容有时会受到周围环境的影响,因而非孤立导体的电容不仅与导体的形状、大小有关,还要受到周围环境的影响,而实际应用中,孤立导体是很少见的.

在具体应用中,往往要设计电容大、体积小且不受环境影响的导体组,这样的导体组称为电容器.常用的电容器由两个靠得很近的平行金属薄片组成,为了增加电容,可在两金属薄片间填充电介质,这样的电容器称为平行板电容器,两金属薄片称为极板.设两极板间的电势差 $\Delta U = U_1 - U_2$,带电量为 q,则电容器的电容为

$$C = \frac{q}{U_1 - U_2}$$

两极板间的电场可视为均匀电场,设其电场强度的大小为 E,两极板间的距离为 d,极板面积为 S,则

$$E = \frac{\sigma}{\varepsilon_0} = \frac{q}{S\varepsilon_0}$$

根据电场强度与电势梯度的关系,可知 $\Delta U = U_1 - U_2 = Ed$,所以电容器的电容为

$$C = \frac{q}{U_1 - U_2} = \frac{q}{Ed} = \frac{\varepsilon_0 S}{d} \tag{6.53}$$

可见,平行板电容器的电容与极板面积成正比,与两极板间的距离成反比.实际上,增加面积 S、减小距离 d 都是有限的,所以增加电容器的电容的一般方法是在两极板间填充介电常量大、绝缘性能好的电介质,这样式(6.53)中的 ε_0 用 $\varepsilon = \varepsilon_0\varepsilon_r$ 代替,即

$$C = \frac{\varepsilon S}{d} \tag{6.54}$$

6.6.2 带电系统的能量

静电场的能量

任何带电系统的建立过程或导体的带电过程都伴随着电荷的转移.在转移过程中,外界能源供给能量做功,根据能量守恒定律,外界能源供给的能量就变成带电系统或带电导体的能量.

下面以孤立导体为例来研究导体带电后具有的静电能.设孤立导体的电容为 C,其带电过程是连续的.设某时刻孤立导体带有的电量为 q,电势为 U.现将电荷元 $\mathrm{d}q$ 从无限远处移到该导体上,则此刻外界在移动电荷时所做的功 $\mathrm{d}A$ 全部转换为导体的静电能 $\mathrm{d}W$,即

$$\mathrm{d}W = \mathrm{d}A = U\mathrm{d}q$$

当导体最后带的电量为 Q 时,具有的静电能为

$$W = \int_0^Q U\mathrm{d}q$$

导体的电势 $U = \frac{q}{C}$,式中 C 为导体的电容,则可求出导体具有的静电能为

$$W = \int_0^Q \frac{q}{C}\mathrm{d}q = \frac{1}{2}\frac{Q^2}{C} \tag{6.55}$$

6.6.3　静电场的能量

上面的研究说明，带电系统的建立过程和导体的带电过程就是外力做功转化为带电系统静电能的过程. 一个电容器的充电过程就是把电源的能量转化为电容器静电能的过程，电容器在存储电荷的过程中也存储了静电能. 已经充电的电容器，在放电过程中，把静电能转化为其他形式的能量，随着电荷的减少，静电能也减少. 这说明静电能是电荷和电场共有的能量.

设某平行板电容器两极板间的电势差为 $U_1 - U_2$，电量为 Q，则其具有的静电能为

$$W = \frac{1}{2}\frac{Q^2}{C} = \frac{1}{2}Q(U_1 - U_2) = \frac{1}{2}C(U_1 - U_2)^2 \tag{6.56}$$

式中，$C = \frac{\varepsilon_0 S}{d}$；$U_1 - U_2 = Ed$. 考虑到电容器两极板间的体积 $V = Sd$，则式(6.56)可表示为

$$W = \frac{1}{2}\varepsilon_0 E^2 Sd = \frac{1}{2}\varepsilon_0 E^2 V \tag{6.57}$$

这说明电容器储存的静电能可用电场强度 E 表示，因此 W 就是静电场的能量. 将上式两端除以体积 V 就得到了单位体积的电场能量，称为**电场能量密度**(energy density of electric field)，用符号 w_e 表示，有

$$w_e = \frac{W}{V} = \frac{1}{2}\varepsilon_0 E^2 \tag{6.58}$$

对于电介质中的电场能量密度，只需用 ε 替换 ε_0，即

$$w_e = \frac{1}{2}\varepsilon E^2 \tag{6.59}$$

若求任意一带电系统的电场能，可用下式计算：

$$W = \iiint_V w_e \mathrm{d}V = \frac{1}{2}\iiint_V \varepsilon E^2 \mathrm{d}V \tag{6.60}$$

以上结论是从平行板电容器两极板间的均匀电场推导出的，但这些结论具有普遍意义，它们说明电场具有能量，并适用于任意静电场.

例 6.5　设半径为 $R = 10$ cm 的金属球，带电量 $Q = 1.0 \times 10^{-5}$ C，置于 $\varepsilon_r = 2$ 的无限大均匀电介质中，求此带电金属球的电场能.

解　金属球内部电场强度处处为 0，其内部电场能为 0. 由高斯定理可知，在距离该带电金属球心为 r 的球外一点的电场强度为

$$E = \frac{1}{4\pi\varepsilon_0\varepsilon_r}\frac{Q}{r^2}$$

该点的电场能量密度为

$$w_e = \frac{1}{2}\varepsilon_0\varepsilon_r E^2 = \frac{Q^2}{32\pi^2\varepsilon_0\varepsilon_r r^4}$$

在球外任取一厚度为 $\mathrm{d}r$ 的同心球壳，体积为 $\mathrm{d}V = 4\pi r^2 \mathrm{d}r$，其电场能为

$$\mathrm{d}W = w_e \mathrm{d}V$$

则金属球的电场能为

$$W = \iiint_V \mathrm{d}W = \iiint_V w_e \mathrm{d}V = \int_R^\infty \frac{Q^2}{32\pi^2\varepsilon_0\varepsilon_r r^4} 4\pi r^2 \mathrm{d}r = \frac{Q^2}{8\pi\varepsilon_0\varepsilon_r R}$$

代入数据后得　　$W = 2.24$ J

*§6.7 心电知识

6.7.1 心电场

1. 心肌细胞的电偶极矩

心脏的跳动是由心壁肌肉有规律收缩产生的，而这种有规律的收缩又是电信号在心肌纤维中传播的结果. 心肌纤维是由大量心肌细胞组成的，讨论心脏的电学性质就必然要从心肌细胞入手. 心肌细胞与其他可激细胞一样，当处于静息状态时，在其膜的内、外两侧分别均匀聚集着等量的负、正离子，形成一均匀的闭合曲面电偶层. 因此，在无刺激时心肌细胞是一个中性的带电体系，对外不显示电性，即外部空间各点的电势为零. 这一状态在医学上称为**极化**(polarization)，如图 6.19(a) 所示. 当心肌细胞受到某种刺激(可以是电的、化学的、机械的等)时，由于细胞膜对离子通透性的改变，致使膜两侧局部电荷的电性改变了符号，膜外带负电，膜内带正电，于是细胞整体的电荷分布不再均匀而对外显示出电性. 此时正、负离子的电性可等效为两个位置不重合的点电荷，而整个心肌细胞类似一个电偶极子，形成一个电偶极矩. 刺激在细胞中传播时这个电偶极矩是变化的，这个过程称为**除极**(depolarization)，如图 6.19(b) 所示. 当除极结束时，整个细胞的电荷分布又是均匀的，对外不显电性，如图 6.19(c) 所示. 当除极出现之后，细胞膜对离子的通透性几乎立即恢复原状，即紧随着除极将出现一个使细胞恢复到极化状态的过程，这一过程称为**复极**(repolarization). 复极的顺序与除极相同，先除极的部位先复极. 显然，这一过程中形成一个与除极时方向相反的变化电偶极矩，如图 6.19(d) 所示，心肌细胞对外也显示出电性. 当复极结束时，整个细胞恢复到极化状态，又可以接受另一次刺激，如图 6.19(e) 所示. 从上述内容可以看出，在心肌细胞受到刺激及其恢复原状的过程中，将形成一个变化的电偶极矩，在其周围产生一变化电场，并引起空间电势的变化.

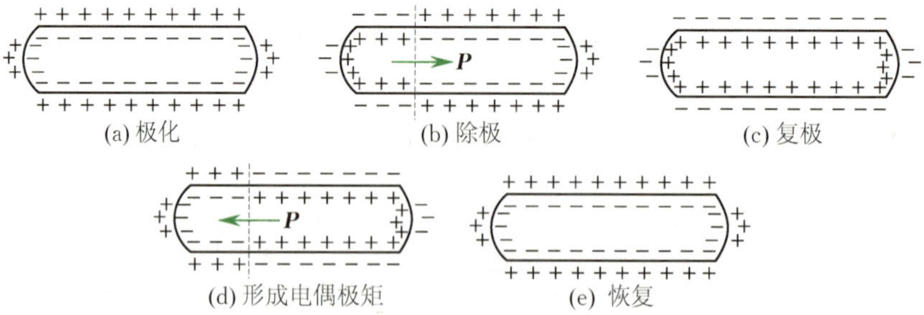

图 6.19 心肌细胞的电学模型

2. 心电偶的电性质及其描述

在某种刺激下，一个心肌细胞会出现除极与复极. 同样，对于大量心肌细胞组成的心肌乃至整个心脏也会出现除极与复极. 因此，在研究心脏电性质时，可将其等效为一个电偶极子，称为**心电偶**(cardio-electric dipole). 它在某一时刻的电偶极矩就是所有心肌细胞在该时刻的电偶极矩的矢量和，称为**瞬时心电向量**(twinkling celectrovectorcardio). 心电偶在空间产生的电场称为**心电场**(cardio-electric field).

瞬时心电向量是一个在方向、大小上都随时间做周期性变化的矢量. 对其箭头的坐标按时间、空间的顺序加以标记、连接成轨迹，则此轨迹称为**空间心电向量环**(spatial celectrovectorcardio loop). 它是瞬时心电向量的箭头随时空变动的三维空间曲线(箭尾收在一点)，描述了瞬时心电向量随时间变化的规律(见图 6.20). 空间心电向量环在某一平面上的投影称为平面心电向量环.

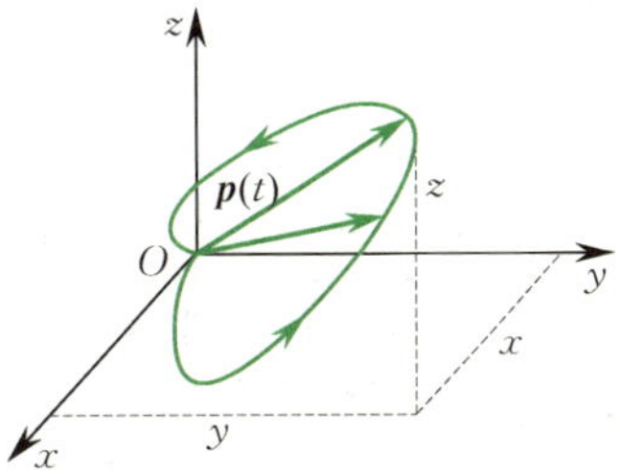

图 6.20　空间心电向量环

6.7.2　心电图

由空间心电向量环可以看到，心脏在空间所建立的电场是随时间进行周期性变化的. 任一瞬时，在空间两点(如人体表面不同的两点，左臂与右臂) 的电势差或电压是确定且可测量的(见图 6.21). 显然，这一测量值是随时间进行周期性变化的. 于是可以根据人体表面两点间的电压描绘出一条曲线，这种曲线就称为**心电图**(electrocardiogram)，如图 6.22 所示. 由于心电场的电势分布有正势区、负势区，故心电图波形有时为正值，有时为负值.

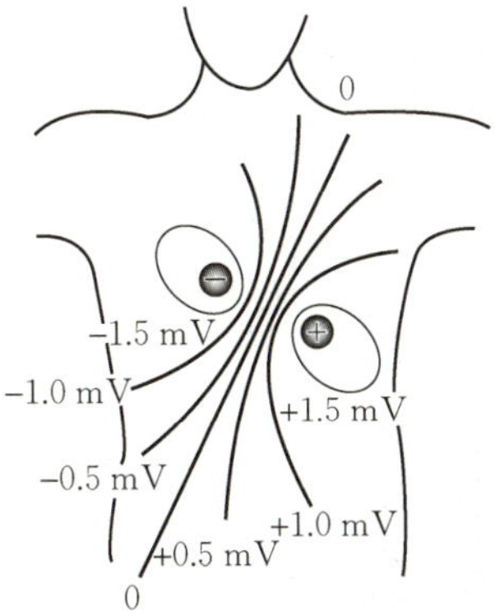

图 6.21　人体表面的瞬时电位分布

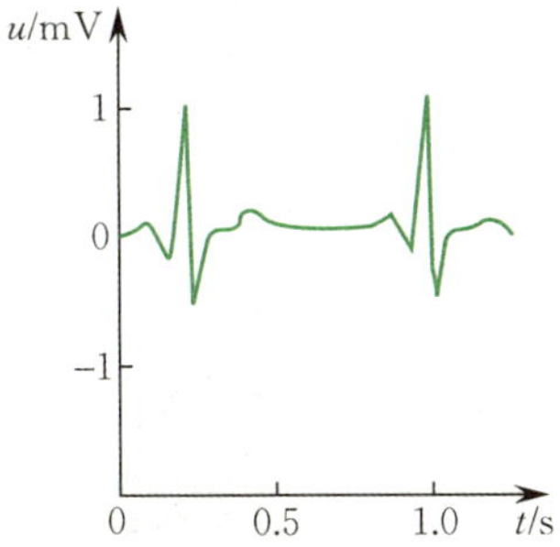

图 6.22　心电图

通过电极引导体表电势(电位) 与心电图机相连接的电路称为心电图导联. 直接取出体表两点间电压加以显示的导联称为标准导联或双极导联. 由于电压曲线取决于两点的电位变化，因此显示的心电曲线不能确定是哪一个电极的电位变化，而临床医生常需观察体表一点电位的变化. 为此需使一个电极处的电位不变或变化很小，这样测得的电压曲线就只反映另一个电极(探查电极) 处电位的变化. 满足这一要求的导联称为单极肢体导联. 其方法是根据距离电偶极子中心等距离对称三点的电位的代数和为零，设计一中心电端 T，即将安于人体左上肢、右上肢、左下肢 3 处的电极用导线连接在一起而构成. 由于人体并非均匀的容积导体，3 个电极处对于心电偶也并非对称等距，为此在 3 个电极与中心电端 T 之间的连线中分别串接入一高电阻，于是中心电端 T 的电位就接近于零，在临床上即作为体外零电位端(见图 6.23). 将心电图机的一个电极与此中心电端 T 相接，而探查电极即可测得该电极探测处体表的电位变化. 为了增大心电波形的幅值以易于观察而设计有加压导联. 如果将探查电极置于胸前，则是单极胸导联.

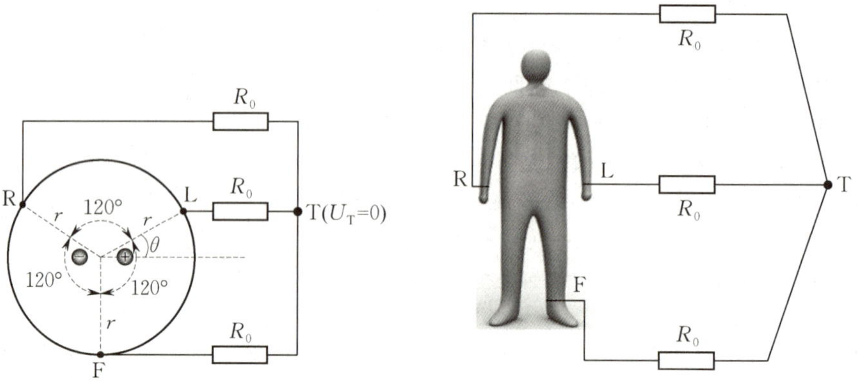

图 6.23　心电导联中的中心电端

心电图的波形反映心肌传导功能是否正常，广泛用于心脏疾病的诊断. 例如，心电图中可能存在着心肌传导阻滞的异常信号. 若正常的窦房结信号没有传递到心室中，那么，来自房室结的冲动将以 30 ～ 50 次 /min 的频率控制心跳，其值比正常人的心跳频率（70 ～ 80 次 /min）低得多. 这类心肌传导阻滞可能使病人半残废，可以埋入一个心脏起搏器使病人维持适当的正常生活. 心电图通常是由懂得心电图的心脏科医生来解释，现在也可用计算机分析心电图，还可从示波器荧光屏上连续地显示和监视心电图.

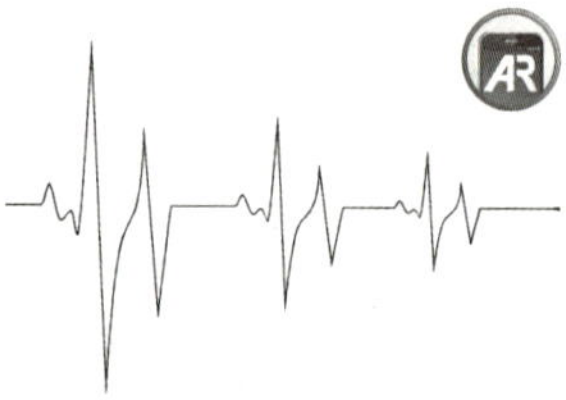

心电图

拓展阅读

压电体　　超级电容器

思考题

6.1　点电荷是否一定是很小的带电体？较大的带电体能否视为点电荷？什么条件下一个带电体才能视为点电荷？

6.2　根据点电荷的电场强度公式，当被考察的场点距场源点电荷很近（$r \to 0$）时，则电场强度 $E \to \infty$，这是没有物理意义的，对此应怎样解释？

6.3　电场强度的两种表达式 $\boldsymbol{E} = \dfrac{\boldsymbol{F}}{q_0}$ 和 $\boldsymbol{E} = \dfrac{q}{4\pi\varepsilon_0 r^2}\boldsymbol{e}_r$ 的物理意义有何区别？

6.4　何为电场强度叠加原理？怎样利用电场强度叠加原理求解任意带电体产生的电场中任意点的电场强度？

6.5　下列关于高斯定理的叙述是否正确？

（1）若高斯面上电场强度处处为零，则高斯面内必定没有电荷；

（2）若高斯面内没有电荷，则高斯面上电场强度处处为零；

（3）若高斯面上电场强度不为零，则高斯面内必定有电荷；

(4) 若高斯面内有电荷，则高斯面上电场强度处处不为零.

6.6　在点电荷产生的电场中，正电荷沿着电场线运动时其电势能如何变化？正电荷逆着电场线运动时其电势能如何变化？负电荷沿着电场线运动时其电势能如何变化？负电荷逆着电场线运动时其电势能如何变化？

6.7　下列关于静电场中电势与电场强度关系的叙述中，哪些是正确的？

(1) 电场强度为零处电势一定为零，电势为零处电场强度一定为零；

(2) 电势较高处电场强度一定较大，电场强度较小处电势一定较低；

(3) 电场强度相同处电势一定相等，电势相等处电场强度一定相同；

(4) 在均匀电场中各点电势一定相等，在同一等势面上各点电场强度一定相同.

6.8　在一橡皮球表面上均匀地分布着正电荷，在其被吹大的过程中，始终处在球内的一点和始终处在球外的一点，它们的电场强度和电势如何变化？

6.9　带电电容器储存的电场能由什么决定？电场能量密度与电场强度的关系是怎样的？

习　题

6.1　在电场强度方向竖直向下的均匀电场中有一水滴，其上带有 10 个电子，每个电子的电量为 $e=-1.6\times10^{-19}$ C，水滴恰好在电场中处于平衡，求水滴的重量，已知电场强度的大小为 $3\times10^{5}\ \mathrm{V\cdot m^{-1}}$.

6.2　精密的实验已表明，一个电子与一个质子的电量在实验误差为 $\pm10^{-21}e$ 的范围内是相等的，而中子的电量在实验误差为 $\pm10^{-21}e$ 的范围内为零. 考虑这些误差综合的最坏情况，问：一个氧原子(含 8 个电子、8 个质子、8 个中子) 所带的最大可能净电荷是多少？若将氧原子看成质点，试比较两个氧原子间的电场力和万有引力的大小，其净力是引力还是斥力？

6.3　真空中均匀带电的半个圆弧，半径为 R，带有正电荷 q. 求：(1) 圆心处的电场强度；(2) 圆心处的电势.

6.4　试求真空中线电荷密度为 λ 的无限长均匀带电直线外距直线 R 处的电场强度.

6.5　真空中，一长为 L 的均匀带电直线，线电荷密度为 λ. 求在该直线延长线上与直线近端相距 R 处点 P 的电势与电场强度.

6.6　求真空中均匀带电球体的电场分布. 已知球的半径为 R，所带电量为 $+q$.

6.7　一空气平行板电容器的电容 $C=1.0$ pF，将其充电到电量 $Q=1.0\times10^{-5}$ C 后，切断电源. (1) 求此时该电容器两极板间的电势差和电场能；(2) 若将两极板间的距离增加一倍，计算距离改变前后电场能的变化，并解释其原因.

6.8　如图 6.24 所示，真空中两个同心的均匀带电球面，半径分别为 R_1 和 R_2，带电量分别为 q_1 和 q_2，且 $q_1=-q_2$，试求点 A 和点 B 的电势，已知点 A 和点 B 到球心的距离分别为 r_1 和 r_2.

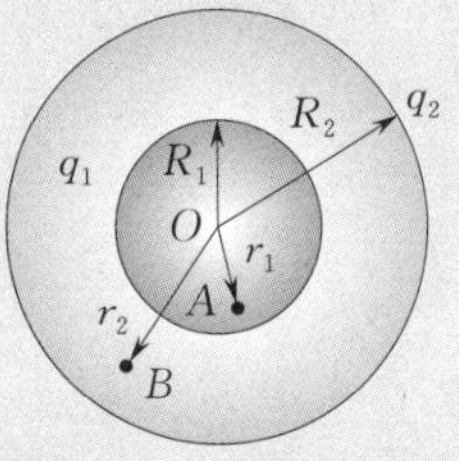

图 6.24　习题 6.8 图

6.9　真空中有一均匀带电的球壳，其内、外半径分别是 a 与 b，体电荷密度为 ρ. 试求从中心到球壳外各区域的电场强度.

6.10　真空中两无限长同轴圆柱面，半径分别为 R_1 和 R_2 ($R_2>R_1$)，带有等量异号电荷，单位长度的电量分别为 λ 和 $-\lambda$. 求：(1) $r<R_1$；(2) $R_1<r<R_2$；(3) $r>R_2$ 处各点的电场强度.

6.11　真空中有两块相互平行的无限大均匀带电平面 A 和 B. 平面 A 的面电荷密度为 2σ，平面 B 的面电荷密度为 σ，两平面的间距为 d. 当点电荷 q 从平面 A 移到平面 B 时，电场力做的功为多少？

6.12　两块“无限大”平行带电板如图 6.25 所示，A 板带正电，B 板带负电并接地(地的电势为零)，设两板相隔 5.0 cm，两板的面电荷密度 $\sigma=3.3\times10^{-6}\ \mathrm{C\cdot m^{-2}}$，求：

(1) 在两板之间离 A 板 1.0 cm 处点 P 的电势；

(2) A 板的电势.

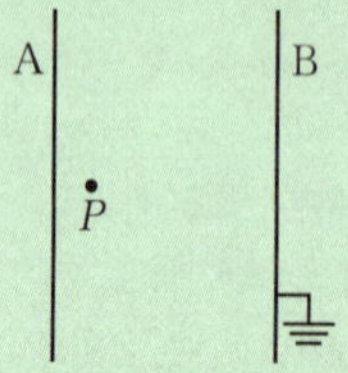

图 6.25　习题 6.12 图

6.13　一电偶极子的 $q=1.0\times10^{-6}$ C，$l=0.02$ m，把它放在 1.0×10^{5} N·C^{-1} 的均匀电场中，其轴线与电场强度方向成 30°，求外电场作用于该电偶极子的电场力和力矩.

6.14　试证明在距离电偶极子中心等距离的对称三点上，其电势的代数和为零.

6.15　一空气平行板电容器在充电后注入石蜡. (1) 石蜡注入前，电容器已不与电源相接；(2) 石蜡注入时，电容器仍与电源相接. 试比较在以上两种情况下该电容器内各量的变化情况，并填入表 6.2 中.

表 6.2　习题 6.15 表

	(1)	(2)
电量 Q		
电场强度 E		
电压 U		
电容 C		
电场能量密度 w_e		

6.16　两个面积均为 a^2 的平板平行放置并垂直于 x 轴，其中一平板位于 $x=0$ 处，另一平板位于 $x=l$ 处，两板间为真空. 现测得两板间的电势分布为 $U=3x^2/4$，试求两板间储存的电场能.

6.17　一半径为 R、介电常量为 ε、均匀带电 Q 的电介质球置于真空中，试求其电场的总能量.

6.18　设地球表面附近的电场强度约为 200 V·m^{-1}，方向指向地球中心，试求地球所带有的总电量.

本章习题参考答案

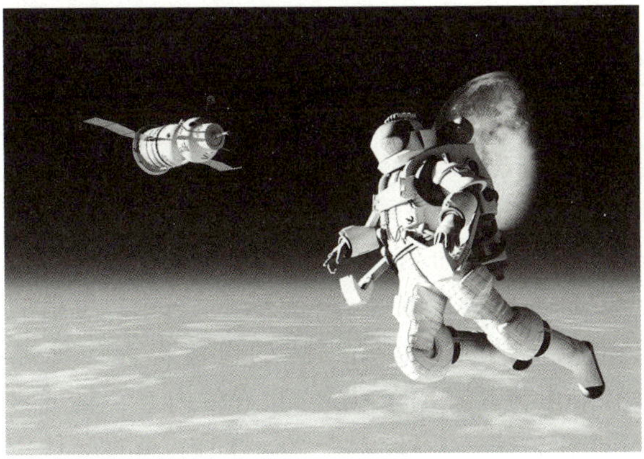

第7章

电　　路

电荷在电场中要受到电场力的作用.在电场力作用下,电荷做定向运动便形成电流.大小和方向都不随时间变化的电流称为**恒定电流**(steady current),恒定电流是直流电流的一种.本章将主要介绍恒定电流的基本概念与基本规律、处理直流电路的基本方法,以及电流对人体的作用.

§7.1 欧姆定律的微分形式

7.1.1 电流与电流密度

1. 电流

电荷的定向运动形成电流. 电荷的携带者称为载流子,不同种类的导体有不同的载流子. 如金属导体中的载流子是自由电子,而电解质溶液中的载流子则是离子. 由电子或离子的定向运动形成的电流称为**传导电流**(conduction current). 电荷的携带者也可以是宏观的带电体,由带电体的机械运动形成的电流称为**运流电流**(convection current)或对流电流. 传导电流存在的条件是:① 导体内有大量可移动的电荷;② 导体两端有电势差. 这两个条件缺一不可. 若在 Δt 时间内,通过导体任一截面的电量为 Δq,则通过该截面的电流为

$$I = \frac{\Delta q}{\Delta t}$$

可见,电流在数值上就是单位时间内通过导体任一截面的电量. 上式定义的是在 Δt 时间内的平均电流. 当 $\Delta t \to 0$ 时,上式可写成

$$I = \lim_{\Delta t \to 0} \frac{\Delta q}{\Delta t} = \frac{\mathrm{d}q}{\mathrm{d}t} \tag{7.1}$$

表示某一时刻的瞬时电流.

电流是一个标量,本无方向可言. 由于在电场力作用下,正、负电荷总是沿着相反方向运动,而且等量的正、负电荷沿相反方向运动时所产生的电磁效应、热效应等也是相同的. 为了区别导体中电荷流动的两种可能趋向,历史上将正电荷运动的方向规定为电流的方向. 这样一来,电流总是由高电势处流向低电势处.

在 SI 中,规定电流为基本量,单位是安培,符号为 A.

2. 电流密度

电流只能表示单位时间内通过导体某一截面的总电量,即只反映电流的整体特征,而不能表示同一截面上各点电流的确切方向和大小. 特别是在电流通过大块导体时,同一截面上不同点的电流,其大小和方向都可能不一样. 为了定量地描述导体中各点的电流分布情况,引入**电流密度**(current density),用符号 $\boldsymbol{J}$ 表示.

如图 7.1 所示,在通有电流的导体内任取一微小面积 ΔS,使 ΔS 与该处电场强度 $\boldsymbol{E}$ 的方向垂直,若通过 ΔS 的电流为 ΔI,则将 $\frac{\Delta I}{\Delta S}$ 的极限值定义为该点电流密度的大小,即

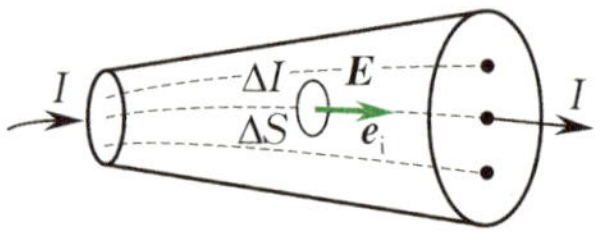

图 7.1 电流密度的导出

$$J = \lim_{\Delta S \to 0} \frac{\Delta I}{\Delta S} = \frac{\mathrm{d}I}{\mathrm{d}S} \tag{7.2}$$

电流密度的单位是 $\mathrm{A \cdot m^{-2}}$. 由于电荷在导体内任一点的定向迁移运动方向决定于该

点的电场强度方向，所以，导体内任一点的电流密度方向均与该点的电场强度方向相同. 电流密度的矢量式为

$$\boldsymbol{J}=\frac{\mathrm{d}I}{\mathrm{d}S}\boldsymbol{e}_{\mathrm{i}} \tag{7.3}$$

式中，$\boldsymbol{e}_{\mathrm{i}}$ 为单位矢量，其方向与该点的电场强度方向一致. 若截面元 dS 的法线方向 $\boldsymbol{e}_{\mathrm{n}}$ 与该点的电场强度方向 $\boldsymbol{e}_{\mathrm{i}}$ 成一夹角 θ，如图 7.2 所示，则有

$$\mathrm{d}I=J\mathrm{d}S\cos\theta=\boldsymbol{J}\cdot\mathrm{d}\boldsymbol{S} \tag{7.4}$$

式中，$\mathrm{d}\boldsymbol{S}=\mathrm{d}S\boldsymbol{e}_{\mathrm{n}}$，$\boldsymbol{e}_{\mathrm{n}}$ 是截面元 dS 的单位法向矢量. 从而，通过导体中任意截面 S 的电流 I 与电流密度 $\boldsymbol{J}$ 的关系为

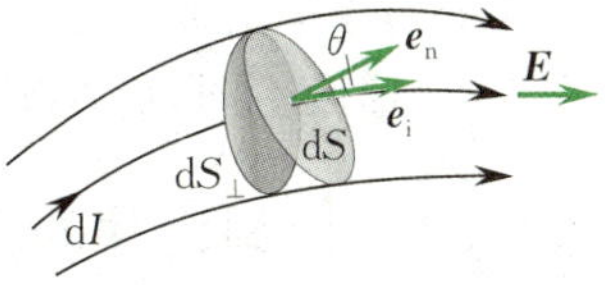

图 7.2　dI 与 $\boldsymbol{J}$ 的关系

$$I=\iint_S\boldsymbol{J}\cdot\mathrm{d}\boldsymbol{S} \tag{7.5}$$

由此可见，电流密度 $\boldsymbol{J}$ 和电流 I 的关系，就是一个矢量和它的通量的关系.

在大块导体中各点的 $\boldsymbol{J}$ 有不同的数值和方向，这就构成一个矢量场，即电流场. 像用电场线来形象地描绘静电场一样，也可以引入**电流线**(line of current) 来描绘电流场. 所谓电流线，就是这样一系列曲线：其上任意一点的切线方向和该点的电流密度方向一致.

因为金属导体中的电流是由大量自由电子的定向“漂移”运动形成的，所以导体中各点的电流密度 $\boldsymbol{J}$ 与自由电子数密度 n(单位体积内的自由电子数) 及电子的**漂移速度**(drift velocity) $\boldsymbol{v}$ 密切相关. 在金属导体中取微小截面 ΔS，且使 ΔS 的法线与电场强度方向平行. 那么，在 Δt 时间内自由电子走过的距离 $\Delta l=v\Delta t$，每个自由电子所带电量的绝对值为 e，在 Δt 时间内通过 ΔS 截面的电量则为

$$\Delta q=ne\Delta S\Delta l=ne\Delta Sv\Delta t$$

通过 ΔS 截面的电流为

$$\Delta I=\frac{\Delta q}{\Delta t}=nev\Delta S$$

电流密度的大小为

$$J=\frac{\Delta I}{\Delta S}=nev \tag{7.6}$$

式(7.6) 表明，导体中的电流密度 J 等于导体中自由电子数密度 n、自由电子电量 e 及自由电子漂移速度 $\boldsymbol{v}$ 的乘积. 式(7.6) 写成矢量式为

$$\boldsymbol{J}=-ne\boldsymbol{v} \tag{7.7}$$

式中，负号表示电流密度 $\boldsymbol{J}$ 的方向与自由电子定向漂移速度 $\boldsymbol{v}$ 的方向相反. 一般来说，如果导体中存在着各种载流子，它们具有不同的数密度 n_i、电量 q_i 及漂移速度 $\boldsymbol{v}_i$，则导体中某处的总电流密度为

$$\boldsymbol{J}=\sum_i n_i q_i \boldsymbol{v}_i \tag{7.8}$$

式中，若 q_i 为正值，则 $\boldsymbol{v}_i$ 的方向与电流密度的方向相同，也为正值；若 q_i 为负值，则 $\boldsymbol{v}_i$ 的方向与电流密度的方向相反，也为负值，因此，所有 $n_i q_i \boldsymbol{v}_i$ 的乘积符号相同.

若横截面积为 1.0 mm^2 的铜导线中的电流为 2.0 A，则其电流密度 $J=2.0\times$

10^6 A·m^{-2}，铜导线中的载流子数密度 n 约为 8.5×10^{28} m^{-3}，由此可得出自由电子的漂移速度为

$$v=\frac{J}{ne}=\frac{2.0\times10^{6}}{8.5\times10^{28}\times1.6\times10^{-19}}\ \text{m}\cdot\text{s}^{-1}$$
$$\approx1.5\times10^{-4}\ \text{m}\cdot\text{s}^{-1}$$

可见，电子的漂移实际上是非常缓慢的. 需要指出的是，电子的漂移速度与电流在导体中的传导速度不同，后者实际上是电场在导体中的传播速度.

7.1.2 欧姆定律的微分形式

大量的实验表明，在直流电路中，当导体的温度不变时，通过一段导体的电流 I 和导体两端的电压 U 成正比，即

$$U=IR \tag{7.9}$$

这个结论称为**欧姆定律**(Ohm's law). 式中的比例系数 R 称为导体的**电阻**(resistance)，其单位是欧姆，符号为 Ω. 电阻的数值决定于导体的材料、几何形状及温度等.

对于由一定的均质材料制成的横截面均匀的导体，其电阻为

$$R=\rho\frac{l}{S} \tag{7.10}$$

式中，l 为导体的长度；S 为导体的横截面积；比例系数 ρ 由导体材料的性质决定，称为材料的**电阻率**(resistivity)，其单位为 Ω·m. 电阻率的倒数称为**电导率**(conductivity)，用 γ 表示，即

$$\gamma=\frac{1}{\rho} \tag{7.11}$$

电导率的单位是西门子每米，符号为 S·m^{-1}.

由不均匀材料制成的导体，其内部各处的电阻率是不同的；对于一个由不均匀材料制成、横截面积 S 处处不同的长条形导体，如图 7.3 所示，其电阻的表示式可以写成积分形式

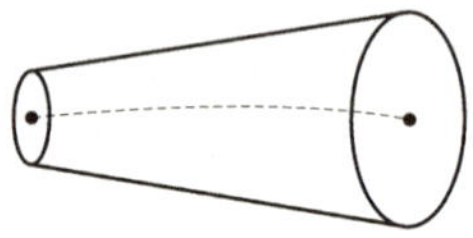

图 7.3 截面积 S 处处不同的长条形导体的电阻

$$R=\int\rho\frac{dl}{S} \tag{7.12}$$

式(7.12)称为欧姆定律的积分形式，它是对一段导体的整体导电规律的描述. 要了解导体内部各点的导电情况，即对导体的导电规律进行细致的描述，就要用欧姆定律的微分形式.

在如图 7.4 所示的导体中取一极小的圆柱体，圆柱体的轴线与电流线平行，圆柱体的长度为 dl，截面积为 dS，两端的电势分别为 U_1 和 U_2，由于电压 $U=U_1-U_2=E\mathrm{d}l$，通过 dS 的电流 $\mathrm{d}I=J\mathrm{d}S$，电阻 $R=\rho\frac{\mathrm{d}l}{\mathrm{d}S}$，代入欧姆定律，得

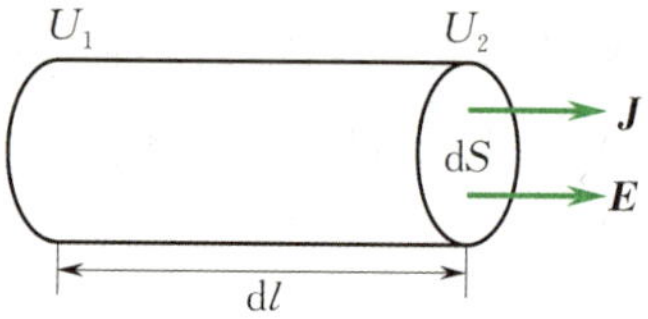

图 7.4 推导欧姆定律的微分形式

$$\mathrm{d}I=\frac{U}{R}=\frac{E\mathrm{d}l}{R}$$

即
$$J=\frac{E}{\rho}=\gamma E$$
在金属导体中 $\boldsymbol{J}$ 与 $\boldsymbol{E}$ 的方向相同，所以一般写成矢量式
$$\boldsymbol{J}=\gamma\boldsymbol{E} \tag{7.13}$$
式(7.13) 称为欧姆定律的微分形式. 其物理意义为：导体中任意一点的电流密度与该点的电场强度成正比，且两者具有相同的方向. 它说明导体中任意一点的电荷运动情况只和该点处导体的材料及该处的电场强度有关，而与导体的形状和大小无关. 它揭示了大块导体中的电场和电流分布之间逐点的细节关系，即使在可变电场中它也成立，所以它比欧姆定律的积分形式具有更深刻的物理意义.

§7.2 电动势　生物膜电位

7.2.1　电源　电动势

由日常生活经验可知，只要在闭合回路中接上一个电源，电路中就会有持续的电流产生. 要了解其中的原因，先给出**电源**(power supply) 和**电动势**(electromotive force) 的定义.

如图 7.5 所示，电容器的两极板 A 和 B 分别带有正、负电荷，用导线将其连接. 在电场力作用下，正电荷通过导线移到负极板 B 上，电荷的流动形成了电流. 但随着 A、B 两板上电荷的中和，两板间电势差越来越小，因而电流也越来越小，直至最后为零. 可见，利用电容器放电可以产生电流，但其电流随时间而变化，不是恒定电流.

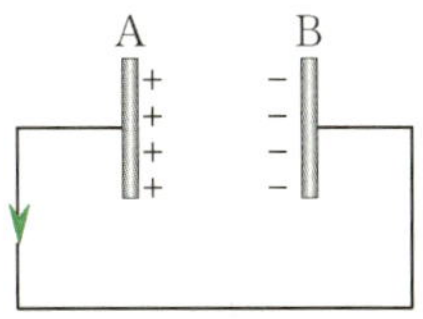

图 7.5　电容器放电

要想维持导线中的电流不变，必须用某种力把正电荷从 B 板送回 A 板上，以维持 A、B 两板间的电势差. 显然，这种力不可能是静电力，因为在静电力的作用下，正电荷只能由电势高的 A 板向电势低的 B 板运动，而不能由电势低的 B 板向电势高的 A 板运动. 这种可以使正电荷由电势较低处(如 B 板) 向电势较高处(如 A 板) 运动的力称为**非静电力**(nonelectrostatic force).

能够提供非静电力的装置称为电源. 类似于静电场中电场强度的概念，我们引入非静电场的电场强度 $\boldsymbol{E}_k$，它等于作用在单位正电荷上的非静电力，即
$$\boldsymbol{E}_k=\frac{\boldsymbol{F}_k}{q} \tag{7.14}$$
若电荷 q 在非静电力的作用下产生位移 $d\boldsymbol{l}$，则非静电力做的元功为
$$dA=\boldsymbol{F}_k\cdot d\boldsymbol{l}=q\boldsymbol{E}_k\cdot d\boldsymbol{l} \tag{7.15}$$
电荷 q 在含有电源的闭合回路中运动一周时，非静电力做的功可以表示为
$$A=\oint_L q\boldsymbol{E}_k\cdot d\boldsymbol{l} \tag{7.16}$$

从能量的角度来看，非静电力对电荷做正功，使系统的电势能增加，因此，电源

又可以看成将其他形式的能量转换成电能的装置. 为了定量地描述电源进行能量转化的本领,引入电动势的概念:**电源电动势等于单位正电荷绕闭合回路一周的过程中,非静电力所做的功**,即

$$\mathscr{E}=\frac{A}{q}=\oint_L \boldsymbol{E}_{\mathrm{k}}\cdot \mathrm{d}\boldsymbol{l} \tag{7.17}$$

对于干电池等电源来说,非静电力集中在电源的内部,在外电路中没有非静电力存在,因此,上式可简化为

$$\mathscr{E}=\int_{-内}^{+}\boldsymbol{E}_{\mathrm{k}}\cdot \mathrm{d}\boldsymbol{l} \tag{7.18}$$

对于某些电源,如感生电动势等,非静电力分布在整个电路中,电源并无内、外电路之分,此时必须用式(7.17)来计算其电动势.

电动势是标量,本不具有方向性,但在电路理论中为了便于计算,通常规定电源内部从负极到正极的方向为电动势的方向.

电动势的单位与电势(有时也称电位)差相同,在SI中,两者均为V,但电动势与电势差是两个不同的物理量,电动势是描述电路中非静电力做功本领的物理量;而电势差则是描述电路中静电力做功的物理量.

7.2.2 生物膜电位

1. 能斯特方程

大多数动物和人体的神经和肌肉细胞在不受外界干扰时,由于细胞膜内、外液体的离子浓度不同,而且细胞膜对不同种类离子的通透性不一样,因此在细胞膜内、外存在着电位差.

为了说明这一问题,先考虑一种简单情况. 如图7.6所示,用半透膜将一个容器从中间分开,两侧分别倒进不同浓度的KCl溶液,设容器左侧的KCl浓度 C_1 较大,右侧的KCl浓度 C_2 较小,且半透膜只允许 K^+ 离子通过而不允许 Cl^- 离子通过. 那么,由于两侧的浓度不同,K^+ 离子就从浓度较大的左侧向浓度较小的右侧扩散,结果使容器右侧 K^+ 离子的浓度增加,而 Cl^- 离子的浓度保持不变,导致容器右侧的正电荷过剩,而容器左侧的负电荷过剩. 这些电荷在库仑力的作用下聚集在膜的两侧,形成一个阻碍离子继续扩散的电场. 当扩散达到平衡时,膜的两侧就存在一定的电势差 $\mathscr{E}$. 对于稀溶液,膜两侧电势差 $\mathscr{E}$ 的大小可由玻尔兹曼能量分布定律来计算. 该定律指出,在同一温度下,势能为 E_{p} 的粒子的平均数密度 n 满足如下关系:

$$n=n_0\mathrm{e}^{-\frac{E_{\mathrm{p}}}{kT}} \tag{7.19}$$

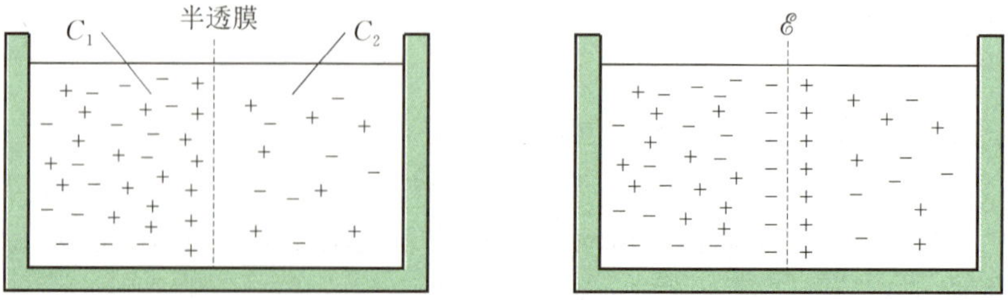

(a) 离子扩散前　　(b) 动态平衡

图7.6　能斯特电位的形成

式中，n_0 是势能 $E_p=0$ 的粒子的平均数密度；k 为玻尔兹曼常量. 设在平衡状态下，半透膜左、右两侧离子的浓度分别为 n_1、n_2，电位分别为 U_1、U_2，离子价数为 Z，电子电量为 e，则两侧离子的电势能分别为

$$E_{p1}=ZeU_1,\quad E_{p2}=ZeU_2$$

则半透膜左、右两侧离子的浓度及比值可以分别表示为

$$n_1=n_0 e^{-\frac{ZeU_1}{kT}},\quad n_2=n_0 e^{-\frac{ZeU_2}{kT}},\quad \frac{n_2}{n_1}=e^{-\frac{Ze}{kT}(U_2-U_1)}$$

将比值式两端取对数，有

$$\ln\frac{n_2}{n_1}=-\frac{Ze}{kT}(U_2-U_1)$$

由于膜两侧溶液浓度 C_1、C_2 与相应的离子浓度成正比，即 $\frac{C_2}{C_1}=\frac{n_2}{n_1}$，故有

$$U_2-U_1=-\frac{kT}{Ze}\ln\frac{C_2}{C_1}$$

用常用对数表示为

$$\mathscr{E}=U_2-U_1=-2.3\frac{kT}{Ze}\lg\frac{C_2}{C_1} \tag{7.20}$$

上式是建立在半透膜只能通过正离子的基础上的. 如果中间是负离子通透的半透膜，则上式应取正号. 综合上述两种情况，则有

$$\mathscr{E}=\pm 2.3\frac{kT}{Ze}\lg\frac{C_2}{C_1} \tag{7.21}$$

式(7.21)称为**能斯特方程**(Nernst equation). 它给出了半透膜在扩散平衡时，膜两侧的电势差 $\mathscr{E}$ 与离子浓度 C_1、C_2 的关系. $\mathscr{E}$ 称为能斯特电位，在生理学上称为**跨膜电位**，简称**膜电位**(membrane potential).

2. 静息电位

大量的实验事实证明，细胞膜是一种半透膜. 在细胞膜的内、外都存在多种离子，其中主要是 K^+、Na^+、Cl^- 离子和大蛋白质离子 A^-. K^+、Na^+、Cl^- 离子均可以在不同程度上通过细胞膜，而其他离子则不能通过. 那些能通过细胞膜的离子由于扩散可以形成跨膜电位. 当细胞处于静息状态(平衡状态)时的跨膜电位称为**静息电位**(resting potential).

表 7.1 列出了人体神经细胞处于静息状态时，细胞膜内、外的离子浓度. 根据此表数值，可以计算出细胞在平衡状态下的静息电位.

表 7.1 人体神经细胞处于静息状态时，细胞膜内、外的离子浓度

离子	细胞内离子浓度 $C_2/(\text{mmol}\cdot\text{L}^{-1})$		细胞外离子浓度 $C_1/(\text{mmol}\cdot\text{L}^{-1})$	
Na^+	10	151	142	147
K^+	141		5	
Cl^-	4	151	100	147
A^-	147		47	

一般情况下，人体的正常温度是 $37+273=310\ \text{K}$，玻尔兹曼常量 $k=1.38\times10^{-23}\ \text{J}\cdot\text{K}^{-1}$，电子的电量 $e=1.6\times10^{-19}\ \text{C}$，$K^+$、$Na^+$、$Cl^-$ 离子的 Z 值分别为 $+1$ 和 -1. 将这些数值代入能斯特方程，可得

$$\mathscr{E}=\pm 61.5\lg\frac{C_2}{C_1}\ \text{mV}$$

以 U_2 和 C_2 分别表示细胞内的电位和离子浓度，以 U_1 和 C_1 分别表示细胞外的电位和离子浓度，将表 7.1 中的数值代入上式，得

$$Na^+:\mathscr{E}=-61.5\lg\frac{10}{142}\ \text{mV}\approx+71\ \text{mV}$$

$$K^+:\mathscr{E}=-61.5\lg\frac{141}{5}\ \text{mV}\approx-89\ \text{mV}$$

$$Cl^-:\mathscr{E}=+61.5\lg\frac{4}{100}\ \text{mV}\approx-86\ \text{mV}$$

实验测得的神经静息电位为 $-86\ \text{mV}$，将其与上面这些理论值比较可知，在静息状态下，Cl^- 离子正好处于平衡状态，即通过细胞膜扩散出入的 Cl^- 离子数目保持平衡；对 K^+ 离子来说，结果相差不多，说明有少量 K^+ 离子由膜内向膜外扩散；而对于 Na^+ 离子来说其结果相差很远，原因就在于静息状态下的细胞膜对 Na^+ 离子的通透性很小，仅有少量 Na^+ 离子可以由浓度较高的膜外扩散到膜内. 为了说明在静息状态下离子的浓度保持不变，必须认为存在着某种机制把扩散到膜外的 K^+ 离子和进入膜内的 Na^+ 离子送回原处，这种机制称为“钾泵”和“钠泵”. 在这种机制作用下所形成的输运过程是一种需要消耗能量的代谢过程. 图 7.7 说明了细胞内、外的离子浓度是如何保持平衡的.

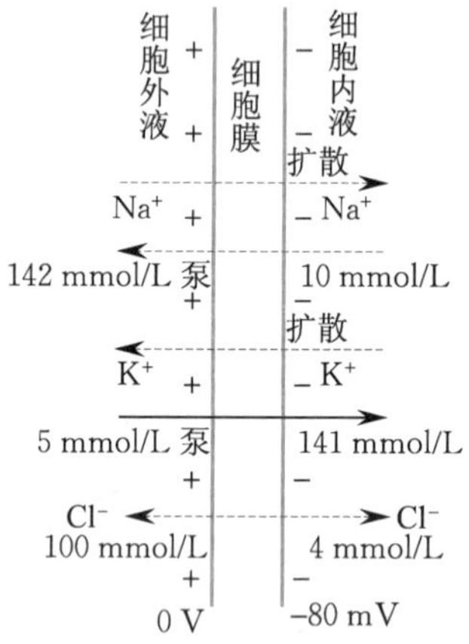

图 7.7　细胞内、外离子的平衡

3. 神经纤维的电缆性质

神经细胞也称为神经元，由细胞体和突起组成，其中突起又分为树突和轴突. 在多数情况下，树突接收传入的信息并传向细胞体. 轴突很长，由细胞体的小丘分出，直径均匀，所以常称其为**神经纤维**(nerve fiber)，它可以把神经冲动传向另一个细胞. 轴突中间所含轴浆是比较稀的电解质溶液，其中的 K^+、Na^+、Cl^- 离子可以沿轴突流动，形成的纵向电流称为轴浆电流，常用 i_i 表示；K^+、Na^+、Cl^- 离子也可跨膜运动，形成的横向电流称为膜电流，常用 i_m 表示. 无论是纵向电流还是横向电流，都要受到轴突内液的阻碍作用，其中，纵向电阻称为轴浆电阻，常用 r_i 表示单位长度上的电阻值；横向电阻称为膜电阻，常用 r_m 表示单位长度上的电阻值.

细胞膜外液及细胞膜内液均为含电解质的液体，可看成两个导体；细胞膜是含脂肪的膜，可看成绝缘体. 三者组成了电容，通常称单位面积的电容为膜电容，一般用 C_m 表示.

把神经纤维看成一根特殊的电缆，由于轴浆电阻、膜电阻和膜电容形成了 RC 电

路，使电流对膜电位的影响起着因距离而衰减和在时间上的延缓作用. 神经纤维的这种性能可以比较满意地解释电流对神经膜的作用. 实验表明，当外加刺激低于细胞兴奋的阈值时，细胞不会产生动作电位，但细胞的膜电位还是会发生变化，而细胞膜的电阻、电容和膜电动势则不发生变化，这时的膜称为**被动膜**(passive membrane).

如图 7.8(a) 所示是测量神经纤维电缆性质的装置，在神经纤维中插入两个微电极，一个电极通入恒定电流 I，刺激神经，另一个电极用来记录不同点的膜电位的变化 $\mathscr{E}$，$\mathscr{E}$ 等于膜电位 E 与静息电位 E_r(或称膜电动势) 之差，即 $\mathscr{E}=E-E_r$.

测量结果表明，在电源附近($x=0$)，$\mathscr{E}$ 上升较快，达到的最大值也较大；而在远离电源处，不但 $\mathscr{E}$ 上升较慢，而且达到的最大值也较低，如图 7.8(b) 所示. 膜电位的变化 $\mathscr{E}$ 随时间和空间的分布，既与轴浆电阻、膜电阻有关，也与膜电容有关. 由于膜电容的作用，可使 $\mathscr{E}$ 的变化变慢；又因为轴浆电阻和膜电阻的作用，使得 $\mathscr{E}$ 的最大值 $\mathscr{E}_{\max}$ 随距离 x 的增加而按指数规律减少，如图 7.8(c) 所示. 从理论上可以得到其数学表达式为

$$\mathscr{E}=\mathscr{E}_0 e^{-\frac{x}{\lambda}} \tag{7.22}$$

式中，$\mathscr{E}_0$ 为通电电极处($x=0$)的膜电位的变化；$\lambda=\sqrt{\dfrac{r_m}{r_i}}$ 为空间常量. 这就是被动膜的电缆性质.

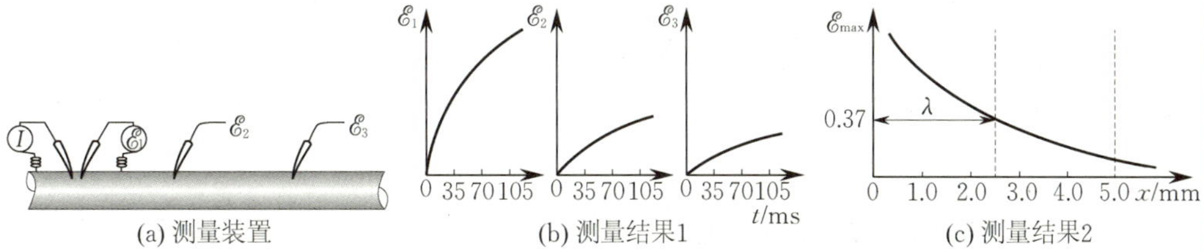

(a) 测量装置　(b) 测量结果1　(c) 测量结果2

图 7.8　神经纤维的电缆性质

4. 动作电位

如前所述，当神经或肌肉细胞处于静息状态时，外部带正电，内部带负电，这种状态又称为极化. 但是，当它们受到外来刺激时，不管刺激的性质是电的、热的、化学的还是机械的，只要达到一定强度，受到刺激处的细胞膜对 Na^+ 离子的通透性会突然增加(比原来的大 1 000 倍以上). 这时，我们说钠通道被激活，以致 Na^+ 离子的通透性超过了 K^+ 离子的通透性，导致 Na^+ 离子迅速大量地由膜外向膜内扩散，于是，膜内由负电位转变为正电位，这一过程称为除极，如图 7.9 所示.

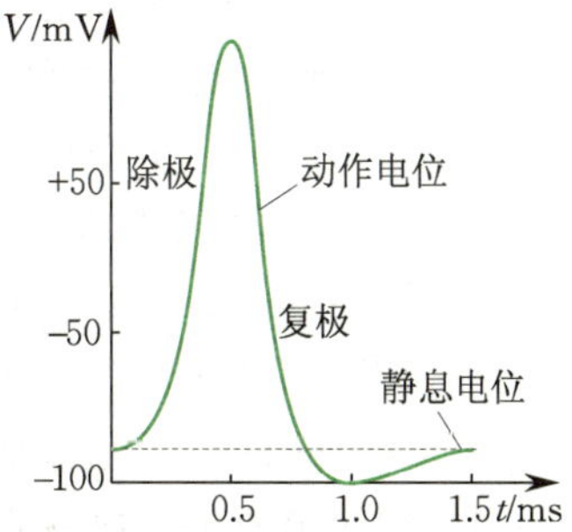

图 7.9　动作电位

在除极出现后，由于除极时间很短，所以细胞膜对 Na^+ 离子的通透性几乎立即就恢复原状，同时 K^+ 离子的通透性又突然提高，大大超过 Na^+ 离子的通透性，结果又有大量的 K^+ 离子由膜内向膜外扩散，使膜内电位由正值迅速下降至负值，并达到稍低于静息电位为止，这一过程称为复极. 之后，由于“钾泵”和“钠泵”的作用，细胞膜内的 Na^+ 离子被输送到膜外，同时使细胞膜外的 K^+ 离子回到膜内，膜电位又恢复到静息电位值.

由上面的论述可以看出，细胞在受到外界刺激后所经历的除极和复极过程伴随着电位的波动. 我们把这种电位的波动叫作**动作电位**(action potential). 图 7.9 给出了一个动作电位的形成过程. 细胞在恢复到静息电位后，又可以接受另一次刺激，产生另一个动作电位. 在不断的刺激之下，一秒内可以产生数十个、甚至上千个动作电位.

§7.3 直流电路

面对一个电路问题，一般是先用电阻的串、并联把电路尽量化简，然后应用欧姆定律解决. 但是这种方法往往只适用于可以化成无分支闭合回路的简单电路. 在实际应用中，遇到的往往是由多个电源和多个电阻通过复杂联结而组成的、难以简化成无分支闭合回路的多回路电路，即复杂电路. 对复杂电路不能简单地应用电阻串并联规律及欧姆定律进行处理，而必须应用**基尔霍夫定律**(Kirchhoff's law). 对于一个复杂的线性直流电路，如果所有电源的电动势、内阻和各个电阻均已知，利用基尔霍夫定律就一定可以求出各支路的电流. 基尔霍夫定律包含两个定律，下面分别进行介绍.

7.3.1 基尔霍夫第一定律

基尔霍夫第一定律也称为节点电流定律. 在复杂电路中，由电源和电阻组成的或各自单独组成的一段无分支电路称为支路，如图 7.10 中的 *abcd*、*ad*、*aed* 等. 同一支路中各个横截面的电流相等. 3 条或 3 条以上支路的联结点称为节点(node)或分支点，如图 7.10 中的 *a*、*d*. 根据电流连续性原理，电路中任何一点均不能有电荷的积累. 因此，在恒定的直流电路中，流向节点的所有电流之和应等于从节点流出的所有电流之和. **若汇合于节点的支路有 k 条，设第 i 条支路的电流为 I_i，并规定流入节点的电流为负，流出节点的电流为正，则汇合于节点的各支路电流的代数和为零**，即

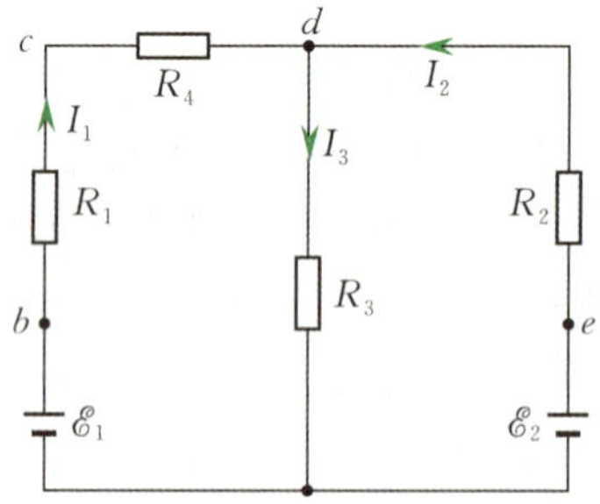

图 7.10 分支电路

$$\sum_{i=1}^{k} I_i = 0 \tag{7.23}$$

这就是基尔霍夫第一定律. 例如，对图 7.10 中的节点 a 可以列出方程 $I_1 + I_2 - I_3 = 0$.

据基尔霍夫第一定律，虽然对电路中的每一个节点都可以列出一个方程，但是可以证明，当整个电路共有 n 个节点时，其中只有 $n-1$ 个节点的方程是独立的. 这 $n-1$ 个节点方程构成基尔霍夫第一方程组.

在列出节点方程时，一般需要先知道各支路电流的方向，这样才能确定电流的"正""负". 但是，在求解复杂电路的问题时，各支路的电流往往是未知量，它们的方向事先并不知道. 这时可以先给每个支路电流假设一个方向，并按照这一方向列出方程. 这个假设的电流方向称为电流的"正方向". 给每一个支路电流假设（或称为"选定"）一个"正方向"之后，就可以用代数量来描写每条支路的电流. 各支路电流的"正方向"一经选定，各节点方程的形式就完全确定. 待求解基尔霍夫第一方程组后，如果求得某支路电流的数值为正，则该电流的实际方向与假设的方向相同；否则，与假设的方向相反. 特别要注意的是，关于"流入节点的电流为负，流出节点的电流为正"的规定，都是对选定（假设）的各支路电流的"正方向"而言的，而不问其实际方向究竟如何.

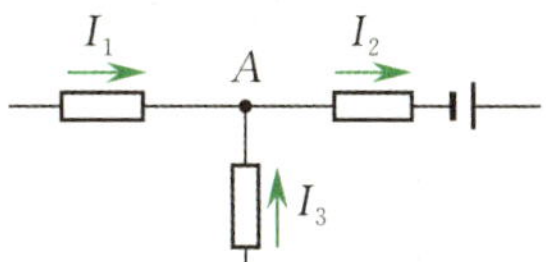

图 7.11 根据电流"正方向"列节点方程

例如，为列出图 7.11 中节点 A 的电流方程，可任意地选定与 A 有关的 3 个支路电流的"正方向"，如箭头所示，从而根据基尔霍夫第一定律列出节点方程：

$$I_2 - I_1 - I_3 = 0$$

还有一点需要注意的是，对于每一条支路，只能选择一个电流的"正方向".

7.3.2 基尔霍夫第二定律

基尔霍夫第二定律也称为回路电压定律. 由若干支路构成的闭合通路称为**回路**（loop）. 回路要满足两个条件：① 自身闭合；② 只要切断其中任意一条支路就不闭合. 如图 7.10 中的 $abcda$、$adea$、$abcdea$ 就是回路. 因为回路由不同的支路构成，所以各处的电流可能不相等. 根据静电场的环路定理，绕回路一周，所经历的电势变化的代数和必定为零. 故基尔霍夫第二定律可以表述为：**沿任一闭合回路绕行一周，回路中各部分的电势增量的代数和为零.** 其数学表达式为

$$\sum_{i=1}^{m} \mathscr{E}_i + \sum_{i=1}^{m} I_i R_i = 0 \tag{7.24}$$

式中，m 表示这个闭合回路所包含的不同电流的支路数. 应用上式时，首先任意选定一个回路的绕行方向（顺时针方向或逆时针方向），然后沿绕行方向逐个确定各项的正负号：若电阻中电流的方向与绕行方向相同，则电势变化取 $-IR$；若电阻中电流的方向与绕行方向相反，则电势变化取 $+IR$. 若绕行方向为从电源负极进入电源，则其电动势前写"+"；若绕行方向为从电源正极进入电源，则其电动势前写"−".

按上述符号规则，对每一个回路都可应用基尔霍夫第二定律写出相应的方程. 但是，对于一个包含有许多回路的复杂电路，它们的回路电压方程并不都是独立的. 对于一个具有 n 个节点和 p 条支路的电路，其独立回路个数 $m = p-n+1$，因而可以列出 $p-n+1$ 个独立回路电压方程. 这 m 个独立的回路电压方程构成基尔霍夫第二方程组. 例如，图 7.10 中有 2 个节点、3 条支路，但独立回路只有 2 个，即 $abcda$、$adea$.

若选定顺时针方向为绕行方向，并设各电源的内阻可以忽略不计，则可按式(7.24)写出如下两个回路电压方程.

对于 $abcda$ 回路：　$\mathscr{E}_1 - I_1R_1 - I_1R_4 - I_3R_3 = 0$

对于 $adea$ 回路：　$I_3R_3 + I_2R_2 - \mathscr{E}_2 = 0$

从上面的分析可见，对于一个具有 p 条支路的复杂电路，根据基尔霍夫第一定律和基尔霍夫第二定律恰好可以列出 $p = m + n - 1$ 个独立的方程. 这些独立的方程实际就是由基尔霍夫第一方程组和基尔霍夫第二方程组联立形成的，称为基尔霍夫方程组. 如果该电路的全部电动势及电阻都已知，那么，独立方程的个数恰好与未知量个数相等，就可以唯一解出各支路电流. 当然，除支路电流外，电源的电动势或电阻也可以作为未知量，只要未知量个数与支路数 p 相同，同样可以求解. 由此可见，基尔霍夫方程组原则上可以解决一切线性直流电路的计算问题. 当电源的电动势是待求量且电源的极性也未知时，可以任意给电动势选定一个正方向(假设一对正、负极，电动势的正方向是指从假设的负极到正极的方向)，并把电动势 $\mathscr{E}$ 作为代数量列出基尔霍夫方程组. 求解后，如果 $\mathscr{E} > 0$，则电动势的实际方向与假设方向相同；否则，与假设方向相反.

7.3.3　基尔霍夫定律的应用

应用基尔霍夫定律来解决复杂电路问题是比较方便的，其基本步骤如下.

(1) 任意选定各支路电流的正方向，并在电路图上标出.

(2) 数出节点数 n，任意取其中 $n-1$ 个节点，根据基尔霍夫第一定律列出 $n-1$ 个独立的节点电流方程.

(3) 数出支路数 p，选定 $m = p - n + 1$ 个独立回路，并任意指定每个回路的绕行方向，按基尔霍夫第二定律列出 m 个独立的回路电压方程.

(4) 将所列出的 p 个独立方程联立求解.

(5) 根据求解所得电流值的正、负，判断各支路电流的实际方向. 若解出的结果是负值，说明实际电流方向与原来选定的方向相反；若解出的结果为正值，说明实际电流方向与选定方向一致.

例 7.1　在如图 7.12 所示的电路中，已知 $\mathscr{E}_1 = 6.0\ \text{V}$，$r_1 = 0.5\ \Omega$，$\mathscr{E}_2 = 1.5\ \text{V}$，$r_2 = 1.0\ \Omega$，$R_1 = 4.5\ \Omega$，$R_2 = 9.0\ \Omega$，$R_3 = 10\ \Omega$，$R_4 = 5.0\ \Omega$. 求各支路中的电流.

解　① 选定各支路的电流方向，如图 7.12 所示，其大小分别为 I_1、I_2、I_3.

② 按基尔霍夫第一定律对节点 a 列出节点电流方程：$I_1 + I_2 - I_3 = 0$.

③ 选定逆时针为绕行方向，对于回路 $adcba$，按基尔霍夫第二定律列出其回路电压方程为

$$I_3R_3 + I_1R_4 + I_1R_1 + I_1r_1 - \mathscr{E}_1 = 0$$

对于回路 $aeda$，其回路电压方程为

$$\mathscr{E}_2 - I_2r_2 - I_2R_2 - I_3R_3 = 0$$

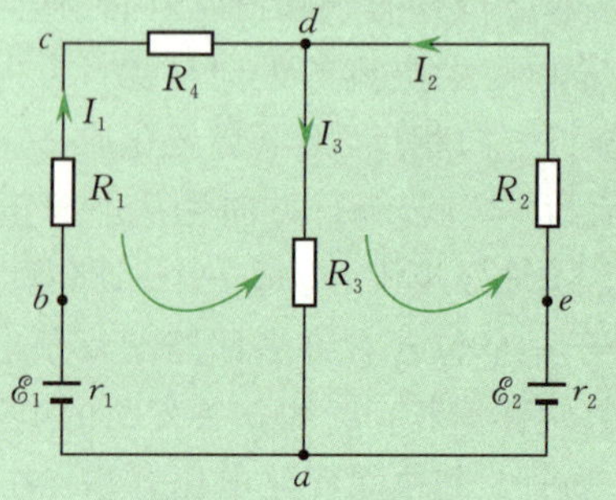

图 7.12　例 7.1 图

将具体数值代入，并化简整理，得

$$\begin{cases} I_1 + I_2 - I_3 = 0 \\ I_1 + I_3 = 0.6\ \text{A} \\ I_2 + I_3 = 0.15\ \text{A} \end{cases}$$

解方程得：$I_1 = 0.35\ \text{A}, I_2 = -0.1\ \text{A}, I_3 = 0.25\ \text{A}$. 其中 I_2 为负值，说明 I_2 的实际方向与选定方向相反.

例 7.2　如图 7.13 所示，已知 $\mathscr{E}_1 = 20\ \text{V}, r_1 = 1\ \Omega, R_1 = 6\Omega, r_2 = 1\ \Omega, R_2 = 4\ \Omega, r_3 = 1\ \Omega, R_3 = 2\ \Omega, I_1 = 1\ \text{A}, I_3 = 2\ \text{A}$，求图中两个未知电动势的大小和实际方向.

解　设未知支路电流流入节点 A，由基尔霍夫第一定律可得

$$I_3 - I_1 - I_2 = 0$$

$$I_2 = 1\ \text{A}$$

选定各未知电动势的左端为正极，并选定顺时针为各回路绕行方向，由基尔霍夫第二定律，对于上部回路，有

$$-\mathscr{E}_1 + I_1(R_1 + r_1) - I_2(R_2 + r_2) + \mathscr{E}_2 = 0$$

代入数值并化简，有

$$-20 + 7 - 5 + \mathscr{E}_2 = 0$$

$$\mathscr{E}_2 = 18\ \text{V}$$

对于下部回路，有

$$-\mathscr{E}_2 + I_2(R_2 + r_2) + I_3(R_3 + r_3) + \mathscr{E}_3 = 0$$

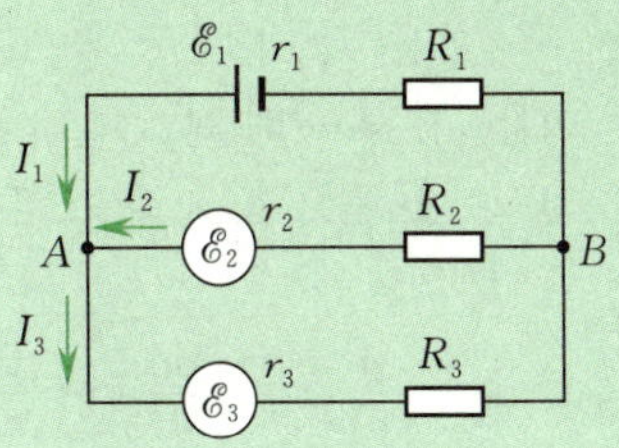

图 7.13　例 7.2 图

代入数值并化简，有

$$-18 + 5 + 6 + \mathscr{E}_3 = 0$$

$$\mathscr{E}_3 = 7\ \text{V}$$

解方程得 $\mathscr{E}_2$、$\mathscr{E}_3$ 均为正值，说明其电动势的实际方向与预先选定的方向相同.

§7.4 电容器的充电和放电

7.4.1　电容器的充电和放电

电容器具有容纳电荷、储存电能的本领，通常由两个相互邻近又彼此绝缘的导体构成. 电容器的充电，就是电容器两极板积累电荷、产生电势差的过程；而放电则是两极板释放电荷、电势差减少的过程. 由电容 C 和电阻 R 串联起来组成的电路称为 RC 电路.

如图 7.14 所示，将开关 K 扳向 1 使 RC 电路与直流电源相连，电容器被**充电**(charging). 在充电过程中，充电电流 i_1 和电容器的端电压 u 都是随时间变化的函数. 将 K 扳向 2，已充电的电容器通过电阻 R_2 **放电**(discharge)，放电时回路中的电流和电容器的端电压也要随时间变化. 通常将电容器的充、放电过程称为 RC 电路的**暂态过程**(transient process). 当电容器完成充、放电后，其两端的电压不随时间改变，电

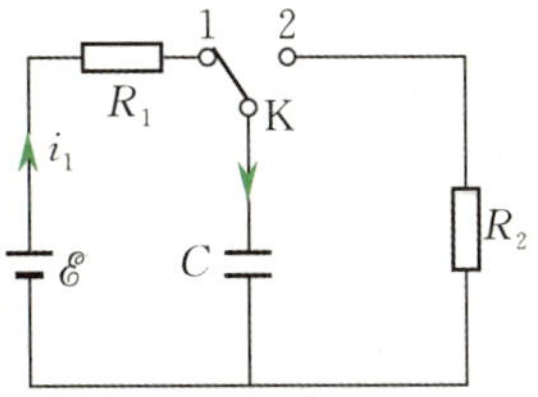

图 7.14　电容器充电

路进入稳态. 暂态过程与稳态过程是无线电技术中两个比较重要的过程，RC 电路中稳态过程与暂态过程的相互转换，就是通过电容器的充、放电来完成的. RC 电路的暂态过程在电工和无线电技术中有着广泛的应用.

在 RC 电路的充、放电过程中，电流都是不恒定的. 但是在过程中的任意时刻，回路中的电流、电势的变化等仍遵守基尔霍夫定律，这种情况称为似稳情况，回路中的电流称为似稳电流.

7.4.2 电容器充电过程分析

如图 7.14 所示，把 K 扳向 1，令电容器充电. 设图中电源的电动势为 $\mathscr{E}$，不计电源内阻，在某一时刻 t，电容器的电量为 q，电路中的电流为 i_1，电容器两极板间的电势差为 u_C. 据基尔霍夫第二定律可得

$$i_1R_1 + u_C = \mathscr{E} \tag{7.25}$$

而 $u_C = \dfrac{q}{C}$，$i_1 = \dfrac{\mathrm{d}q}{\mathrm{d}t} = C\dfrac{\mathrm{d}u_C}{\mathrm{d}t}$，即电路中的电流等于电容器电量对时间的变化率. 代入式(7.25)，即得

$$R_1C\frac{\mathrm{d}u_C}{\mathrm{d}t} + u_C = \mathscr{E} \tag{7.26}$$

整理并分离变量后可得

$$\frac{\mathrm{d}u_C}{\mathscr{E} - u_C} = \frac{\mathrm{d}t}{R_1C} \tag{7.27}$$

积分得其通解为

$$u_C(t) = \mathscr{E} + A\mathrm{e}^{-\frac{t}{R_1C}} \tag{7.28}$$

式中 A 为积分常数，由初始条件决定. 如果在开始充电时，电容器上的电量为零，则当 $t \to 0$ 时，$u_C(0) = 0$，由此可得 $A = -\mathscr{E}$. 故得其特解为

$$u_C(t) = \mathscr{E}(1 - \mathrm{e}^{-\frac{t}{R_1C}}) \quad (t \geqslant 0) \tag{7.29}$$

由此可求出电容器的电量 $q(t)$ 及充电电流 $i_1(t)$ 与时间的关系分别为

$$q(t) = Cu_C(t) = C\mathscr{E}(1 - \mathrm{e}^{-\frac{t}{R_1C}}) = Q(1 - \mathrm{e}^{-\frac{t}{R_1C}}) \tag{7.30}$$

$$i_1(t) = \frac{\mathrm{d}q}{\mathrm{d}t} = \frac{\mathscr{E}}{R_1}\mathrm{e}^{-\frac{t}{R_1C}} \tag{7.31}$$

由式(7.29)、式(7.30) 和式(7.31) 可见，充电时电容器两极板间的电势差、电量是随时间增加按指数规律增加的，而充电电流是随时间增加按指数规律下降的. 它们随时间的变化曲线分别由图 7.15(a)、(b)、(c) 表示.

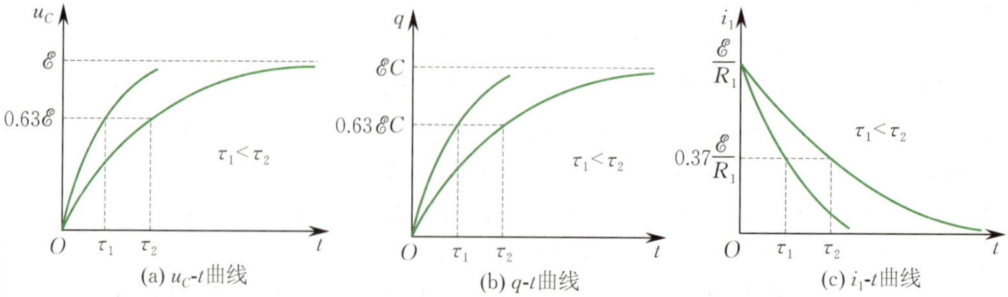

图 7.15 电容器充电过程中的 u_C-t、q-t、i_1-t 曲线

由上述3式可看出，当 $t\to 0$ 时，$u_C=0$，$q=0$，$i_1=i_m=\frac{\mathscr{E}}{R_1}$，说明刚开始充电时充电电流最大；当 $t\to\infty$ 时，$i_1\to 0$，$q=C\mathscr{E}=Q$，$u_C=\mathscr{E}$，表明充电时间足够长时，充电电流趋于零，而电容器上所积累的电荷达最大值，两极板间的电势差也达到最大值，等于电源的端电压；当 $t=R_1C=\tau$ 时，

$$i_1=\frac{\mathscr{E}}{R_1}e^{-1}\approx 0.37\frac{\mathscr{E}}{R_1}$$

$$u_C=\mathscr{E}(1-e^{-1})\approx 0.63\mathscr{E}$$

$$q=Q(1-e^{-1})\approx 0.63Q$$

上述结果表明，$t=\tau$ 是电容器两极板间的电势差由0上升到电源电动势 $\mathscr{E}$ 的63%时所经历的时间，或者是充电电流下降到最大值 $\frac{\mathscr{E}}{R_1}$ 的37%时所经历的时间. 可见，电容器充电的快慢，与 RC 的大小有关. 乘积 RC 称为 RC 电路的**时间常量**(time constant)，用 τ 表示. RC 具有时间的量纲，当 R 的单位为Ω，C 的单位为F时，RC 的单位为s. τ 越小表示充电越快；反之，充电越慢.

在实际充电过程中，当 $t=2.3\tau$ 时，$u_C=0.9\mathscr{E}$；当 $t=5.0\tau$ 时，$u_C=0.993\mathscr{E}$；当 $t>5\tau$ 时，充电过程实际上基本结束.

当电容器充电结束时，充电电流等于0，相当于开路，即电容器处于隔断直流状态.

7.4.3 电容器放电过程分析

充电过程结束后，如图7.16所示，将K扳到2，电容器开始放电. 仍用分析充电过程时所用的方法，可得出方程

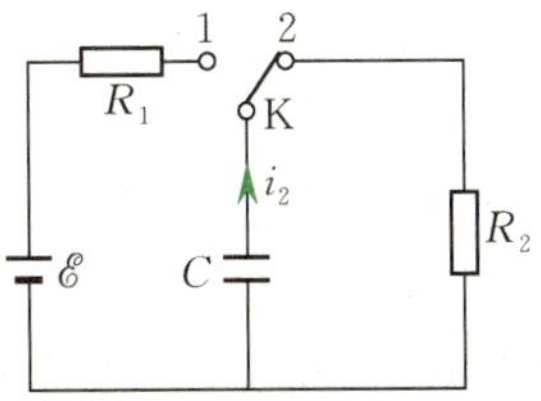

图7.16 电容器放电

$$i_2R_2-u_C=0$$

将 $i_2=-\frac{dq}{dt}=-C\frac{du_C}{dt}$ 代入上式，得

$$R_2C\frac{du_C}{dt}+u_C=0$$

由分离变量法也可得其通解为

$$u_C(t)=Ae^{-\frac{t}{R_2C}}$$

设在开始放电时，电容器上的电量为 Q，电容器两极板间的电势差 $u_C=\mathscr{E}$，则当 $t\to 0$ 时，有 $u_C(0)=\mathscr{E}$，由此可得 $A=\mathscr{E}$. 故得其特解为

$$u_C(t)=\mathscr{E}e^{-\frac{t}{R_2C}}\quad(t\geqslant 0)\tag{7.32}$$

由此可求出电容器的电量 $q(t)$ 及放电电流 $i_2(t)$ 与时间的关系分别为

$$q(t)=Cu_C(t)=C\mathscr{E}e^{-\frac{t}{R_2C}}\tag{7.33}$$

$$i_2(t)=-\frac{dq}{dt}=\frac{\mathscr{E}}{R_2}e^{-\frac{t}{R_2C}}\tag{7.34}$$

可见，放电时，电容器上的电量及两极板间的电势差均随时间按指数规律衰减，放电电流与充电电流方向相反.

由式(7.32)、式(7.33)和式(7.34)可见，在 RC 电路的放电过程中，u_C、q、i_2 的衰

减快慢，同样取决于时间常量 τ，τ 越小，衰减就越快. 图 7.17(a)、(b)、(c) 分别表示放电过程中 u_C-t、q-t、i_2-t 的变化曲线.

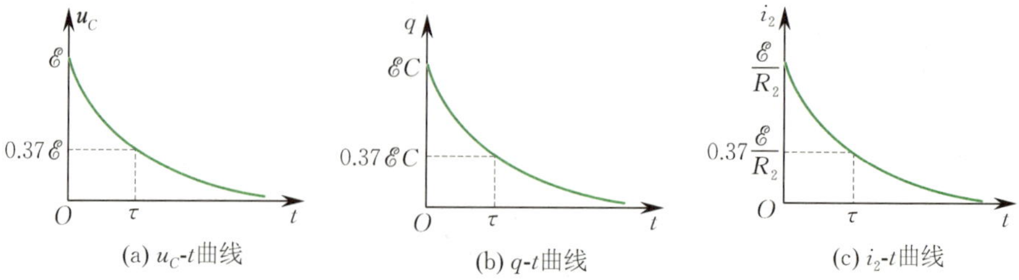

图 7.17　电容器放电过程中的 u_C-t、q-t、i_2-t 曲线

综上所述，RC 电路的暂态过程表明，不论是充电过程还是放电过程，电容器极板上的电量及其电压都不能突变，只能按指数规律变化. 电容器的这一特性，在电子技术中的振荡、放大及其脉冲电路中都有广泛应用.

§7.5 电流对人体的作用

7.5.1　人体的导电特性

构成人体的物质主要有水、蛋白质、脂肪和无机盐. 这些物质又是由碳、氢、氧、氮、钙、钠等 12 种基本元素和一些微量元素组成. 由此可见，人体是一个复杂的有机体，除了结构复杂，组成人体的各种物质成分也相当复杂，各物质成分的导电性能也有相当大的差别. 表 7.2 给出了人体的一些组织的电阻率. 从表中可以看出，人体的某些组织是良导体，如血液和脑；有些则是不良导体，如脂肪和骨等.

表 7.2　人体的一些组织的电阻率

组织	电阻率 /(Ω·m)	组织	电阻率 /(Ω·m)
脑脊液	0.55	肌肉	90.0
血清	0.714	脑	107.0
血	1.85	脂肪	1.1×10^3
神经	25.0	干的皮肤	4.0×10^4
萎缩肺	54.0	无骨膜的骨	2.0×10^6
肝	80.0		

人体导电的载流子主要是各种离子，如 Na^+、K^+、Ca^{2+}、Mg^{2+} 离子等，此外还有一些其他的带电粒子，如带负电的蛋白质分子和其他带电的胶体粒子等. 人体组织中水的质量占体重的 56% ～ 67%. 纯水的直流电阻很大，但电解溶液却是良导体. 水

分子中的 H^+ 离子和 OH^- 离子的电荷中心不重合,形成电偶极子.人体中的盐类,如 NaCl、KCl 等,与水的电偶极子相互作用而离解成被一层水分子包围的水化离子.在水化离子中,水的电偶极子以与离子电荷异号的一端趋向离子.不同的水化离子有不同的半径,且具有不同的迁移速率.水化离子及其他带电粒子的存在,使水的导电能力增强.不同的人体组织中因含水量不同而有不同的电阻率.

在并联直流电路中,各支路的电流与该支路的电阻成反比.由于人体结构及组织很复杂,所以人体是一个由许许多多支路经多重串并联而成的复杂导电网络.电流进入人体后,两电极之间的电流分布是极不均匀的,而且还与两个电极放置的位置有关.人体组织中还存在许多分布电容,如皮肤的电偶层电容、细胞形成的电容等.分布电容的存在,使人体对不同频率的电流表现出不同的电阻抗,如干燥皮肤的直流电阻率约为 $4\times10^4\ \Omega\cdot m$,但对高频交流电可降至几个欧姆米.人体的电阻抗受很多因素影响,例如,皮肤的电阻抗除受汗腺分布、皮肤血管网充血等生理因素的影响外,还受病理因素的影响,甚至性别、年龄、季节、气候等因素都能使皮肤的电阻抗发生改变.可见,人体的导电性能是极其复杂的.

7.5.2 直流电对人体的作用

从物理学的角度来看,直流电对人体的作用是使人体中存在的各种离子和带电微粒在电场的作用下产生定向迁移运动,使其浓度分布发生改变,从而引起一系列化学变化和生理作用.

人体内存在着大量离子,这些离子在电场作用下产生的定向迁移运动称为离子迁移.在直流电场作用下,经过一定时间后,人体中某些区域内的离子分布和浓度将发生变化.例如,Na^+、K^+ 离子的迁移速率比 Ca^{2+}、Mg^{2+} 离子的迁移速率大,迁移的结果使在阴极附近 Na^+、K^+ 离子的浓度相对增加.实验表明,当 Na^+、K^+ 离子的浓度增加时,细胞的通透性增大,在生理上表现为兴奋性增高,即有兴奋和吸收作用;当 Ca^{2+}、Mg^{2+} 离子的浓度增加时,细胞的通透性降低,在生理上表现为兴奋性受到抑制,即有镇静、止痛和消炎作用.

H^+、OH^- 离子的浓度的改变能直接引起人体中 pH 值的变化,而 pH 值的微小改变就足以使蛋白质胶体的结构受到影响,从而引起细胞功能的改变.对于细胞膜,H^+、OH^- 离子的浓度的改变能引起细胞膜孔壁的电性变化,使其电渗效应发生改变(水在电场作用下通过多微孔物质的效应称为电渗效应).

生物膜对离子的通透具有选择性.当直流电通过人体时,正、负离子在电场作用下从相反方向移到膜上,其中被膜排斥和来不及通过膜的离子,堆积在膜的两侧.一侧堆积正离子,另一侧堆积负离子,使膜的两侧出现电势差,这种离子在生物膜两侧堆积的现象称为电极化.电极化产生的电势差与直流电反向,使直流电受到很大的阻碍作用,使电流下降.在实际应用中,由于极化电场的出现,直流电进入人体组织不到 1 ms 时,电流便急剧下降至最初始值的 $1/100 \sim 1/10$.电极化的形成虽然很迅速,但仍需要一定的时间.如果在电极化尚未形成时改变电流的方向,就不会形成电极化,所以细胞膜对高频交流电的电阻抗很小.

人体中的正、负离子,如由 NaCl 离解而成的 Na^+、Cl^- 离子,在直流电场作用下分别向两个电极移动,离子到达电极后发生电中和而成为原子,如 Cl^- 离子在阳极就成为 Cl 原子，Na^+ 离子在阴极成为 Na 原子. 上述过程与电解质的电解过程是一样的，称为直流电对机体的电解作用，该过程所产生的原子还可能与水作用，生成酸或碱. 例如，在阳极附近的 Cl 原子与水作用生成盐酸(HCl)，而在阴极附近的 Na 原子与水作用生成碱(NaOH). 由于酸和碱对皮肤都有刺激和损伤作用，所以在电疗时不要使电极与皮肤直接接触，而应在电极与皮肤之间加一层湿润的衬垫，以免直流电的电解作用使电极附近产生的酸和碱损伤皮肤.

7.5.3 交流电对人体的作用

医疗上通常把交流电分成 3 类：频率在 1 kHz 以下的称为低频交流电，频率在 1 ～ 100 kHz 范围内的称为中频交流电，频率在 100 kHz 以上的称为高频交流电.

1. 低频交流电对人体的作用

大量的实验事实表明，直流电通过人体时，只有接通和断开的瞬间能引起肌肉收缩，产生刺激作用，当电流稳定时对肌肉不产生刺激作用. 而低频脉冲电流则可以产生显著的刺激效果，兴奋神经使肌肉收缩. 人体运动神经受刺激后产生并传导兴奋需要一定的时间，两个刺激之间至少要间隔 1 ms，第二个刺激才能引起反应. 因此，把低频脉冲电流的频率上限规定为1 kHz，这样每个低频脉冲电流都可以引起一次运动反应. 电刺激引起兴奋的原因是神经纤维和肌纤维的膜电位发生了变化.

低频电流除引起刺激外，还可以促进局部血液循环，并有镇痛、镇静等作用. 低强度的脉冲电流有节奏、单调重复地刺激，可以引起大脑皮层内抑制过程的扩散，形成电致睡眠，比起药物导致的睡眠，不但无副作用，而且更接近正常的生理睡眠.

低频电疗可以选用不同波形、不同脉冲参数的脉冲电流对各组织进行刺激和治疗. 不同频率的脉冲电流对人体组织的作用不同，例如，频率为 1 ～ 10 Hz 时可以引起单个肌纤维的收缩，频率为 20 ～ 30 Hz 时可以引起肌肉的不完全强直收缩，频率为 50 ～ 60 Hz 时则可以引起肌肉的完全强直收缩. 50 ～ 60 Hz 的电流引起的刺激作用和生理效应最强，但对人体的伤害也最大，治疗时应引起足够的注意.

2. 中、高频交流电对人体的作用

由于皮肤的电阻抗随频率升高而明显降低，所以应用中频交流电可以使较大电流达到皮肤深部. 同时，由于采用交流电，避免了皮肤由于电解作用而引起的刺激和损伤的危险. 经过皮肤的中频交流电在强度足够的情况下，可以引起强烈的肌肉收缩.

医用中频交流电虽然仍有刺激作用，但是产生的兴奋和电流周期不同步，单个的电流脉冲已不能引起一次兴奋，需要多个脉冲的连续作用，才可以激发能够传播的兴奋. 当频率高达100 kHz 时，电流的振荡周期很短，刺激作用就很微弱了. 因此，人体感觉神经对中频交流电的刺激要比低频交流电刺激的耐受力强. 用中频交流电电疗时即使使用相当强的电流，并且作用于人体深部组织时，也不会产生很明显的痛觉.

中频交流电有促使血管扩张、使血流加快的作用，其主要的治疗作用是镇痛、促进局部血液循环和锻炼骨骼肌等.

当高频交流电作用于人体时，由于电流振荡周期更短，人体内的离子没有足够的时间来移动显著的距离，离子的浓度分布变化很小. 因此，高频交流电的刺激很弱. 据实验，当频率达到150 kHz 时，高频交流电的刺激作用就完全消失了. 当频率很高时，不仅刺激作用减弱以至消失，而且也不会发生电解作用. 因此，人体可以承受几安培的高频交流电产生的很强的热作用.

高频交流电对人体的影响主要是通过组织的热作用，而不是对细胞的刺激作用. 高频交流电的生热方式是由电阻损耗和介质损耗而产生的. 人体内的各种离子，如 Na^+、K^+、Ca^{2+}、Mg^{2+} 离子等及一些带电胶体粒子，在高频交流电场的作用下产生振动而互相摩擦，并且与周围体液、细胞及组织等黏滞介质相摩擦，把从电场获得的动能转化为人体组织的内能，结果产生了大量的热，这种生热方式就是电阻损耗. 另一方面，由于高频交流电场的作用，组织中的一些极性分子如 H_2O、NH_3 等发生取向转动，而无极分子如 H_2、N_2 等，在电场作用下，分子中的电荷将发生位移，形成一个电偶极子. 由于外界电场是交变的，所以这些分子的转动和电荷的位移也是往复不停的，在运动中消耗部分电能变为热能，这种生热方式称为**介质损耗**(dielectric loss). 在一定范围内，高频交流电的频率越高，在人体内电能转化为的热能也越多. 人体组织吸热后温度升高多少，除与高频交流电的频率有关外，还与组织本身的特性有关. 例如，在频率为 $3\times10^3 \sim 3\times10^4$ kHz 的高频交流电的作用下脂肪的升温与肌肉的升温之比约为 9∶1. 利用高频交流电的热效应对病人进行治疗时，一般以体温升高不超过 39 ℃ 为宜. 在外科手术中，借助于高频电弧放电，在生物体表面出现极强电流密度($10^4 \sim 10^8$ A·cm^{-2})，使生物组织被爆发性地蒸发飞散，达到切开组织的作用，这种器械称为高频电刀.

高频交流电对人体的主要治疗作用是使神经兴奋性降低，血管扩张，血液及淋巴循环加强，血管通透性增高和解除横纹肌痉挛等. 不同频率的高频交流电的生物作用是有差别的. 例如，频率为 300 ～ 3 000 kHz 的高频交流电作用于人体时，皮肤与皮下组织对它有很大的阻力，所以表浅组织产热比深部组织产热要高；而当频率为 $3\times10^3 \sim 3\times10^4$ kHz 的高频交流电作用于人体时，深、浅组织产热的差别很小，透热均匀、深透；当频率大于 3×10^4 kHz 时，其透热作用更均匀、更深透，并且热的持续时间也较长，可持续数小时，甚至一至两个昼夜.

思考题

7.1 通电导体内部的电流密度由什么因素决定?

7.2 两根长度相同、粗细不同的铜棒串接在一起，在其两端加上一定的电压. 问：(1) 通过两棒的电流是否相同?(2) 通过两棒的电流密度是否相同?(3) 两棒内的电场强度是否相同?为什么?

7.3 计算表明，导体中自由电子的平均漂移速度不到 1 mm·s^{-1}，可是为什么我们一打开开关，电灯就立即亮了呢?

7.4 静电场与非静电场有什么区别和联系?

7.5 电动势和电势差的单位相同，它们的物理意义也相同吗?如果不同，区别是什么?

7.6 什么叫动作电位?简述其产生过程.

7.7 电容器的充电过程有什么规律?电容器的放电过程又有什么规律?时间常量的物理意义是什么?

7.8 电流对人体有哪些作用?试举例说明.

习　题

7.1　把横截面积相同的铜丝和钢丝串联，铜的电导率为 $5.8\times10^{7}\ \mathrm{S\cdot m^{-1}}$，钢的电导率为 $0.2\times10^{7}\ \mathrm{S\cdot m^{-1}}$，横截面积为 $2\ \mathrm{mm^2}$，通以电流为 $I=1\ \mu\mathrm{A}$ 的恒定电流，求铜丝和钢丝内部的电场强度.

7.2　平行板电容器的电量为 2×10^{-8} C，平行板间的电介质的相对介电常量 $\varepsilon_r=78.5$，电导率 $\gamma=2\times10^{-4}\ \mathrm{S\cdot m^{-1}}$，求电容器开始放电时的电流.

7.3　一个用电阻率为 ρ_0 的导电物质制成的空心半球壳，它的内半径为 R_1，外半径为 R_2，求其内半球面与外半球面间的电阻.

7.4　两同轴圆筒形导体电极，其间充满电阻率为 $10\ \Omega\cdot\mathrm{m}$ 的均匀电介质，内电极半径 $a=10$ cm，外电极半径 $b=20$ cm，圆筒长度 $l=5$ cm. (1) 求两极间的电阻；(2) 若两极间的电压为 8 V，求两圆筒间的电流.

7.5　在图 7.18 所示的电路中，$\mathscr{E}_1=24$ V，$r_1=2\ \Omega$，$\mathscr{E}_2=6$ V，$r_2=1\ \Omega$，$R_1=2\ \Omega$，$R_2=1\ \Omega$，$R_3=3\ \Omega$. 求：(1) 电路中的电流；(2) 图中点 a、b、c 和 d 的电势；(3) U_{ab} 和 U_{dc}.

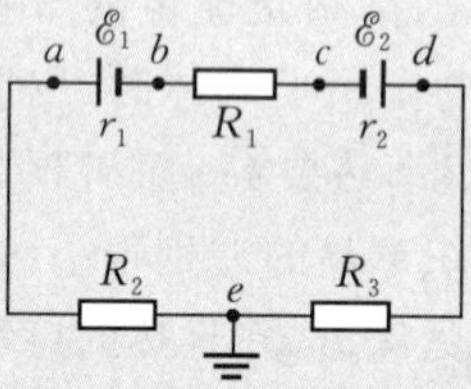

图 7.18　习题 7.5 图

7.6　在图 7.19 所示的电路中，$\mathscr{E}_1=12$ V，$r_1=3\ \Omega$，$\mathscr{E}_2=8$ V，$r_2=2\ \Omega$，$\mathscr{E}_3=4$ V，$r_3=1\ \Omega$，$R_1=3\ \Omega$，$R_2=2\ \Omega$，$R_3=5\ \Omega$，$I_1=0.5$ A，$I_2=0.4$ A，$I_3=0.9$ A. 试计算 U_{ab}、U_{cd}、U_{ac} 和 U_{cb}.

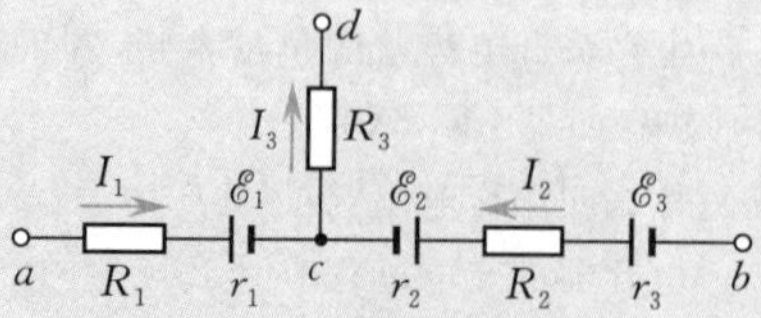

图 7.19　习题 7.6 图

7.7　在图 7.20 所示的电路中，$\mathscr{E}_1=4$ V，$r_1=2\ \Omega$，$\mathscr{E}_2=4$ V，$r_2=1\ \Omega$，$\mathscr{E}_3=6$ V，$r_3=2\ \Omega$，$\mathscr{E}_4=2$ V，$r_4=1\ \Omega$，$\mathscr{E}_5=0.4$ V，$r_5=2\ \Omega$，$R_1=3\ \Omega$，$R_2=4\ \Omega$，$R_3=8\ \Omega$，$R_4=2\ \Omega$，$R_5=5\ \Omega$，计算 U_{ab}、U_{bc}、U_{cd}、U_{ac} 和 U_{ed}.

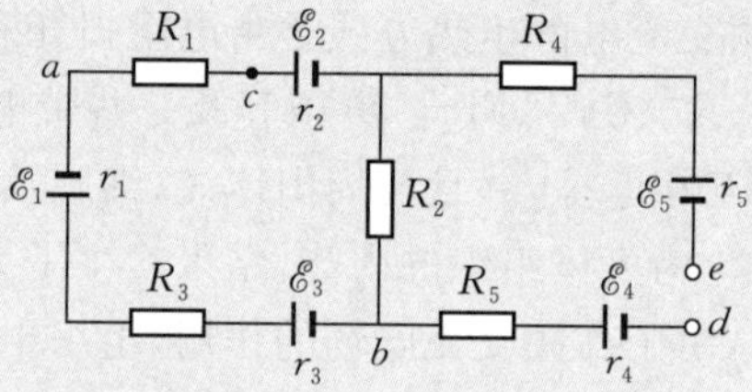

图 7.20　习题 7.7 图

7.8　在图 7.21 所示的电路中，$\mathscr{E}_1=6$ V，$r_1=0.2\ \Omega$，$\mathscr{E}_2=4.5$ V，$r_2=0.1\ \Omega$，$\mathscr{E}_3=2.5$ V，$r_3=0.1\ \Omega$，$R_1=0.5\ \Omega$，$R_2=0.5\ \Omega$，$R_3=2.5\ \Omega$，求通过电阻 R_1、R_2、R_3 的电流.

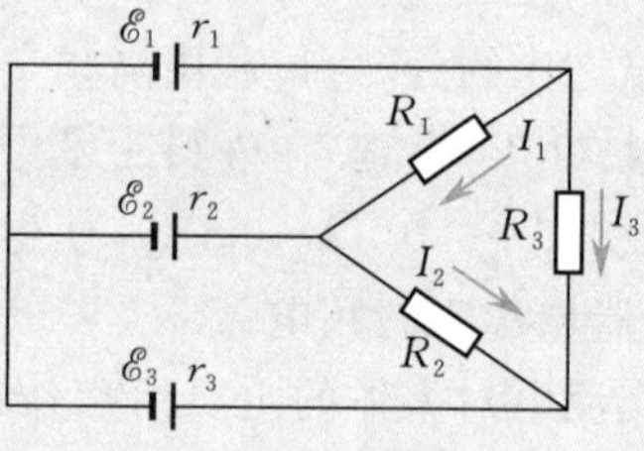

图 7.21　习题 7.8 图

7.9　在图 7.22 所示的电路中，支路电流 $I_1=\dfrac{1}{3}$ A，$I_2=\dfrac{1}{2}$ A. 求电动势 $\mathscr{E}_1$、$\mathscr{E}_2$.

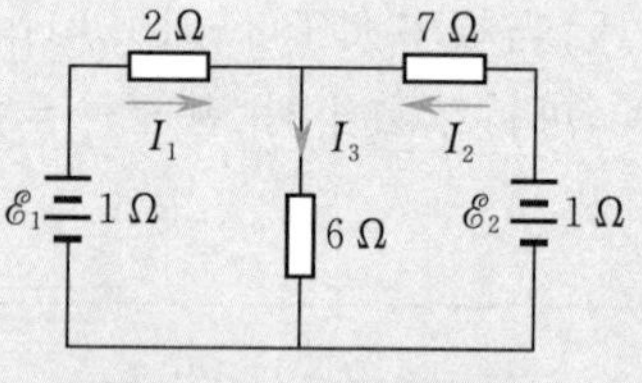

图 7.22　习题 7.9 图

7.10　电路中电源的电动势和各电阻的数值均如图 7.23 所示，求另一未知电源的电动势 $\mathscr{E}$.

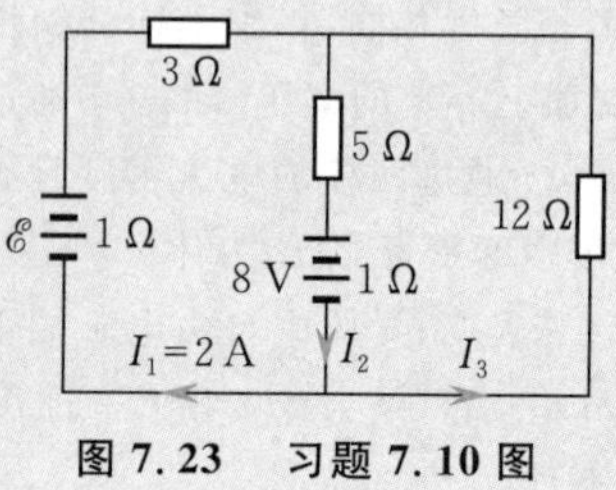

图 7.23　习题 7.10 图

7.11　已知在一直流电路中，各电源的电动势和各电阻的数值均如图7.24所示，求各支路的电流.

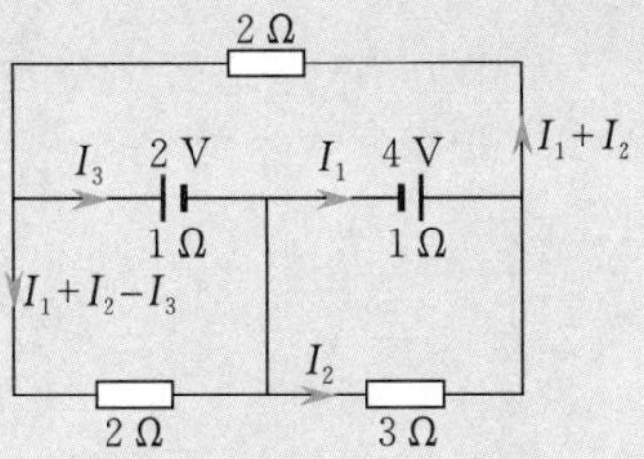

图7.24　习题7.11图

7.12　图7.25所示的电路是加法器的原理电路，试证明：

(1)$R_i = R$ 时，$U = \frac{1}{4}(\mathscr{E}_1 + \mathscr{E}_2 + \mathscr{E}_3)$；

(2)$R_i \ll R$ 时，$U = \frac{R_i}{R}(\mathscr{E}_1 + \mathscr{E}_2 + \mathscr{E}_3)$.

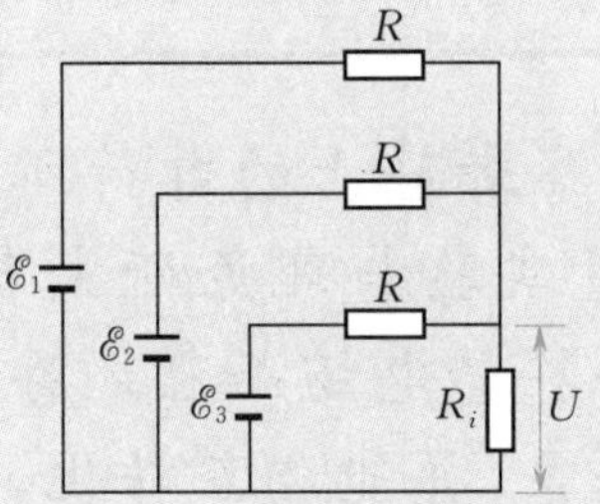

图7.25　习题7.12图

7.13　蓄电池 $\mathscr{E}_2$ 和电阻为 R 的用电器并联后接到发电机 $\mathscr{E}_1$ 的两端，如图7.26所示，箭头表示各支路中电流的方向. 已知 $\mathscr{E}_2 = 108$ V，$r_1 = 0.4$ Ω，$r_2 = 0.2$ Ω，$I_2 = 10$ A，$I_1 = 25$ A，试确定蓄电池是在充电还是在放电. 并计算 $\mathscr{E}_1$、I 和 R 的数值.

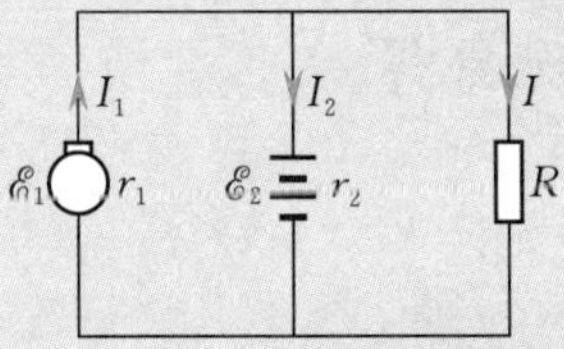

图7.26　习题7.13图

7.14　如图7.27所示的电路中含3个电阻($R_1 = 3$ Ω，$R_2 = 5$ Ω，$R_3 = 10$ Ω)、1个电容($C = 8$ μF)和3个电源($\mathscr{E}_1 = 4$ V，$\mathscr{E}_2 = 16$ V，$\mathscr{E}_3 = 12$ V). 求：(1) 所标示的未知电流；(2) 电容器两极板间的电势差和电容器所带的电量.

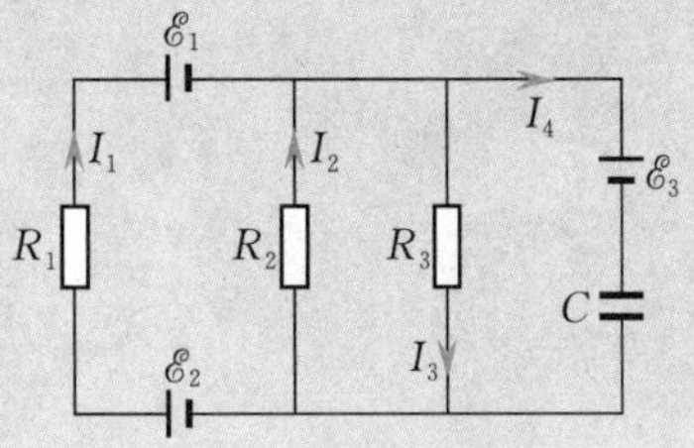

图7.27　习题7.14图

7.15　一 RC 电路如图7.28所示，问：(1) 当开关K闭合时($t = 0$)，电源输出的电流是多少？(2)K闭合较长时间后，电流又是多少？(3) 在K闭合后，通过电源的电流与时间的关系式是怎样的？

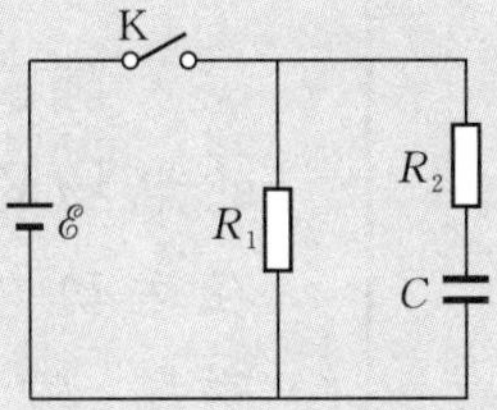

图7.28　习题7.15图

7.16　给 RC 电路中的电容器充电，试问：要使这个电容器上的电荷达到其平衡电荷($t \to \infty$ 时电容器上的电荷) 的99%，必须经过多少个时间常量的时间？

本章习题参考答案

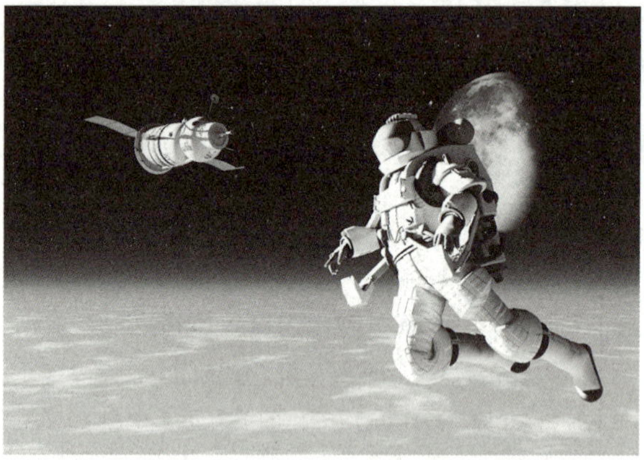

第8章

稳恒磁场与电磁感应

前面研究了相对于观察者静止的电荷所激发的电场的性质与规律. 大量实验与理论研究表明,在运动电荷的周围,不仅存在着电场而且还存在着磁场. 磁与电有着密切的联系,并能相互转化,磁现象和电磁技术在生物医学中有着广泛的应用. 本章将研究由恒定电流产生的稳恒磁场的性质和规律. 首先引入磁感应强度的概念,介绍用于计算磁场空间分布的毕奥 - 萨伐尔定律;其次讨论磁场对运动电荷或电流的作用规律及电磁感应现象;最后介绍磁介质、超导磁体及生物磁现象等.

§8.1 磁场　磁感应强度

8.1.1　磁场与磁感应强度

人们通过对大量电磁现象的观察和研究发现，电荷的运动是产生磁现象的根源.运动电荷或电流周围存在着磁场，天然磁石或人工磁铁的磁场，本质上也是由运动电荷产生的.与电场一样，磁场也是物质的一种存在形式.一方面，运动电荷或电流在其周围空间激发磁场；另一方面，磁场对运动电荷或电流施加力的作用，这种力称为**磁场力**(magnetic force).

实验发现，当一个运动电荷 q 以速度 $\boldsymbol{v}$ 通过磁场中的某一点时，其受力情况有如下规律.

(1)q 受到的磁场力大小与运动方向有关，该点存在某特定方向，当 q 沿此方向或其反方向运动时，磁场力为零；而当 q 垂直于该方向运动时，磁场力最大，用 $F_{\max}$ 表示.

(2)$F_{\max}$ 的大小与运动电荷的电量 q 和速率 v 成正比，但比值 $\frac{F_{\max}}{qv}$ 在该点是唯一的，仅由该点的位置决定，与 q、v 的值无关.

(3) 磁场力的方向总是与电荷的运动方向垂直.

由此引入**磁感应强度**(magnetic induction) 这一物理量来描述磁场的空间分布，记为 $\boldsymbol{B}$，其大小定义为

$$B = \frac{F_{\max}}{qv} \tag{8.1}$$

方向由右手螺旋定则确定，如图 8.1 所示，四指由 $\boldsymbol{F}_{\max}$ 的方向经小于 180° 的角旋向 $\boldsymbol{v}$ 时，大拇指所指的方向即为 $\boldsymbol{B}$ 的方向.在 SI 中，$\boldsymbol{B}$ 的单位是特斯拉，简称特，符号为 T，$1\ \mathrm{T} = 1\ \mathrm{N \cdot s \cdot C^{-1} \cdot m^{-1}} = 1\ \mathrm{N \cdot A^{-1} \cdot m^{-1}}$.但实际应用中常使用较小的单位高斯(G)，$1\ \mathrm{G} = 10^{-4}\ \mathrm{T}$.

地球的磁场只有 0.5×10^{-4} T，一般永磁体的磁场约为 10^{-2} T，大型电磁铁能产生 2 T 的磁场，目前已获得的最强磁场是 31 T，而人体的生物磁场仅为 $10^{-8} \sim 10^{-6}$ G.

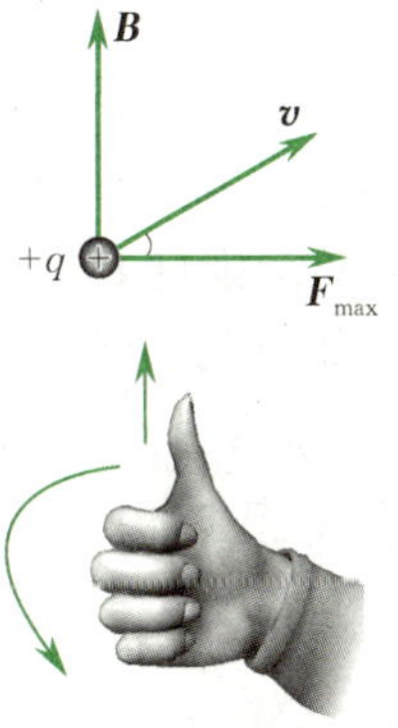

图 8.1　用右手螺旋定则确定 $\boldsymbol{B}$ 的方向

8.1.2　毕奥-萨伐尔定律

历史上，J.毕奥(J. Biot) 和 F.萨伐尔(F. Savart) 两人首先用实验方法得到关于载有恒定电流的长直导线的磁感应强度经验公式$\left(B \propto \frac{I}{r}\right)$，后来拉普拉斯通过对经验公式的分析，总结出如下定律：如图 8.2 所示，假设在真空中某载流导线上的电流为 I，在该导线上任取线元 $\mathrm{d}\boldsymbol{l}$，则 $I\mathrm{d}\boldsymbol{l}$ 称为**电流元**(current element)，它的方向就是该

线元上的电流方向. 用 $\boldsymbol{r}$ 表示由电流元 $Id\boldsymbol{l}$ 指向场点 P 的矢径, θ 表示 $\boldsymbol{r}$ 与 $Id\boldsymbol{l}$ 之间的夹角, 则 $Id\boldsymbol{l}$ 在点 P 产生的磁感应强度 $d\boldsymbol{B}$ 的大小为

$$dB = \frac{\mu_0}{4\pi}\frac{Idl\sin\theta}{r^2} \tag{8.2}$$

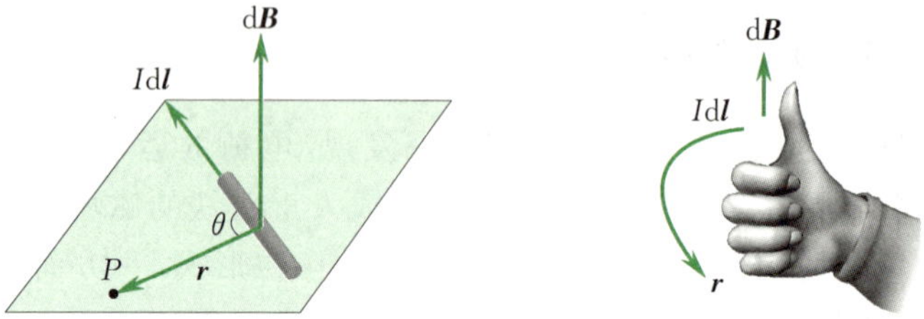

图 8.2　电流元所产生的磁感应强度

在 SI 中, 式中 $\mu_0 = 4\pi\times10^{-7}\ \mathrm{N\cdot A^{-2}}$, 称为**真空磁导率**(permeability of vacuum). $d\boldsymbol{B}$ 的方向垂直于 $Id\boldsymbol{l}$ 和 $\boldsymbol{r}$ 所确定的平面, 并沿矢积 $Id\boldsymbol{l}\times\boldsymbol{r}$ 的方向, 即由 $Id\boldsymbol{l}$ 经小于 180° 角转向 $\boldsymbol{r}$ 时的右手螺旋前进方向. 若用矢量式表示, **毕奥 - 萨伐尔定律**(Biot-Savart law) 可写成

$$d\boldsymbol{B} = \frac{\mu_0}{4\pi}\frac{Id\boldsymbol{l}\times\boldsymbol{e}_r}{r^2} \tag{8.3}$$

式中, $\boldsymbol{e}_r$ 表示 $\boldsymbol{r}$ 方向的单位矢量.

下面依据磁感应强度满足的叠加原理, 利用毕奥 - 萨伐尔定律计算几种典型电流产生的磁场空间分布.

1. 载流直导线的磁场

设真空中有一长为 L 的载流直导线, 导线中的电流为 I, 试计算邻近该导线的一点 P 处的磁感应强度 $\boldsymbol{B}$.

如图 8.3 所示, 在直导线上任取一电流元 $Id\boldsymbol{l}$, 根据毕奥 - 萨伐尔定律, 该电流元在给定点 P 所产生的磁感应强度 $d\boldsymbol{B}$ 的大小为

$$dB = \frac{\mu_0}{4\pi}\frac{Idl\sin\alpha}{r^2}$$

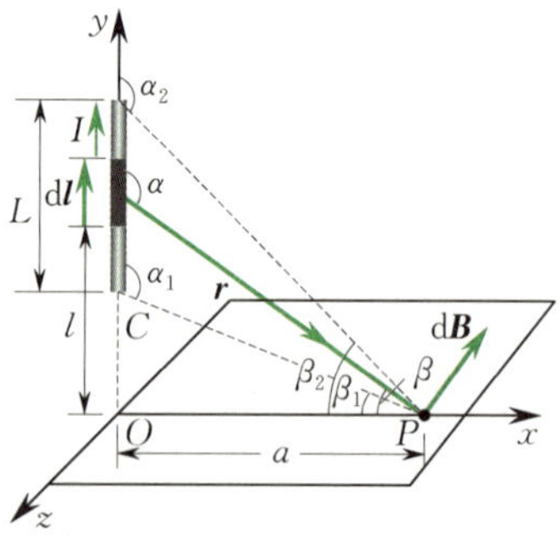

图 8.3　计算载流直导线的磁感应强度分布

$d\boldsymbol{B}$ 的方向垂直于电流元 $Id\boldsymbol{l}$ 与矢径 $\boldsymbol{r}$ 所确定的平面, 并沿 z 轴负方向. 由于导线上各个电流元在 P 点所产生的 $d\boldsymbol{B}$ 的方向相同, 因此点 P 处的总磁感应强度等于各电流元所产生的 $d\boldsymbol{B}$ 的代数和, 用积分表示, 有

$$B = \int_L \frac{\mu_0}{4\pi}\frac{Idl\sin\alpha}{r^2}$$

毕奥 - 萨伐尔定律的计算

积分前, 先把 dl、r、α 等变量统一用矢径 $\boldsymbol{r}$ 与点 P 到导线的垂线 PO 之间的夹角 β 这一参变量表示. 设 $Id\boldsymbol{l}$ 到 O 点的距离为 l, OP 的长度为 a. 从几何关系可以看出

$$\sin\alpha=\cos\beta,\quad r=a\sec\beta,\quad l=a\tan\beta$$

从而有

$$\mathrm{d}l=a\sec^2\beta\mathrm{d}\beta$$

把以上各式代入积分式中，并取积分的下限为 β_1，上限为 β_2，得

$$B=\frac{\mu_0 I}{4\pi a}\int_{\beta_1}^{\beta_2}\cos\beta\mathrm{d}\beta=\frac{\mu_0 I}{4\pi a}(\sin\beta_2-\sin\beta_1) \tag{8.4}$$

式中 β_1 和 β_2 分别为直导线的两个端点到点 P 的矢量与点 P 到直导线的垂线之间的夹角. 当 β 角的旋转方向与电流方向相同时，β 取正值；反之，β 取负值. 图 8.3 中的 β_1 和 β_2 均为正值.

若导线为无限长，则 $\beta_1\rightarrow-\frac{\pi}{2}$，$\beta_2\rightarrow\frac{\pi}{2}$，从而有

$$B=\frac{\mu_0 I}{2\pi a} \tag{8.5}$$

2. 圆环电流的磁场

设真空中有一半径为 R 的圆环载流导线，通过的电流为 I，求轴线上任意一点 P 的磁感应强度 $\boldsymbol{B}$.

如图 8.4 所示，在圆上任取一电流元 $I\mathrm{d}\boldsymbol{l}$，它在点 P 产生的磁感应强度 $\mathrm{d}\boldsymbol{B}$ 的大小为

$$\mathrm{d}B=\frac{\mu_0}{4\pi}\frac{I\mathrm{d}l}{r^2}$$

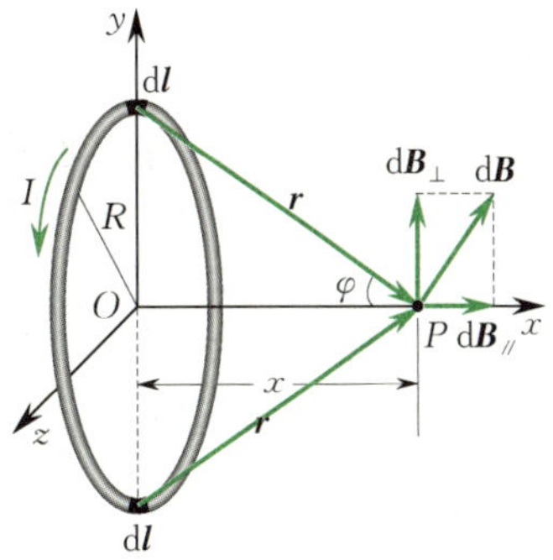

图 8.4　圆环载流导线的磁感应强度

$\mathrm{d}\boldsymbol{B}$ 的方向垂直于电流元 $I\mathrm{d}\boldsymbol{l}$ 和矢径 $\boldsymbol{r}$ 所确定的平面. 显然，各电流元在点 P 产生的 $\mathrm{d}\boldsymbol{B}$ 的大小相等，但方向不同. 因此，把 $\mathrm{d}\boldsymbol{B}$ 分解成平行于 x 轴的分量 $\mathrm{d}B_{/\!/}$ 和垂直于 x 轴的分量 $\mathrm{d}B_{\perp}$. 由于电流的轴对称性，垂直分量 $\mathrm{d}B_{\perp}$ 互相抵消. 于是 $\mathrm{d}B_{/\!/}$ 积分叠加的结果就是整个圆环电流在点 P 产生的磁感应强度，即

$$B=\int_L\mathrm{d}B_{/\!/}=\int_L\mathrm{d}B\sin\varphi=\int_L\frac{\mu_0}{4\pi}\frac{I\mathrm{d}l}{r^2}\sin\varphi$$

式中，$\sin\varphi=\frac{R}{r}$，对于给定的点 P，r、I 和 R 都是常量，所以

$$B=\frac{\mu_0}{4\pi}\frac{IR}{r^3}\int_0^{2\pi R}\mathrm{d}l=\frac{\mu_0 I}{2}\frac{R^2}{(R^2+x^2)^{\frac{3}{2}}} \tag{8.6}$$

$\boldsymbol{B}$ 的方向垂直于圆环载流导线所在的平面，并与圆环电流构成右手螺旋关系.

上式中令 $x=0$，得到圆心处的磁感应强度为

$$B=\frac{\mu_0 I}{2R} \tag{8.7}$$

磁场中的高斯定理

8.1.3　磁场中的高斯定理

为了形象地描述磁场的空间分布情况，想象在磁场中画出一系列的曲线，使曲

线上每一点的切线方向与该点的磁感应强度 $\boldsymbol{B}$ 的方向一致；通过某点并与该点 $\boldsymbol{B}$ 垂直的单位面积上的曲线条数等于该点磁感应强度 $\boldsymbol{B}$ 的大小，这样的曲线称为**磁感线**(magnetic induction line). 从磁感线的疏密程度可以看出磁感应强度 $\boldsymbol{B}$ 的大小. 任何磁场的磁感线都是环绕电流的无头无尾的闭合曲线；磁感线的环绕方向与电流方向遵守右手螺旋定则.

通过磁场中某个给定曲面的磁感线的条数称为通过该曲面的磁通量，简称为 $\boldsymbol{B}$ 通量，用 Φ_m 表示. 在 SI 中，磁通量的单位为韦伯，符号为 Wb，$1\ \mathrm{Wb}=1\ \mathrm{T}\cdot\mathrm{m}^2$. 如图 8.5 所示，在磁场中某给定曲面 S 上取面元 $\mathrm{d}\boldsymbol{S}$，设 $\mathrm{d}\boldsymbol{S}$ 的法线 $\boldsymbol{n}$ 的方向与该处磁感应强度 $\boldsymbol{B}$ 的方向间的夹角为 θ，则通过面元 $\mathrm{d}\boldsymbol{S}$ 的磁通量为

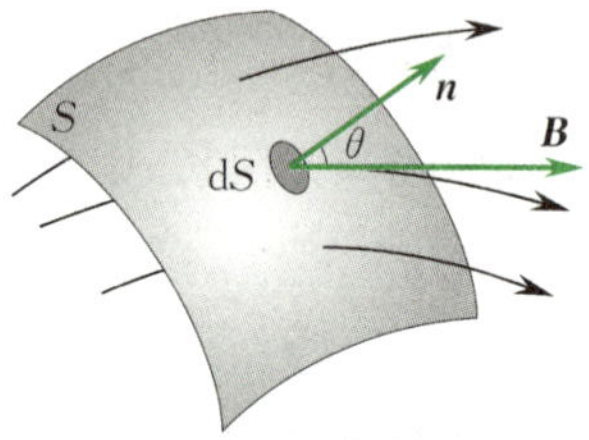

图 8.5　通过曲面 S 的磁通量

$$\mathrm{d}\Phi_\mathrm{m}=\boldsymbol{B}\cdot\mathrm{d}\boldsymbol{S}=B\cos\theta\mathrm{d}S \tag{8.8}$$

通过整个曲面 S 的磁通量等于通过每一面元的磁通量的代数和，即

$$\Phi_\mathrm{m}=\iint_S\mathrm{d}\Phi_\mathrm{m}=\iint_S\boldsymbol{B}\cdot\mathrm{d}\boldsymbol{S}=\iint_S B\cos\theta\mathrm{d}S \tag{8.9}$$

安培

由于磁感线是无头无尾的闭合曲线，因此对闭合曲面来说，从闭合曲面的一侧穿入的磁感线必然要从闭合曲面的另一侧穿出. 设磁感线穿出闭合曲面时的磁通量为正值，穿入时的磁通量为负值，则**通过磁场中任一闭合曲面的总磁通量恒等于零.** 其数学表达式为

$$\oiint_S\boldsymbol{B}\cdot\mathrm{d}\boldsymbol{S}=0 \tag{8.10}$$

此结论称为**磁场中的高斯定理**(Gauss theorem for magnetism)，它描述了磁场的无源性，或者说磁场的涡旋性.

§ 8.2 安培环路定理

与毕奥 - 萨伐尔定律一样，**安培环路定理**(Ampère's circuital theorem)反映的也是电流与磁场的内在联系，是电磁场理论中少数几个基本方程之一. 其表述如下：**对于真空中的稳恒磁场，磁感应强度 $\boldsymbol{B}$ 沿磁场中任一闭合路径的线积分，等于该闭合路径包围的所有电流代数和的 μ_0 倍.** 其数学表达式为

$$\oint_L\boldsymbol{B}\cdot\mathrm{d}\boldsymbol{l}=\mu_0\sum_{i=1}^{n}I_i \tag{8.11}$$

其中电流的正负是这样规定的：若积分路径的绕行方向与电流的方向遵守右手螺旋定则，电流取正；反之，电流取负. 例如，对于图 8.6(a)，$\oint_L\boldsymbol{B}\cdot\mathrm{d}\boldsymbol{l}=\mu_0 I$，而对于

图 8.6(b)，$\oint_L \boldsymbol{B}\cdot \mathrm{d}\boldsymbol{l} = \mu_0(I_1 - I_2)$.

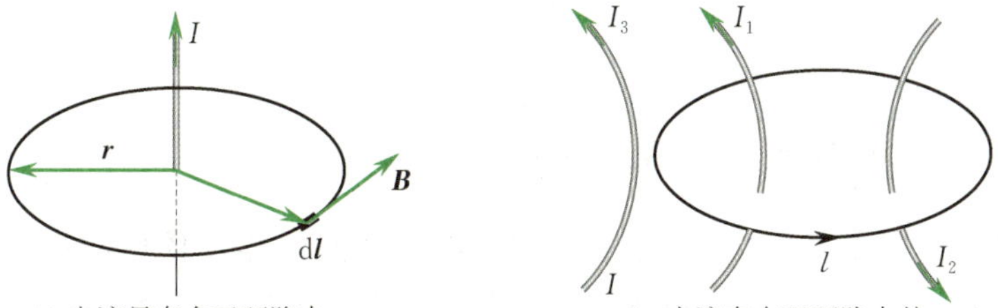

(a) 电流只存在于环路内　　(b) 电流存在于环路内外

图 8.6　安培环路定理

对于任意形状恒定电流产生的稳恒磁场，安培环路定理都成立，但要用它直接计算磁感应强度，只限于某些电流具有对称分布时的情形. 例如，利用安培环路定理求长直载流螺线管内的磁场.

如图 8.7 所示，设螺线管的长为 l，直径为 D，且 $l \gg D$；导线均匀密绕在管的圆柱面上，单位长度上的匝数为 n；导线中的电流为 I.

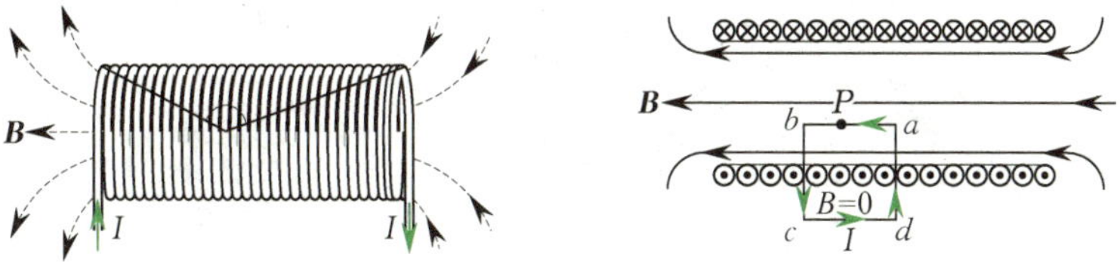

图 8.7　长直载流螺线管内的磁场

由于电流密绕在管上，且 $l \gg D$，因此管内中间部分的磁场是均匀的，方向与管轴平行；而在管中间部分的外侧，磁场很微弱，可忽略不计. 据此，选择过管内中部任意场点 P 的矩形闭合回路 $abcda$ 作为积分路径 L，如图 8.7 所示. 若 ab 与管轴平行，则磁感应强度 $\boldsymbol{B}$ 沿此闭合路径 L 的环流为

$$\oint_L \boldsymbol{B}\cdot \mathrm{d}\boldsymbol{l} = \int_{ab} \boldsymbol{B}\cdot \mathrm{d}\boldsymbol{l} + \int_{bc} \boldsymbol{B}\cdot \mathrm{d}\boldsymbol{l} + \int_{cd} \boldsymbol{B}\cdot \mathrm{d}\boldsymbol{l} + \int_{da} \boldsymbol{B}\cdot \mathrm{d}\boldsymbol{l}$$

$$= \int_{ab} \boldsymbol{B}\cdot \mathrm{d}\boldsymbol{l} = B\,\overline{ab}$$

由安培环路定理有 $B\,\overline{ab} = \mu_0 n\,\overline{ab} I$，从而得到

$$B = \mu_0 nI \tag{8.12}$$

上式反映了长直载流螺线管内的磁场分布规律. 当然，用毕奥 - 萨伐尔定律也能得出与此相同的结果，但利用安培环路定理更简便.

磁场中的安培环路定理

§8.3 磁场对运动电荷或电流的作用

8.3.1 磁场对载流导线的作用

安培最早通过实验方法，研究了电流和电流之间的相互作用后指出，处在磁场中的载流导线，将受到磁场力的作用，并总结出载流导线上一个电流元所受磁场力的基本规律，这个规律就是安培定律. 其内容表述如下：

处在磁场中某点的电流元 $Id\boldsymbol{l}$ 所受磁场力 $d\boldsymbol{F}$ 的大小和该点处的磁感应强度 $\boldsymbol{B}$ 的大小、电流元的大小，以及电流元 $Id\boldsymbol{l}$ 和磁感应强度 $\boldsymbol{B}$ 所夹的角 θ 的正弦成正比，即

$$dF = kBI\,dl\sin\theta \tag{8.13}$$

$d\boldsymbol{F}$ 的方向与矢积 $Id\boldsymbol{l}\times\boldsymbol{B}$ 的方向相同，由右手螺旋定则来确定，如图 8.8 所示. 在 SI 中，$k=1$，**安培定律**(Ampère's law) 的标量式简化为 $dF = BI\,dl\sin\theta$，其矢量形式为

$$d\boldsymbol{F} = Id\boldsymbol{l}\times\boldsymbol{B} \tag{8.14}$$

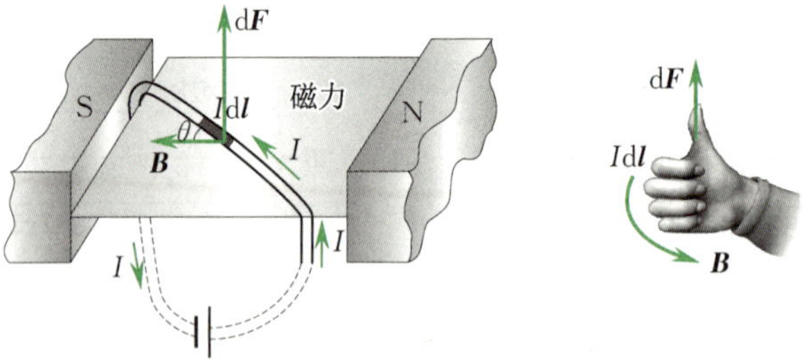

图 8.8 载流导线在磁场中所受的力

任何载流导线 L 在磁场中所受的磁场力 $\boldsymbol{F}$ 可以通过以下积分得到

$$\boldsymbol{F} = \int d\boldsymbol{F} = \int_L Id\boldsymbol{l}\times\boldsymbol{B} \tag{8.15}$$

式(8.15) 是一个矢量积分. 如果导线上各个电流元所受的磁场力 $d\boldsymbol{F}$ 的方向都相同，则矢量积分可直接化为标量积分. 如图 8.9 所示，长为 L 的一段载流直导线，放在均匀磁场 $\boldsymbol{B}$ 中. 这里的 θ 表示电流 I 的方向与磁感应强度 $\boldsymbol{B}$ 的方向之间的夹角. $\boldsymbol{F}$ 的方向与 $d\boldsymbol{F}$ 的方向相同，即垂直于纸面向外. $\boldsymbol{F}$ 的大小为 $F = BIL\sin\theta$.

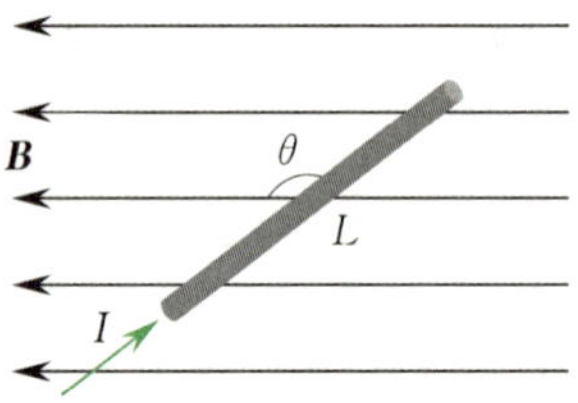

图 8.9 载流直导线在磁场中所受的力

例 8.1 如图 8.10 所示，载流长直导线 1 通有电流 $I_1 = 2.0$ A，另一载流直导线 2 与 1 共面且垂直，长为 $L_2 = 40$ cm，通有电流 $I_2 = 3.0$ A. 2 的左端与 1 相距 $d = 20$ cm，求导线 2 所受的磁场力.

解　载流长直导线 1 所产生的磁感应强度 $\boldsymbol{B}$ 在 2 处的方向虽都是垂直纸面向里，但它的大小沿 2 逐点不同. 要计算 2 所受的力，先要在 2 上距 1 为 x 处任意取一线元 $\mathrm{d}x$，在电流元 $I_2\mathrm{d}x$ 的微小范围内，$\boldsymbol{B}$ 可看作恒量，它的大小为

$$B=\frac{\mu_0 I_1}{2\pi x}$$

电流元 $I_2\mathrm{d}x$ 与 $\boldsymbol{B}$ 垂直，即 $\theta=\frac{\pi}{2}$，所以电流元受力的大小为

$$\mathrm{d}F=I_2B\mathrm{d}x\sin\frac{\pi}{2}=\frac{\mu_0 I_1}{2\pi x}I_2\mathrm{d}x$$

根据矢积 $I\mathrm{d}\boldsymbol{l}\times\boldsymbol{B}$ 的方向可知，电流元受力的方向垂直于 2 沿纸面向上. 由于所有电流元受力方向相同，所以整个 2 所受的力 $\boldsymbol{F}$ 是各电流元受力大小的和，可用标量积分直接计算.

$$F=\int_L\mathrm{d}F=\int_d^{d+L_2}\frac{\mu_0 I_1}{2\pi x}I_2\mathrm{d}x$$

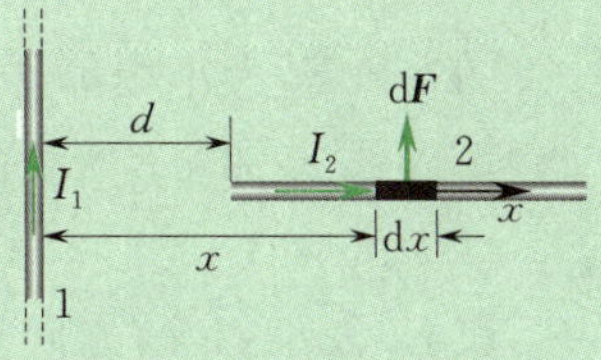

图 8.10　例 8.1 图

$$=\frac{\mu_0 I_1 I_2}{2\pi}\int_d^{d+L_2}\frac{\mathrm{d}x}{x}=\frac{\mu_0 I_1 I_2}{2\pi}\ln\frac{d+L_2}{d}$$

$$=\frac{\mu_0}{4\pi}2I_1I_2\ln\frac{d+L_2}{d}$$

代入题设数据后得

$$F=10^{-7}\times2\times2\times3\times\ln\frac{0.6}{0.2}\ \mathrm{N}=1.32\times10^{-6}\ \mathrm{N}$$

导线的受力方向和电流元的受力方向一样，也是垂直于 2 沿纸面向上.

8.3.2　磁场对载流线圈的作用

下面利用安培定律讨论均匀磁场对平面载流线圈的作用，这种情况在电磁仪表和电动机中经常遇到.

如图 8.11 所示，在磁感应强度为 $\boldsymbol{B}$ 的均匀磁场中，有一刚性的载流线圈 $abcda$，边长分别为 L_1 和 L_2，通有电流 I. 设线圈平面的法线方向 $\boldsymbol{n}$（由电流 I 的方向，按右手螺旋定则定出）与 $\boldsymbol{B}$ 的方向所成的夹角为 φ. ab 和 cd 两边与 $\boldsymbol{B}$ 垂直. 由图可见，线圈平面与 $\boldsymbol{B}$ 的夹角 $\theta=\frac{\pi}{2}-\varphi$.

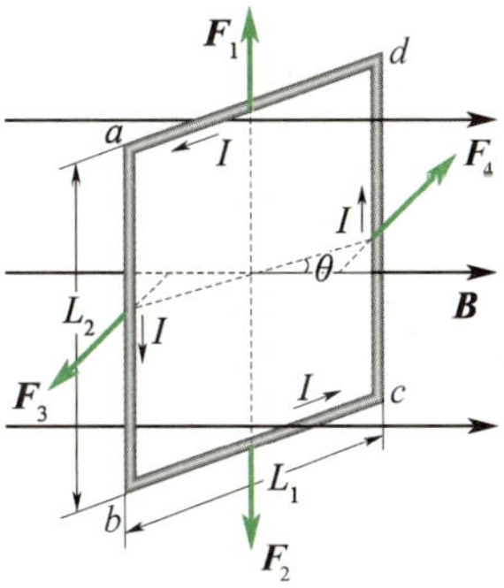

(a) 侧视图

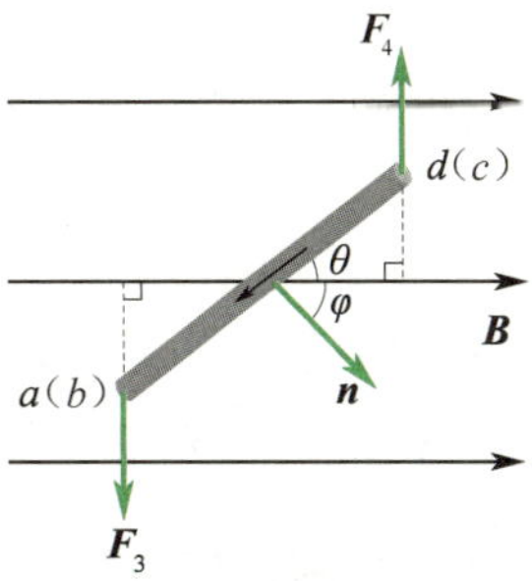

(b) 俯视图

图 8.11　磁场对载流线圈的作用

根据安培定律，导线 bc 和 da 所受的磁场力分别为 $\boldsymbol{F}_1$ 和 $\boldsymbol{F}_2$，其大小分别为

$$F_1 = IBL_1\sin(\pi - \theta) = IBL_1\sin\theta,\quad F_2 = IBL_1\sin\theta$$

$\boldsymbol{F}_1$ 和 $\boldsymbol{F}_2$ 大小相等，方向相反，又都在过 bc 和 da 中点的直线上，所以它们的合力为零. 导线 ab 和 cd 所受的磁场力分别为 $\boldsymbol{F}_3$ 和 $\boldsymbol{F}_4$，根据安培定律，它们的大小为

$$F_3 = F_4 = IBL_2$$

$\boldsymbol{F}_3$ 和 $\boldsymbol{F}_4$ 大小相等，方向相反，虽然合力为零，但因它们不在同一直线上，而形成一对力偶，其力臂为

$$L_1\cos\theta = L_1\cos\left(\frac{\pi}{2} - \varphi\right) = L_1\sin\varphi$$

因此，均匀磁场作用在矩形线圈上的力矩 $\boldsymbol{M}$ 的大小为

$$M = F_3L_1\sin\varphi = IBL_1L_2\sin\varphi = IBS\sin\varphi$$

式中，$S = L_1L_2$，为矩形线圈的面积.

如果线圈的匝数为 N，则线圈所受力矩为 1 匝时的 N 倍，即

$$M = NIBS\sin\varphi = mB\sin\varphi \tag{8.16}$$

式中，$m = NIS$，为载流线圈**磁矩**(magnetic moment)$\boldsymbol{m}$ 的大小，$\boldsymbol{m}$ 的方向就是载流线圈平面的法线方向，与线圈中电流的方向遵守右手螺旋定则. 磁矩 $\boldsymbol{m}$ 是用来描述载流线圈特性的物理量，取决于载流线圈本身，与外磁场无关. 磁矩是一个重要的物理量. 在原子中，核外电子的轨道运动和自旋运动相应地有电子轨道磁矩和电子自旋磁矩. 这些概念在研究物质的磁性、原子与分子光谱以及核磁共振等现象中都有广泛的应用.

式(8.16)可以写成矢量形式：

$$\boldsymbol{M} = \boldsymbol{m}\times\boldsymbol{B} \tag{8.17}$$

式(8.17)虽然是由矩形载流线圈推导出来的，但可以证明，在均匀磁场中对于任意形状的载流平面线圈所受的磁力矩，该式都是普遍成立的.

可见，一个载流平面线圈在均匀磁场中，虽然所受磁场力的合力为零，但它还受到一个磁力矩的作用. 磁力矩 $\boldsymbol{M}$ 总是力图使线圈的磁矩 $\boldsymbol{m}$ 转到磁感应强度 $\boldsymbol{B}$ 的方向上来. 当 $\varphi = \frac{\pi}{2}$，即线圈磁矩 $\boldsymbol{m}$ 与磁感应强度方向垂直，或者说线圈平面与磁感应强度方向平行时，线圈所受磁力矩最大，即

$$M_{\max} = mB$$

由此也可以得到磁感应强度大小的又一个定义式，即

$$B = \frac{M_{\max}}{m}$$

当 $\varphi = 0$，即线圈磁矩 $\boldsymbol{m}$ 与磁感应强度方向一致时，磁力矩 $\boldsymbol{M} = \boldsymbol{0}$，此时线圈处于稳定平衡状态；当 $\varphi = \pi$ 时，载流线圈所受的磁力矩为零，此时线圈处于非稳定平衡状态.

8.3.3 磁场对运动电荷的作用

洛伦兹

在磁场中运动的带电粒子所受的磁场力称为**洛伦兹力**(Lorentz force). 实验发现，洛伦兹力 $\boldsymbol{f}$ 的大小与粒子所带电量 q、粒子运动速度 $\boldsymbol{v}$ 的大小、磁感应强度 $\boldsymbol{B}$ 的大小，以及 $\boldsymbol{B}$ 与 $\boldsymbol{v}$ 之间夹角 θ 的正弦成正比. 在 SI 中，洛伦兹力 $\boldsymbol{f}$ 的大小为

$$f = qvB\sin\theta \tag{8.18}$$

洛伦兹力 $\boldsymbol{f}$ 的方向垂直于 $\boldsymbol{v}$ 和 $\boldsymbol{B}$ 构成的平面，其指向按右手螺旋定则由矢积 $\boldsymbol{v}\times\boldsymbol{B}$ 的方向以及 q 的正负来确定：对于正电荷 $(q>0)$，$\boldsymbol{f}$ 的方向与矢积 $\boldsymbol{v}\times\boldsymbol{B}$ 的方向相同；对于负电荷 $(q<0)$，$\boldsymbol{f}$ 的方向与矢积 $\boldsymbol{v}\times\boldsymbol{B}$ 的方向相反，如图 8.12 所示。洛伦兹力 $\boldsymbol{f}$ 的矢量式为

$$\boldsymbol{f}=q\boldsymbol{v}\times\boldsymbol{B} \tag{8.19}$$

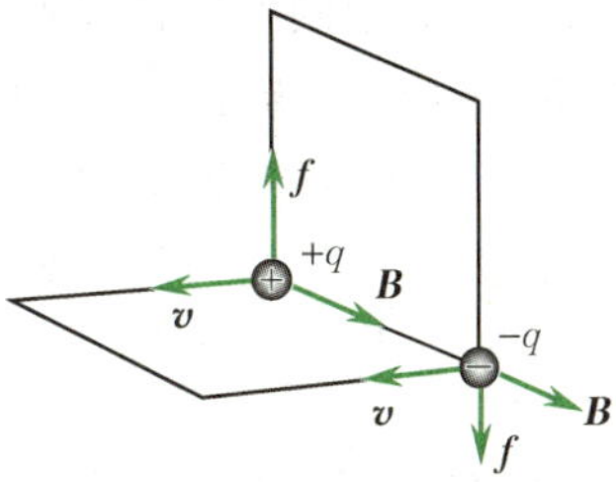

图 8.12　磁场对运动电荷的作用

北京正负电子对撞机

当电荷运动方向平行于磁场方向时，$\theta=0$ 或 $\theta=\pi$，则洛伦兹力 $\boldsymbol{f}=\boldsymbol{0}$。当电荷运动方向垂直于磁场时，$\theta=\dfrac{\pi}{2}$，则运动电荷所受的洛伦兹力 $\boldsymbol{f}$ 最大，即

$$f=f_{\max}=qvB$$

这正是定义磁感应强度 $\boldsymbol{B}$ 的大小时引用过的情况。

由于运动电荷在磁场中所受的洛伦兹力的方向始终与运动电荷的速度垂直，所以洛伦兹力对运动电荷不做功。即洛伦兹力只能改变运动电荷的速度方向，而不能改变运动电荷的速度大小。也就是说，洛伦兹力只能使电荷的运动路径发生弯曲。因此，当 $\theta=\dfrac{\pi}{2}$ 时，带电粒子将在一个固定的平面内做匀速圆周运动，回旋半径和回旋周期分别为

$$R=\frac{mv}{qB},\quad T=\frac{2\pi}{\omega}=\frac{2\pi m}{qB} \tag{8.20}$$

式中，m 为带电粒子的质量。

若 $\boldsymbol{v}$ 与 $\boldsymbol{B}$ 之间成一夹角 θ，如图 8.13 所示，则 $v_{/\!/}=v\cos\theta$，$v_{\perp}=v\sin\theta$。

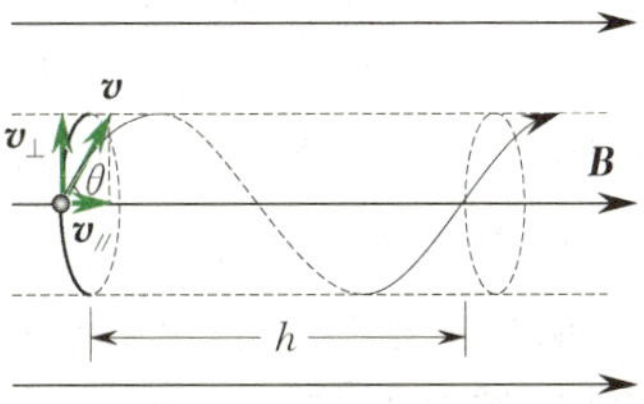

图 8.13　螺旋运动

带电粒子在垂直于 $\boldsymbol{B}$ 的方向做半径 $R=\dfrac{mv_{\perp}}{qB}$ 的匀速圆周运动，同时在平行于 $\boldsymbol{B}$ 的方向做匀速直线运动，两种运动合成的结果是带电粒子的螺旋运动。其螺距为

$$h=Tv_{/\!/}=\frac{2\pi m}{qB}v_{/\!/} \tag{8.21}$$

兰州重离子研究装置

如果从磁场某一点顺着磁场方向发射一束很窄的同种带电粒子流，所有粒子的速度方向与磁感应强度 $\boldsymbol{B}$ 的方向所夹的角 θ 不尽相同但都很小，即粒子束发散角不大、速度相近，$v_{/\!/}$ 几乎相等。经过一个螺距后，这些粒子又将重新会聚在一点。这与光通过透镜后的聚焦类似，称为**磁聚焦**(magnetic focusing)。在电子显微镜、电视显像管中都有磁聚焦现象的应用。

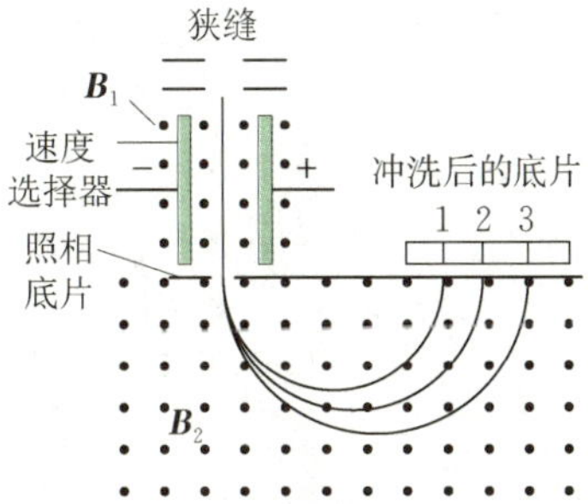

图 8.14　质谱仪的工作原理图

图 8.14 是质谱仪的工作原理图。质谱仪

是一种能将电量相等而质量不同的带电粒子分离的仪器装置，是研究同位素的重要工具之一. 其中的速度选择器由彼此正交的磁场（磁感应强度为 $\boldsymbol{B}_1$）与电场（电场强度为 $\boldsymbol{E}$）组成，电场方向从右指向左，磁场方向垂直纸面向外. 假设有一束正离子经过电场加速后垂直磁场和电场进入速度选择区，离子同时受到方向相反的洛伦兹力与电场力的作用，当两力的大小相同时，由 $qvB_1 = qE$，得

$$v = \frac{E}{B_1}$$

显然，只有速度满足上式的离子才能无偏转地通过狭缝，这一过程称为离子速度选择. 通过狭缝后的离子进入另一个均匀磁场（磁感应强度为 $\boldsymbol{B}_2$），该磁场的方向也是垂直纸面向外. 在该区域内，离子做匀速圆周运动，其回旋半径为

$$R = \frac{mv}{qB_2} = \frac{mE}{qB_1B_2}$$

可见，当 E、q、B_1、B_2 一定时，不同质量的离子有不同的半径，这样就能将电量相等而质量不同的离子分开了. 分开的离子最后打在照相底片上的不同位置，形成线状条纹，称为质谱.

8.3.4 霍尔效应

将通有电流 I 的金属板（或半导体板）置于磁感应强度为 $\boldsymbol{B}$ 的均匀磁场中，使磁场的方向和电流方向垂直，如图 8.15(a) 所示，那么在金属板的上、下表面间将会产生一个稳定的横向电势差 U_H，这一现象称为**霍尔效应**（Hall effect）. U_H 称为霍尔电势差.

这种现象可用洛伦兹力来解释. 设导体薄片的宽为 l、厚为 d，如图 8.15(b) 所示，如果电子做宏观定向运动的平均速度为 $\boldsymbol{v}$（也叫作平均漂移速度，与 I 的方向相反），则每个电子受到的平均洛伦兹力 $\boldsymbol{f}$ 的大小为 $f = qvB$，方向向下. 在洛伦兹力的作用下，电子聚集于下表面，上表面因缺失电子而积累等量的正电荷，从而在上、下两表面之间建立起电场强度为 $\boldsymbol{E}_H$ 的横向电场，使电子受到向上的电场力 $F_e = qE_H$ 的作用，随着电荷的积累，$\boldsymbol{F}_e$ 逐渐增大. 当两力达到平衡时，有

$$qvB = qE_H$$

即 $E_H = vB$.

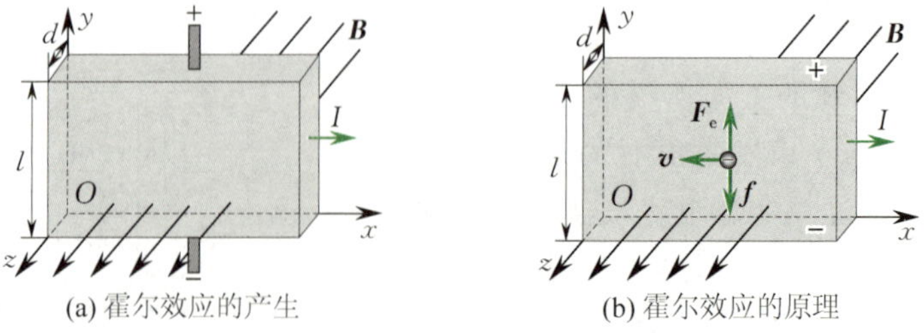

图 8.15 霍尔效应

若电子数密度为 n，则电流 $I = nqvld$，于是霍尔电势差为

$$U_H = E_H l = \frac{1}{nq}\frac{IB}{d}$$

或写成

$$U_H = R_H \frac{IB}{d} \tag{8.22}$$

式中，$R_H = \frac{1}{nq}$，称为材料的**霍尔系数**(Hall coefficient). 一般金属导体中自由电子的浓度大，所以金属导体的霍尔系数很小，相应的霍尔电势差也就很弱，即霍尔效应不显著. 而半导体的载流子浓度远比金属导体的小，其霍尔系数比金属导体的大很多，所以半导体的霍尔效应比金属导体的就明显很多. 如果载流子是电子($q < 0$)，霍尔系数是负值，则霍尔电势差也是负值. 因此可根据霍尔电势差的正负判断导电材料中载流子的类型.

用半导体做成反映霍尔效应的器件称为霍尔元件. 它已广泛应用于科学研究和生产技术，如利用霍尔元件做成的测量磁感应强度的高斯计、利用霍尔效应测量血流速度的电磁流量计及利用霍尔效应实现磁流体发电等.

图 8.16 是电磁流量计的原理示意图. 含有正、负离子的血液在直径为 D 的血管中沿 y 轴方向流动，平均流速为 v，通电励磁线圈在铁芯间隙处产生一个沿 z 轴方向的磁场. 血液中的正、负离子在洛伦兹力的作用下分别聚积在血管壁的左、右两侧并形成电场，因而离子还要受到电场力的作用，当它与洛伦兹力平衡时，有

$$qvB = qE_H$$

若血管壁两侧的电势差为 U，电场近似均匀，$E_H = U/D$，血流平均速度 $v = U/(DB)$，则血流量为

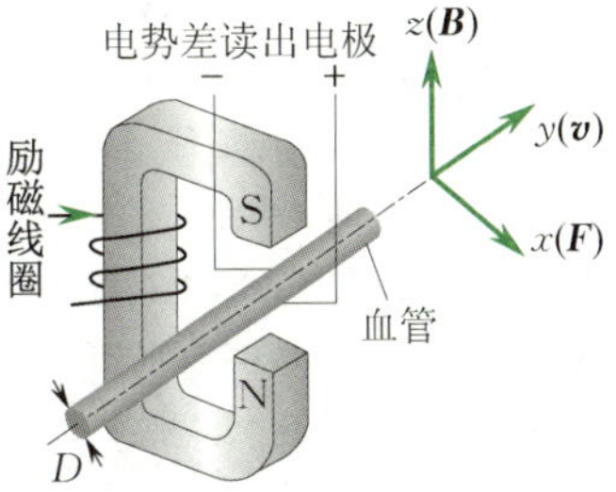

图 8.16　电磁流量计原理示意图

$$Q = \frac{\pi D^2}{4}v = \frac{\pi D}{4B}U$$

电磁流量测量是一种损伤性测量方法，使用时需将被测血管暴露在外，常见于动物实验和心脏或动脉手术.

*§8.4 磁介质　超导体

8.4.1　磁介质

从物质的微观结构来看，物质的磁性是由分子电流产生的. 分子或原子中的每个电子，不仅有绕原子核所做的轨道运动，还有自旋运动，两种运动都会产生一定的磁效应. 如果把分子或原子当作一个整体，就可以将分子或原子中的所有电子对外表现出的磁效应的总和等效为一个圆电流所产生的磁场. 这一等效圆电流称为分子电流. 相应磁矩称为分子磁矩. 当物质处在外磁场中时，由分子磁矩与外加磁场相互作用而产生一个附加磁场，从而使物质中的磁场不同于外加磁场，这种

现象称为物质的磁化.**磁介质**(magnetic medium)就是指那些在磁场作用下,其内部状态发生变化,并反过来影响磁场存在或分布的物质.

实验表明,不同的磁介质对磁场的影响不同.设真空中某点磁感应强度(外加磁场的磁感应强度)为 $\boldsymbol{B}_0$,在该点放入磁介质以后,在该点产生的附加磁感应强度为 $\boldsymbol{B}'$,则该点的总磁感应强度(磁介质中的磁感应强度)$\boldsymbol{B}=\boldsymbol{B}_0+\boldsymbol{B}'$.为了能测量比较不同的磁介质对磁场的影响程度,引入无量纲纯数 μ_r,并把它定义为

$$\frac{B}{B_0}=\mu_r \tag{8.23}$$

μ_r 称为磁介质的相对磁导率.真空中的 $\mu_r=1$,空气中的 $\mu_r=1.000\,001$,一般物质的 μ_r 也都非常接近 1.

按磁化程度的不同,磁介质分为顺磁质、抗磁质和铁磁质 3 类.

(1)$\mu_r>1$ 的磁介质称为顺磁质.顺磁质具有顺磁性,即 $\boldsymbol{B}'$ 与 $\boldsymbol{B}_0$ 同方向($B=B_0+B'$),但 B' 相对 B_0 是很微弱的,所以顺磁质中的 B 只是略大于 B_0.锰、铬、铂、氮等都属于顺磁质.

(2)$\mu_r<1$ 的磁介质称为抗磁质.抗磁质具有抗磁性,即 $\boldsymbol{B}'$ 与 $\boldsymbol{B}_0$ 反向($B=B_0-B'$),但 B' 相对 B_0 也是很微弱的,所以抗磁质中的 B 要略小于 B_0.较典型的抗磁质有氢、氯、水、金、银、铜、铋、汞等.

磁悬浮列车

(3)$\mu_r\gg1$ 的磁介质称为铁磁质.事实上,对于铁磁质,μ_r 一般在几百和几万之间,说明铁磁质在外加磁场中能产生与外加磁场方向相同、磁感应强度很强的附加磁场;并且 μ_r 不是常数,说明铁磁质的磁化程度会随外加磁场的改变而改变.实验表明,当外加磁场撤去后,铁磁质仍能保留一定的磁性.实验还发现,铁磁质的磁化和温度有关.随着温度的升高,它的磁化能力逐渐减小,当温度升高到某一特定点时,铁磁性就完全消失.这个温度称为**居里温度**(Curie temperature)或**居里点**(Curie point).例如,从实验得知铁的居里温度是 770 ℃.铁、镍、钴、钆等都是铁磁质.

就生物体而言,绝大多数生物大分子呈现微弱的抗磁性,少数呈顺磁性,只有极少数分子呈铁磁性.正常人体组织具有微弱的抗磁质,主要是由于人体组织含大量的水,而水具有微弱抗磁性.铁磁性分子在生物体内只是局部存在,且浓度很低,对组织的磁化影响极小,因此,就整体而言,生物体的 $\mu_r\approx1$,某些植物或鸟类除外.

8.4.2 超导体

1911 年,科学家 H.昂内斯(H. Onnes)用液氦冷却汞,当温度下降到4.2 K 时,汞的电阻完全消失,后来他又发现许多金属和合金都具有与上述汞相类似的低温下失去电阻的特性,这种现象称为**超导电性**(superconductivity),具有超导电性的物质称为**超导体**(superconductor).此温度称为临界温度,用 T_c 表示.根据临界温度的不同,超导材料可分为高温超导材料和低温超导材料.但这里所说的"高温",其实仍然是远低于 0 ℃ 的,对一般人来说算是极低的温度.为了证实(超导体)电阻为零,科学家将一个铅制的圆环放入温度低于 $T_c=7.2$ K 的空间,利用电磁感应使环内激发起感应电流.结果发现,在两年半时间内,环内电流一直没有衰减,这说明圆环内的电能没有损失,但当温度升高到高于 T_c 时,圆环由超导状态变回正常态,材料的电阻骤然增大,感应电流立刻消失,这就是著名的昂内斯持久电流实验.一般超导态下的电阻率在 10^{-28} Ω·m 以下.

1933 年,F.迈斯纳(F. Meissner)和 R.奥克森菲尔德(R. Ochsenfeld)两位科学家发现,如果把超导体放在磁场中冷却,则在材料电阻消失的同时,磁感线将从超导体中排出,不能通过超导体,这种现象称为迈斯纳效应,它表明超导体还具有抗磁性.人们通常利用迈斯纳效应判别物质是否具有超导性.

超导材料最诱人的应用是发电、输电和储能.

由于超导材料在超导状态下具有零电阻和完全的抗磁性,因此只需消耗极少的电能,就可以获得 1×10^5 G 以上的稳态强磁场.而用常规导体作磁体,要产生这么大的磁场,需要消耗 $3.5\times$

10^3 kW 的电能及大量的冷却水，耗资巨大.

超导磁体可用于制作交流超导发电机、磁流体发电机和超导输电线路等. 在核磁共振成像装置中所用的磁体 90% 以上为超导磁体.

(1) 超导发电机：在电力领域，利用超导线圈磁体可以将发电机的磁感应强度提高到 $5\times10^4\sim6\times10^4$ G，并且几乎没有能量损失，这种发电机便是交流超导发电机. 超导发电机的单机发电容量比常规发电机提高了 5 ~ 10 倍，达 1×10^7 kW，而体积却减少了 1/2，整机重量减轻了 1/3，发电效率提高了 50%.

(2) 磁流体发电机：磁流体发电机同样离不开超导强磁体的帮助. 磁流体发电，是利用高温导电性气体（等离子体）作导体，并高速通过磁场强度为 $5\times10^4\sim6\times10^4$ G 的强磁场而发电. 磁流体发电机的结构非常简单，用于磁流体发电的高温导电性气体还可重复利用.

(3) 超导输电线路：超导材料还可以用于制作超导电线和超导变压器，从而把电力几乎无损耗地输送给用户. 据统计，目前的铜导线输电，约有 15% 的电能损耗在输电线路上. 在我国，每年在输电线路上的电力损失达1 000 多亿千瓦时. 若改为超导输电，节省的电能相当于新建了数十个大型发电厂.

8.4.3　超导材料的应用

高温超导材料的用途十分广阔，大致可分为 3 类：大电流应用（强电应用）、电子学应用（弱电应用）和抗磁性应用. 大电流应用即前述的超导发电、输电和储能；电子学应用包括超导计算机、超导天线、超导微波器件等；抗磁性主要应用于磁悬浮列车和热核聚变反应堆等.

(1) 超导磁悬浮列车：利用超导材料的抗磁性，将超导材料放在一块永久磁体的上方，由于磁体的磁感线不能穿过超导体，磁体和超导体之间会产生排斥力，使超导体悬浮在磁体上方，利用这种磁悬浮效应可以制造高速超导磁悬浮列车.

(2) 超导计算机：高速计算机要求集成电路芯片上的元件和连接线密集排列，但密集排列的电路在工作时会产生大量的热，而散热是超大规模集成电路面临的难题. 超导计算机中的超大规模集成电路，其元件间的互连线用接近零电阻和超微发热的超导器件来制作，不存在散热问题，同时计算机的运算速度也会大大提高. 此外，科学家正研究用半导体和超导体来制造晶体管，甚至完全用超导体来制作晶体管.

(3) 核聚变反应堆“磁封闭体”：核聚变反应时，内部温度高达 $1\times10^8\sim2\times10^8$ ℃，没有任何常规材料可以包容这些物质. 而超导体产生的强磁场可以作为“磁封闭体”，将热核反应堆中的超高温等离子体包围、约束起来，然后慢慢释放. 受控核聚变能源是 21 世纪前景极广阔的新能源之一.

科学家新近创造出一种新的物质形态，并预言它将帮助人类做出下一代超导体，以用于发电和提高火车的工作效率等多种用途. 这种新的物质形态称作“费米冷凝体”，是已知的第 6 种物质形态. 前 5 种物质形态分别为气体、固体、液体、等离子体和 1995 年才发明的玻色-爱因斯坦冷凝体.

§8.5　电磁感应

1820 年，H. 奥斯特(H. Ørsted) 发现电流磁效应后，许多物理学家便试图寻找它的逆效应，提出了磁能否产生电并对电产生作用的问题. 电磁感应现象是电磁学中重大的发现之一，它显示了电磁现象之间的相互联系和转化，对其本质的深入研究所揭示的电磁场之间的联系，对麦克斯韦电磁场理论的建立具有重大意义. 电磁感

法拉第

应现象在电工技术、电子技术及电磁测量等方面都有广泛的应用.

8.5.1 电磁感应定律

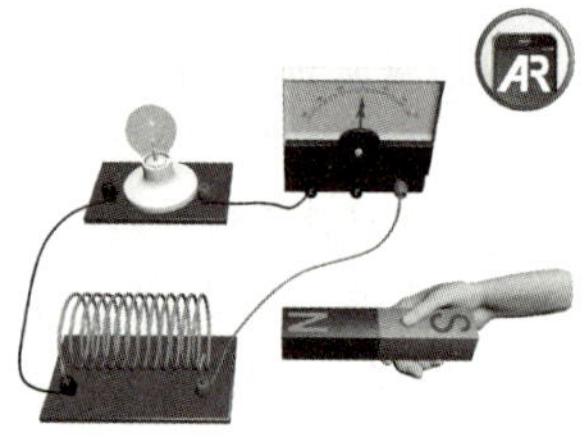

电磁感应

不论用什么方法,只要穿过闭合导体回路的磁通量发生变化,回路中就有电流产生,这种现象称为**电磁感应现象**,所产生的电流称为感应电流.

感应电流是由与导体性质无关的感应电动势产生的,即使没有回路,从而没有感应电流,但感应电动势依然存在. **法拉第电磁感应定律**(Faraday's law of electromagnetic induction) 指出:**感应电动势的大小,跟穿过这一回路的磁通量的变化率成正比**,即

$$\mathscr{E} = -\frac{\mathrm{d}\Phi_{\mathrm{m}}}{\mathrm{d}t} \tag{8.24}$$

式中,负号表示感应电动势的方向,由**楞次定律**(Lenz's law) 决定:回路中感应电动势的方向总是使感应电流所激发的磁场去阻止磁通量的变化. 它是能量守恒定律的一种具体表现.

若回路是由 N 匝线圈密绕而成的,则回路中的总感应电动势为

$$\mathscr{E} = -N\frac{\mathrm{d}\Phi_{\mathrm{m}}}{\mathrm{d}t} = -\frac{\mathrm{d}(N\Phi_{\mathrm{m}})}{\mathrm{d}t} = -\frac{\mathrm{d}\Psi_{\mathrm{m}}}{\mathrm{d}t}$$

式中,$\Psi_{\mathrm{m}} = N\Phi_{\mathrm{m}}$,称为穿过 N 匝线圈的磁通链.

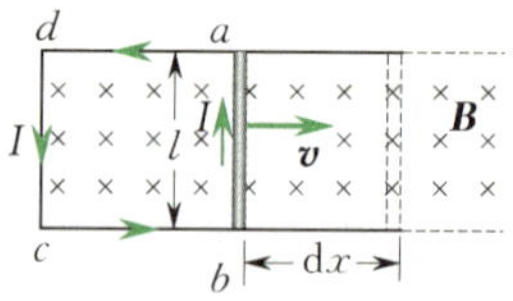

图 8.17　导体切割磁感线

在图 8.17 所示的矩形回路 $abcda$ 中,长为 l 的金属棒在磁感应强度为 $\boldsymbol{B}$ 的均匀恒定磁场(方向垂直于纸面向里)中以速度 $\boldsymbol{v}$ 向右运动. 设 $\boldsymbol{v}$、$\boldsymbol{B}$ 与金属棒三者互相垂直,在 $\mathrm{d}t$ 时间内金属棒移动的距离为 $\mathrm{d}x$,即回路面积的变化为 $l\mathrm{d}x$, 则回路中磁通量的变化 $\mathrm{d}\Phi_{\mathrm{m}} = Bl\mathrm{d}x$,由法拉第电磁感应定律可求出此时回路中感应电动势的大小为

$$\mathscr{E} = \left| -\frac{\mathrm{d}\Phi_{\mathrm{m}}}{\mathrm{d}t} \right| = \frac{Bl\mathrm{d}x}{\mathrm{d}t} = Blv \tag{8.25}$$

楞次定律

由于回路中的磁通量增加,根据楞次定律,感应电流在回路中产生的磁场方向为垂直纸面向外,用右手螺旋定则,右手拇指伸直并垂直于纸面向外,弯曲四指的方向即为感应电流(或感应电动势) 的方向.

导线在稳恒磁场中运动而产生的感应电动势,通常又称为**动生电动势**(motional electromotive force). 下面分析产生动生电动势的原因. 当金属棒以速度 $\boldsymbol{v}$ 向右移动时,金属棒内电子在洛伦兹力 $f = evB$ 的作用下,由 a 端向 b 端移动,b 端聚集负电荷,a 端因电子的流失出现等量正电荷. 随即正、负电荷在金属棒内部建立起相应的静电场,电场强度为 $\boldsymbol{E}$. 反过来,电场又使电子受到由 b 端指向 a 端的电场力作用,这对电子的移动是一种阻碍. 随着电荷的不断积累,电场力最终与洛伦兹力达到相互平衡,即

$$eE = evB \quad 或 \quad E = vB$$

此后，电荷停止积累，a、b 两端形成稳定的电势差

$$U_a - U_b = El = Blv$$

这就是金属棒两端感应电动势的大小.

可见，洛伦兹力正是产生动生电动势的非静电力. 因此，做切割磁感线运动的金属棒相当于一个电源，所产生的动生电动势相当于电源电动势，a 端为正极，b 端为负极，电流从 a 端流出，经外电路流回 b 端，而在电源内部，电流由 b 端流向 a 端.

除了上述产生动生电动势的情形，还有这样的情形：线圈保持不动，由磁场的变化引起线圈回路中磁通量发生变化时在回路中也会产生感应电动势，这种感应电动势称为**感生电动势**(induced electromotive force). 感生电动势不能用洛伦兹力来解释，而需要用麦克斯韦电磁理论来解释. 该理论认为，这是变化的磁场在它周围激发电场的缘故，只要磁场随时间发生变化，无论导体是否存在，这种电场总是存在的.

随时间变化的磁场所产生的电场与静电场不同，它的电场线是闭合的，这一点与磁场相同，都是涡旋场，故这种电场称为涡旋电场.

8.5.2　自感现象

因回路自身电流变化而在回路中产生感应电动势的现象称为**自感现象**，所产生的感应电动势称为自感电动势.

自感

设回路中的电流为 I，根据毕奥 - 萨伐尔定律，在空间任意一点所产生的磁感应强度和回路中的电流 I 成正比，因此通过回路所包围面积的磁通量 Φ_m 也就与 I 成正比，即

$$\Phi_m = LI \tag{8.26}$$

式中比例系数 L 称为回路的**自感系数**，简称**自感**，它的大小仅由回路的几何形状、尺寸和周围磁介质的磁导率决定，而与电流无关.

根据法拉第电磁感应定律，回路中的自感电动势为

$$\mathscr{E}_L = -\frac{\mathrm{d}\Phi_m}{\mathrm{d}t} = -\frac{\mathrm{d}(LI)}{\mathrm{d}t} \tag{8.27}$$

若回路的形状、尺寸及磁介质保持不变，则 L 为常量，有

$$\mathscr{E}_L = -L\frac{\mathrm{d}I}{\mathrm{d}t} \tag{8.28}$$

式中负号是楞次定律的数学表示，指出自感电动势总是阻碍回路中电流的变化.

在 SI 中，自感系数的单位为亨利，符号为 H. 当电流变化率为 1 A·s^{-1}，产生的电动势为 1 V 时，回路的自感系数为

$$1\ \mathrm{H} = 1\ \mathrm{V \cdot A^{-1} \cdot s}$$

例 8.2　真空中有一长直螺线管，其长度为 l，截面积为 S，总匝数为 N. 求螺线管的自感系数.

解　根据式(8.12)，螺线管内磁感应强度为

$$B = \mu_0 nI = \mu_0 \frac{N}{l} I$$

通过螺线管每匝的磁通量 $\Phi_m = BS$，则通过 N 匝线圈的磁通链为

$$\Psi_m = N\Phi_m = \mu_0 \frac{N^2 I}{l} S$$

又

$$\Psi_m = LI$$

则螺线管的自感系数为

$$L = \frac{\Psi_m}{I} = \mu_0 \frac{N^2}{l} S$$

8.5.3 互感现象

互感

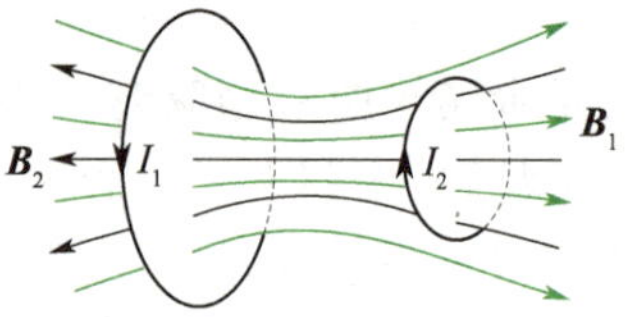

图 8.18 互感现象

如图 8.18 所示，两个邻近的线圈(1) 和线圈(2) 分别通有电流 I_1 和 I_2. 当其中一个线圈的电流发生变化时，在另一个线圈中会产生感生电动势. 这种因两个载流线圈中的电流变化而相互在对方线圈中激起感应电动势的现象称为**互感现象**.

在两线圈的形状、相互位置保持不变时，根据毕奥-萨伐尔定律，由电流 I_1 产生的空间各点的磁感应强度 $\boldsymbol{B}_1$ 均与 I_1 成正比. 因而 $\boldsymbol{B}_1$ 通过线圈(2) 所包围面积的磁通量 Φ_{m21} 也与电流 I_1 成正比，即

$$\Phi_{m21} = M_{21} I_1$$

互感系数的计算

同理有

$$\Phi_{m12} = M_{12} I_2$$

式中，M_{21} 和 M_{12} 是两个比例系数. 实验与理论均证明 $M_{21} = M_{12}$，故用 M 表示，称为两线圈的**互感系数**，简称**互感**. 根据法拉第电磁感应定律，电流 I_1 的变化在线圈(2) 中产生的互感电动势为

$$\mathscr{E}_{21} = -M \frac{\mathrm{d}I_1}{\mathrm{d}t} \tag{8.29}$$

同理，电流 I_2 的变化在线圈(1) 中产生的互感电动势为

$$\mathscr{E}_{12} = -M \frac{\mathrm{d}I_2}{\mathrm{d}t} \tag{8.30}$$

互感系数的单位与自感系数的单位相同. 互感系数也不易计算，一般也常用实验测定.

*§ 8.6 生物磁现象

8.6.1 人体生物磁场

人体生物磁场属于生物磁场的范畴，它的形成来源于 3 个方面. 一是由生物电流产生的. 人体生命活动的氧化还原反应是不断进行的，在这些生化反应过程中，电子的传递、电子的转移或离子的移动均可形成电流，称为生物电流. 人体脏器如心、脑等都有规律性的生物电流流动. 根据毕奥-萨伐尔定律，运动着的电荷会产生磁场，从这个意义上说，人体凡能产生生物电信号的部位必定会同时产生生物磁信号. 心磁场、脑磁场、神经磁场、肌磁场等都属于这一类磁场. 心电流在胸部周围产生的磁场约为 10^{-6} G，脑电流在其周围产生的磁场约为 10^{-8} G. 二是由生物磁性物质产生的. 人体活组织内某些物质具有一定的磁性，例如，肝、脾内含有的铁质就具有磁性，它们在地磁场或其他外界磁场作用下产生感应磁场，其磁感应强度有的可达 10^{-4} G. 三是由外源性磁性物质产生的剩余磁场. 由于职业或环境原因，某些具有强磁性的物质如含铁尘埃、磁铁矿粉，可通过呼吸道、食道进入体内，这些物质在地磁场或外界磁场作用下被磁化，产生剩余磁场. 但是，人体生物磁场磁

感应的强度总体很弱，人体生物磁场在适应宇宙大磁场的情况下，才能维持机体组织、器官的正常生理，否则就会出现异常反应.

生物磁现象的研究比生物电现象的研究发展要慢，主要原因是生物磁场的磁感应强度太弱，它比地磁场或建筑物内电流导线周围产生的磁场要小得多，在测量上困难较大. 直到 20 世纪 60 年代后期，随着技术不断发展，陆续研制出了高灵敏度的磁场测量仪器，如超导量子干涉仪，其灵敏度可达 10^{-11} G，这才使生物磁现象的研究向前迈进了一大步.

图 8.19 所示的心磁图(magnetocardiography，MCG) 反映了心肌在除极和复极过程中所产生的磁场变化曲线. 图 8.20 是在屏蔽室内测量人体生物磁场的示意图. 通过对大量心脏病患者的心磁图和心电图的对比研究发现，对于某些疾病的诊断，心磁图的灵敏度和准确度优于心电图. 例如，对左心室肥厚和高血压病的正确诊断率，心磁图可达 40% ～ 55%，而心电图只有 14% ～ 20%. 此外，心磁图的优点还在于它能测出肌肉、神经等组织损伤时所产生的直流磁场，故早期心肌梗死所产生的损伤电位的直流电磁场在心磁图中有反映，对早期和小范围的心肌梗死可及早做出诊断. 另外，心磁图还是一种无接触的测量，它不需要使用与皮肤接触的电极.

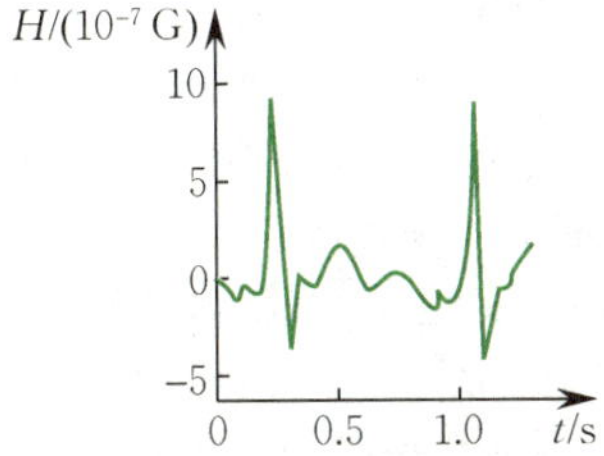

图 8.19　心磁图

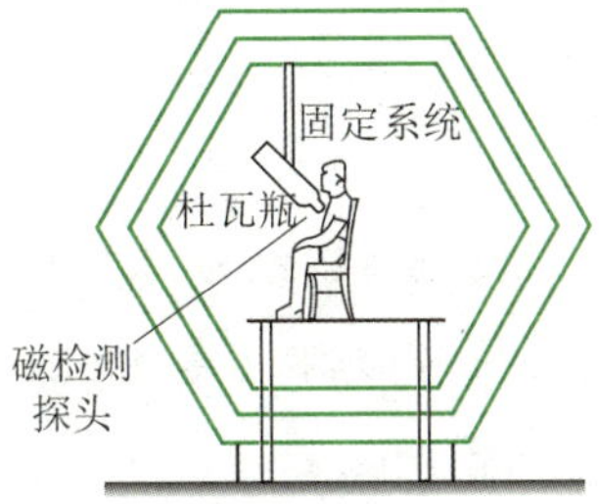

图 8.20　测量人体生物磁场示意图

8.6.2　磁场的生物效应

对磁场对生物体的作用，国内外已进行了大量的研究工作. 实验和临床表明，磁场对微生物、动物、人体等生命机体的活动、生理、生化过程，以及对植物的生长，都有一定的影响. 例如，磁场可以使血液中的红细胞、白细胞、血小板、血脂发生变化；对人体的神经、体液、新陈代谢有一定的作用等. 通过研究发现，这些影响与磁场的强弱、磁场的类型、磁场的方向及作用的时间等物理因素有关.

(1) 磁场的强弱：磁场越强，作用效果越大. 例如，动物在强磁场下长期生活，会出现早衰，活动性下降，毛发粗糙、脱落等现象；强磁场可以抑制细菌和肿瘤的生长，磁感应强度大小为 0.5 T 的磁场对小鼠有致死作用.

(2) 磁场的类型：不同类型的磁场对生物体的作用也不同. 例如，恒定磁场会抑制组织的再生和愈合，而脉冲磁场可促进骨骼的愈合，交变磁场的频率也影响它对生物机体的作用，在频率为 50 ～2 000 Hz 的脉冲磁场中，只有 1 ～ 2 kHz 频率范围的磁场会促进血液的纤溶性，而其他频率的磁场却对血液的纤溶性有抑制作用.

(3) 磁场的方向：通常当磁场方向与生物体轴线保持某一角度时，其作用最大. 例如，当磁场方向从大鼠背部指向腹部时，会减少白细胞的数目，如果磁场方向是任意的，则磁场的磁感应强度要增加两倍才能明显地看到白细胞的减少.

(4) 作用的时间：磁场的作用有累积效应，而且要累积到一定程度后，才能触发生物作用. 显然，磁场越强，达到这一阈值的时间越短.

应该指出，关于磁场生物效应的研究目前还不充分，磁场到底通过怎么样的微观机制来影响生物体，还有待进一步的理论和实验研究．毫无疑问，阐明磁场对生物机体作用的过程，对于从微观上认识生命现象是十分有意义的．

拓展阅读

磁单极　　等离子体及其磁约束　　磁流体发电机　　磁介质车票　　电磁辐射的生物学效应及生物医学应用　　遥感技术

思考题

8.1　电流元 $Id\boldsymbol{l}$ 产生的磁场中，任意点的磁感应强度的表达式 $d\boldsymbol{B}=\frac{\mu_0}{4\pi}\frac{Id\boldsymbol{l}\times\boldsymbol{e}_r}{r^2}$ 与静电场中的哪个公式对应？两式有何异同？

8.2　无限长直线电流的磁感应强度公式为 $B=\frac{\mu_0 I}{2\pi a}$，当场点无限接近于导线（$a\to 0$）时，磁感应强度 $B\to\infty$，这个结论正确吗？如何解释？

8.3　磁感线的特征是什么？磁通量是如何定义的？怎样求通过任意闭合曲面的磁通量？磁场的高斯定理反映了磁场的什么性质？

8.4　若磁感应强度沿某一环路的线积分等于零，环路上各点的磁感应强度一定为零吗？为什么？

8.5　在均匀磁场中，三角形、矩形和圆形 3 个平面线圈，面积相等且通有相同的电流，各线圈的磁矩是否相等？各线圈所受的最大磁力矩是否相等？各线圈所受到的磁场力的合力是否相等？

8.6　什么叫霍尔效应？怎样根据霍尔电势差的正负判断导电材料中的带电粒子所带电荷的正负？

8.7　动生电动势和感生电动势的异同各是什么？

8.8　线圈的自感和互感各由哪些因素决定？怎样放置可使两线圈的互感最大？

习　题

8.1　两根无限长直导线互相平行地放置在真空中，如图 8.21 所示，两导线中通过相同方向的电流 $I_1=I_2=10$ A．已知点 P 到 I_1 和 I_2 的距离都为 0.5 m，试求点 P 的磁感应强度．

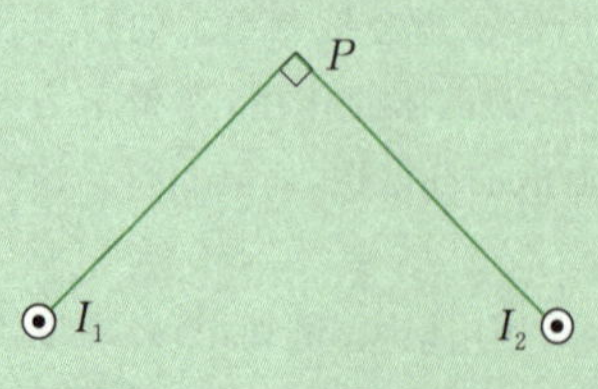

图 8.21　习题 8.1 图

8.2　将载有电流 I 的无限长直导线折成直角 xOy，如图 8.22 所示，求点 P 的磁感应强度（已知点 P 到 y 轴的距离为 a）．

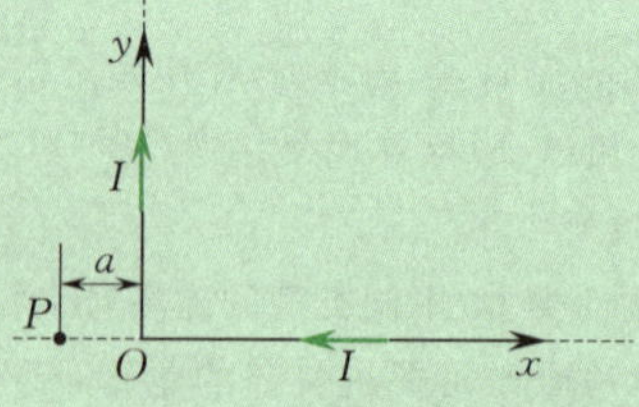

图 8.22　习题 8.2 图

8.3　真空中有一无限长载流导线，其各部分均在同一平面内，AB、DE 部分平直，中间弯曲部分为半径 $R=4.00$ cm 的半圆环，如图 8.23 所示．若通以电流 $I=20.0$ A，求半圆环的圆心 O 处的磁感应强度．

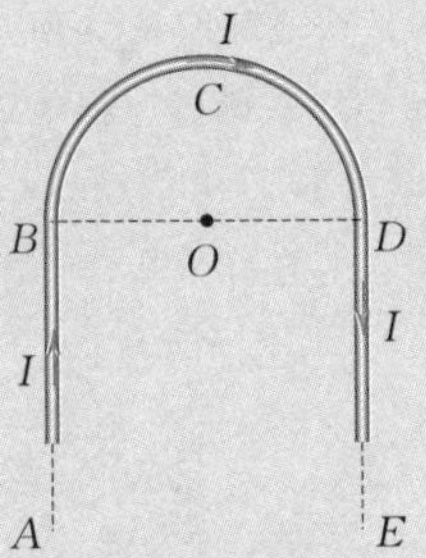

图 8.23　习题 8.3 图

8.4　如图 8.24 所示，宽度为 a 的薄长金属板中通有电流 I，I 沿板宽度方向均匀分布. 求在板所在平面内距板的边缘为 x 的点 P 处的磁感应强度.

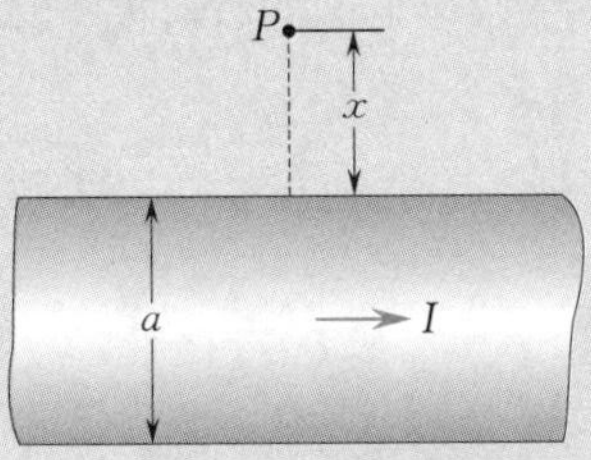

图 8.24　习题 8.4 图

8.5　如图 8.25 所示，真空中无限长直导线中的电流为 I，求通过与导线同平面的矩形面积 $CDEF$ 的磁通量（a、b 和 l 已知）.

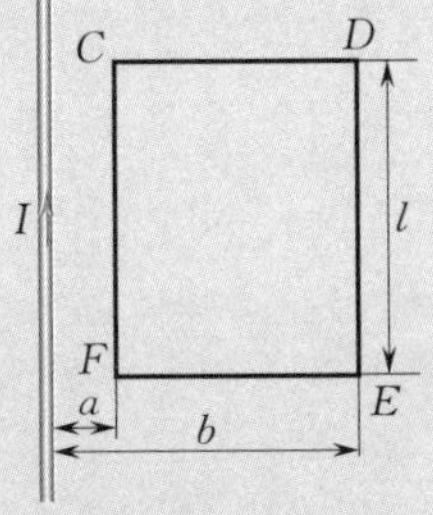

图 8.25　习题 8.5 图

8.6　一个半径为 0.1 m，电阻为 100 Ω 的圆形电流回路，接上 12 V 的电压，求圆心处的磁感应强度.

8.7　如图 8.26 所示，将一无限长直导线在一处弯折成 1/4 圆周的圆弧，与弧两端连接的直导线互相垂直，其延长线相交于圆心，若圆弧半径为 R，导线中的电流为 I，求圆心处的磁感应强度.

图 8.26　习题 8.7 图

8.8　一电量为 4×10^{-9} C 的点电荷在匀强磁场中以速度 $\boldsymbol{v}_1$ 沿 x 轴正方向运动时，所受到的洛伦兹力 $\boldsymbol{f}_1$ 沿 z 轴负方向；但当其以大小为 $2\times10^4\ \text{m}\cdot\text{s}^{-1}$ 的速度 $\boldsymbol{v}_2$ 沿 z 轴正方向运动时，所受到的洛伦兹力 $\boldsymbol{f}_2$ 的大小为 4×10^{-5} N，方向沿 x 轴正方向，求磁场的磁感应强度.

8.9　一电子在匀强磁场中做圆周运动，频率 $\nu=12$ MHz，半径 $r=0.035$ m. 已知电子电量 $e=1.6\times10^{-19}$ C，质量 $m=9.1\times10^{-31}$ kg，求磁场的磁感应强度及电子动能.

8.10　一动能为 2 000 eV 的电子在 $B=0.1$ T 的匀强磁场中运动，其速度 $\boldsymbol{v}$ 与磁感应强度 $\boldsymbol{B}$ 成 80°，求电子做螺旋运动的周期、半径及螺距.

8.11　一电子在 $B=2.02\times10^{-3}$ T 的匀强磁场中沿半径 $R=20$ cm 的螺旋线运动，螺距 $h=50$ cm. 已知电子的比荷 $e/m=1.76\times10^{11}\ \text{C}\cdot\text{kg}^{-1}$，求电子的回旋频率及速度.

8.12　如图 8.27 所示，矩形载流线圈处于匀强磁场中，磁通量为 0.2 Wb，磁场方向与 x 轴正方向一致. 如果线圈能绕 y 轴转动，求线圈维持在图示位置所需的外力矩.

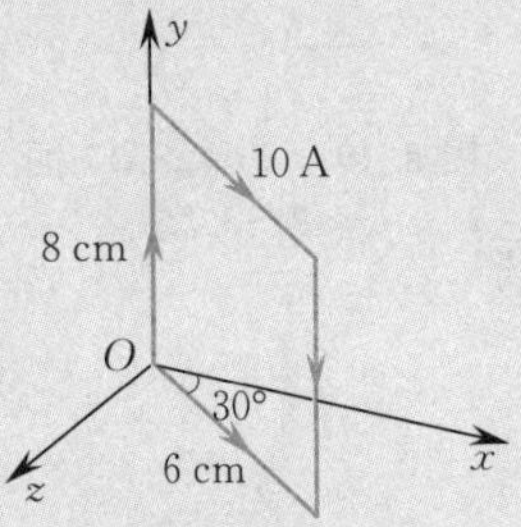

图 8.27　习题 8.12 图

8.13　如图 8.28 所示，边长 $l=0.1$ m 的正三角形线圈 ABC 置于匀强磁场中，磁场方向与线圈平面平行，且平行于 BC 边. 设 $I=10$ A，$B=1$ T，求线圈所受的磁力矩.

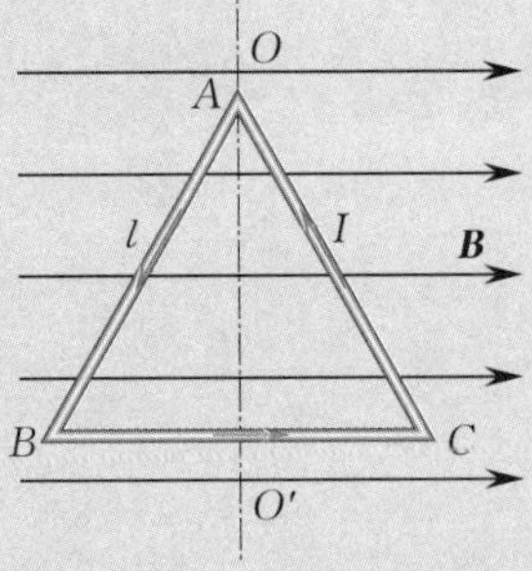

图 8.28　习题 8.13 图

8.14　设一电子绕核做圆周运动，半径 $R=5.3\times10^{-11}$ m，速率 $v=7\times10^{6}$ m·s^{-1}. 求电子在轨道中心所产生的磁感应强度的大小和电子轨道磁矩.

8.15　一金属霍尔元件，厚度为 0.15 mm，自由电子的密度为 10^{24} m^{-3}，将霍尔元件置于待测磁场中，测得元件中的电流为 10 mA，霍尔电势差为 42 μV 时，求此待测磁场的磁感应强度的大小.

8.16　一闭合线圈中磁通量 $\Phi_m=3t^2+5t-2$，求 $t=4$ s 时，线圈中的感应电动势.

8.17　一长直导线载有 10 A 的恒定电流，附近有一个与它共面的矩形绕圈. 如图 8.29 所示，已知 $l=20$ cm，$a=10$ cm，$b=20$ cm，线圈共有 $N=2\,000$ 匝，以 $v=2$ m·s^{-1} 的速度水平向右离开直导线. 试求线圈中感应电动势的大小和方向.

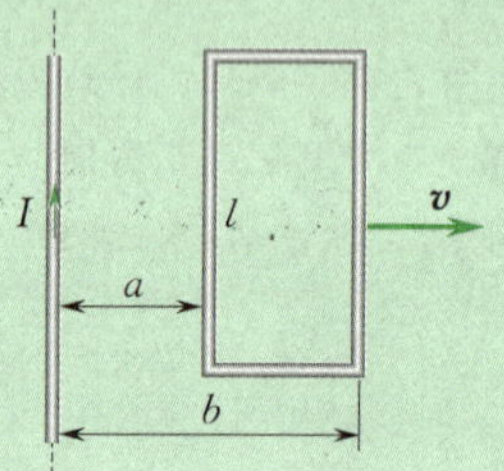

图 8.29　习题 8.17 图

8.18　一导线弯成如图 8.30 所示的形状，且 $ab=bc=10$ cm，若使导线在磁感应强度 $B=2.5\times10^{-2}$ T 的均匀磁场中，以速率 $v=1.5$ cm·s^{-1} 向右运动，则 ac 间的电势差多大？哪一端电势高？

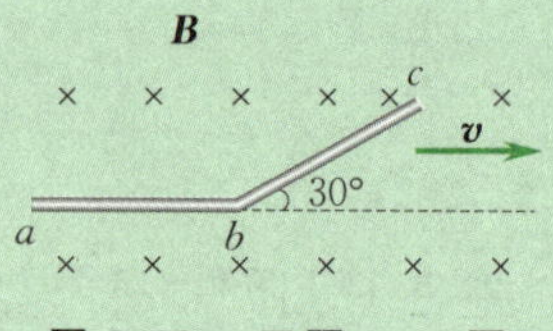

图 8.30　习题 8.18 图

8.19　如图 8.31 所示，真空中一无限长同轴电缆，两导体圆筒的内、外半径分别为 R_1 和 R_2，两圆柱面上通过的电流 I 大小相等，方向相反，求电缆单位长度的自感系数.

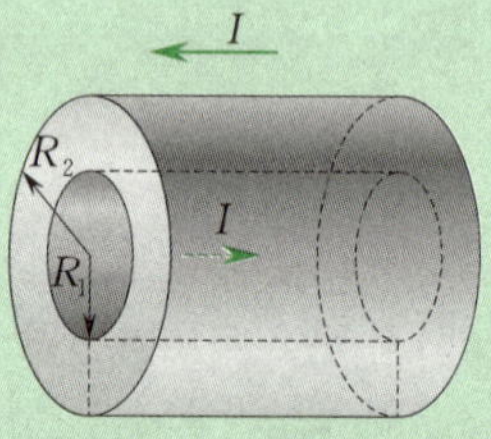

图 8.31　习题 8.19 图

本章习题参考答案

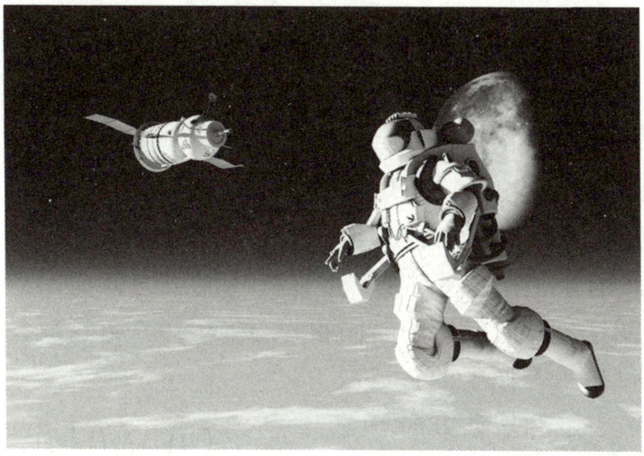

第9章

波动光学

波动光学(wave optics)是以波动理论研究光的传播及光与物质相互作用的光学分支,包括光的干涉、衍射和偏振等.光在本质上是一种电磁波,能够引起视觉作用的电磁波叫作可见光.可见光的波长范围为400～760 nm,不同波长的光给人以不同的颜色感觉.

§9.1 光的干涉

9.1.1 光波 光的相干性

能发射光波的物质称为**光源**(light source). 光是光源中的分子或原子运动状态发生变化时所辐射出来的电磁波. 通常情况下,这些原子或分子处于能级较低的基态,然而由于外界的激励或内部的相互作用,如碰撞,原子可以吸收能量,从而到达能量较高的能级. 处于高能级状态的原子是不稳定的,当它从高能级向低能级跃迁时,会向外发射电磁波(光). 这一跃迁过程所经历的时间很短,约为 10^{-8} s,这就是一个原子一次发光所持续的时间. 所以,一个原子的每一次发光只能发出一段长度有限、频率一定和振动方向一定的光波,这一段光波称为一个波列,如图 9.1 所示. 普通光源中大量原子或分子各自相互独立地发出一个个波列,这些波列,无论在频率、振动方向还是初相位上都没有什么必然联系,故它们的频率、振动方向及初相位都不一定相同. 此外,原子或分子的发光是间歇的,当一个原子或分子发出一个波列之后,要间隔若干时间才能发出第二个波列. 所以,即使是同一原子先、后所发出的两个波列,其频率、振动方向和初相位也很难相同. 因此,两个独立的普通光源所发出的光不是相干光,即使是来自同一光源上两个不同部分的光也不是相干光,它们相遇时不会产生干涉.

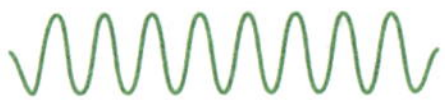

图 9.1 光波的波列

要使两列光波在相遇区域产生相干叠加,这两列光波必须满足相干条件. 为了从普通光源获得满足相干条件的两束相干光,必须把由光源上同一点发出的光设法“一分为二”,使原来的每一个波列都分成频率相同、振动方向相同、相位差恒定的两部分,从而得到两束相干光. 这样的两束光相遇时,就能产生干涉现象. 从同一普通光源获得相干光的方法有两种:一种是由同一波面分割出两列子波,称为**分波面法**(division of wavefront method),另一种是由同一波列分割出两列振幅不同的子波,称为**分振幅法**(division of amplitude method).

9.1.2 光程 光程差

相位差的计算在分析光的干涉现象时十分重要,为了方便地计算光经过不同介质时引起的相位差,引入光程及光程差的概念.

设有一频率为 ν 的单色光,它在真空中的波长为 λ,传播速度为 c,当它在折射率为 n 的介质中传播时,传播速度 $u=\dfrac{c}{n}$,波长 $\lambda'=\dfrac{u}{\nu}=\dfrac{c}{n\nu}=\dfrac{\lambda}{n}$. 这说明,一定频率的光在折射率为 n 的介质中传播时,波长变为真空中波长 λ 的 $\dfrac{1}{n}$. 因为波每传播一个波长的距离,其相位变化 2π,若光波在折射率为 n 的介质中传播的几何路程为 r,其相位的改变量为

$$\Delta\varphi = 2\pi \cdot \frac{r}{\lambda'} = 2\pi \cdot \frac{nr}{\lambda}$$

光程和光程差

上式表明，一定波长的光波在介质中传播时，其相位的变化不仅与光传播的几何路程有关，还与介质的折射率有关. 如果对于任意介质，都采用真空中的波长来计算相位变化，则需要把光在介质中传播的几何路程 r 乘以介质的折射率. 也就是说，就相位变化而言，单色光在折射率为 n 的介质中通过几何路程 r 所引起的相位差相当于在真空中通过 nr 的几何路程所引起的相位差. 光所通过的几何路程 r 与介质折射率 n 的乘积 nr 称为**光程**(optical path).

如果一束光波依次通过折射率分别为 $n_1, n_2, n_3, \cdots, n_k$ 的 k 种介质，且相应的几何路程分别为 $r_1, r_2, r_3, \cdots, r_k$，则该束光所通过的光程为

$$L = n_1 r_1 + n_2 r_2 + n_3 r_3 + \cdots + n_k r_k = \sum_{i=1}^{k} n_i r_i$$

如果两束光波所通过的光程分别为 L_1 和 L_2，则它们的光程之差称为**光程差**(optical path difference)，用 δ 表示，即它们的光程差 $\delta = L_2 - L_1$.

如图 9.2 所示，从光源 S_1 和 S_2 发出的两束相干光波，在与 S_1 和 S_2 距离相等的点 P 相遇，其中一束光只经过空气(折射率为 1) 直接到达点 P，另一束光波还要经过一厚度为 l、折射率为 n 的介质，虽然两束光波所经过的几何路程相同，但是光程不同，从 S_1 到点 P 的光程等于其几何路程 r，而从 S_2 到点 P 的光程却等于 $(r-l)+nl$，二者的光程差 $\delta = (n-1)l$，由此光程差所引起的相位差 $\Delta\varphi = \frac{2\pi}{\lambda}(n-1)l$.

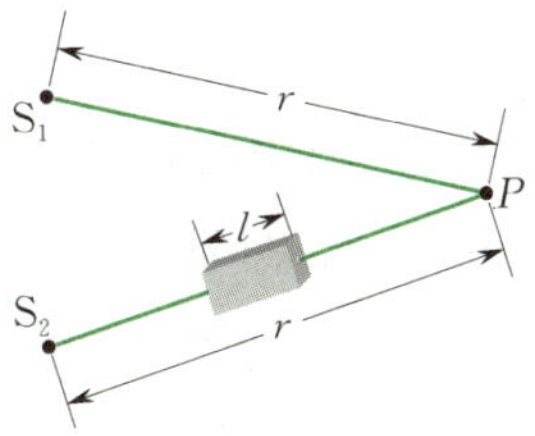

图 9.2　光程和光程差

9.1.3　杨氏双缝干涉

物理学家托马斯 · 杨(Thomas Young) 于 1801 年采用一种既巧妙又简单的方法，首次从同一普通光源中得到了两束相干光，并完成了光的干涉实验，证实了光的波动性. 杨氏双缝实验装置如图 9.3 所示，由单色光源发出的光照射在单缝 S 上，在 S 前面放置一个开有两个狭缝 S_1 和 S_2 的屏，且使 S 到 S_1 和 S_2 的距离相等，通过狭缝 S_1 和 S_2 的光是从同一光源即 S 分离出来的，满足相干条件，故 S_1 和 S_2 是相干光源. 如果在它们的交叠区域中放置屏幕 E，屏幕上就会出现一系列稳定的明暗相间的干涉条纹.

下面讨论屏幕上干涉条纹的分布特征. 图 9.4 为杨氏双缝实验原理图，设狭缝 S_1 和 S_2 的间距为 d，中点为 M，屏幕 E 与狭缝 S_1 和 S_2 平行，且距离为 D，并满足 $D \gg d$. 过点 M 作屏幕 E 的垂线交 E 于点 O. P 是屏幕 E 上的任意一点，P 到点 O 的距离为 x，S_1 和 S_2 到点 P 的距离分别为 r_1 和 r_2，则由图中几何关系可知，相干光源 S_1 和 S_2 发出的光到达点 P 的光程差 $\delta = r_2 - r_1 \approx d\sin\theta$，而 $x/D = \tan\theta \approx \sin\theta$，所以有

$$\delta = r_2 - r_1 \approx d\sin\theta \approx d \cdot \frac{x}{D} \tag{9.1}$$

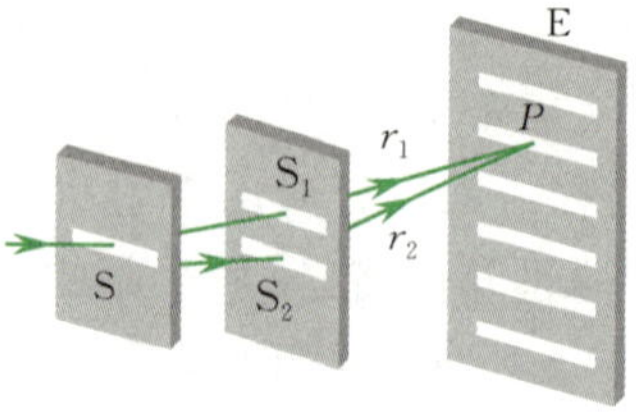

图 9.3　杨氏双缝实验装置

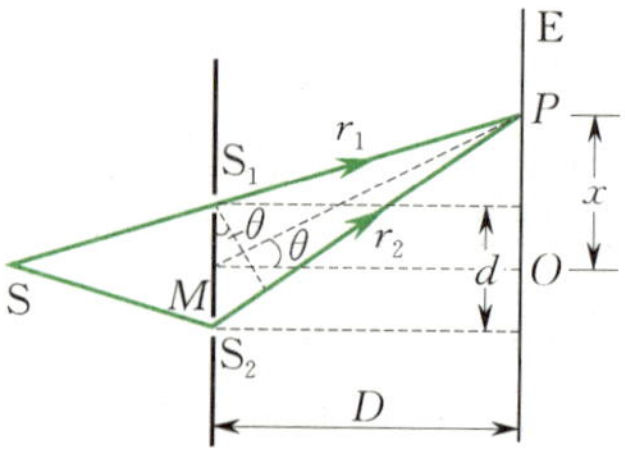

图 9.4　杨氏双缝实验原理图

根据机械波的干涉理论，对于波长为 λ 的两相干波源，如果它们的振幅相同、初相位也相同，且 δ 为两相干波源各自到相遇点 P 的波程差，当 $\delta = r_2 - r_1 = k\lambda (k = 0, \pm 1, \pm 2, \cdots)$ 时，则点 P 的振动加强，合振幅最大；当 $\delta = r_2 - r_1 = (2k-1)\dfrac{\lambda}{2} (k = \pm 1, \pm 2, \cdots)$ 时，则点 P 的振动减弱，合振幅等于零. 将此结论应用到光波的干涉中，得到明条纹和暗条纹的条件分别为

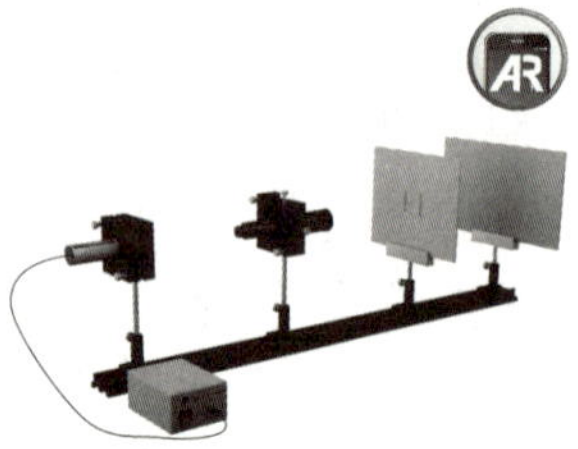

杨氏双缝干涉

$$\begin{cases} \delta = k\lambda & (k = 0, \pm 1, \pm 2, \cdots) \quad \text{明条纹} \\ \delta = (2k-1)\dfrac{\lambda}{2} & (k = \pm 1, \pm 2, \cdots) \quad \text{暗条纹} \end{cases} \tag{9.2}$$

将式(9.1)代入式(9.2)，即得屏幕上明、暗条纹中心的位置分别为

$$\begin{cases} x = \dfrac{D}{d} \cdot k\lambda & (k = 0, \pm 1, \pm 2, \cdots) \quad \text{明条纹中心} \\ x = \dfrac{D}{d} \cdot \left(k - \dfrac{1}{2}\right)\lambda & (k = \pm 1, \pm 2, \cdots) \quad \text{暗条纹中心} \end{cases} \tag{9.3}$$

式中 k 为干涉的级数. 当 $k = 0$ 时，将其代入明条纹条件 $x = \dfrac{D}{d} \cdot k\lambda$，可得 $x = 0$，即在点 O 出现的是明条纹，称为零级明条纹或中央明条纹. 与 $k = \pm 1, \pm 2, \cdots$ 对应的明条纹则依次称为第一级明条纹、第二级明条纹…… 式中 k 的正负号表示条纹在中央明条纹两侧对称分布.

由式(9.3)可以计算出相邻两明条纹或相邻两暗条纹中心之间的间距，即干涉条纹间距，用 Δx 表示，它反映了条纹的疏密程度.

$$\Delta x = x_{k+1} - x_k = \frac{D}{d}\lambda \tag{9.4}$$

上式表明干涉条纹间距 Δx 与干涉级数 k 无关，说明杨氏双缝干涉的条纹分布是等间距的. 单色光的波长越长，条纹间距越大. 如果用白光作光源，则中央明条纹为白色，其余各级明条纹的位置都因波长不同而不同，从而形成由紫到红的彩色条纹.

例 9.1 如图 9.5 所示，将折射率 $n=1.58$ 的薄云母片置于在杨氏双缝实验中的一条狭缝 S_1 后面，这时屏幕上的中央明条纹上移到原来的第七级明条纹的位置上，如果入射光的波长为 550 nm，试求此云母片的厚度.

解 设屏幕上原来第七级明条纹在点 P 处，放置云母片前两束相干光在点 P 相遇时的光程差为

$$\delta = r_2 - r_1 = k\lambda = 7\lambda \qquad ①$$

设云母片厚度为 d，在 S_1 后放置云母片后，按题意，两相干光在点 P 光程差为零，得

$$\delta = r_2 - [r_1 + (n-1)d] = 0 \qquad ②$$

联立式 ①、式 ②，即得

$$d = \frac{7\lambda}{n-1} = \frac{7\times 5.50\times 10^{-7}}{1.58-1}\ \text{m}$$

$$= 6.6\times 10^{-6}\ \text{m} = 6.6\ \mu\text{m}$$

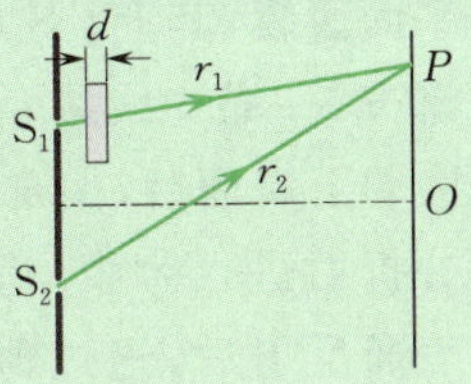

图 9.5 例 9.1 图

9.1.4 劳埃德镜

劳埃德镜干涉装置如图 9.6 所示. M 是一平面反射镜，从狭缝光源 S(与纸面垂直) 发出的光波中的一部分投射到平面镜后反射到屏幕 E 上，另一部分直接投射到屏幕上，屏幕上两束光交叠区域将出现明、暗相间的干涉条纹. 设 S′ 为 S 对平面镜所成的虚像，则从平面镜反射到屏幕的光波可以看成由 S′ 所发出的，S 和 S′ 构成一对相干光源. 因此，屏幕上的干涉条纹就可看成由实际光源 S 和虚光源 S′ 发出的光束产生的干涉条纹，其条纹间隔的计算方法与杨氏双缝实验的计算方法相同.

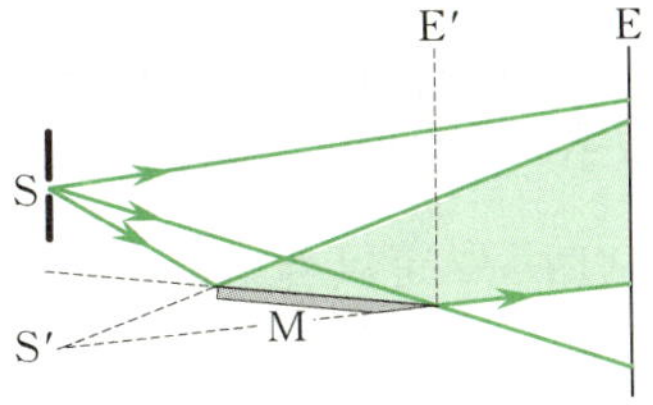

图 9.6 劳埃德镜

值得指出的是，由虚光源 S′ 发出的光束是经过镜面反射而到达屏幕的，在计算光程差时，必须考虑反射光的半波损失(当光从光疏介质入射到光密介质并在分界面反射回到光疏介质时，反射波在分界处的相位相对于入射波突变 π，相当于出现了半个波长的光程差；当光从光密介质入射到光疏介质反射时，反射波的相位相对于入射波没有突变)，所以反射光有附加光程差 $\frac{\lambda}{2}$. 如果将屏幕移到与平面镜的一端相接触的位置，可以看到，在屏幕与镜面的接触处呈现一暗条纹.

劳埃德镜实验不但显示了光的干涉现象，证实了光的波动性，而且证明了光由光疏介质射向光密介质并在界面发生反射时，反射光会产生半波损失.

9.1.5 薄膜干涉

薄膜干涉现象在日常生活中可以观察到. 太阳光照在肥皂膜或水面的油膜上时，都能观察到彩色花纹，这就是薄膜干涉现象.

从点光源发出的一束光射在薄膜的上表面时，被分成反射光和折射光两束，它

们是同一入射光的两个部分，只是经历了不同的路径而有恒定的相位差，因此它们是相干光. 当它们相遇时就会产生干涉现象. 这种干涉称为**薄膜干涉**（thin-film interference）.

如图 9.7 所示，折射率为 n_2、厚度为 e 的均匀平面薄膜，其上、下方的介质的折射率分别为 n_1 和 n_3. 一条光线从介质 1 中以入射角 i 入射到薄膜的上表面后，一部分被反射形成光线 a，一部分折射进入薄膜. 进入薄膜的光线经薄膜的下表面反射后，透过薄膜的上表面重新回到介质 1 中，形成光线 b.

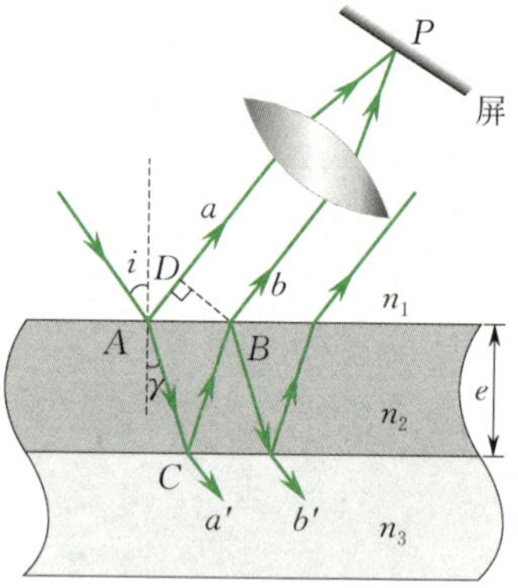

图 9.7　薄膜干涉

现在来计算光线 a、b 在透镜焦平面上点 P 相遇时的光程差. 从点 B 作光线 a 的垂线 BD，由于点 D 和点 B 到点 P 的光程相等（平行光经过薄透镜后不产生附加光程差），所以 a、b 这两条光线之间的光程差为

$$\delta = n_2(AC + CB) - n_1 AD + \delta' \tag{9.5}$$

式中，δ' 等于 $\frac{\lambda}{2}$ 或 0. 光束在薄膜上、下表面反射时有无附加光程差决定于薄膜及上、下方介质的折射率. 当满足 $n_1 > n_2 > n_3$ 或 $n_1 < n_2 < n_3$ 时，不存在附加光程差，即 $\delta' = 0$；当满足 $n_1 > n_2, n_2 < n_3$ 或 $n_1 < n_2, n_2 > n_3$ 时，要考虑附加光程差，此时 $\delta' = \frac{\lambda}{2}$. 从图 9.7 可以看出，$AC = BC = \frac{e}{\cos\gamma}$，$AD = AB\sin i = 2e\cdot\tan\gamma\cdot\sin i$，代入式（9.5），得到

$$\delta = 2n_2\frac{e}{\cos\gamma} - 2n_1 e\cdot\tan\gamma\cdot\sin i + \delta'$$

利用折射定律 $n_1\sin i = n_2\sin\gamma$，可得

$$\delta = 2n_2\frac{e}{\cos\gamma}(1-\sin^2\gamma) + \delta' = 2n_2 e\cdot\cos\gamma + \delta' \tag{9.6}$$

或

$$\delta = 2e\sqrt{n_2^2 - n_1^2\sin^2 i} + \delta' \tag{9.7}$$

由式（9.7）可见，对于厚度均匀的薄膜，光程差完全由入射角 i 决定，凡以相同倾角 i 入射的光，经薄膜的上、下表面反射后产生的相干光束都具有相同的光程差，从而对应于干涉图样中的同一级条纹，故将此类干涉条纹称为**等倾条纹**（equal inclination fringes）. 其干涉加强与干涉减弱的条件依然为

$$\begin{cases} \delta = k\lambda & (k = 0,1,2,\cdots) \quad \text{明条纹} \\ \delta = (2k+1)\dfrac{\lambda}{2} & (k = 0,1,2,\cdots) \quad \text{暗条纹} \end{cases}$$

例 9.2　已知肥皂水的折射率为 1.33，空气中的水平肥皂水膜厚度为 0.32 μm，如果用白光垂直入射，在肥皂水膜上方观察，该膜呈现什么颜色？

解 如图9.8所示，$n_1=n_3=1$，$n_2=1.33$. 当光线从空气垂直入射到肥皂水膜时，由于 $n_1<n_2$，光束①在膜上表面反射时有半波损失；$n_2>n_3$，光束②在膜下表面反射时没有半波损失；①、②两束光在相遇时的光程差 $\delta=2n_2e+\frac{\lambda}{2}$.

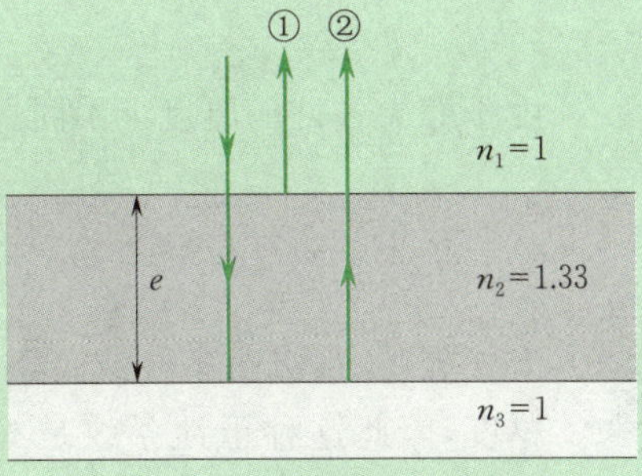

图 9.8 肥皂水膜示意图

要使①、②两束光在相遇时形成明条纹，其光程差必须满足干涉加强条件，故

$$\delta=2n_2e+\frac{\lambda}{2}=k\lambda\quad(k=1,2,3,\cdots)$$

把 $n_2=1.33$，$e=0.32\ \mu\text{m}$ 代入上式，可求出干涉加强的波长依次为

$$k=1,\quad \lambda_1=4n_2e=1\ 702\ \text{nm}$$

$$k=2,\quad \lambda_2=\frac{4}{3}n_2e=567\ \text{nm}$$

$$k=3,\quad \lambda_3=\frac{4}{5}n_2e=340\ \text{nm}$$

只有 $\lambda_2=567\ \text{nm}$ 的绿光在可见光范围内，所以在肥皂水膜上方观察时，肥皂水膜呈绿色.

9.1.6 空气劈尖与牛顿环

当平行光线垂直照射到厚度不等的薄膜上时，经薄膜的上、下表面反射后产生的相干光束的光程差完全由薄膜的厚度决定. 薄膜厚度相同的地方，光程差也相同，因而干涉条纹的级数也相同. 这类干涉条纹称为等厚条纹，相应的干涉现象称为**等厚干涉**(equal thickness interference). 空气劈尖与牛顿环就属于这一类干涉.

1. 空气劈尖

如图9.9所示，两块平面玻璃片，一端互相叠合，另一端夹一薄片(为了便于说明问题和易于作图，图中薄片的厚度特别予以放大)，这时，在两玻璃片之间形成的空气薄膜称为空气劈尖，两玻璃片的交线称为棱边，在平行于棱边的任意一条线上，各点所对应的空气薄膜的厚度都是相等的.

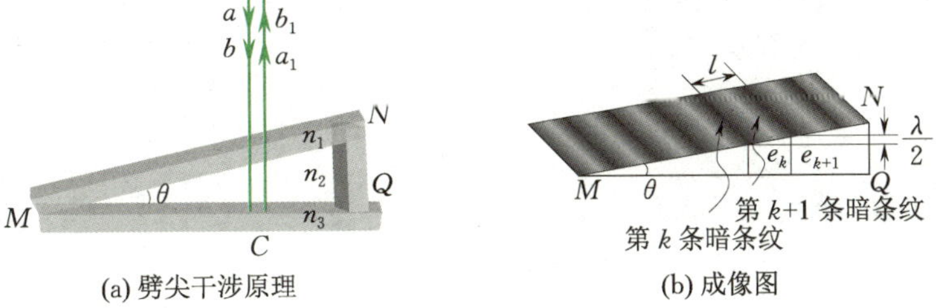

图 9.9 劈尖干涉

当单色平行光垂直($i=0$)入射时，在空气劈尖($n_2=1$)的上、下表面所引起的反射光形成相干光，如图9.9(a)所示. 设 e 为入射点处劈尖的厚度，从劈尖上、下表面反射的两束光的光程差为

$$\delta = 2n_2 e + \frac{\lambda}{2}$$

由于劈尖各处的厚度 e 不同，所以光程差也不同. 出现明、暗条纹的条件为

$$\delta = 2n_2 e + \frac{\lambda}{2} = \begin{cases} k\lambda & (k = 1,2,3,\cdots) \quad 明条纹 \\ (2k+1)\dfrac{\lambda}{2} & (k = 0,1,2,\cdots) \quad 暗条纹 \end{cases} \tag{9.8}$$

等厚干涉的光程差及应用

上式表明，每级明条纹或暗条纹都对应一定的劈尖厚度，因此这种干涉条纹是等厚条纹. 由于劈尖的等厚线是一系列平行于棱边的直线，所以等厚条纹是一系列与棱边平行的明暗相间的直条纹，如图 9.9(b) 所示.

在棱边处，$e=0$，由于存在半波损失，两相干光的光程差为 $\frac{\lambda}{2}$，相位差为 π，因而棱边处形成暗条纹.

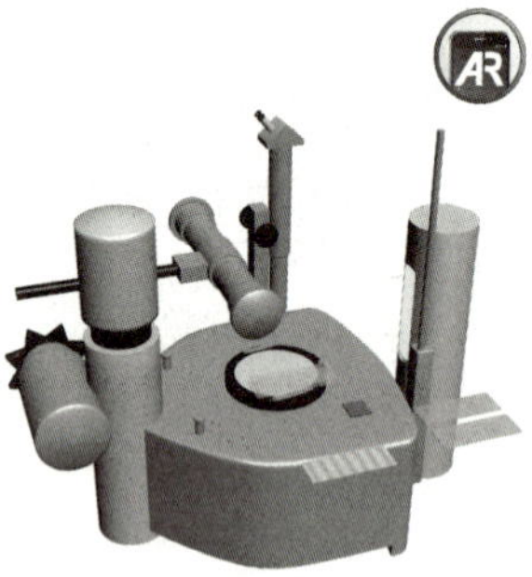

劈尖干涉

用 l 表示相邻两明条纹或暗条纹在表面上的距离，则由图 9.9(b) 可得

$$l\sin\theta = e_{k+1} - e_k = \frac{\lambda}{2n_2} \tag{9.9}$$

对于空气劈尖 $n_2 = 1$，则有

$$l\sin\theta = \frac{\lambda}{2} \tag{9.10}$$

式中 θ 为劈尖的夹角. 显然，干涉条纹是等间距的，而且 θ 越小，干涉条纹越稀疏；θ 越大，干涉条纹越稠密. 如果劈尖的夹角 θ 相当大，干涉条纹将密得无法分开. 因此，干涉条纹只能在劈尖角度很小时才能看到.

例 9.3 为了测量细金属丝的直径，把金属丝夹在两平面玻璃片之间，形成一空气劈尖，如图 9.10 所示. 用波长 $\lambda = 589.3$ nm 的单色光垂直照射，可观察到等厚干涉条纹. 已知金属丝到棱边的距离 $L = 28.880$ mm，30 条明条纹间的距离为 4.29 mm，求此金属丝的直径 d.

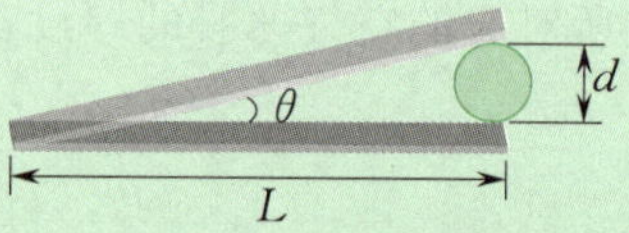

图 9.10　例 9.3 图

解　相邻明条纹之间的距离 $l = \frac{4.29\times10^{-3}}{29}$ m，据式(9.10)，$l\sin\theta = \frac{\lambda}{2}$，由于 θ 很小，$\sin\theta \approx \frac{d}{L}$，由此可得

$$d = \frac{L}{l}\cdot\frac{\lambda}{2} = \frac{589.3\times10^{-9}\times28.880\times10^{-3}}{2\times4.29\times10^{-3}/29}\ \text{m}$$
$$= 5.75\times10^{-5}\ \text{m}$$

2. 牛顿环

将一曲率半径相当大的平凸透镜叠放在一平板玻璃上，如图 9.11 所示，这样在透镜与平板玻璃之间就形成一个上表面为球面、下表面为平面的空气薄层. 当单色平行光垂直照射平凸透镜时，由空气薄层上、下表面反射的两束反射光是相干光. 当它们在空气薄层上表面处相遇时就会发生干涉，形成一以接触点 O 为中心的明暗相

间的同心环状干涉条纹,称为**牛顿环**(Newton's rings).

由图 9.11 可以看出,空气薄层上、下表面的反射光的光程差为

$$\delta = 2e + \frac{\lambda}{2}$$

式中,e 为空气薄层的厚度;$\frac{\lambda}{2}$ 是光在空气薄层的下表面反射时产生的半波损失. 这一光程差只与空气薄层的厚度 e 有关,所以牛顿环也是一种等厚条纹. 又由于空气薄层的等厚线是以 O 为中心的同心圆,因此,牛顿环的干涉条纹是明暗相间的同心圆环. 形成明、暗环的条件为

$$2e + \frac{\lambda}{2} = \begin{cases} k\lambda & (k = 1,2,3,\cdots) \quad \text{明环} \\ (2k+1)\dfrac{\lambda}{2} & (k = 0,1,2,\cdots) \quad \text{暗环} \end{cases}$$

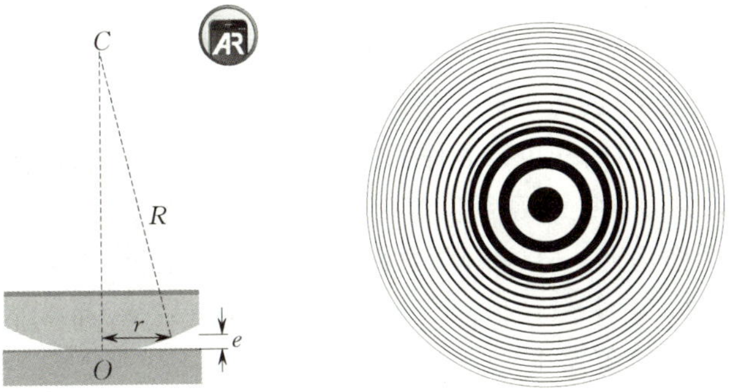

图 9.11　牛顿环

设某级牛顿环的半径为 r,该处所对应的空气薄层厚度为 e,平凸透镜的曲率半径为 R,由图中的几何关系可知

$$r^2 = R^2 - (R-e)^2 = 2Re - e^2$$

因 $R \gg e$,略去上式中的 e^2 项,故得

$$e = \frac{r^2}{2R}$$

将上式代入形成明、暗环的条件表达式,可得反射光中形成的明、暗环半径分别为

牛顿环的条纹公式

$$r_k = \begin{cases} \sqrt{\dfrac{2k-1}{2}R\lambda} & (k = 1,2,3,\cdots) \quad \text{明环} \\ \sqrt{kR\lambda} & (k = 0,1,2,\cdots) \quad \text{暗环} \end{cases} \qquad (9.11)$$

随着干涉级数 k 的增大,干涉条纹将不断变密. 对于第 k 级和第 $k+m$ 级暗环,有

$$r_k^2 = kR\lambda, \quad r_{k+m}^2 = (k+m)R\lambda$$

$$r_{k+m}^2 - r_k^2 = mR\lambda$$

由此得透镜的曲率半径为

$$R = \frac{1}{m\lambda}(r_{k+m}^2 - r_k^2) \qquad (9.12)$$

3. 迈克耳孙干涉仪

迈克耳孙干涉仪是根据光的干涉原理制成的近代精密仪器之一,在科学技术方

面有着广泛而重要的应用. 下面简要介绍迈克耳孙干涉仪的原理.

迈克耳孙

迈克耳孙干涉仪的结构和光路如图 9.12 所示，M_1 和 M_2 是两块平面镜，其中 M_2 是固定的，M_1 可以在导轨上移动. G_1 和 G_2 是两块厚度和折射率都相同的平板玻璃，两者与 M_1、M_2 均成 45° 角平行放置，在 G_1 的背面镀有一层半透明的薄银层，使从光源射来的光束 a、b 一半反射，一半透射，所以 G_1 称为分光板. 具体而言，反射光线 a_1、b_1 入射到 M_1 上，经 M_1 反射后再次透过 G_1（a_1、b_1 光束 2 次通过 G_1）进入透镜 L_2. 透射光线 a_2、b_2 经 G_2 入射到 M_2，再由 M_2 反射经 G_2 入射到 G_1 上的镀银面，然后再反射到 L_2. 显然 G_2 起到了补偿透射光线 a_2、b_2 的光程的作用，因此 G_2 称为补偿板.

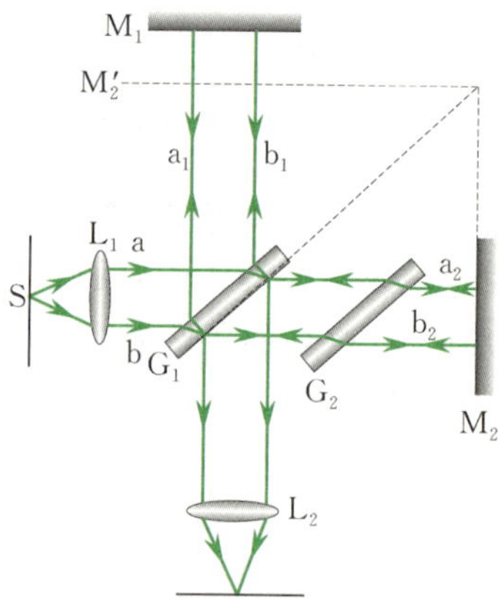

图 9.12　迈克耳孙干涉仪

当两束相干光在 L_2 的焦平面上相遇时，将产生干涉. 设 M_2' 是 M_2 由 G_1 的镀银面所成的虚像，从 M_2 反射的光可以看作从 M_2' 反射来的. 因此经 L_2 看到的干涉图样就如同由 M_1 和 M_2' 之间的空气薄膜所产生的干涉条纹. 调节 M_1，当 M_2' 和 M_1 平行时（此时 M_1 和 M_2 严格垂直），M_1 和 M_2' 之间形成厚度均匀的空气薄膜，经 L_2 可观察到等倾条纹. 当 M_2' 和 M_1 不平行时（M_1 和 M_2 不严格垂直），M_1 和 M_2' 之间就形成一空气劈尖，经 L_2 可观察到等厚条纹.

当移动 M_1 时，空气薄膜的厚度发生改变，干涉条纹将发生相应的变化. 即使 M_1 移动的距离仅为光波波长的 1/10，干涉条纹也将发生可鉴别的移动. 当 M_1 每平移 $\frac{\lambda}{2}$ 的距离时，就可看到有一完整的明条纹或暗条纹移过视场中的某一参考点. 如果视场中移过某一参考点的明条纹数为 N，M_1 平移的距离则为

$$d = N\frac{\lambda}{2} \tag{9.13}$$

迈克耳孙干涉仪既可以用来观察各种干涉现象及其条纹变动的情况，也可以用来对长度及光谱线的波长和精细结构等进行精密测量，同时，它还是许多近代干涉仪的原型.

§9.2 光的衍射

菲涅耳

光在传播过程中遇到障碍物时，能够绕过障碍物的边缘继续前进，这种偏离直线传播的现象称为光的衍射. 观察衍射现象的实验装置一般由光源、衍射屏和接收屏 3 部分组成，按它们相互距离的不同情况，通常将衍射分为两类：一类是光源、接收屏和衍射屏之间的距离为有限远时的衍射，称为**菲涅耳衍射**（Fresnel diffraction）；另一类是衍射屏与光源和接收屏的距离都是无穷远的衍射，称为**夫琅禾费衍射**

(Fraunhofer diffraction). 在实验中,夫琅禾费衍射可用两个会聚透镜来实现. 由于夫琅禾费衍射在实际应用和理论上都十分重要,而且分析与计算都比菲涅耳衍射简单,因此本书只讨论夫琅禾费衍射.

9.2.1 单缝夫琅禾费衍射

单缝夫琅禾费衍射的实验装置如图 9.13 所示,衍射屏 K 上有一个长度比宽度大很多的狭缝. 处于透镜 L_1 的焦点上的光源 S 发出的光经 L_1 后成为平行光束,射向单缝后产生衍射,再经透镜 L_2 聚焦在位于 L_2 的焦平面处的屏幕 E 上,呈现出一组明暗相间的平行直条纹.

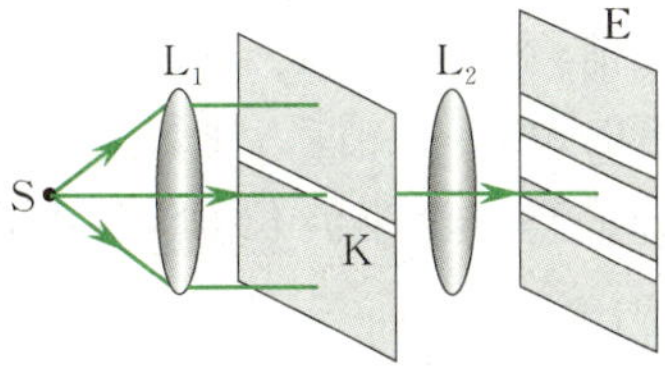

图 9.13 单缝夫琅禾费衍射实验装置

单缝夫琅禾费衍射可以应用菲涅耳半波带法来研究. 如图 9.14 所示,设单缝的宽度为 a,入射光的波长为 λ,在平行单色光的垂直照射下,位于单缝所在处的波面 AB 上各点所发射的子波沿各个方向传播. 将衍射后沿某一方向传播的光波与平面衍射屏法线之间的夹角 φ 称为**衍射角**(diffraction angle),透镜 L 将衍射角 φ 不同的每一组平行光束分别会聚在屏幕 E 上的不同位置.

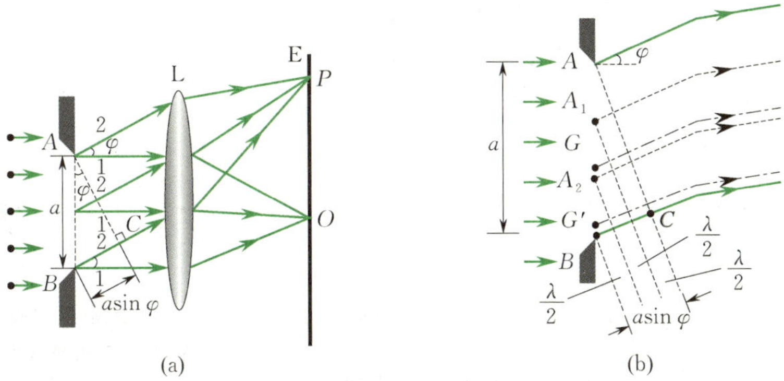

图 9.14 单缝夫琅禾费衍射条纹的计算

考虑衍射角为 φ 的一组平行光,这组平行光经过透镜 L 后会聚于点 P. 过点 A 作平面 AC 垂直于 BC,则点 A 到点 P 的光程等于点 C 到点 P 的光程,如图 9.14 所示. 于是可得这一组光束中边缘两光线之间的光程差为

$$BC = a\sin\varphi$$

点 P 的明暗程度完全取决于光程差 BC 的量值. 当衍射角 $\varphi = 0$ 时,$BC = a\sin\varphi = 0$,此时,透过单缝的所有光线将会聚于屏幕 E 的中心 O,而且各光线的光程相等,光程差为零,因而在 O 处形成明条纹,称为中央明条纹.

当衍射角 $\varphi \neq 0$ 时,用入射光的半波长 $\frac{\lambda}{2}$ 去等分光程差 $BC = a\sin\varphi$,得到一系列等分点,过这些等分点作平行于 AC 的平面,分别交单缝 AB 于 A_1、A_2,这样就将单缝处的波面分成了三等分，每一等分为一个波带，称为半波带. 由于各波带的面积相等，所以各个波带在点 P 所引起的光振幅接近相等. 相邻的两个波带中，任何两个对应点（如 A_1A_2 带上的点 G 与 A_2B 带上的点 G'）所发出的光波的光程差总是 $\frac{\lambda}{2}$，即相位差总是 π，当两个对应点所发出的光波相遇时，必定干涉减弱，相互抵消. 因此，任何两个相邻波带所发出的所有光波在点 P 引起的光振动都完全抵消. 由此可见，当 BC 是半波长的偶数倍，即单缝可分成偶数个半波带时，所有半波带的作用成对地相互抵消，在点 P 处将出现暗条纹；当 BC 是半波长的奇数倍，即单缝可分成奇数个半波带时，相互抵消后，还留下一个半波带起作用，在点 P 处将出现明条纹；当 BC 不能被分成整数个半波长，即单缝不能被分成整数个半波带时，点 P 的光强将介于明暗之间.

夫琅禾费

半波带法

上述结果可用数学式表示，当平行光垂直入射时，单缝夫琅禾费衍射明、暗条纹的条件为

$$\delta = a\sin\varphi = \begin{cases} 0 & \text{中央明条纹} \\ k\lambda & \text{暗条纹中心} \\ (2k+1)\dfrac{\lambda}{2} & \text{明条纹中心} \end{cases} \tag{9.14}$$

式中，k 为衍射级数，其取值范围是 $k=\pm1, \pm2, \pm3, \cdots$，正负号表示衍射条纹对称分布于中央明条纹的两侧.

把 $k=\pm1$ 的两暗条纹中心之间的角距离作为中央明条纹的角宽度，由于 $k=1$ 的暗条纹中心对应衍射角 φ_1，显然它就是中央明条纹的半角宽度 $\Delta\theta_0$，如图 9.15 所示，于是

$$\Delta\theta_0 = \varphi_1 = \arcsin\frac{\lambda}{a} \tag{9.15}$$

当 φ_1 很小时，

$$\Delta\theta_0 \approx \frac{\lambda}{a} \tag{9.16}$$

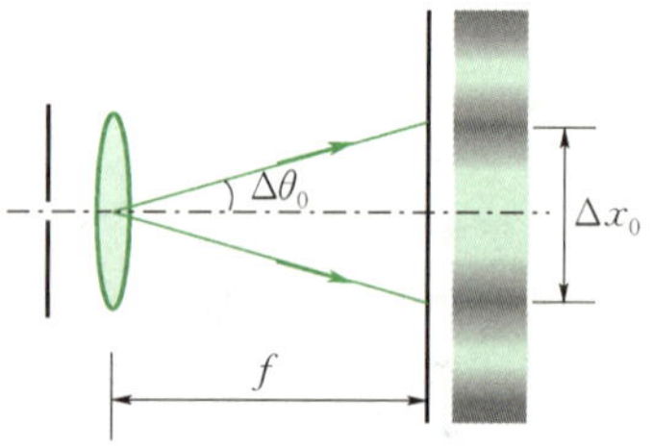

图 9.15　单缝衍射中央明条纹的角宽度和线宽度

以 f 表示透镜的焦距，因透镜紧靠狭缝，则观察屏上中央明条纹的线宽度为

$$\Delta x_0 = 2f\tan\Delta\theta_0 \approx 2f\frac{\lambda}{a} \tag{9.17}$$

其他明条纹的角宽度为

$$\Delta\theta = \varphi_{k+1} - \varphi_k = (k+1)\frac{\lambda}{a} - k\frac{\lambda}{a} = \frac{\lambda}{a} \tag{9.18}$$

可见，除中央明条纹外，所有其他明条纹均有同样的角宽度，而中央明条纹的角宽度为其他明条纹角宽度的两倍.

式(9.17)表明，中央明条纹的宽度入射光的波长 λ 成正比，与单缝宽度 a 成反比. 单缝宽度 a 越小，衍射越显著；单缝宽度 a 越大，衍射越不明显. 当 $a \gg \lambda$ 时，各级衍射条纹都向中央靠拢，密集得无法分辨，只能观察到一条明条纹，它就是透镜所形成的单缝的像. 这个像相应于从单缝射出的光是直线传播的. 由此可见，光的直线传

播现象是在光的波长较障碍物的线度小很多时，衍射现象不显著的情形.

当缝宽 a 一定时，波长 λ 越大，所对应的各级明条纹的衍射角越大. 因此，若以白光入射，则中央明条纹的中部是白色的，其两侧将出现一系列由紫到红的彩色条纹，称为衍射光谱.

应该指出，光的衍射和光的干涉都是光波相干叠加的表现，它们并没有本质上的差别. 习惯上总是将有限光束的相干叠加称为干涉，而将无限多光束的相干叠加称为衍射. 在一般问题中干涉和衍射往往是同时存在的，例如，杨氏双缝干涉图样实际上是两个缝发出的光束的干涉和每个缝自身发生的光束衍射的综合效果.

9.2.2 圆孔夫琅禾费衍射

如果在单缝夫琅禾费衍射的实验装置中，用一个直径为 d 的小圆孔代替狭缝，那么在屏幕上就可以观察到圆孔夫琅禾费衍射图样，如图 9.16 所示. 图样的中央是一明亮的圆斑，周围是一组明暗相间的同心圆环. 由第一暗环所圈成的中央光斑称为**艾里斑**. 理论计算表明，艾里斑集中了入射光能量的 84%，其半角宽度为

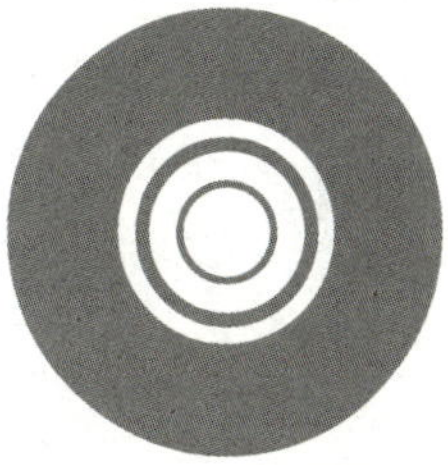

图 9.16 艾里斑

$$\theta \approx \sin\theta = 1.22\,\frac{\lambda}{d} \tag{9.19}$$

式中，d 是圆孔的直径；λ 是入射光的波长. 而艾里斑的半角宽度就是第一暗环所对应的衍射角.

若透镜的焦距为 f，则艾里斑的半径为

$$r = f \cdot \theta = 1.22\,\frac{\lambda}{d} f \tag{9.20}$$

由此可见，λ 越大或 d 越小，衍射现象越显著，当 $\frac{\lambda}{d} \ll 1$ 时，衍射现象可忽略.

单缝衍射原理

9.2.3 光栅衍射

由大量等间距、等宽度的平行狭缝所组成的光学元件称为**光栅**(grating). 狭缝宽度 a 和两缝间不透光部分的宽度 b 之和，即 $a+b=d$ 称为**光栅常量**(grating constant). 一般常用的光栅是在平整的玻璃片上刻出一系列等间距、等宽度的平行刻痕制成的，刻痕处因漫反射而不透光，未刻过的地方则相当于透光的狭缝. 实用的光栅每 1 cm 内有刻痕 $10^3 \sim 10^4$ 条，故一般的光栅常量为 $10^{-6} \sim 10^{-5}$ m 的量级.

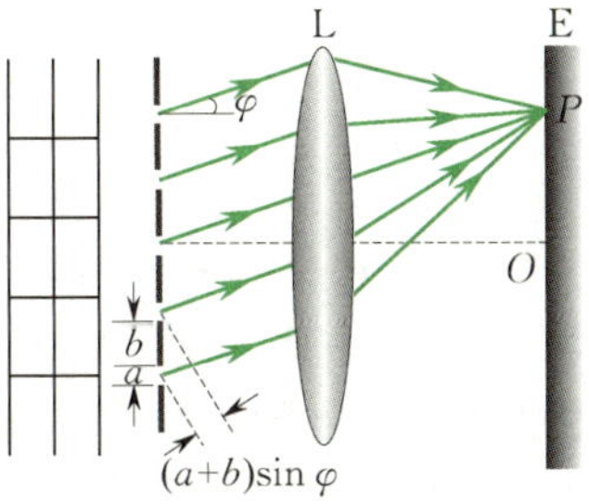

图 9.17 光栅衍射

图 9.17 所示为光栅衍射的实验装置. 在光栅后面平行地放置凸透镜 L，接收屏 E 处于 L 的焦平面处. 如果使单色平行光垂直照射到光栅上，则通过狭缝向不同方向发射的光波经透镜聚焦在接收屏上的不同位置. 在光栅衍射中，每个

狭缝都发生单缝夫琅禾费衍射，而且每个狭缝的夫琅禾费衍射图样在接收屏上完全重合，这是因为由不同狭缝所发射出的同一方向的光线，通过透镜后聚焦位置完全相同. 而各个单缝所发出的光都是相干光，通过不同狭缝的光在相遇的区域又要产生干涉，因此在接收屏上满足干涉加强的位置就会出现明条纹，满足干涉相消的位置就会出现暗条纹. 可见，光栅衍射是单缝衍射与多缝干涉的综合效果. 下面分析光栅衍射图样的形成规律.

光栅衍射原理及缺级现象

设波长为 λ 的单色平行光垂直照射到光栅上，考虑衍射角为 φ 的一组平行光线，如图 9.17 所示，这组光线经透镜会聚于接收屏上的点 P. 在光栅上两个相邻狭缝中，相距为 d 的对应点上所发出的衍射角为 φ 的光线，其光程差均为 $\delta = d\sin\varphi$. 由光的干涉理论可知，当光程差等于波长的整数倍，即 $\delta = d\sin\varphi = k\lambda$ 时，每一组对应点所发出的光线相遇时都会干涉加强，所以，两个相邻狭缝中所有各点发出的、衍射角为 φ 的光线经透镜会聚后必定干涉加强. 即使不是两个相邻的狭缝，只要满足 $\delta = d\sin\varphi = k\lambda$，则这两个狭缝中所有各点发出的、衍射角为 φ 的光线经透镜会聚后也必定干涉加强. 由此可以推知，只要满足 $\delta = d\sin\varphi = k\lambda$，光栅中所有狭缝中所有各点发出的、衍射角为 φ 的光线经透镜会聚后必定干涉加强，形成明条纹. 因此，光栅衍射中产生明条纹的条件是

$$\delta = d\sin\varphi = k\lambda \quad (k = 0, \pm 1, \pm 2, \cdots) \tag{9.21}$$

即相邻两狭缝间对应点所发射出的同一方向的两条光线的光程差等于波长的整数倍时，将出现明条纹. 式(9.21) 称为**光栅方程**(grating equation)，式中的 k 表示光栅衍射中产生明条纹的级数. 当 $k = 0$ 时，对应的是中央明条纹；$k = \pm 1$ 时，对应的是第 1 级明条纹. 满足光栅方程的明条纹又称为**主明纹**或**主极大**.

由光栅方程可以看出，光栅常量越小，各级明条纹的衍射角越大，即各级明条纹就分得越开. 对于给定的光栅，入射光波长越大，各级明条纹的衍射角也越大.

由于光栅衍射是单缝衍射与多缝干涉的综合效果，因而光栅衍射的衍射图样还要受到单缝衍射规律的影响. 当衍射角 φ 既满足光栅方程，又满足单缝衍射的暗条纹条件时，由光栅方程所确定的这些主明纹将不会出现，这一现象称为**缺级**(missing order)，如图 9.18 所示. 即衍射角 φ 同时满足 $d\sin\varphi = k\lambda$ 和 $a\sin\varphi = k'\lambda$ 时，将出现缺级，所缺数 k 为

$$k = \frac{d}{a} \cdot k' \quad (k' = \pm 1, \pm 2, \pm 3, \cdots) \tag{9.22}$$

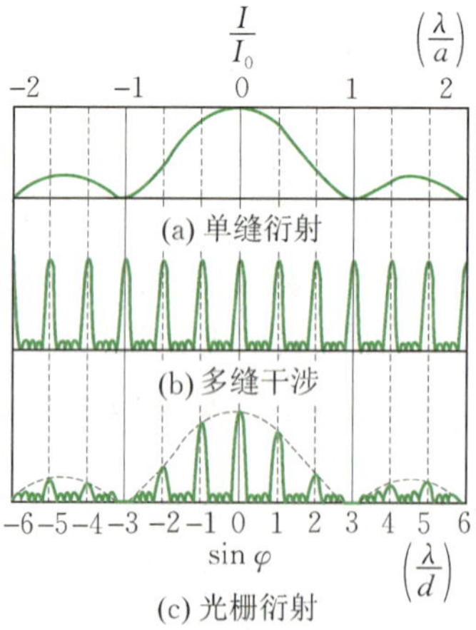

图 9.18 缺级

例如，当 $d = 3a$ 时，所缺级数为 $k = \pm 3, \pm 6, \pm 9, \cdots$. 由此可见，光栅衍射的明条纹由于受单缝衍射光强分布的调制，使得各明条纹光强大小不同，在单缝衍射光强为零处的明条纹缺级.

例 9.4 波长 $\lambda = 600$ nm 的单色光垂直入射在一光栅上. 已知第 2 级明条纹出现在 $\sin\varphi = 0.20$ 处,第 4 级缺级,试求:

(1) 光栅的光栅常量 d;

(2) 光栅上的狭缝宽度 a;

(3) 按上述计算得出的 a、b 值,求出在光屏上可能观察到的全部明条纹的数目.

解 (1) 由光栅方程 $d\sin\varphi = k\lambda$,可得光栅常量为

$$d = \frac{k\lambda}{\sin\varphi} = \frac{2\times 600}{0.2}\ \text{nm} = 6\ 000\ \text{nm}$$

(2) 由于第 2 级不缺级,故第 4 级应该是首次缺级,则该级明条纹应与单缝衍射的第 1 级暗条纹重合. 由缺级条件有

$$a = d\cdot\frac{k'}{k} = d\cdot\frac{1}{4} = 1\ 500\ \text{nm}$$

(3) 在光栅方程中,令 $\varphi = \frac{\pi}{2}$,即得衍射级数为

$$k = \frac{d\sin\varphi}{\lambda} = \frac{d}{\lambda} = 10$$

由于衍射角 $-\frac{\pi}{2} < \varphi < \frac{\pi}{2}$,所以衍射的实际最高级数应为 9. 又由于第 4 级、第 8 级缺级,故可能观察到的全部明条纹为:$k = 0, \pm 1, \pm 2, \pm 3, \pm 5, \pm 6, \pm 7, \pm 9$ 共 15 条明条纹.

§9.3 光的偏振

9.3.1 自然光和偏振光

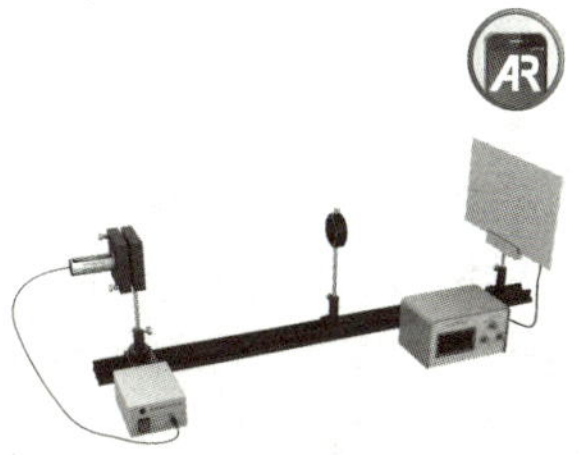

光的偏振

电磁理论指出,光波是特定频率范围内的电磁波,其电场矢量和磁场矢量都与光的传播方向垂直. 在电磁波中能引起光感作用的主要是电场矢量,因此光的振动矢量常采用电场矢量 $\boldsymbol{E}$ 表示,称为光矢量,并以它的振动方向代表光的振动方向. 由于原子或分子发光的独立性和间歇性,由普通光源发出的光包含沿各个方向振动的光矢量. 因为普通光源所发出的光是由大量原子独立发出的、持续时间很短的波列组成,这些波列的振动方向是无规则的、随机的,因此没有哪一个方向的光振动比其他方向占优势,也就是说,在各个方向上光矢量的振幅都是相等的,这种光就称为**自然光**(natural light). 所有普通光源发出的光都是自然光. 自然光的表示方法如图 9.19 所示. 其中图 9.19(c) 中用短线和点分别表示在纸面内和垂直于纸面的光振动,点和短线交替均匀画出,表示光矢量对称且均匀分布.

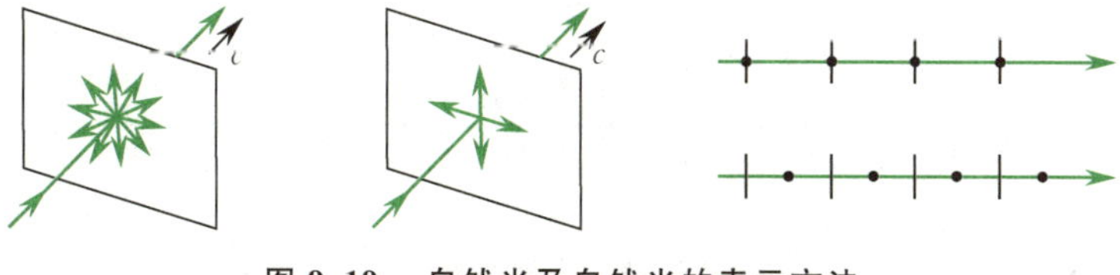

图 9.19 自然光及自然光的表示方法

如果在垂直于光的传播方向的平面内，光矢量 $\boldsymbol{E}$ 只沿某一个确定的方向振动，这样的光称为**线偏振光**，或**平面偏振光**，简称**偏振光**(polarized light). 光矢量的振动方向和光的传播方向确定的平面称为振动面. 线偏振光的表示方法如图 9.20 所示.

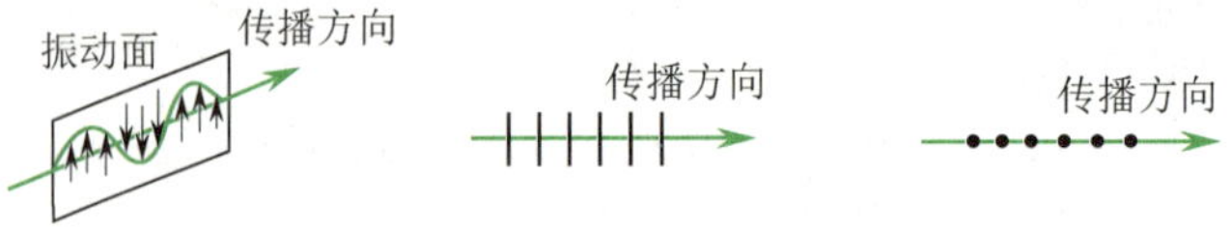

图 9.20　线偏振光的表示方法

如果在垂直于光的传播方向的平面内，光矢量 $\boldsymbol{E}$ 沿各方向振动的振幅大小不同，其中某一方向的光矢量的振幅明显偏大，这样的光称为部分偏振光. 部分偏振光可看成自然光和线偏振光的混合，其表示方法如图 9.21 所示.

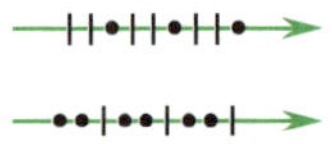

图 9.21　部分偏振光的表示方法

9.3.2　起偏与检偏

使自然光(或非偏振光)变成线偏振光的过程称为**起偏**，检查入射光的偏振状态的过程称为**检偏**.

产生起偏作用的光学元件称为**起偏器**(polarizer)，偏振片是一种常用的起偏器. 偏振片如果用来检查入射光的偏振状态即为**检偏器**(polarzation analyzer). 偏振片是由一些具有二向色性的物质制成的，这类物质能对入射光的光矢量在某一方向上的分量有强烈的吸收，而对与该方向垂直的分量吸收很少，即只有在此方向上的光矢量的分量能透射过去，其结果是使透射光成为线偏振光. 这个透光方向称为偏振片的**偏振化方向**或**透振方向**(axis of transmission).

如图 9.22 所示是起偏与检偏的过程. 两个偏振片 P_1 和 P_2 根据各自的分工分别称为起偏器与检偏器. 自然光通过 P_1 后，成为在竖直方向振动的线偏振光. 调节 P_2 的偏振化方向，当 P_2 的偏振化方向与线偏振光的光振动方向相同时，该线偏振光全部透过 P_2，在 P_2 后面的屏幕上能观察到光斑，此时通过 P_2 的光的光强最大；如果把 P_2 旋转 90°，即当 P_2 的偏振化方向与线偏振光的光振动方向相互垂直时，则线偏振光将全部被 P_2 吸收，在 P_2 后面的屏幕上就观察不到光斑，这种现象称为消光，此时通过 P_2 的光的光强为零. 使 P_2 绕入射的线偏振光的传播方向缓慢旋转一周，将会发现透过 P_2 的光的光强不断改变，经历两次光强最大和两次消光.

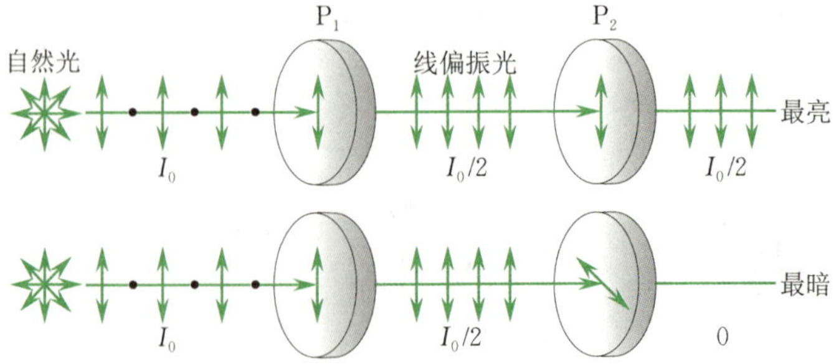

图 9.22　起偏和检偏

9.3.3 马吕斯定律

É. 马吕斯(É. Malus)在研究线偏振光透过检偏器后透射光的光强时发现:如果入射线偏振光的光强为 I_0,透过检偏器的光的光强为 I,则有

$$I = I_0\cos^2\alpha \tag{9.23}$$

式中,α 是入射线偏振光的振动方向与检偏器的偏振化方向之间的夹角.这一关系称为**马吕斯定律**(Malus' law),定律的证明如下.

如图 9.23 所示,设入射线偏振光的光矢量的振幅为 E_0,α 是线偏振光振动方向与检偏器的偏振化方向 P_2 之间的夹角.将光振动矢量分解为平行于 P_2 和垂直于 P_2 的两个分振动,它们的分振幅分别为 $E_0\cos\alpha$ 和 $E_0\sin\alpha$,因为只有平行于 P_2 的分量可以透过检偏器,所以透射光的振幅为 $E_0\cos\alpha$,而 $I_0\propto E_0^2$,$I\propto(E_0\cos\alpha)^2$,则有

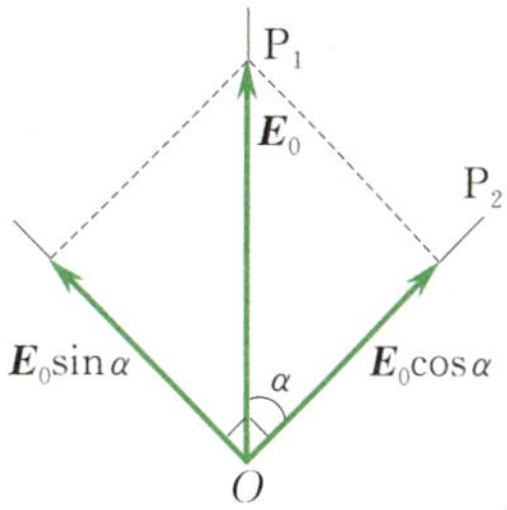

图 9.23 马吕斯定律

马吕斯定律

$$\frac{I}{I_0} = \frac{(E_0\cos\alpha)^2}{E_0^2}$$

即 $I = I_0\cos^2\alpha$.

由上式可知,当 $\alpha = 0,\pi$ 时,$I = I_0$,透射光的光强最大;而当 $\alpha = \frac{\pi}{2},\frac{3\pi}{2}$ 时,$I = 0$,这时没有光从检偏器射出.这就是检偏时的两个消光位置.一般情形下,$0 < I < I_0$,对应于 α 在 0 和 $\frac{\pi}{2}$ 之间变化.

例 9.5 用两偏振片 P_1 和 P_2 平行放置作为起偏器和检偏器.当 P_1 和 P_2 的偏振化方向之间的夹角为 $\frac{\pi}{6}$ 时,用光强为 I_1 的自然光入射,可在屏幕上观测到一个亮的光斑.当它们之间的夹角为 $\frac{\pi}{3}$ 时,用另一光强为 I_2 的自然光入射,也可在屏幕上观测到一个亮度相同的光斑.求两光源入射到起偏器上的光的光强之比.

解 由于两光束透过起偏器后的光强分别为 $\frac{I_1}{2}$ 和 $\frac{I_2}{2}$,按马吕斯定律,则它们透过检偏器后的光强分别是

$$I_1' = \frac{1}{2}I_1\cos^2\frac{\pi}{6} \quad 和 \quad I_2' = \frac{1}{2}I_2\cos^2\frac{\pi}{3}$$

根据题意有 $I_1' = I_2'$,即

$$\frac{1}{2}I_1\cos^2\frac{\pi}{6} = \frac{1}{2}I_2\cos^2\frac{\pi}{3}$$

所以

$$\frac{I_1}{I_2} = \frac{\cos^2\frac{\pi}{3}}{\cos^2\frac{\pi}{6}} = \frac{\frac{1}{4}}{\frac{3}{4}} = \frac{1}{3}$$

可见,两光源入射到起偏器上的光的光强之比为 1∶3.

9.3.4 反射光和折射光的偏振

大量的实验表明,当自然光在两种介质的分界面上反射和折射时,反射光和折射光都将成为部分偏振光,在特定条件下甚至能得到完全偏振的反射光,即线偏振光,且反射光与折射光的偏振程度取决于入射角以及两种介质的折射率.

布儒斯特

如图9.24所示，MM'是两种介质的分界面，一束自然光以任意入射角i从折射率为n_1的一侧入射，其反射光和折射光都是部分偏振光. 反射光中垂直入射面的光振动较强，而折射光中平行入射面的光振动较强. 改变入射角i时，反射光和折射光的偏振化程度也随之改变. 1812年，D. 布儒斯特(D. Brewster)发现，当入射角为某一特定值时，在反射光中只含有垂直于入射面的光振动，这时的反射光为线偏振光. 这个特定的角常称为**起偏角**(polarizing angle)，用i_B表示. 布儒斯特还发现，当入射光以起偏角入射时，反射光线与折射光线相互垂直，即

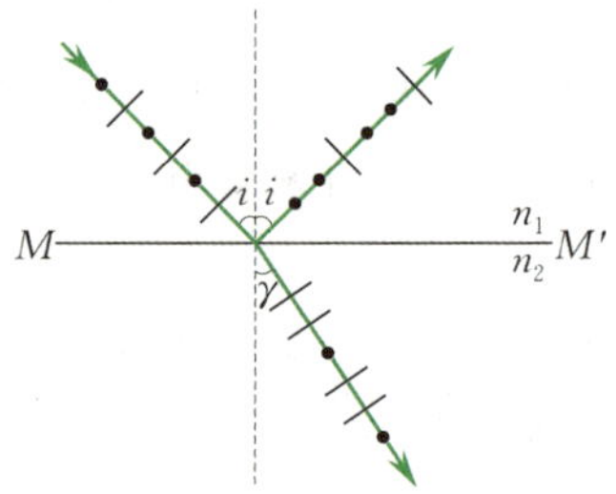

图9.24　反射光和折射光的偏振

$$i_B + \gamma_B = \frac{\pi}{2}$$

根据折射定律，有
$$n_1 \sin i_B = n_2 \sin \gamma_B$$

由上两式可得
$$n_1 \sin i_B = n_2 \sin\left(\frac{\pi}{2} - i_B\right) = n_2 \cos i_B$$

$$\tan i_B = \frac{n_2}{n_1} \tag{9.24}$$

这一关系称为**布儒斯特定律**(Brewster's law)，起偏角i_B也称为**布儒斯特角**(Brewster's angle).

综上所述，当以起偏角i_B入射时，反射光为线偏振光，其振动方向垂直于入射面，而起偏角由式(9.24)确定.

当自然光以起偏角i_B入射时，反射光虽然是线偏振光，但光强很弱. 对于一个单独的玻璃面来说，垂直于入射面的光只能被反射一小部分(反射的线偏振光的光强约为入射自然光的光强的7%). 为了增强反射光的光强和折射光的偏振化程度，可以把玻璃片堆叠起来，构成玻璃片堆，如图9.25所示. 当自然光以起偏角i_B入射并连续通过该玻璃片堆时，则与入射面垂直的光振动分量在玻璃片堆的每个分界面上都要反射掉一部分，而与入射面平行的分量在各分界面上都不被反射，当玻璃片的数量足够多时，最终从玻璃片堆透出的光就非常接近线偏振光，其振动面就在入射面内，且与反射光的振动面相互垂直. 可见，玻璃片堆也可以用作起偏器或检偏器.

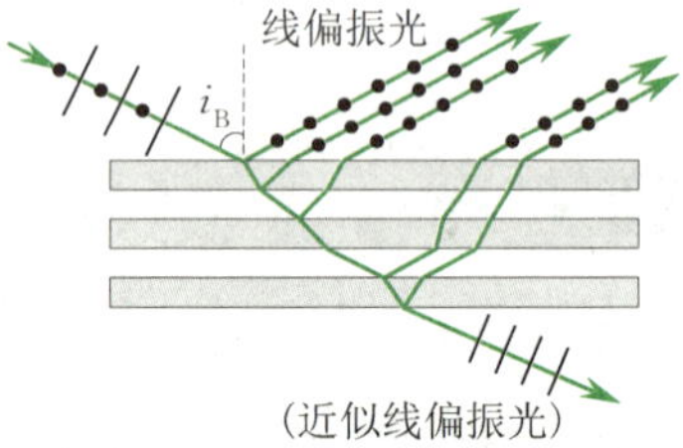

图9.25　利用玻璃片堆产生线偏振光

布儒斯特定律及计算

*9.3.5　旋光现象

F. 阿拉戈(F. Arago)于1811年发现，当线偏振光通过某些透明物质时，它的振动面将以光的传播方向为轴旋转一定的角度，这种现象就称为**旋光现象**(optic rotation). 能产生旋光现象的物质称为旋光性物质. 常见的旋光性物质有石英晶体及食糖溶液、酒石酸溶液等. 实验表明，振动面旋转的角度取决于旋光性物质的性质、厚度、浓度以及入射光的波长等.

图9.26所示是一个研究物质旋光性的装置. 其中F为滤光器，它的作用是获取单色光，C是旋光性物质，在这里取晶面与光轴垂直的石英片. 当旋光性物质放在两个偏振化方向相互垂直的偏

振片 P_1 和 P_2 之间时，将会看到视场由原来的黑暗变为明亮，当将 P_2 绕光的传播方向旋转某一角度后，视场又将由明亮变为黑暗，这说明线偏振光透过旋光性物质后仍然是线偏振光，但其振动面旋转了一定的角度，而旋转角等于 P_2 旋转的角度.

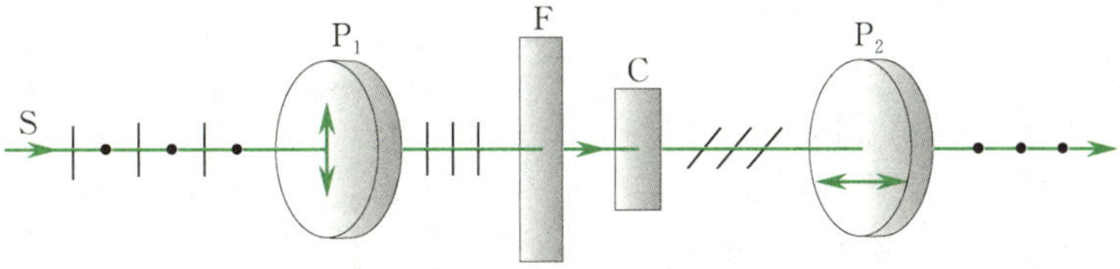

图 9.26 观察偏振光振动面旋转实验简图

线偏振光通过不同旋光性物质后的振动面旋转方向一般不同，面对光源观察，如果振动面向右(顺时针方向)旋转，这样的物质称为右旋物质；如果振动面向左(逆时针方向)旋转，这样的物质称为左旋物质. 例如，石英晶体就有右旋和左旋两种类型；葡萄糖为右旋糖；果糖为左旋糖.

如果旋光性物质是晶体，振动面的旋转角 φ 与波长有关，当波长给定时，则与旋光性物质的厚度 d 成正比，即

$$\varphi = \alpha d \tag{9.25}$$

式中，α 称为物质的旋光率，与物质的性质及入射光的波长有关. 例如，1 mm 厚的石英片能产生的旋转角对红光为 15°，对钠黄光为 21.7°，对紫光为 51°.

如果旋光性物质是液体，如食糖溶液、松节油，振动面旋转的角度 φ 与旋光性物质的浓度 c 和溶液的透光厚度 l 成正比，即

$$\varphi = \alpha c l \tag{9.26}$$

式中，α 是与物质有关的常量，称为旋光常量. 在制糖工业中，测定溶液浓度的糖量计就是根据这一原理制成的.

拓展阅读

光栅与相控阵雷达　　全息照相　　液晶

思考题

9.1 为什么两个独立的同频率的普通光源发出的光波叠加时不能得到光的干涉图样？

9.2 刚吹起的肥皂泡看不到有什么彩色. 当肥皂泡吹大到一定程度时，会看到彩色，而且这些彩色将随着肥皂泡的增大而改变. 试解释此现象.

9.3 牛顿环和迈克耳孙干涉实验中的圆环均是从中心向外由疏到密的明暗相间的同心圆，试说明这两种干涉条纹的不同之处. 若增加空气薄膜的厚度，这两种干涉条纹将如何变化？为什么？

9.4 在迈克耳孙干涉仪的一条光路中，放入一折射率为 n、厚度为 d 的透明薄片，这条光路的光程改变了多少？

9.5 在日常生活中，为什么声波的衍射比光波的衍射更加显著？

9.6 在双缝实验中，怎样区分双缝干涉和双缝衍射？

9.7 光栅衍射图样的强度分布具有哪些特征？这些特征分别与光栅的哪些参数有关？

9.8 若光栅常量是狭缝宽度的两倍，光栅衍射条纹中哪些级数的明条纹会消失？

习　题

9.1　在杨氏双缝实验中，两缝的间距为 0.5 mm，照亮狭缝 S 的光源是汞弧灯加上绿色滤光片. 在2.5 m远处的屏幕上出现干涉条纹，测得相邻两明条纹中心的距离为 2 mm. 试计算入射光的波长.

9.2　单色平行光垂直照射在缝间距为 0.2 mm 的双缝上，双缝与像屏的间距为 0.8 m. (1) 若从第 1 级明条纹到同侧第 4 级明条纹的距离为7.5 mm，试求入射光的波长；(2) 若入射光的波长为600 nm，试求相邻两明条纹中心的间距.

9.3　在玻璃平板表面上镀一层硫化锌介质膜，已知玻璃的折射率为 1.50，硫化锌的折射率为 2.37，垂直入射的红光的波长为 758.4 nm，若要使经硫化锌薄膜上、下表面的反射光干涉加强，则硫化锌薄膜层的最小厚度是多少？

9.4　如图 9.27 所示，平板玻璃($n_3 = 1.50$)表面上的一层水($n_2 = 1.33$)薄膜被垂直入射的光束照射，光束中的光波波长可变. 当波长连续变化时，反射强度从 $\lambda = 500$ nm 时的最小变到 $\lambda = 750$ nm 时的同级最大，求膜的厚度.

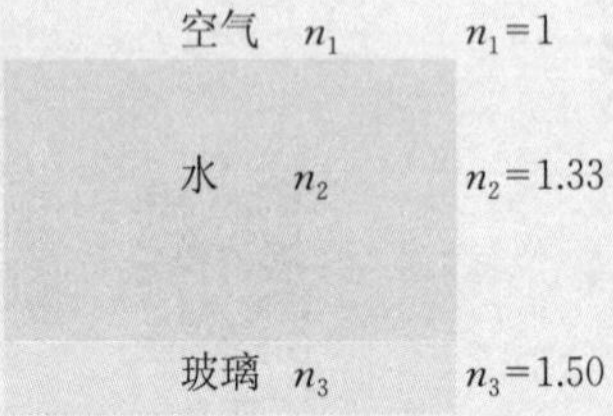

图 9.27　习题 9.4 图

9.5　如图 9.28 所示，波长为680 nm的平行光垂直照射到 $L = 0.12$ m长的两块玻璃片上，两玻璃片一边相互接触，另一边被直径 $d = 0.048$ mm 的细钢丝隔开. 求：(1) 两玻璃片间的夹角；(2) 相邻两明条纹间的厚度差；(3) 相邻两暗条纹的间距；(4) 在这 0.12 m 内将呈现多少条明条纹.

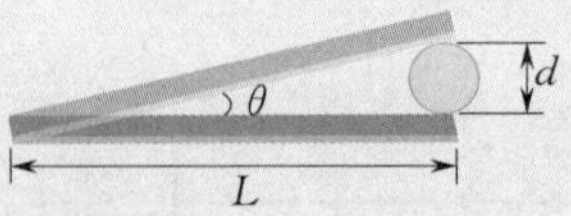

图 9.28　习题 9.5 图

9.6　把折射率 $n = 1.632$ 的玻璃片，放入迈克耳孙干涉仪的一臂时，可观察到 150 条干涉条纹向一方移过，若所用的单色光波长为 $\lambda = 500$ nm，求玻璃片的厚度.

9.7　一单缝宽 $a = 0.10$ mm，缝后放一焦距为 50 cm 的会聚透镜. 用平行绿光($\lambda = 546.0$ nm) 垂直照射单缝，试求位于透镜焦平面处屏幕上的中央明条纹及第 2 级明条纹的线宽度.

9.8　一单色平行光束垂直照射在宽为1.0 mm 的单缝上. 在缝后放一焦距为 2.0 m 的会聚透镜. 已知位于透镜焦平面上的中央明条纹的线宽度为 2.5 mm. 求入射光波长.

9.9　某单色光垂直入射到一每厘米刻有6 000 条刻线的光栅上，如果第 1 级谱线的衍射角为 20°，试问：入射光的波长如何？它的第 2 级谱线将在何处？

9.10　使自然光通过两个偏振化方向成60°的偏振片，透射光的光强为 I_1. 若在这两个偏振片之间再插入另一偏振片，它的偏振化方向与前两个偏振片均成 30°，则透射光的光强为多大？

9.11　一束自然光照射到互相重叠的 4 块偏振片上，每块偏振片的偏振化方向相对前面一块偏振片沿顺时针方向(迎着透射光观察) 转过 30°，试求透射光的光强与入射光的光强之比.

9.12　水的折射率为 1.33，玻璃的折射率为 1.50. 当光由水中射向玻璃而反射时，起偏角为多少？当光由玻璃射向水面而反射时，起偏角又为多少？

9.13　一束太阳光以入射角 i 入射到平面玻璃上，这时反射光为线偏振光，折射角为 32°. 求：(1) 入射角 i；(2) 玻璃的折射率.

本章习题参考答案

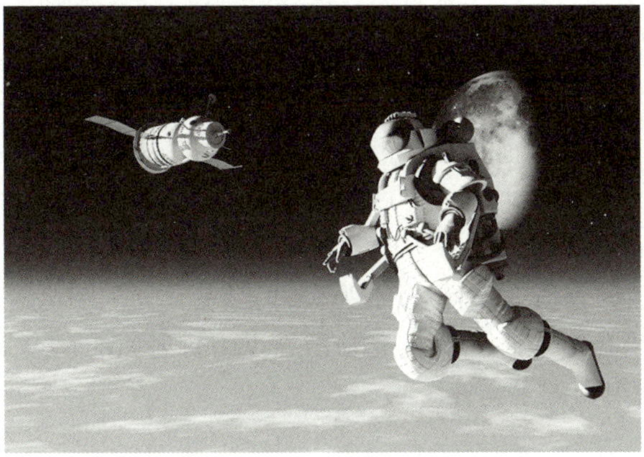

第10章

几何光学

几何光学(geometrical optics) 研究的是波动光学的极限情况，不考虑波长、相位、振幅等. 其理论基础是几何定律和一些基本的光学实验定律，如：① 光在均匀介质中的直线传播定律；② 光通过两种介质界面时的反射定律和折射定律；③ 光的独立传播定律和光路可逆定律. 本章主要讨论光通过单球面、透镜的折射成像规律及其应用.

§ 10.1 球面折射

10.1.1 单球面折射

当两种折射率不同的透明介质的分界面为球面的一部分时，光所产生的折射现象称为**单球面折射**(refraction at a spherical surface). 了解单球面折射成像规律是了解各种透镜以及眼睛等光学系统的基础.

如图10.1所示，有两种均匀透明介质，折射率分别为 n_1 和 n_2 ($n_1 < n_2$)，MN 为球形折射面，其曲率中心为 C，曲率半径为 r，球面与主光轴的交点为折射面的顶点 P，通过曲率中心 C 的直线 OPI 为折射面的主光轴.

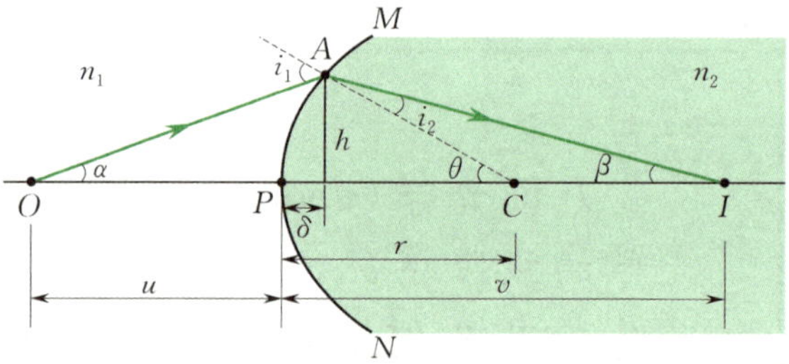

图 10.1 单球面折射

如果光线与主光轴的夹角很小，如图10.1所示的光线 OA，α 满足 $\alpha \approx \sin\alpha \approx \tan\alpha$，则此光线称为**近轴光线**(paraxial ray)；否则，称为远轴光线. 下面的讨论仅限于近轴光线.

主光轴上自点 O 发出的光线经单球面折射后与主光轴交于点 I，点 I 是物点 O 的像. 物点 O 到顶点 P 的距离 OP 称为物距，用 u 表示；像点 I 到顶点 P 的距离 PI 称为像距，用 v 表示. u 与 v 的关系，可由折射定律 $n_1 \sin i_1 = n_2 \sin i_2$ 得出.

由于 OA 是近轴光线，i_1、i_2 很小，因此 $\sin i_1 \approx i_1$、$\sin i_2 \approx i_2$. 折射定律可写为

$$n_1 \cdot i_1 = n_2 \cdot i_2$$

由图可知，$i_1 = \alpha + \theta$，$i_2 = \theta - \beta$，代入上式，并整理可得

$$n_1 \cdot \alpha + n_2 \cdot \beta = (n_2 - n_1)\theta \tag{10.1}$$

由于 α、β、θ 均很小，它们的值可以用其角度的正切值代替，则有

$$\alpha \approx \frac{h}{u+\delta} \approx \frac{h}{u}, \quad \beta \approx \frac{h}{v-\delta} \approx \frac{h}{v}, \quad \theta \approx \frac{h}{r-\delta} \approx \frac{h}{r}$$

将上述 α、β、θ 的表达式代入式(10.1)，并消去 h，则有

$$\frac{n_1}{u} + \frac{n_2}{v} = \frac{n_2 - n_1}{r} \tag{10.2}$$

式(10.2)称为单球面折射公式,它适用于一切凸、凹球面.但应用此公式时,u、v、r 须遵守如下符号规则:实物物距 u 和实像像距 v 均取正值;虚物物距 u 和虚像像距 v 均取负值;凸球面对着入射光线,单球面的曲率半径 r 为正,反之为负.

在图 10.2(a) 中,O_1 为实物(发散的入射光束的顶点),u_1 取正值;I_1 为虚像(发散的折射光束的顶点),v_1 取负值;凹球面对着入射光线,曲率半径 r_1 取负值.在图 10.2(b) 中,O_2 为虚物(会聚的入射光束的顶点),u_2 取负值;I_2 为实像(会聚的折射光束的顶点),v_2 取正值;凸球面对着入射光线,曲率半径 r_2 取正值.

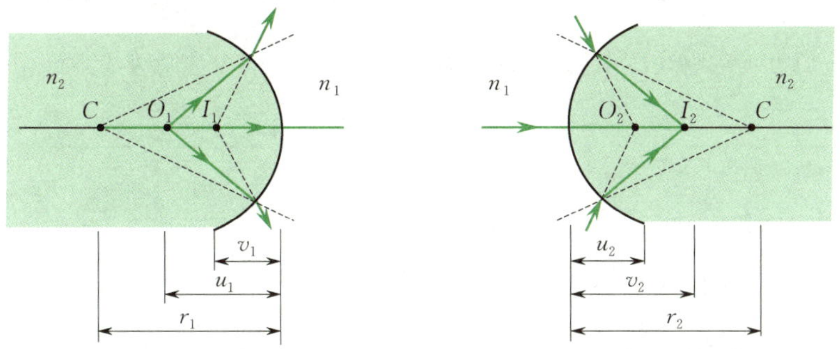

(a) 凹球面对着入射光线　　(b) 凸球面对着入射光线

图 10.2　物距、像距和曲率半径

对于给定的物距 u,不同的折射球面(n_1、n_2、r)有不同的像距 v 与之对应,因此可以用式(10.2)右端的 $\frac{n_2-n_1}{r}$ 表示球面的折射本领,称为折射面的**焦度**(focal power),用 Φ 表示,即

$$\Phi=\frac{n_2-n_1}{r} \tag{10.3}$$

若 r 以 m 为单位,则 Φ 的单位为 m^{-1},称为**屈光度**(diopter),用符号 D 表示.例如,$n_2=1.5$,$n_1=1.0$,$r=10$ cm 的单球面,其焦度等于 5 m^{-1},记为 5 D.

当点光源位于主光轴上某点 F_1 时,若由该点发出的光线经单球面折射后成为平行光线,即 $v\to\infty$,则点 F_1 称为该折射面的第一焦点,从第一焦点到折射面顶点的距离称为第一焦距,以 f_1 表示.将 $v\to\infty$ 代入式(10.2),得

$$f_1=\frac{n_1}{n_2-n_1}\cdot r \tag{10.4}$$

如果平行于主光轴的近轴光线经单球面折射后成像于主光轴上一点 F_2,则点 F_2 称为折射面的第二焦点,从点 F_2 到折射面顶点的距离称为第二焦距,以 f_2 表示.将 $u\to\infty$ 代入式(10.2),得

$$f_2=\frac{n_2}{n_2-n_1}\cdot r \tag{10.5}$$

当 f_1、f_2 均为正值时,F_1、F_2 是实焦点,折射面有会聚光线的作用;当 f_1、f_2 均为负值时,F_1、F_2 是虚焦点,折射面有发散光线的作用.

由式(10.4)和式(10.5)可知,折射面的两个焦距不相等,其比值等于折射面两

侧介质的折射率之比，即

$$\frac{f_1}{f_2} = \frac{n_1}{n_2} \tag{10.6}$$

由式(10.3)和式(10.6)可得折射面的两个焦距与焦度之间的关系为

$$\Phi = \frac{n_1}{f_1} = \frac{n_2}{f_2} \tag{10.7}$$

可见，对同一折射面，尽管其两侧的焦距不相等，但是 n 与 f 的比值是相等的.

例 10.1 圆柱形玻璃棒($n = 1.5$)的一端是半径为 2 cm 的凸球面.(1) 求棒置于空气中时，在棒的轴线上且在棒外距离棒端 8 cm 的物点所成像的位置；(2) 若将此棒放入水$\left(n = \frac{4}{3}\right)$中，物距不变，则像距变为多少(设棒足够长)？

解 (1) 当棒置于空气中时，$n_1 = 1.0, n_2 = 1.5, r = 2\ \text{cm}, u = 8\ \text{cm}$，代入式(10.2)，得

$$\frac{1}{8} + \frac{1.5}{v} = \frac{1.5 - 1.0}{2}\ \text{cm}$$

解得

$$v = 12\ \text{cm}$$

所成像在棒内轴线上离棒顶点 12 cm 处，为实像.

(2) 当棒置于水中时，$n_1 = \frac{4}{3}, n_2 = 1.5, r = 2\ \text{cm}, u = 8\ \text{cm}$，代入式(10.2)，得

$$\frac{\frac{4}{3}}{8} + \frac{1.5}{v} = \frac{1.5 - \frac{4}{3}}{2}\ \text{cm}$$

解得

$$v = -18\ \text{cm}$$

可见，像点在棒轴线上离棒顶点 18 cm 处，为虚像.

10.1.2 共轴球面系统

如果两个或两个以上折射球面的曲率中心在同一直线上，它们便组成**共轴球面系统**(coaxial spherical system). 各球心所在直线为共轴球面系统的主光轴.

光通过共轴球面系统的像，取决于入射光依次在每一个折射球面上折射的结果. 在成像过程中，前一个折射球面所成的像为相邻的后一个折射球面的物. 因此，可应用单球面折射公式，采用逐次成像法，直到求出最后一个折射球面的像，此像即为光线通过共轴球面系统所成的像.

例 10.2 一玻璃球($n = 1.5$)的半径为 10 cm，一点光源放在球前 40 cm 处. 求近轴光线通过球后所成的像.

解 对于第一个折射面，$n_1 = 1.0, n_2 = 1.5, r = 10\ \text{cm}, u_1 = 40\ \text{cm}$，代入式(10.2)，得

$$\frac{1}{40\ \text{cm}} + \frac{1.5}{v_1} = \frac{1.5 - 1.0}{10\ \text{cm}}$$

解得

$$v_1 = 60\ \text{cm}$$

如果没有第二个折射面，像 I_1 应在球的第一个折射面顶点 P_1 后面 60 cm 处. 像 I_1 对于第二个折射面是物，由于像 I_1 在第二个折射面的后面，故像 I_1 是虚物，因此，对于第二个折射面有 $n_1 = 1.5, n_2 = 1.0, r = -10\ \text{cm}, u_2 = (20 - 60)\ \text{cm} = -40\ \text{cm}$，代入式(10.2)，得

$$\frac{1.5}{-40\ \text{cm}} + \frac{1.0}{v_2} = \frac{1.0 - 1.5}{-10\ \text{cm}}$$

解得

$$v_2 = 11.4\ \text{cm}$$

因此，最后成像在球后面 11.4 cm 处，整个系统成像过程如图 10.3 所示.

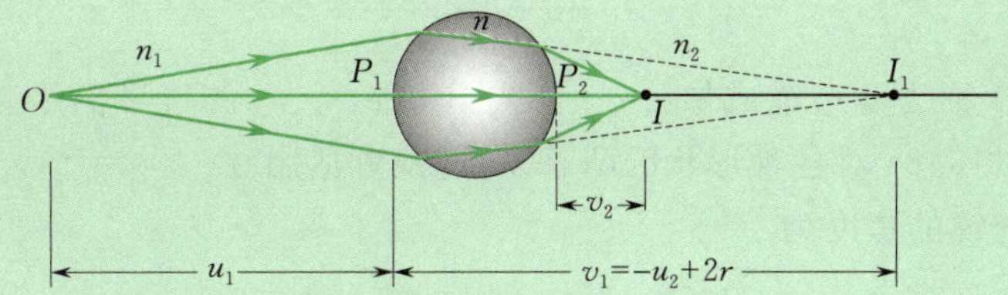

图 10.3　例 10.2 图

§ 10.2 透镜

透镜(lens)是具有两个折射面的共轴系统，两折射面之间是均匀的透明物质. 根据透镜的厚度，可将透镜分为薄透镜、厚透镜；根据透镜折射面的形状可将透镜分为**球面透镜**(spherical lens)(常简称透镜)及**柱面透镜**(cylindrical lens).

10.2.1　薄透镜成像公式

所谓薄透镜(thin lens)，即组成透镜的两个球面顶点之间的距离 P_1P_2 与透镜的焦距相比很小的透镜. 下面以图 10.4 所示的凹凸薄透镜为例进行讨论.

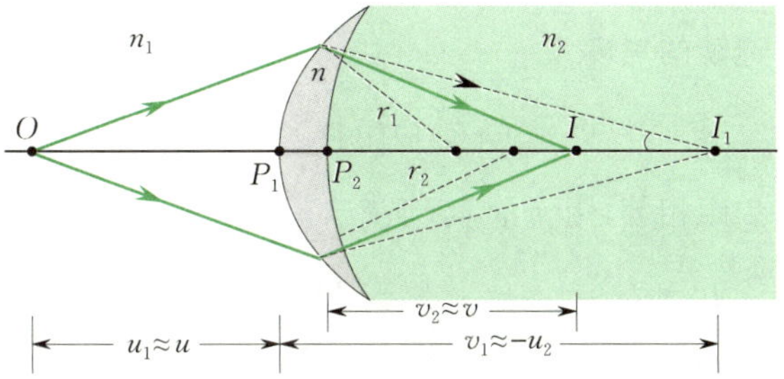

图 10.4　薄透镜成像

设折射率为 n 的凹凸薄透镜置于折射率分别为 n_1 和 n_2 的两种介质界面处，从主光轴物点 O 发出的光经透镜折射后成像于 I 处，如图 10.4 所示. 以 u_1、v_1、r_1 和 u_2、v_2、r_2 分别表示第一个折射面和第二个折射面的物距、像距和曲率半径. 以 u、v 分别表示透镜的物距和像距. 因为是薄透镜，则 $u_1\approx u$，$v_1\approx -u_2$，$v_2\approx v$. 将它们分别代入式(10.2)，得

$$\frac{n_1}{u}+\frac{n}{v_1}=\frac{n-n_1}{r_1}$$

$$-\frac{n}{v_1}+\frac{n_2}{v}=\frac{n_2-n}{r_2}$$

将上述两式相加后整理，则有

$$\frac{n_1}{u}+\frac{n_2}{v}=\frac{n-n_1}{r_1}-\frac{n-n_2}{r_2} \tag{10.8}$$

式(10.8)称为薄透镜成像公式. 公式中 u、v、r_1、r_2 的符号仍然遵守前面叙述的符号规则. 式(10.8)对各种形状的凸、凹薄透镜皆适用.

薄透镜的焦度为

$$\Phi=\frac{n-n_1}{r_1}-\frac{n-n_2}{r_2}$$

因薄透镜前、后介质的折射率不相同，由式(10.7)和式(10.8)可以得出薄透镜的两焦距分别为

$$f_1=\frac{n_1}{\Phi}=\left(\frac{\Phi}{n_1}\right)^{-1}=\left[\frac{1}{n_1}\left(\frac{n-n_1}{r_1}-\frac{n-n_2}{r_2}\right)\right]^{-1}$$

$$f_2=\frac{n_2}{\Phi}=\left(\frac{\Phi}{n_2}\right)^{-1}=\left[\frac{1}{n_2}\left(\frac{n-n_1}{r_1}-\frac{n-n_2}{r_2}\right)\right]^{-1}$$

如果薄透镜前、后介质的折射率相同，即薄透镜处在折射率为 n_0 的某种介质中，则 $n_1=n_2=n_0$，式(10.8)可简写为

$$\frac{1}{u}+\frac{1}{v}=\frac{n-n_0}{n_0}\cdot\left(\frac{1}{r_1}-\frac{1}{r_2}\right) \tag{10.9}$$

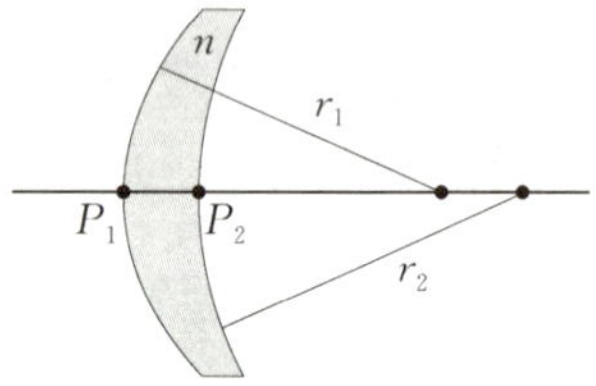

图 10.5 放置在空气中的薄透镜

实际上，薄透镜通常都是放置在空气中的，如图 10.5 所示，此时 $n_0=1$，所以式(10.9)又可简写为

$$\frac{1}{u}+\frac{1}{v}=(n-1)\cdot\left(\frac{1}{r_1}-\frac{1}{r_2}\right) \tag{10.10}$$

即置于空气中的薄透镜的焦度为

$$\Phi=(n-1)\cdot\left(\frac{1}{r_1}-\frac{1}{r_2}\right)$$

其第一焦距与第二焦距相等，用 f 表示，则

$$f=f_1=f_2=\left[(n-1)\cdot\left(\frac{1}{r_1}-\frac{1}{r_2}\right)\right]^{-1} \tag{10.11}$$

将 f 代入式(10.10)，得

$$\frac{1}{u}+\frac{1}{v}=\frac{1}{f} \tag{10.12}$$

此式是薄透镜成像的又一常用公式，称为薄透镜成像公式的高斯形式.

对放置在空气中的薄透镜，焦距的倒数 $\frac{1}{f}$ 为薄透镜的焦度，即 $\Phi=\frac{1}{f}$. 当焦距以 m 为单位时，焦度单位仍为 D. 配置眼镜时人们常将透镜的焦度以"度"为单位，其换算关系为1 D = 100 度.

10.2.2 薄透镜组合

两个或两个以上的薄透镜组成的共轴系统，称为薄透镜组合，简称透镜组. 物体通过透镜组后所成的像，可以利用薄透镜公式，采用逐次透镜成像法求出，即先求第一个透镜所成像，将此像作为第二个透镜的物，再求出第二个透镜所成像，依此类

推，直至求出最后一个透镜所成的像，此像便是物体经过透镜组后所成的像.

最简单的透镜组是由两个薄透镜紧密贴合在一起组成的，如图10.6所示. 设两个透镜的焦距分别为 f_1 与 f_2，透镜组物距为 u，像距为 v. 物体经过透镜 L_1 成像在 I_1 处，相应的物距和像距为 u_1 与 v_1，并且 $u_1 = u$，由薄透镜成像公式(10.12)得

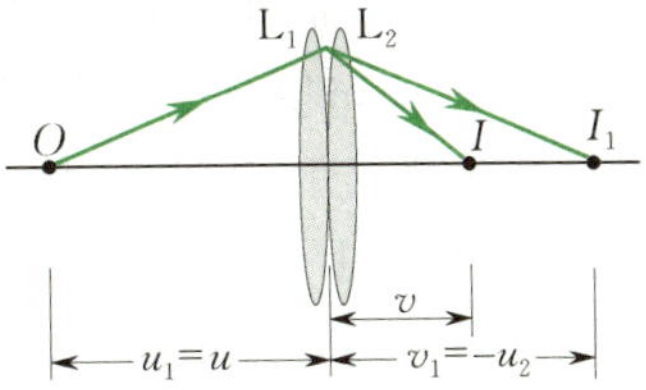

图 10.6 透镜组

$$\frac{1}{u} + \frac{1}{v_1} = \frac{1}{f_1}$$

对于第二个透镜，$u_2 = -v_1$，$v_2 = v$，同理有

$$-\frac{1}{v_1} + \frac{1}{v} = \frac{1}{f_2}$$

两式相加，得

$$\frac{1}{u} + \frac{1}{v} = \frac{1}{f_1} + \frac{1}{f_2} \tag{10.13}$$

所以透镜组的焦距 f 满足

$$\frac{1}{f} = \frac{1}{f_1} + \frac{1}{f_2} \tag{10.14}$$

即紧密接触透镜组的等效焦距的倒数等于组成它的各透镜焦距的倒数之和.

如果以 Φ_1、Φ_2、Φ 分别表示第一个透镜、第二个透镜和透镜组的焦度，则它们之间的关系为

$$\Phi = \Phi_1 + \Phi_2 \tag{10.15}$$

这一关系常被用来测量透镜的焦度. 例如，测定某近视眼镜片(凹透镜)的焦度时，用已知焦度的凸透镜与它紧密接触，使组合后的焦度为零，即光线通过透镜组后既不发散也不会聚，光线的方向不改变. 此时 $\Phi_1 + \Phi_2 = 0$ 或 $\Phi_1 = -\Phi_2$，即两透镜焦度数值相等，符号相反.

10.2.3 厚透镜

厚透镜(thick lens) 和薄透镜一样，也是包含两个折射球面的共轴系统，不同的是两折射球面顶点之间的距离较大，不能忽略. 厚透镜成像可以利用逐次成像法，也可以利用三对**基点**(cardinal point). 利用三对基点不仅可以简化厚透镜的成像过程，而且可以简化任何复杂的共轴球面系统的成像过程，并且有助于了解整个共轴系统的特点. 三对基点包括一对主焦点、一对主点、一对节点.

1. 一对主焦点

将点光源放在主光轴上某点，若发出的光线经厚透镜后成为平行于主光轴的平行光线，如图10.7中的光线①，这一点称为厚透镜的第一主焦点 F_1. 若平行于主光轴的光线(见图10.7中的光线②)经厚透镜后交于主光轴上某点 F_2，则点 F_2 称为厚透镜的第二主焦点.

2. 一对主点

在图10.7中，通过第一主焦点 F_1 的入射光线①的延长线与经过整个系统折射

后出射光线的反向延长线相交于点 B_1. 过点 B_1 作垂直于主光轴的平面且与主光轴交于点 H_1，则点 H_1 称为折射系统的第一主点，平面 B_1A_1 称为第一主平面. 同样，平行于主光轴的入射光线 ② 的延长线与经过整个系统折射后的出射光线的反向延长线相交于点 A_2，过点 A_2 作垂直于主光轴的平面且与主光轴交于点 H_2，则点 H_2 称为折射系统的第二主点，平面 B_2A_2 称为第二主平面.

在图 10.7 中，无论光线在折射系统中经过怎样的曲折路径，在效果上只等于在相应的主平面上发生一次折射. 通常将第一主焦点 F_1 到第一主点 H_1 的距离称为第一焦距 f_1，物点到第一主平面的距离称为物距. 第二主焦点 F_2 到第二主点 H_2 的距离称为第二焦距 f_2，像到第二主平面的距离称为像距.

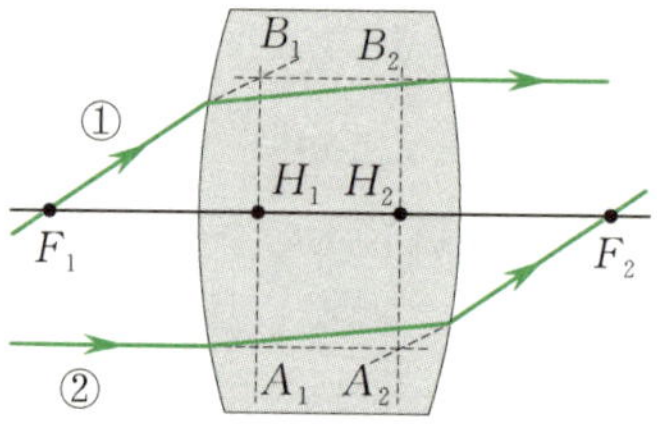

图 10.7　一对主焦点和一对主点

3. 一对节点

在厚透镜的主光轴上可以找到两点 N_1 和 N_2，如图 10.8 所示. 光线的延长线通过它们时，不改变方向，仅发生平移，即从任何角度向点 N_1 入射的光线都以相同的角度从点 N_2 射出. N_1、N_2 分别称为折射系统的第一节点和第二节点. N_1 和 N_2 的性质类似于薄透镜的光心.

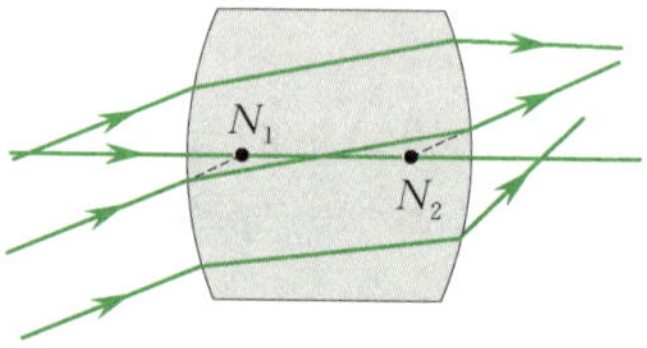

图 10.8　一对节点

只要知道三对基点在折射系统中的位置，就可像薄透镜那样利用三条光线中的任意两条求出经系统折射后所成的像. 厚透镜的三条光线如图 10.9 所示：平行于主光轴的光线 ① 在第二主平面折射后通过第二主焦点 F_2；通过第一主焦点 F_1 的光线 ③ 在第一主平面折射后平行于主光轴射出；通过第一节点 N_1 的光线 ② 从第二节点 N_2 平行于入射方向射出.

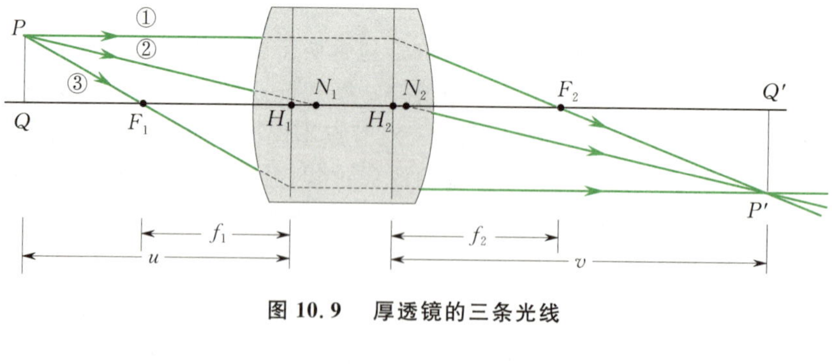

图 10.9　厚透镜的三条光线

各基点的位置取决于折射系统的具体条件. 如果折射系统前、后介质的折射率相同（如折射系统置于空气中），则 $f = f_1 = f_2$，在这种情况下，物距 u、像距 v、焦距 f 之间的关系等同于薄透镜成像公式：

$$\frac{1}{u} + \frac{1}{v} = \frac{1}{f}$$

式中 u、v、f 均以相应的主平面为起点计算.

相比较而言,单球面和薄透镜也有三对基点,单球面的两主点重合在单球面顶点 P 上,其两节点重合在单球面的曲率中心点 C 上;而薄透镜的两主点及两节点都重合在薄透镜的光心(任何方向入射的光线通过此点方向不变)上.

10.2.4 柱面透镜

薄透镜的两个折射面如果不是球面,而是圆柱面的一部分,这种透镜称为柱面透镜.柱面透镜的两个折射面可以都是圆柱面,也可以一面为圆柱面,另一面为平面;它与透镜一样,有凸、凹两种形式,即凸柱面透镜、凹柱面透镜.

通常将包含主光轴的平面称为子午面,子午面与折射面的交线称为子午线.

如果折射面在各个方向上的子午线曲率半径不相同,这种折射面为非对称折射面,由这种折射面组成的共轴系统称为非对称折射系统.非对称折射系统对沿各子午面通过的光线的折射本领不同,因此,主光轴上的点光源发出的光束经此系统折射后不能形成一个清晰的点像,柱面透镜的成像就是如此.如图 10.10 所示的柱面透镜在水平方向焦度最大,且为正值,对光线起会聚作用;在竖直方向的焦度为零,折射光线不改变方向.所以在图 10.10 所示的情况下,点状物体经柱面透镜后成的像为一条竖直线 $I_1I_2I_3$.

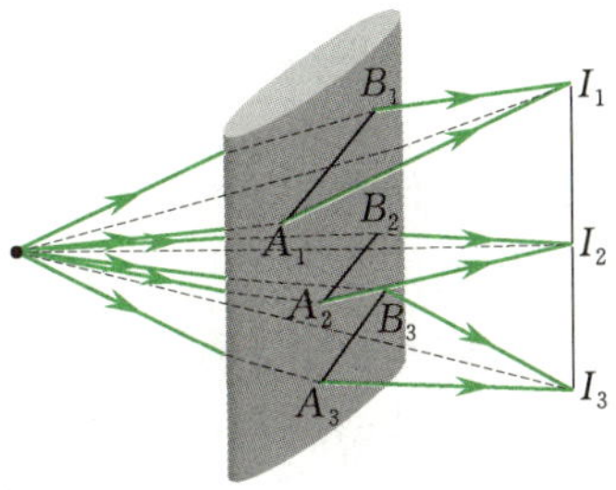

图 10.10 柱面透镜成像

10.2.5 透镜的像差

由于各种原因,由物体发出的光线经透镜折射后所成的像与原物体有偏差,这种现象称为透镜的**像差**(aberration).产生像差的原因较多,此处仅简单介绍**球面像差**(spherical aberration)和**色像差**(chromatic aberration).

1. 球面像差

主光轴上点状物体发出的远轴光线和近轴光线经透镜折射后不能会聚于主光轴上某一点,如图 10.11(a) 所示,这种现象称为球面像差,简称球差.产生球差的原因是通过透镜边缘部分的远轴光线比通过透镜中央部分的近轴光线偏折得多一些,于是,通过透镜的远轴光线与近轴光线不能会聚于同一点,点状物体或点光源不能生成点像,而生成圆斑.

减小球差最简单的方法是在透镜前放置一个光阑,如图 10.11(b) 所示.光阑只让近轴光线通过透镜,因此可以生成一个清晰的点像.减小球差的另一办法是在会聚透镜之后放置发散透镜,因为发散透镜对远轴光线的发散作用强于对近轴光线.这样组成的透镜组虽然降低了焦度,却减小了球差.

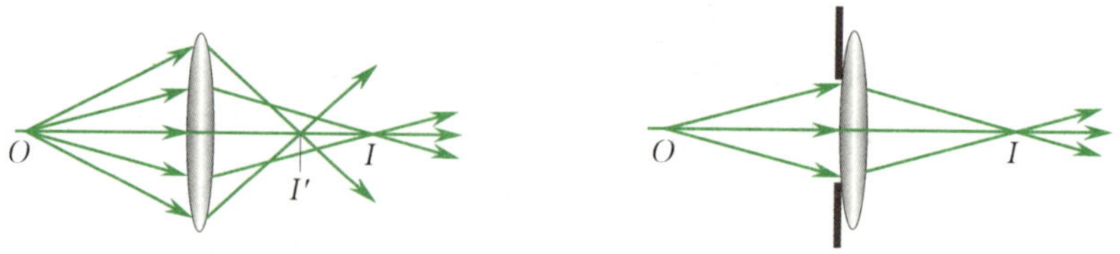

(a) 球面像差　　(b) 矫正方法

图 10.11　球面像差及其矫正方法

2. 色像差

波长不同的光在同一种光学材料中的折射率略有差异，波长越短，其折射率越大，所以位于主光轴上的白色点光源发出的光通过透镜后，波长较短的光偏折较大，会聚于主光轴上较近处；而波长较长的光偏折得较小，会聚于主光轴上较远处．不同波长的光通过透镜后不能在同一点成像，这种现象称为色像差．透镜越厚，色像差越明显．

纠正色像差的方法是将具有不同折射率的凸透镜和凹透镜适当组合，使一个透镜的色像差能被另一个透镜所抵消．例如，冕牌玻璃的色散能力较火石玻璃弱，因此，在冕牌玻璃的凸透镜上胶粘一块火石玻璃做的凹透镜，则通过凸透镜所产生的色散大部分被凹透镜所抵消，从而达到消除色像差的目的．

§ 10.3 眼睛

10.3.1　眼的光学结构

人眼是一种特殊而重要的感觉器官．正常人眼是直径约为 25 mm 的球体，眼球的水平剖面如图 10.12 所示．眼球的前表面是一层透明的膜，称为角膜，外界的光线由此进入眼内．角膜后面是虹膜，虹膜中央有一圆孔称为瞳孔，瞳孔具有光阑的作用，其大小通过肌肉收缩而改变，以调节进入眼内的光能量．虹膜之后是晶状体，它是透明而富有弹性的组织，形如双凸透镜，其表面的曲率半径随睫状肌的缩张而变化．眼球的内层称为视网膜，其上布满了视神经，是光线成像的地方．视网膜正对瞳孔处的小块黄色区域称为黄斑，黄斑中央的凹陷处对光线最敏感．

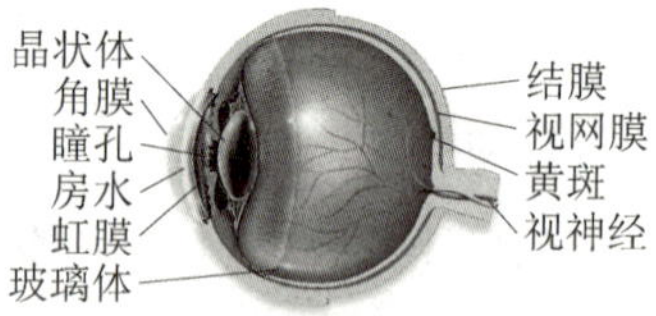

图 10.12　眼球的水平剖面示意图

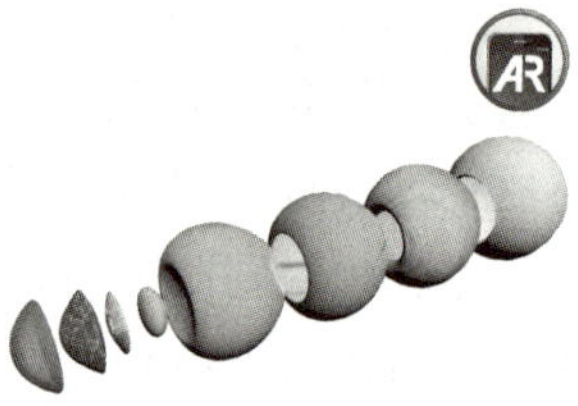

眼球的光学性质

在角膜、虹膜与晶状体之间充满透明液

体——房水.晶状体与视网膜之间充满了另一透明液体——玻璃体.据 A.古尔斯特兰德(A. Gullstrand)的研究,眼可看成如图 10.13 所示的光学系统,称为古氏平均眼.眼内各种折射介质的折射率与界面的曲率半径如表 10.1 所示.

表 10.1　古氏平均眼常数

			折射率	在主光轴上位置 /mm	曲率半径 /mm
角膜	前面		1.376	0	7.7
	后面			0.5	6.8
玻璃体			1.336		
房水			1.336		
晶状体	皮质	前面	1.386	3.6	10.0
		后面		7.2	−6.0
	体核	前面	1.406	4.15	7.9
		后面		6.57	−5.8
三对基点	第一主点(H_1)			1.348	
	第二主点(H_2)			1.602	
	第一节点(N_1)			7.08	
	第二节点(N_2)			7.33	
	第一主焦点(F_1)			−15.70	
	第二主焦点(F_2)			24.38	

从几何光学的角度来看,人眼是由多种介质组成的较复杂的共轴球面系统,这个系统的像只能成在视网膜上.根据古尔斯特兰德对眼睛三对基点的计算,如图 10.13 所示,第一主点 H_1 和第二主点 H_2 靠得很近,第一节点 N_1 和第二节点 N_2 也靠得很近,三对基点的位置和单球面接近,因此常常把眼睛进一步简化为单球面折射系统,称为**简约眼**(reduced eye),如图 10.14 所示.简约眼的单球面接近角膜,但不是角膜,它的曲率半径在眼睛处于完全放松状态时为 5 mm,介质折射率取相同的值 1.33,由此得出的焦距为 $f_1 = 15$ mm,$f_2 = 20$ mm.

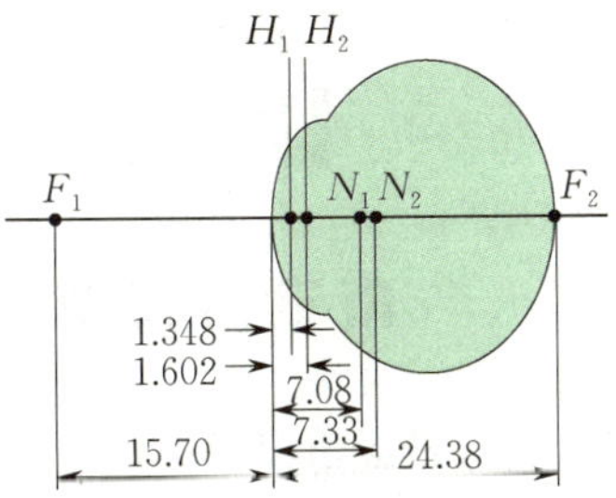

图 10.13　古氏平均眼

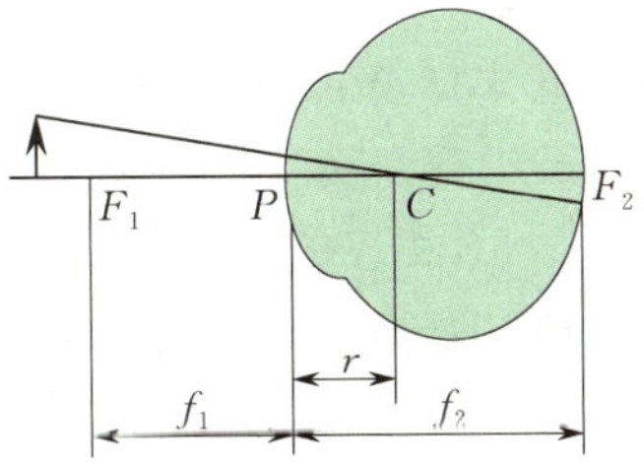

图 10.14　简约眼

10.3.2 眼的调节

眼睛的焦度能在一定范围内改变，将远近不同的物体成像在视网膜上，眼睛这种改变自身焦度的本领称为眼的**调节**(accommodation). 眼的调节主要通过睫状肌收缩改变晶状体的曲率半径而达到. 但这种调节有一定限度，当被观察物体在无穷远处时，睫状肌完全放松，此时晶状体曲率半径最大，焦度最小，大约为 58.6 D. 观察近处物体时，晶状体曲率半径变小(睫状肌收缩)，眼的焦度变大，最大可达到 70.6 D. 由此可见，在观察不同距离的物体时，眼的光学常数各不相同. 表 10.1 给出的是眼不调节、完全放松时的数据.

眼睛不调节时能看清的最远处物体与眼睛之间的距离称为**远点**(far point). 视力正常的人，其远点在无穷远处，即平行光刚好会聚在视网膜上. 若物体逐渐向眼睛移近，晶状体的曲率半径随之减小，眼睛的焦度增大；若物体距离眼睛太近，如小于 10 cm，眼睛可能处于最大调节状态(晶状体曲率半径最小). 眼睛处于最大调节状态能看清的物体与眼睛之间的距离称为**近点**(near point). 视力正常的人，近点距离为 10 ～ 12 cm. 远视眼是近点变远，近视眼是远点变近.

观察近距离物体时，眼睛因为需要高度调节而容易产生疲劳. 在日常工作中，不易引起眼睛过度疲劳的最佳距离约为25 cm，这个距离称为视力正常人的**明视距离**(distance of distinct vision).

10.3.3 眼的分辨本领及视力

从物体两端射入眼中节点的光线所夹的角度称为**视角**(visual angle)，如图 10.15 所示. 视角决定了物体在视网膜上成像的大小，视角越大，成像越大，眼睛越能看清物体细节. 视角与物体的大小、物体与眼睛间的距离有关. 实验证明，视力正常的人的眼睛能分辨两物点的最小视角约为 1′，与之对应的在明视距离处眼睛能分辨两物点之间的最短距离约为 0.1 mm. 通常用眼睛能分辨的最小视角 $\alpha_{\min}$ 的倒数表示眼睛的分辨本领，称为**视力**(visual acuity)，即

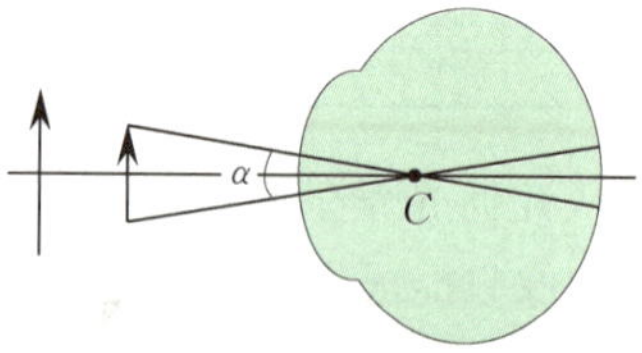

图 10.15 视角

$$视力 = \frac{1}{\alpha_{\min}}$$

应用上式计算视力时，最小视角以分(′)为单位. 例如，最小视角为 10′，相应的视力为 0.1，若最小视角为 0.5′，相应的视力为 2.0. 由这种视力记录法所绘的视力表称为国际标准视力表，如图 10.16 所示. 另一常用视力表为国家标准对数视力表，即五分法视力表，对数视力用 L 表示，L 与最小视角的关系为

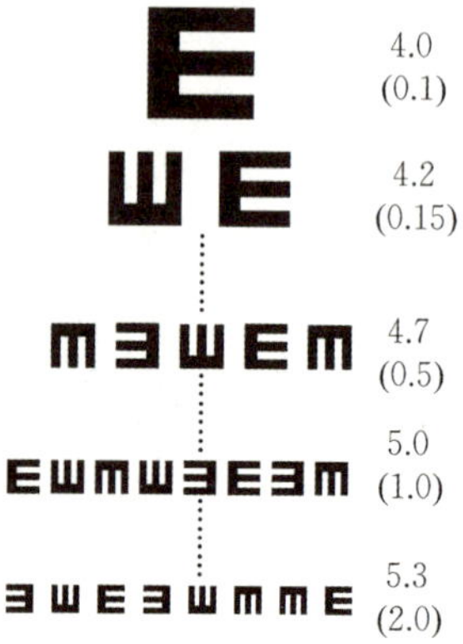

图 10.16 国际标准视力表

$$L = 5 - \lg \alpha_{\min}$$

若最小视角为 10′，相应的对数视力为 4.0；若

最小视角为 0.5′，相应的对数视力为 5.3.

10.3.4 眼的屈光不正及其矫正

眼睛不调节时，若平行光进入人眼内刚好在视网膜上形成一个清晰的点像，这种眼睛称为正视眼，如图 10.17 所示；否则，称为非正视眼或屈光不正眼. 屈光不正包括**近视眼**(nearsightedness)、**远视眼**(farsightedness) 和**散光眼**(astigmatism) 3 种，根据具体情况可以通过佩戴框架眼镜、角膜塑型镜和激光手术进行矫正. 下面主要以框架眼镜说明非正视眼的矫正.

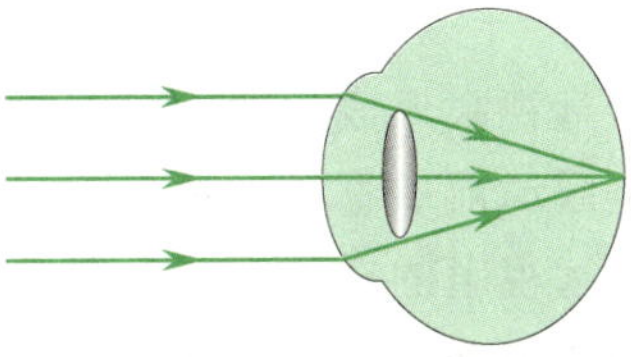

图 10.17　正视眼

1. 近视眼

若眼睛不调节时，平行光进入眼内会聚于视网膜前面，而在视网膜上成像模糊，此类眼睛称为近视眼，如图 10.18(a) 所示. 近视眼看不清远处的物体，需将物体移近到眼前某一位置才能看清. 可见，近视眼的远点不在无限远. 近视眼产生的原因可能是角膜或晶状体折射面的曲率半径太小，对光线偏折太强；或者是眼球的前后直径太长.

近视眼的矫正方法是佩戴一副适当焦度的凹透镜，使光线进入眼睛之前经凹透镜适当发散，再经眼睛折射后在视网膜上形成清晰的像，如图 10.18(b) 所示. 近视眼所佩戴的凹透镜能使平行光线成虚像在近视眼患者的远点处，这样近视眼在眼睛不调节的情况下即可看清无穷远处的物体.

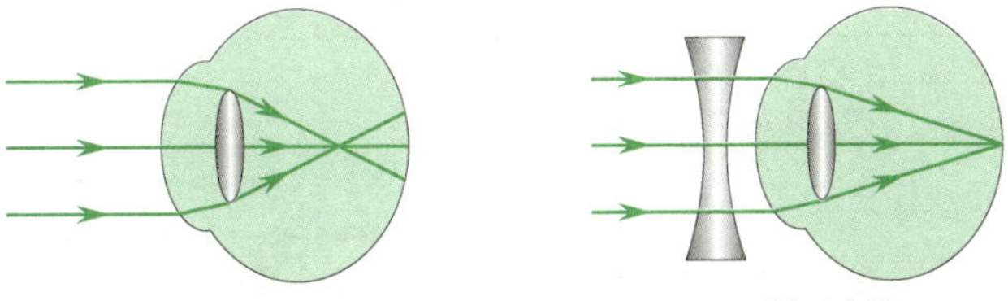

(a) 近视眼　　(b) 矫正方法

图 10.18　近视眼及其矫正方法

例 10.3　某近视眼患者的远点 P 在眼前 50 cm 处，欲使其看清无限远处的物体，则其应佩戴多少度的眼镜？

解　佩戴的眼镜必须使无限远处的物体在眼前 50 cm 处成一虚像，如图 10.19 所示. 设眼镜的焦距为 f，$u\to\infty$，$v=-50\ \text{cm}=-0.5\ \text{m}$. 代入薄透镜成像公式：

$$\frac{1}{\infty}+\frac{1}{v}=\frac{1}{f}$$

解得 $\Phi=\dfrac{1}{f}=\dfrac{1}{v}=\dfrac{1}{-0.5}\ \text{m}^{-1}=-2\ \text{D}=-200$ 度，即此近视眼患者应佩戴焦度为 2 D 的凹透镜.

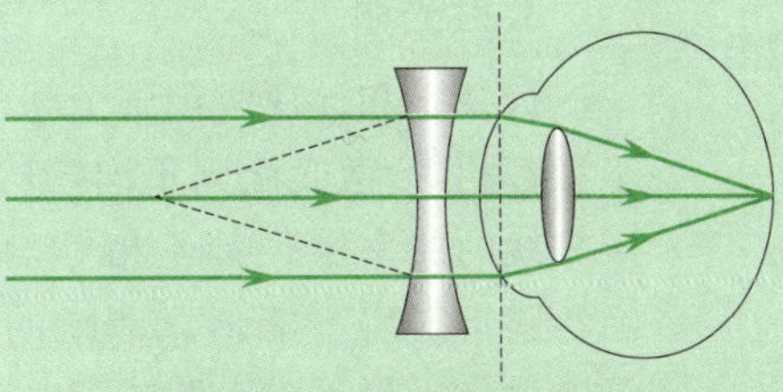

图 10.19　例 10.3 图

2. 远视眼

若眼睛不调节时，平行光线进入眼内会聚于视网膜之后，此类眼睛称为远视眼，如图 10.20(a) 所示. 远视眼在不调节时既看不清远处的物体，也看不清较近的物体. 虽然通过调节可以看清远处物体，但近处物体仍然看不清. 远视眼近点距离大于正视眼.

远视眼形成的原因可能是角膜或晶状体折射面的曲率半径太大，焦度太小；或者是眼球前后直径太短，使物体的像成在视网膜之后.

远视眼的矫正方法是佩戴一副适当焦度的凸透镜，让平行光线进入眼睛之前先经凸透镜会聚，再经眼睛折射后会聚于视网膜上，如图 10.20(b) 所示. 由于远视眼的近点较正视眼的远一些，因此，远视眼在看眼前较近的物体时，所选择的凸透镜必须将此物体的虚像成在远视眼患者的近点处.

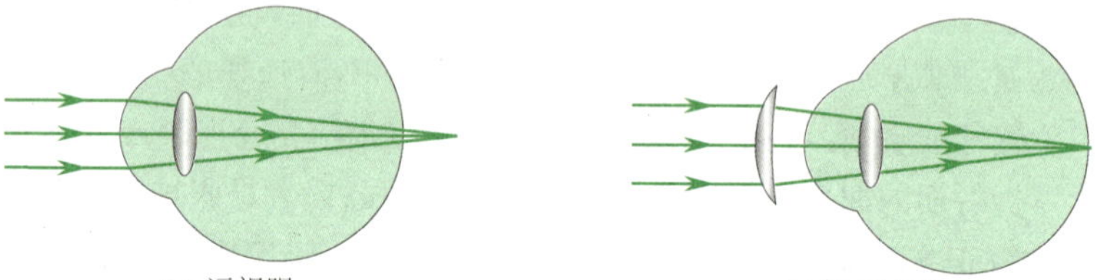
(a) 远视眼　　(b) 矫正方法

图 10.20　远视眼及其矫正方法

例 10.4　某远视眼患者的近点距离为 1.2 m，要看清眼前 12 cm 处的物体，则应佩戴怎样的眼镜？

解　所戴眼镜应使眼前 12 cm 处物体在眼前 1.2 m 处成虚像，如图 10.21 所示. 对于透镜，$u=0.12$ m，$v=-1.2$ m，代入薄透镜成像公式，得

$$\left(\frac{1}{0.12}+\frac{1}{-1.2}\right)\ \mathrm{m^{-1}}=\frac{1}{f}$$

解之可得

$$\Phi=\frac{1}{f}=\left(\frac{1}{0.12}-\frac{1}{1.2}\right)\ \mathrm{m^{-1}}=7.5\ \mathrm{D}=750\ 度$$

即此远视眼患者应佩戴焦度为 7.5 D 的凸透镜.

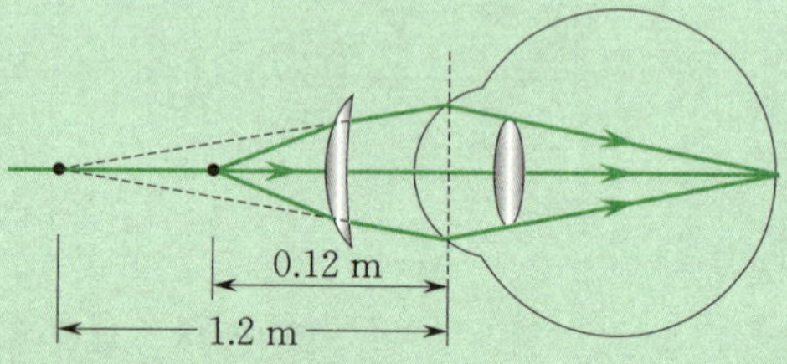

图 10.21　例 10.4 图

3. 散光眼

近视眼和远视眼都属于球面屈光不正，其角膜是球面，各个方向子午线的曲率半径都相等. 散光眼则不同，其角膜在各个方向子午线的曲率半径都不相等，物点发出的光线经角膜折射后不能形成清晰的点像，散光眼属于非对称折射系统. 图 10.22 表示了散光眼的角膜及其成像，此散光眼的眼球纵向子午线的曲率半径最短，横向子午线的曲率半径最长，其

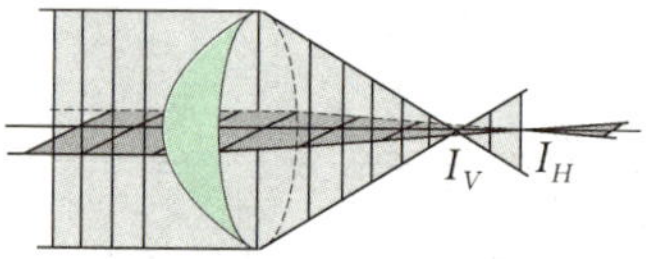

图 10.22　散光眼

他方向子午线的曲率半径介于两者之间. 当来自远处物体的平行光线经角膜折射后,纵向子午面内的光线会聚于 I_V 处,形成一条竖直线条状的像;横向子午面内的光线会聚于 I_H 处,形成一条水平线条状的像;其他方向子午面内的光线会聚于 I_V 与 I_H 之间,在这之间的不同位置则形成大小不同的椭圆像或圆形像. 由此可见,散光眼对任何位置的物点均不能产生点像. 因此,有散光眼的人常把一物点看成一条很短的线条,故看物体时模糊不清.

散光眼的矫正方法是佩戴适当焦度的柱面透镜,以矫正屈光不正子午线的焦度. 散光有近视散光和远视散光之分,因此配用的眼镜由柱面透镜或球面-柱面透镜组成.

§ 10.4 几种医用光学仪器

10.4.1　放大镜

为了看清楚微小物体或物体的细节,需要把物体移近眼睛,以增大物体对人眼的视角,使物体在视网膜上产生一较大的像. 但是,当物体过于微小时,要使从物体两端射入眼中节点的光线所夹的角度大于或等于人眼的最小视角,就需要将物体移到人眼的近点以内,此时物体在视网膜上成的像又会变得模糊不清. 可见,要使人眼看清某个物体,既要使物体对眼睛有足够大的视角,又要有合适的距离. 显然,对人眼来说,这两个要求是相互矛盾的. 解决此矛盾的办法是在眼前放置一个会聚透镜,以增大物体对人眼的视角. 用于达成这一目的的会聚透镜,称为**放大镜**(magnifier).

使用放大镜时,常常将物体放在放大镜焦点内,靠近放大镜焦点处,使物体经放大镜折射后成正立放大的虚像.

在图 10.23(a) 中,物体放在明视距离处,眼睛直接观察物体的视角为 β;利用放大镜观察同一物体时视角增大为 γ,如图 10.23(b) 所示. 通常用这两个视角的比值 $\frac{\gamma}{\beta}$ 衡量放大镜放大视角的能力,称为**角放大率**(angular magnification),用 α 表示,即

$$\alpha = \frac{\gamma}{\beta} \tag{10.16}$$

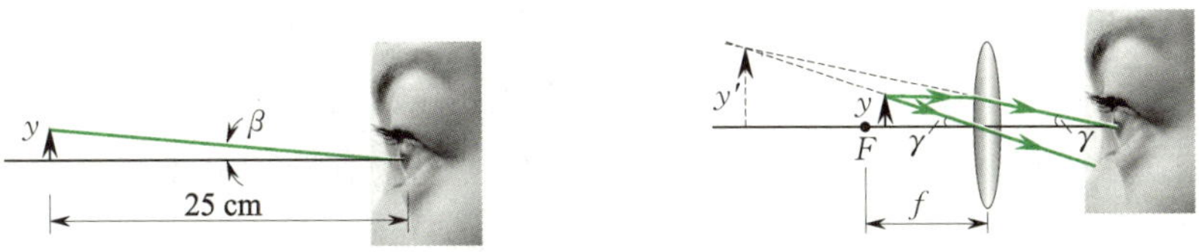

(a) 用眼睛直接观察　　(b) 用放大镜观察

图 10.23　放大镜原理

由于物体线度 y 很小,故视角 β、γ 很小,则

$$\beta \approx \tan\beta = \frac{y}{25}, \quad \gamma \approx \tan\gamma = \frac{y}{f}$$

将上述两式代入式(10.16),得

$$\alpha = \frac{y}{f} \cdot \frac{25}{y} = \frac{25}{f} \tag{10.17}$$

式中,f 为放大镜的焦距,其单位为 cm. 此式表明,放大镜的角放大率与它的焦距 f 成反比,即放大镜焦距越小,角放大率越大. 但如果 f 太小,放大镜会很凸、很厚,出现色像差,所以单一透镜放大镜的放大率一般都小于 3 倍(写成 3×),若是组合透镜,放大率可以达到 20×,且像差较小.

10.4.2 显微镜

一般放大镜的角放大率都比较小,无法用来观察很微小的物体. 观察微小物体需要角放大率更大的光学仪器. 显微镜是比较常用的一种角放大率较大的光学仪器,主要用于观察近处物体的微小细节.

显微镜是由两个短焦距的会聚透镜共轴组合而成的光学仪器. 其光路如图 10.24 所示. 靠近被观测物体的会聚透镜称为物镜,靠近观测者眼睛的会聚透镜称为目镜. 物镜的焦距较短而目镜的焦距较长. 将被观测物体倒置在靠近物镜的第一焦点外,经物镜折射后在目镜的第一焦点内形成一个放大的实像,实像再经目镜放大形成一个正立的虚像.

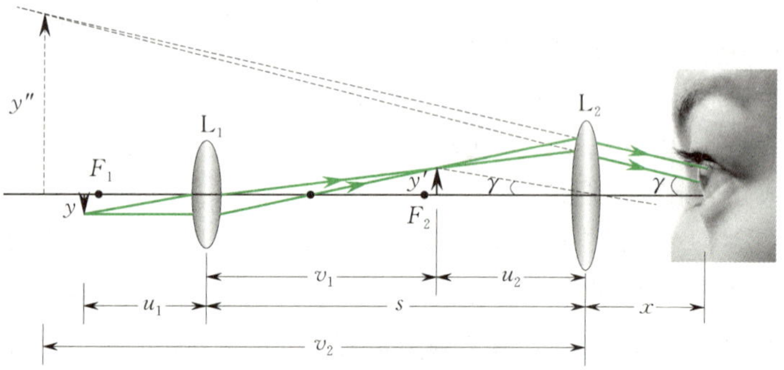

图 10.24 显微镜的光路图

根据光学仪器放大率的定义,显微镜的放大率为

$$M = \frac{\tan\gamma}{\tan\beta}$$

由图 10.24 可知,$\tan\gamma = \frac{y''}{v_2 + x} \approx \frac{y''}{v_2} = \frac{y'}{u_2}$. 因为在使用显微镜观察微小物体时,人眼常常是紧靠着目镜的,所以,一般情况下,x 取为零. $\tan\beta = \frac{y}{25}$,代入显微镜放大率的定义式有

$$M = \frac{y'}{u_2} \cdot \frac{25}{y} = \frac{y'}{y} \cdot \frac{25}{u_2} = \frac{v_1}{u_1} \cdot \frac{25}{u_2}$$

式中$\frac{y'}{y}=\frac{v_1}{u_1}$称为物镜的线放大率，用 m 表示. f_2 为目镜的焦距，因为物体通过物镜所成的像在目镜的焦点附近，故有 $u_2\approx f_2$，则$\frac{25}{u_2}\approx\frac{25}{f_2}$是目镜的角放大率，用 α 表示. 综上所述，可得显微镜的放大率为

$$M=\frac{v_1}{u_1}\cdot\frac{25}{f_2}=m\cdot\alpha \tag{10.18}$$

即显微镜的放大率等于物镜的线放大率与目镜的角放大率的乘积. 实际使用的显微镜配有各种放大率的物镜和目镜，适当组合可以获得所需的放大率.

由于被观察物体靠近物镜第一焦点，故 $u_1\approx f_1$，且物镜和目镜的焦距都很小，所以物镜的像距 v_1 与显微镜镜筒长度 s 大致相等，因此显微镜的放大率又可以写为

$$M=\frac{s}{f_1}\cdot\frac{25}{f_2}=\frac{25s}{f_1f_2} \tag{10.19}$$

即显微镜的放大率与所用物镜和目镜的焦距成反比.

10.4.3 纤镜

纤镜(fiberendoscope) 又称为纤维内镜，由大量纤维丝组成，这些纤维丝都是由透明度高的材料(如玻璃) 拉制而成的. 每根纤维丝外表均涂有一层折射率比纤维丝折射率还小的物质，当光束以入射角大于可以产生全反射的临界角入射到纤维丝的侧壁时，光束在侧壁处产生全反射，全反射在纤维丝内反复产生，光束沿着纤维丝向前传播而不向外泄露. 这就要求从纤镜表面入射的光束，其入射角不能超过某一阈值 i，如图 10.25 所示. 设纤维丝的折射率为 n_1，涂层物质的折射率 $n_2<n_1$，纤维丝外介质的折射率为 n_0，则使光束从纤镜外入射到纤镜端面而不会向纤维丝侧壁泄露的 i 角由下式确定：

$$\sin i=\frac{1}{n_0}\sqrt{n_1^2-n_2^2} \tag{10.20}$$

$n_0\sin i$ 称为光学纤维的**数值孔径**(numerical aperture).

医学所用纤镜有两个作用：一是将外部强光导入人体器官内；二是把器官内壁图像导出体外. 光学纤维可以导出黑白图像，也可以导出彩色图像. 纤维束的两端必须黏结牢固，两端的纤维丝排列须完全对应，以免图像错乱、不清晰，如图 10.26 所示. 纤维束两端黏结牢固后，中间部分并不黏结，这样整个纤维束很柔软，可弯曲，并具有一定的机械强度，使用时非常方便.

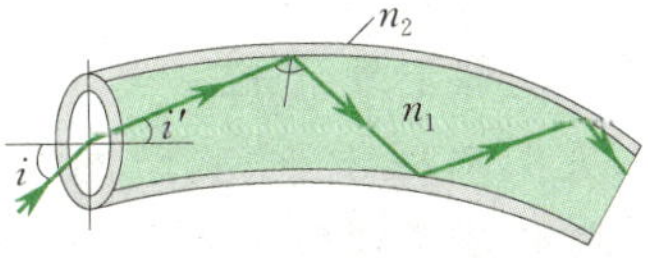

图 10.25 光学纤维导光原理

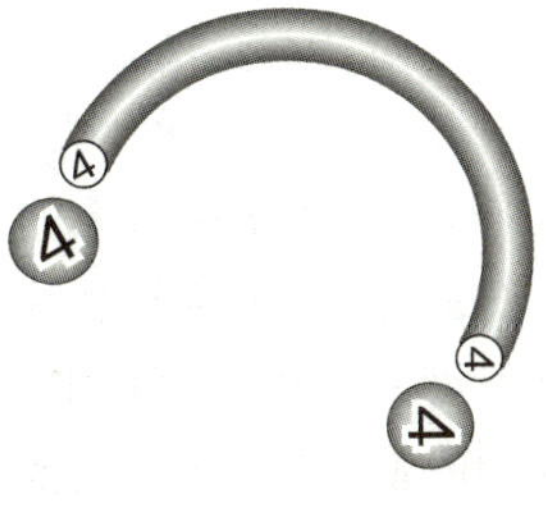

图 10.26 光学纤维导像示意图

10.4.4 电子显微镜

光学显微镜的分辨本领受入射光波长的限制，波长越短，分辨本领越高. 但是，可见光的波长的变化是有限度的，即使使用了紫外线的显微镜，其能分辨的最短距离也仅为 112 nm，仍不能看清病毒和细胞内部的细微结构. 若用电子束代替光波，电子束在 10 kV 的加速电压作用下，其物质波长约为 0.12 nm，远小于光波波长. 尽管电子显微镜的数值孔径只有 0.02，但实际能分辨的最小距离可小至 0.1 nm 左右，使显微镜的分辨本领提高数万倍.

电子显微镜的结构与光学显微镜类似，具有会聚透镜、物镜和目镜. 但它们不是光学透镜，而是静电透镜或电磁透镜. 静电透镜是利用静电场偏转电子的行径，调节电子束的会聚或发散，其原理与电子示波管中的静电透镜类似. 电磁透镜是利用磁场对运动电子施加洛伦兹力，使得电子束会聚或发散.

图 10.27 是电磁透镜的截面图，磁场集中在电磁铁两极之间的较小区域. 这种非均匀磁场对电子束有较强的会聚作用，并能缩短焦距. 可以通过改变电磁铁线圈中的电流来改变电磁透镜的放大率. 在图 10.27 中，S 表示电子源，B 表示电磁铁.

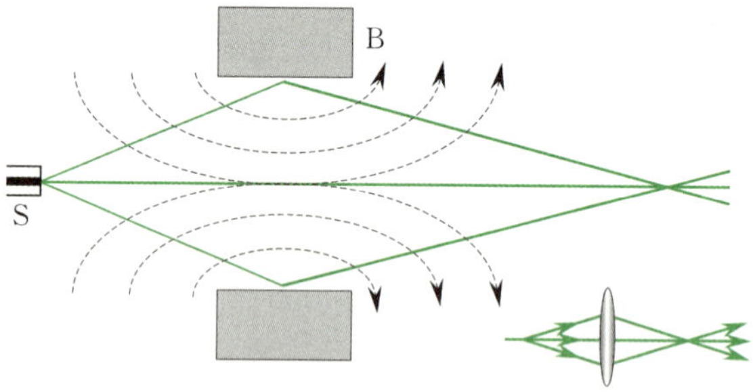

图 10.27　电磁透镜

电子显微镜又分透射式电子显微镜和扫描电子显微镜两种.

图 10.28 是透射式电子显微镜[见图 10.28(a)] 与光学显微镜[见图 10.28(b)] 基本结构的对照图. 在透射式电子显微镜中，由阴极 1 和阳极 2 组成电子源，相当于光学显微镜的光源. 炽热的阴极发射的电子经阴极与阳极之间 30 ~ 100 kV 电压加速，成为高速电子射线. 电磁透镜 3 相当于光学聚光镜，使电子射线集中射到标本 4 上. 高速电子与标本中的原子发生碰撞而产生散射，由于标本各部分的密度不同，散射强度也不同，因此，通过标本各部分后的电子有疏密之别. 疏密不同的电子束经过电子物镜 5 进行第一次放大，在荧光屏 6 上形成标本的中间像. 通过荧光屏 6 中央圆孔的电子束(相当于中间像的一部分) 再经过电子透镜 7 的放大后，在荧光屏 8 上形成最后的像. 如果用照相底片替代荧光屏 8，可把最后的像记录下来.

电子显微镜在科学技术方面的应用非常广泛，尤其对医学、生物学的发展起着极其重大的推动作用，电镜技术使基础医学从细胞水平发展到分子水平. 例如，脱氧核糖核酸(DNA) 的详细结构、过滤性病毒、细菌内部结构等均可利用电子显微镜进行观察.

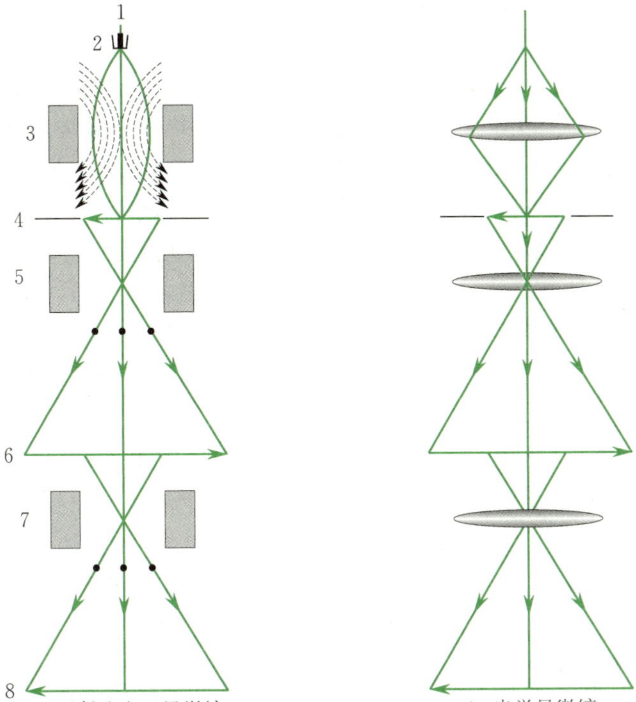

(a) 透射式电子显微镜　　(b) 光学显微镜

图 10.28　透射式电子显微镜与光学显微镜

10.4.5　激光扫描共焦显微镜

激光扫描共焦显微镜是 20 世纪 80 年代发展起来的新型显微细胞仪. 它利用共焦光路，以激光作为扫描光源，逐点、逐行、逐面快速实时扫描样品，并获得不同层面的实时图像. 激光扫描共焦显微镜系列仪器已成为生物医学研究领域中不可缺少的有力工具.

激光扫描共焦显微镜主要由显微镜、光度计和计算机图像处理系统组成，其光路原理如图 10.29 所示，观察装置有目镜、冷 CCD 摄录机和 35 mm 照相机；在目镜下方的接收光路中使用了空间滤波器(可变缝隙)，严格限制某点的光信号进入接收器，排除杂散光的干扰，从而提高激光扫描共焦显微镜的分辨率；在目镜和物镜之间，经光源发出的激光由光束整形镜调控，通过光束整形镜的激光束入射到双面反射扫描镜上，双面反射扫描镜的移动则由微量计调节. 双面反射扫描镜是激光扫描共焦显微镜最重要

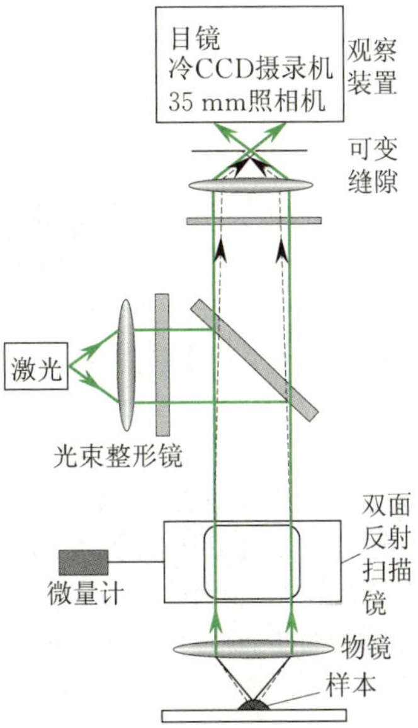

图 10.29　激光扫描共焦显微镜光路图

的部件之一，通过微量计移动它，可以大大提高扫描速度，每秒最多可获得 120 幅图像.

激光扫描共焦显微镜的扫描激光与荧光搜集共用一个物镜，物镜的焦点即为扫描激光的焦点，同时也是实时成像的物点. 激光扫描共焦显微镜一次调焦后将扫描范围限制在样品的一个平面内，调焦深度不一样时，可以获得不同深度层次的图像. 这些图像信息再经计算机处理系统进行三维重新组合，就能显示出细胞样品的三维立体结构图像，获得细胞内各部分之间的定量关系，以及各种结构的线度.

激光扫描共焦显微镜能拍摄细胞变化瞬间的真实彩色图像，并具有众多的图像分析功能，这些功能均通过计算机进行控制. 其功能包括数据档案库的建立；文字的储存、复制、删除和转移；图像的尺寸、形态、数量、面积的测量和分析；图像中荧光含量的分布分析等.

由于激光扫描共焦显微镜的扫描速度可达每秒 120 幅图像，因而能拍摄到细胞变化瞬间的图像. 还可设定参数，按任意的时间间隔在任意区间扫描，并且在扫描过程中进行调整和记录时间标记，得到实时动态数据图像. 显微图像也可用目镜直接观察或者用显微镜观察. 激光扫描共焦显微镜可直接观察活细胞，对其每一断层或一系列某瞬间细胞的形态结构的变化进行实时拍摄，获得动态变化的实时彩色图像，用计算机系统快速记录和分析，并进行三维重组等，使对细胞的超微结构及其功能的研究达到更理想的境界.

激光扫描共焦显微镜广泛用于细胞生物学、分子生物学、免疫学、遗传学、医学和神经生理学等各种研究领域.

拓展阅读

红外线与紫外线

思考题

10.1 球面的焦距由什么因素决定?

10.2 怎样利用单球面折射公式求解球面成像问题?

10.3 将一折射率为 1.5 的会聚透镜分别沉没在折射率为 1.3、1.5 和 1.7 的液体中，则此透镜在 3 种液体中的焦距如何? 作用是会聚光线还是发散光线?

10.4 近视眼所戴眼镜的作用是什么? 远视眼所戴眼镜的作用是什么? 佩戴 +2 D 眼镜的人是近视眼还是远视眼?

10.5 放大镜放大视角的原理是什么? 显微镜的放大率由什么因素决定? 怎样提高显微镜的分辨本领? 怎样选用显微镜?

10.6 像差形成的原因是什么? 怎样减少像差?

习 题

10.1 一折射率为 $n=1.5$ 的长柱形玻璃置于空气中，其两端都是曲率半径为 5 cm 的凸球面. 现将一物置于长柱形玻璃的凸球面前 25 cm 处，试求：(1) 像的位置；(2) 该折射球面的焦距.

10.2 一厚度为 3 cm、折射率为 1.5 的共轴球面系统，其第一个折射面是曲率半径为 2 cm 的球面，第二个折射面是平面. 若在该共轴球面系统的第一个折射面前 8 cm 处放置一物，则该物的像在何处？

10.3 空气中，折射率为 1.52、半径为 10 cm 的实心玻璃球内，距球面顶点 5 cm 处的光轴上有一小气泡，试求小气泡通过距其较近的球面折射所成的像的位置.

10.4 一折射率为 1.5 的月牙形薄透镜，凸面的曲率半径为 15 cm，凹面的曲率半径为 30 cm，如果一束平行光线对着凹面入射，试求其折射光线的相交点位置.

10.5 把焦距为 20 cm 的凸透镜和焦距为40 cm 的凹透镜密切结合，则其结合后的焦度是多少屈光度？

10.6 空气中，曲率半径分别为 12 cm 和 26 cm 的两个球面的凹面共轴组合，两球面的顶点相距 10 cm，两球面之间充满折射率为 1.5 的透明介质. (1) 试求光轴上第一个折射面左方无限远处的近轴光线经该光学系统所成的像；(2) 用作图法验证(1) 的结果.

10.7 一根折射率为 1.50 的玻璃棒，其两端为曲率半径为 5 cm 的凸半球面. 当一物置于轴线上且离其中一端 20 cm 时，最后的像或在棒外且离另一端 40 cm，则此棒的长度是多少？

10.8 空气中，焦距分别为 2 cm 和 5 cm 的两个双凸薄透镜，相距10 cm共轴放置，一小标本放于第一个透镜左方 3 cm 处的光轴上. (1) 试求此小标本经过该光学系统后所成的像；(2) 画出成像光路图.

10.9 一显微镜的物镜焦距为 4 mm，中间像成在物镜前方160 mm处，如果目镜是20×的，则该显微镜的总放大率是多少？

10.10 物镜焦距为 1.6 cm、目镜焦距为2.5 cm 的显微镜，镜筒长为 22.1 cm，目镜所成的像在无限远处，试求：(1) 标本的位置；(2) 显微镜的放大率.

本章习题参考答案

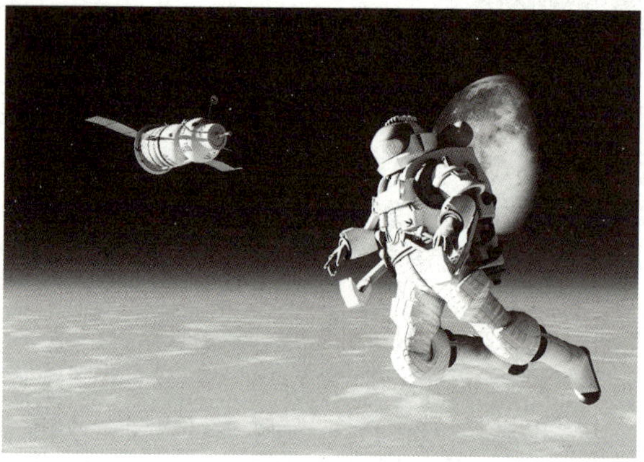

第11章

量子力学基础

1900年,普朗克首次提出了能量量子化的假设,并成功地解释了黑体辐射规律,开创了量子理论的新纪元.在普朗克量子假设的启示下,1905年,爱因斯坦提出光子假设,揭示了光的波粒二象性.1913年,玻尔把量子概念引入原子领域,提出了量子态的概念,并得到了实验的有力支持.

在普朗克和爱因斯坦的光量子理论以及玻尔的原子理论的启发下,德布罗意提出了微观粒子具有波粒二象性的假设.薛定谔进一步推广了德布罗意波的概念,于1926年提出了波动力学,它与W.海森伯(W. Heisenberg)、M.玻恩(M. Born)提出的矩阵力学统一称为量子力学.量子力学提出后,一些悬而未决的问题得到了解决.量子力学首先在阐明原子结构上取得了突出成就,为元素周期律建立了严格的科学基础.在量子力学指引下研究原子核,为人类和平利用核能铺平了道路;在量子力学指引下研究固体材料,开创了半导体技术的新时代.如今量子力学已成为近代物理学的基础,也成为许多交叉学科,如量子化学、材料物理及量子生物学的基础.量子力学理论还广泛应用于高新科学技术及工农业、医疗等领域.一切和物质微观结构有关的现代科学技术,都离不开量子力学的指导.

§11.1 热辐射

11.1.1 热辐射

任何物体在任何温度下都不断地向周围空间发射电磁波．这种由于物体中的分子、原子受到热激发而发射电磁波的现象称为**热辐射**（thermal radiation）．物体向外所辐射的能量称为辐射能．实验表明，热辐射具有连续的辐射能谱，且波长从远红外区到紫外区连续分布，辐射能按波长的分布主要决定于物体的温度．随着温度由低到高，辐射能的主要分布区域由红外区向紫外区移动．例如，将铁块放在炉中加热，开始看不到铁块发光，但是却可以感受到它辐射的热量，随着温度的不断升高，它发出的可见光呈现暗红色，并逐渐转为橙色而后至黄白色，在温度极高时为青白色，这时可以感觉到它辐射出的热量明显增加．在我国古代烧制陶器或铸剑时，就是根据窑内火光的颜色来大致判断窑内温度的，因此有成语“炉火纯青”．这些例子说明温度越高，光谱中能量最大的辐射所对应的波长也越短；同时，温度升高，辐射的总能量也相应增加．

1. 辐出度

单位时间内从物体表面单位面积上所发射的各种波长的总辐射能称为物体的辐射出射度，简称**辐出度**（radiant exitance）．显然，对于一个给定的物体，辐出度只是温度的函数，用 $M(T)$ 来表示，单位为 $\mathrm{W \cdot m^{-2}}$．单位时间内从物体表面单位面积上所发射的波长在 λ 附近单位波长间隔内的辐射能称为**单色辐出度**（monochromatic radiant exitance），用 $M_\lambda(T)$ 表示，即

$$M_\lambda(T) = \frac{\mathrm{d}M}{\mathrm{d}\lambda} \tag{11.1}$$

实验指出，$\mathrm{d}M$ 表示在单位时间内，从物体表面单位面积上所发射的波长在 λ 到 $\lambda + \mathrm{d}\lambda$ 范围内的辐射能，是波长 λ 和温度 T 的函数．在一定温度下，物体的辐出度与单色辐出度的关系为

$$M(T) = \int_0^\infty M_\lambda(T)\mathrm{d}\lambda \tag{11.2}$$

2. 吸收比、反射比

物体在辐射电磁波的同时，还吸收电磁波．当电磁波从外界入射到物体表面时，一部分被吸收，另一部分被反射（如果物体是透明的，则还有一部分被透射）．物体吸收的能量与入射的能量之比称为此物体的**吸收比**（absorptance），用 $\alpha(\lambda, T)$ 表示；反射的能量与入射的能量之比称为此物体的**反射比**（reflectance），用 $\rho(\lambda, T)$ 表示，它们都是温度和波长的函数．物体对某一特定波长的辐射能所吸收的能量占入射总能量的百分比，称为单色吸收比，用 $\alpha_\lambda(T)$ 表示；物体对某一特定波长的辐射能所反射的能量占入射总能量的百分比，称为单色反射比，用 $\rho_\lambda(T)$ 表示．

显然，对于不透明的物体，单色吸收比和单色反射比的总和等于 1，即

$$\alpha_\lambda(T) + \rho_\lambda(T) = 1 \tag{11.3}$$

3. 黑体

如果一个物体能全部吸收入射的各种波长的辐射能，即在任何温度下对任何波长的辐射能的吸收比都等于1，则称该物体为绝对黑体，简称**黑体**(blackbody). 显然，黑体的吸收本领最大，因而其辐射本领也最大. 除宇宙中的黑洞外，一般物体都不可能是黑体，但可以设计黑体的理想模型来对其进行研究，其模型如图11.1所示.

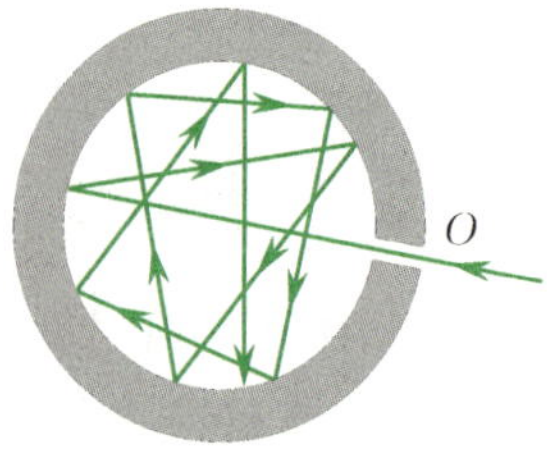

图11.1　黑体模型

在不透明的空腔壁上点 O 处开有一个小孔，射线从小孔射入空腔后，将在空腔内进行多次反射，每反射一次，空腔内壁就吸收一部分能量. 设吸收比为 α，则 n 次反射后，由小孔射出的能量为 $(1-\alpha)^n$. 若小孔的面积远比空腔的总面积小，当 n 很大时，$(1-\alpha)^n \to 0$，则此小孔可认为是黑体. 如果均匀地将腔壁加热以提高其温度，腔壁将向腔内发射热辐射，其中一部分将从小孔射出，因为小孔像一个黑体的表面，因此，从小孔射出的辐射，相当于从面积等于小孔面积的温度为 T 的黑体表面射出.

在日常生活中有一些模型可以近似地看作黑体，例如，白天从远处看建筑物的窗口，窗口显得特别黑暗，这是由于从窗口射入的光，经墙壁多次反射后被吸收，很少从窗口射出，这样的窗口就相当于黑体.

4. 黑体的单色幅出度

1860年，G. 基尔霍夫(G. Kirchhoff)从理论上提出了关于物体的辐出度与吸收比内在联系的重要定律，即**基尔霍夫辐射定律**(Kirchhoff's radiation law)：**任何物体的单色辐出度和单色吸收比之比，等于同一温度黑体的单色辐出度**. 由此可知，对某一物体，其辐射本领越大，则其吸收本领也越大；若一物体不能发射某一波长的辐射能，则它也不能吸收这一波长的辐射能. 这一定律也通俗地说明了好的吸收体也是好的辐射体. 黑体是完全的吸收体，因此也是理想的辐射体.

利用黑体模型，可用实验方法测定黑体的单色辐出度 $M_\lambda(T)$. 对于可见光波段，可以采用如图11.2所示的装置.

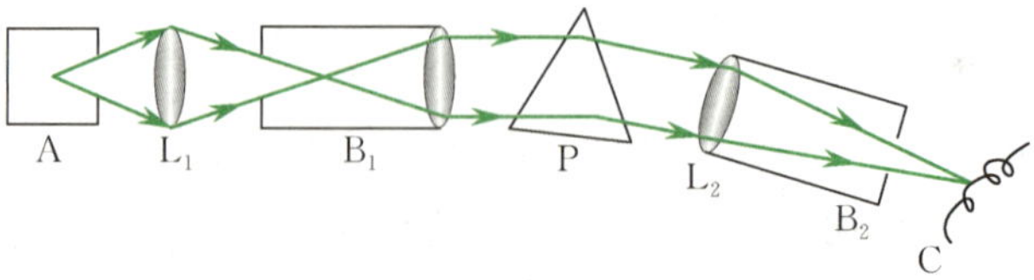

图11.2　黑体单色辐出度测定装置

从黑体A的小孔所发出的辐射，经透镜收集之后平行射向一棱镜. 不同波长的射线经棱镜P后偏转角度不同，如果调节 B_2 的方向，即可得到不同波长的射线在热电偶C上的功率，因而可测得不同波长的功率，即 $M_\lambda(T)$，其实验结果如图11.3

所示.

根据实验结果,可以总结出有关黑体热辐射的以下两条普遍定律.

(1) 斯特藩-玻尔兹曼定律.

在图 11.3 中,每条曲线反映了在一定温度下,黑体单色辐出度随波长分布的情况,黑体的辐出度等于曲线下的面积,即

$$M(T) = \int_0^\infty M_\lambda(T)\mathrm{d}\lambda \tag{11.4}$$

经实验确定,$M(T)$ **和热力学温度的四次方成正比**,即

$$M(T) = \sigma T^4 \tag{11.5}$$

其中,$\sigma = 5.67\times10^{-8}\ \mathrm{W\cdot m^{-2}\cdot K^{-4}}$,称为斯特藩常量. 这一规律称为**斯特藩-玻尔兹曼定律**(Stefan-Boltzman's law).

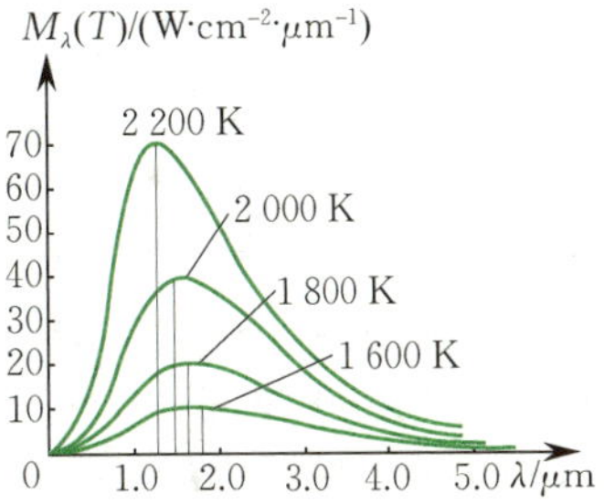

图 11.3 黑体单色辐出度按波长分布曲线

(2) 维恩位移律.

由图 11.3 可见,$M_\lambda(T)$ 有一最大值,即最大的单色辐出度,其对应的波长为 λ_m,称为峰值波长. **随着温度 T 的增加,λ_m 向短波方向移动**,两者之间关系由实验确定为

$$T\lambda_m = b \tag{11.6}$$

式中,$b = 2.898\times10^{-3}\ \mathrm{m\cdot K}$,称为维恩常量. 这一规律称为**维恩位移律**(Wien's displacement law).

以上两个定律反映出热辐射的功率随着温度的升高而迅速增加,而且热辐射的峰值波长还随着温度的升高向短波方向移动. 例如,当电压比较低时,白炽灯发出的辐射能较多地分布在波长较长的红光中;当电压很高时,白炽灯发出的辐射能较多地分布于波长较短的蓝光中.

这两个定律也是遥感、红外追踪等技术的物理基础. 根据维恩位移律,大致可测出太阳或其他恒星的表面温度. 若将太阳看作黑体,从太阳光谱测得 $\lambda_m \approx 465$ nm,则由维恩位移律算得太阳表面温度近似为 6 232 K. 也可以根据这个定律计算地面热辐射的峰值波长,地面温度约为 300 K,可算得 $\lambda_m \approx 10\ \mu$m. 这说明地面热辐射主要处在波长为 10 μm 附近的波段,而大气对这一波段的电磁波吸收极少,几乎透明,故常称这一波段为电磁波的窗口. 地球卫星可以利用红外遥感技术测定地面的热辐射,从而进行资源分布、地质信息等各类信息的探查.

普朗克

医学上使用的热像仪,也是热辐射的一个应用. 人体温度在 310 K 附近,所发出的热辐射在远红外区,波长范围为 9 ~ 12 μm. 近年来,发展了灵敏度极高的红外遥感器,可以测量体温,热像仪就是根据这一原理制成的. 使用时可以检测人体某一部位各点的热辐射,并记录强度,得出该部位体表的温度分布,再通过电子计算机处理后显示在荧光屏上,称为热像图,它能分辨 1 cm² 范围内 0.03 ℃ 的温度差异. 人体体表部位的病变能使该处温度发生异常,例如,癌变可使温度升高 0.5 ℃. 热像仪目前应用于乳腺癌、脉管炎等的诊断,以及判断断肢再植的功能恢复情况和各种尖端科学研究.

例 11.1 已知在红外线范围($\lambda = 1 \sim 14\ \mu m$)内,人体可以近似看成黑体,假设人体表面面积的平均值为 $1.73\ m^2$,表面温度为 33 ℃ = 306 K,求人体辐射的总功率.

解 人体表面的辐出度为

$$M(T) = \sigma T^4 = 5.67 \times 10^{-8} \times 306^4\ W \cdot m^{-2} = 497\ W \cdot m^{-2}$$

人体辐射的总功率为

$$P_{总} = M(T)S = 497 \times 1.73\ W = 860\ W$$

根据这一功率值算出的人体每天辐射的总能量,约为每人每天平均从食物摄入的热量3 000 cal 的 6 倍,这是不可想象的.原因在于,当人体周围的物体温度不是绝对零度时,这些物体也要向人体辐射能量.热力学的理论表明,当黑体的温度 T 和周围环境温度 T_s 不相等时,黑体表面的辐出度应为

$$M(T) = \sigma(T^4 - T_s^4)$$

用这一公式对上面结果进行修正,就可得到符合实际的结果:

$$P_{总} = 5.67 \times 10^{-8} \times (306^4 - 293^4) \times 1.73\ W = 137\ W$$

11.1.2 普朗克量子假设

人们发现黑体辐射的实验规律与制造黑体腔壁的材料和黑体的形状无关,图 11.3 中的曲线反映了黑体的单色辐出度与波长 λ 和温度 T 的关系.这些曲线都是实验结论,为了从理论上找出符合实验曲线的函数关系式,19 世纪末许多物理学家在经典物理学的基础上做出了相当大的努力,但是他们都遭到了失败,理论公式和实验结果不相符合,其中最典型的黑体辐射经典理论公式是维恩公式和瑞利-金斯公式.

W. 维恩(W. Wien)将组成黑体空腔壁的分子或原子看作带电的谐振子,假设辐射能分布与麦克斯韦分子速率分布有相类似的情况,在 1893 年得出理论公式:

$$M_\lambda(T) = C_1 \lambda^{-5} e^{-\frac{C_2}{\lambda T}} \tag{11.7}$$

式中,C_1 和 C_2 是两个常量.式(11.7)称为维恩公式.这个公式与实验曲线在波长较短处符合得很好,但是在波长很长处相差较大.

1900 年至 1905 年间,瑞利(Rayleigh)和 J. 金斯(J. Jeans)把统计物理学中的能量均分定理应用到电磁辐射上来,提出每个线性谐振子的平均能量都是 kT,得到如下公式:

$$M_\lambda(T) = C_3 \lambda^{-4} T \tag{11.8}$$

式中,C_3 为常量.式(11.8)称为瑞利-金斯公式.这个公式在波长很长处与实验曲线相近,但是在高频紫外光区,$M_{B\lambda}(T)$ 将随波长趋向于零而趋向无穷大,完全与实验结果不符.物理学史上把这一荒谬的结果称为黑体辐射的"紫外灾难".图 11.4 给出了各公式理论值与实验结果的比较.

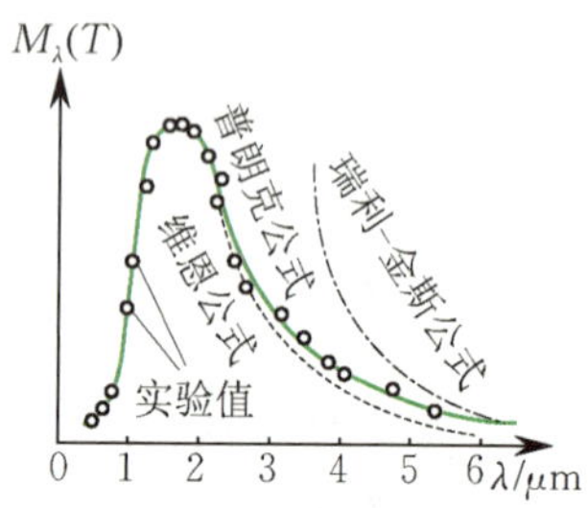

图 11.4 热辐射的理论值与实验结果的比较
(o表示实验结果)

维恩公式和瑞利-金斯公式都是利用经典物理学的方法来研究热辐射所得的结果,都与实验结果不符合,明显地暴露了经典物理学的缺陷.因此,开尔文认为黑体辐射实验是物理学晴朗天空中两朵令人不安的乌云之一.为了解决上述困

难，普朗克利用数学中的内插法，将适用于短波的维恩公式和适用于长波的瑞利-金斯公式衔接起来，在 1900 年提出了一个新的公式：

$$M_\lambda(T) = 2\pi hc^2\lambda^{-5}\frac{1}{e^{hc/\lambda kT} - 1} \tag{11.9}$$

式中，c 是光速；k 是玻尔兹曼常量；h 是一个新引入的常量，后来称为普朗克常量(Planck constant)，其值 $h = 6.626\,075\,5 \times 10^{-34}$ J·s. 式(11.9) 称为**普朗克公式**(Planck's formula)，它与实验结果符合得很好.

得到上述公式后，普朗克指出："即使这个新的辐射公式被证明是绝对精确的，但如果仅仅是一个侥幸揣测出来的内插公式，它的价值也只能是有限的". 因此必须寻找这个公式的理论依据. 经过深思熟虑，他发现必须使谐振子的能量取分立值，才能得到上述公式. 因此他提出了以下的量子假设：**辐射黑体分子、原子的振动可以看作谐振子，这些谐振子可以发射和吸收辐射能. 但是这些谐振子只可能处于某些分立的状态，在这些状态中，谐振子的能量并不像经典物理学所允许的那样可具有任意值，相应的能量是某一最小能量 ε(能量子) 的整数倍**，即

$$\varepsilon, 2\varepsilon, 3\varepsilon, \cdots, n\varepsilon$$

n 为正整数，称为量子数. 对于频率为 ν 的谐振子来说，最小能量为

$$\varepsilon = h\nu \tag{11.10}$$

能量不是连续的而是分立的，这个假设与经典物理学的概念格格不入. 因为从经典物理学来看，量子假设是荒谬的、不可思议的，就连普朗克本人也感到难以置信，总想回到经典理论的体系中，企图用连续性代替不连续性. 为此，他花了许多精力，但最后还是证明这些企图是徒劳的. 直到 1905 年，爱因斯坦在普朗克量子假设的基础上提出了光量子概念，正确地解释了光电效应，从此普朗克量子假设才逐渐为人们所接受. 由于普朗克发现了能量子，对建立量子理论做出了卓越贡献，他获得了 1918 年诺贝尔物理学奖.

爱因斯坦

例 11.2 设有一音叉尖端的质量为 0.050 kg，将其频率调为 $\nu = 480$ Hz，振幅调为 $A = 1.0$ mm. 求：(1) 尖端振动的量子数；(2) 当量子数由 n 增加到 $n+1$ 时，振幅的变化是多少？

解 (1) 尖端振动的能量为

$$E = \frac{1}{2}m\omega^2A^2 = \frac{1}{2}m(2\pi\nu)^2A^2 = 0.227 \text{ J}$$

由 $E = nh\nu$ 得量子数为

$$n = \frac{E}{h\nu} = 7.13 \times 10^{29}$$

可见尖端振动的量子数是非常大的.

(2) 因为 $E = \frac{1}{2}m(2\pi\nu)^2A^2$，$E = nh\nu$，所以有

$$A^2 = \frac{nh}{2\pi^2 m\nu}$$

对上式取微分，有

$$2A\mathrm{d}A = \frac{h}{2\pi^2 m\nu}\mathrm{d}n = \frac{A^2}{n}\mathrm{d}n$$

上式两边除以 $2A$，用 Δn、ΔA 取代 $\mathrm{d}n$、$\mathrm{d}A$，得

$$\Delta A = \frac{\Delta n}{n}\frac{A}{2}$$

代入数据，得 $\Delta A = 7.01 \times 10^{-34}$ m.

这么微小的变化是难以觉察到的. 这表明，在宏观范围内，能量量子化效应是极不明显的，宏观物体的能量可认为是连续的.

§11.2 光电效应 爱因斯坦光电效应方程

11.2.1 光电效应

1888 年，W. 哈尔瓦克斯(W. Hallwachs) 发现一块充负电的金属板被紫外光照射会放电. 1897 年，J. 汤姆孙(J. Thomson) 发现电子后，人们才认识到那金属表面射出的是电子. 这种在光照射下金属及其化合物发射电子的现象称为**光电效应**(photoelectric effect)，所发射出的电子称为光电子.

一个研究光电效应的实验装置如图 11.5 所示，在一抽成高真空度的容器内，装有阴极 K 和阳极 A，K 为金属板. 当单色光通过石英玻璃窗射到 K 上时，K 便释放出光电子. 如果在 K 和 A 之间加上电势差 U，则光电子在加速电场作用下飞向 A，形成回路中的光电流 I，光电流的强弱可以由电流计读出. 实验研究表明，光电效应有如下规律.

(1) 当以一定频率和强度的光照射 K 时，光电流随加速电势差的改变而改变. 如图 11.6 所示，此曲线为光电效应的伏安特性曲线，I 随 U 的增大而增大，当 U 增大到一定值时，I 不再增大而达到一饱和值 I_H，I_H 称为饱和光电流. 饱和现象的发生说明单位时间内从 K 逸出的光电子已全部被 A 接收. 光强越大，饱和光电流 I_H 也越大.

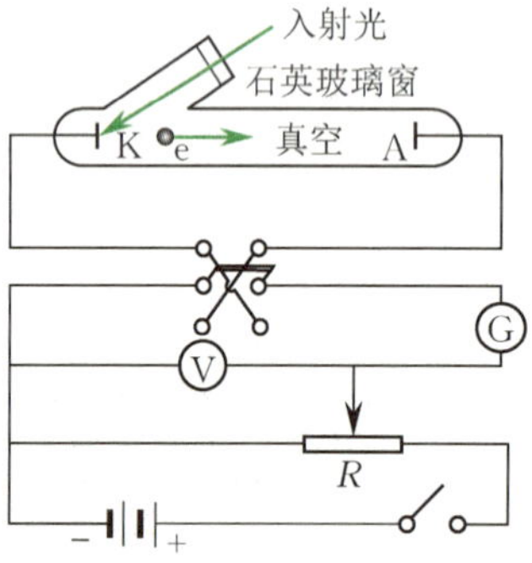

图 11.5 光电效应实验简图

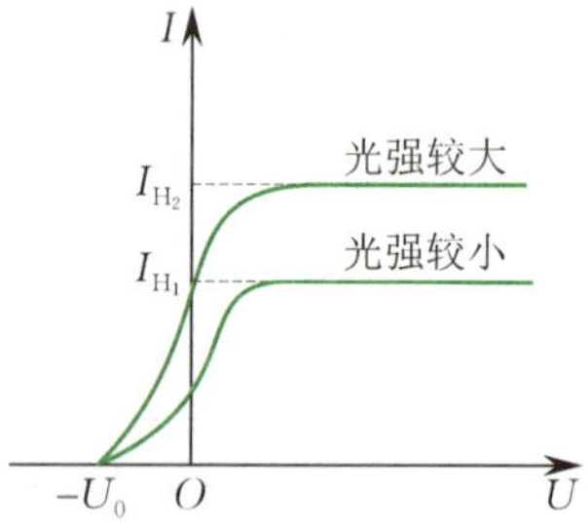

图 11.6 光电效应的伏安特性曲线

(2) 在保持照射光强不变的情况下，改变 U，发现 $U=0$ 时，仍有光电流，这是因为光电子逸出时具有一定的初动能. 改变 U 的极性，使之反向，再当 U 增大到一定值时，I 降为零，如图 11.6 所示. 这时的反向电势差称为**遏止电势差**，用 U_0 来表示，此时

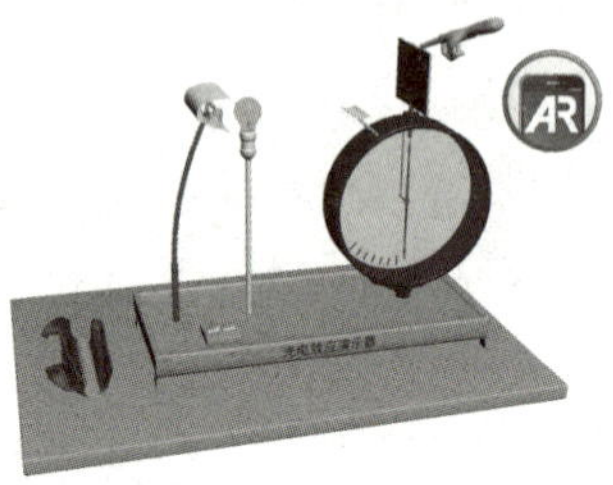

光电效应

$$\frac{1}{2}mv_m^2 = eU_0$$

式中，m 和 e 分别是电子质量和电量；v_m 是光电子逸出时的最大速度.

(3) 用不同频率的光照射 K 时，频率越高，U_0 越大，而且只有当入射光的频率大于某一频率 ν_0 时，才有光电流. 当入射光的频率小于 ν_0 时，则无论入射光的光强有多大，电路中都无光电流，ν_0 称为**遏止频率**，也称为**红限频率**，如图 11.7 所示.

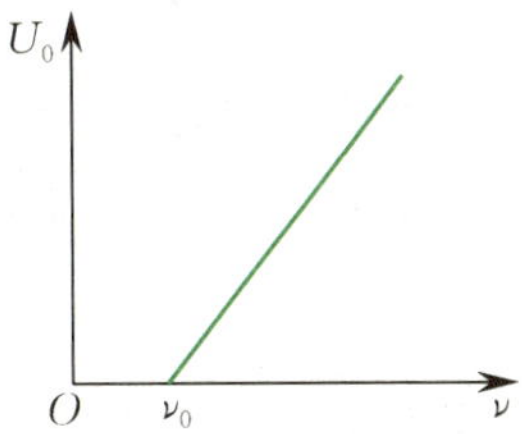

图 11.7 遏止电势差与频率的关系

(4) 无论入射光的光强如何，如果频率大于遏止频率，则只要光照射到金属表面时，立刻就有光电子逸出，其间隔时间经试验测量小于 10^{-9} s，这就是光电效应的"瞬时性".

11.2.2 爱因斯坦光电效应方程

光的电磁理论无法解释光电效应. 按照电磁理论，金属中的电子在光照射下做受迫振动，其振动频率与入射光的频率相同，由于光强与入射光的振幅成正比，无论入射光的频率有多低，只要光强足够大或者照射时间足够长，电子从入射光中就能够获得足够的能量以挣脱原子核的束缚并逸出金属表面，产生光电效应，因而不应该存在遏止频率. 爱因斯坦从普朗克的量子假设中得到了启发，他认为普朗克的理论只考虑了辐射物体上谐振子能量的量子化，他假定空腔内的辐射能本身也是量子化的，就是说光在空间中传播时也具有量子性. 爱因斯坦于是在普朗克能量量子化假设的基础上提出光子假设：一束光是以光速 c 运动的粒子(称为光子）流，频率为 ν 的光的一个光子的能量 $E = h\nu$，不同频率的光子具有不同的能量.

按照爱因斯坦的光子理论，光电效应可以这样解释：金属中的自由电子吸收一个光子的能量 $h\nu$ 之后，一部分用于抵消从金属表面逸出所需的逸出功 A，一部分转化为离开金属表面时的动能. 根据能量守恒定律，有

$$h\nu = \frac{1}{2}mv_m^2 + A \tag{11.11}$$

式中，$\frac{1}{2}mv_m^2$ 是光电子的最大初动能. 式(11.11) 就是爱因斯坦的**光电效应方程** (photoelectric equation). 光电效应方程表明，光电子的初动能与入射光的频率之间有线性关系. 入射光的光强增加时，光子增多，因而单位时间内光电子的数目也随之增加. 这就很自然地说明了饱和光电流或光电子数与光强之间的正比关系. 再根据光电效应方程，假定光电子的初动能为零，那么

$$\nu_0 = \frac{A}{h}$$

这表明能激发出光电子的光具有一个最小频率(遏止频率). 不管光子数有多大，如果光子频率低于遏止频率，单个光子也没有足够的能量去激发电子，所以遏止频率相当于电子所吸收的能量全部消耗于电子的逸出功时入射光的频率. 同样由光子理论可以得出，当一个光子被吸收时，全部能量立即被吸收，不需要积累能量的时间. 这也很自然地说明了光电效应的"瞬时性"问题.

爱因斯坦由于提出了光子假设，成功地说明了光电效应的实验规律，荣获了 1921 年的诺贝尔物理学奖.

11.2.3 光的波粒二象性

爱因斯坦的光子理论指出，按照相对论，能量总是和质量相联系，它们在量值上的关系是 $E = mc^2$，光子的质量 m_φ 可由相对论的质能关系式得到，即

$$m_\varphi = \frac{E}{c^2} = \frac{h\nu}{c^2} \tag{11.12}$$

上式说明没有速度为零的光子，因此光子没有静止质量. 光子具有质量的最好证明是：来自遥远星球的光线经过太阳附近时出现弯曲现象. 这一现象已为多次精密的观测所证实，这是由于太阳的质量很大，光子在它附近所受的引力足以使它偏离原来的方向.

光子既有质量，又有速度，因此也有动量，光子的动量为

$$p = m_\varphi c = \frac{h\nu}{c} = \frac{h}{\lambda} \tag{11.13}$$

光电效应表明光具有粒子性，而光的干涉、衍射和偏振现象，又明显地体现出光的波动性，所以说光具有**波粒二象性**(wave-particle duality). 一般来说，光在传播过程中，波动性表现得比较显著；当光和物质相互作用时，粒子性表现得比较显著.

例 11.3 用 $\lambda = 400$ nm 的光照射铯，求光电子的初速度. 已知铯的遏止频率 $\nu_0 = 4.545 \times 10^{14}\ \mathrm{s^{-1}}$.

解 根据光电效应方程 $h\nu = \frac{1}{2}mv_m^2 + A$，$A = h\nu_0$ 得

$$v_m = \sqrt{\frac{2}{m}(h\nu - A)} = \sqrt{\frac{2h}{m}(\nu - \nu_0)}$$

$$= \sqrt{\frac{2h}{m}\left(\frac{c}{\lambda} - \nu_0\right)}$$

$$= \sqrt{\frac{2\times 6.63\times 10^{-34}}{9.1\times 10^{-31}}\left(\frac{3.0\times 10^8}{400\times 10^{-9}} - 4.545\times 10^{14}\right)}\ \mathrm{m\cdot s^{-1}}$$

$$= 6.56\times 10^5\ \mathrm{m\cdot s^{-1}}$$

例 11.4 设有一半径 $R = 1.0\times 10^{-3}$ m 的薄圆片，面对光源且与光源的距离 $d = 1$ m，光源的功率 $P = 1$ W，发射波长为 589 nm 的单色光，试计算单位时间内落在薄圆片上的光子的数目. 假定光源向各个方向发射的光子的数目是相同的.

解 薄圆片的面积 $S = \pi R^2 = \pi\times(10^{-3})^2\ \mathrm{m^2}$，单位时间内落在薄圆片上的能量为

$$E = P\cdot\frac{S}{4\pi d^2} = 1\times\frac{\pi\times 10^{-6}}{4\pi\times 1^2}\ \mathrm{J\cdot s^{-1}}$$

$$= 2.5\times 10^{-7}\ \mathrm{J\cdot s^{-1}}$$

则有

$$N = \frac{E}{h\nu} = \frac{E\lambda}{hc} = \frac{2.5\times 10^{-7}\times 589\times 10^{-9}}{6.63\times 10^{-34}\times 3.0\times 10^8}\ \mathrm{s^{-1}}$$

$$= 7.4\times 10^{11}\ \mathrm{s^{-1}}$$

即每秒有 7.4×10^{11} 个光子落在薄圆片上.

§ 11.3 康普顿效应

X 射线通过物质散射后波长变长的现象，称为**康普顿效应**(Compton effect)，它

是 A. 康普顿(A. Compton) 于 1922—1923 年间发现的. 康普顿效应的理论解释进一步证实了爱因斯坦的光子说.

11.3.1 康普顿效应的实验规律

图 11.8 是康普顿实验装置的示意图. 从 X 射线源发射的一束波长为 λ_0 的 X 射线经光阑后成为一细束,投射到一块石墨上,散射光的波长及相对强度可由晶体和探测器所组成的 X 射线谱仪来测定. 改变散射角(散射线与入射线之间的夹角),进行同样的测量. 康普顿实验规律如下.

康普顿

(1) 在散射光中,除有波长 λ 等于入射波长 λ_0 的射线外,还有波长 λ 大于 λ_0 的射线.

(2) 波长改变量 $\Delta\lambda = \lambda - \lambda_0$ 随散射角 φ 的增大而增大,与散射物质的性质无关. 实验测得的结果为

$$\Delta\lambda = \lambda - \lambda_0 = \lambda_C(1 - \cos\varphi) = 2\lambda_C \sin^2\frac{\varphi}{2} \tag{11.14}$$

实验测定 $\lambda_C = 2.43 \times 10^{-12}$ m,是与散射物质无关的常量,称为电子的康普顿波长.

(3) 散射光的光强与散射物质的性质有关. 原子序数小的物质,康普顿散射较强;原子序数大的物质,康普顿散射较弱.

吴有训

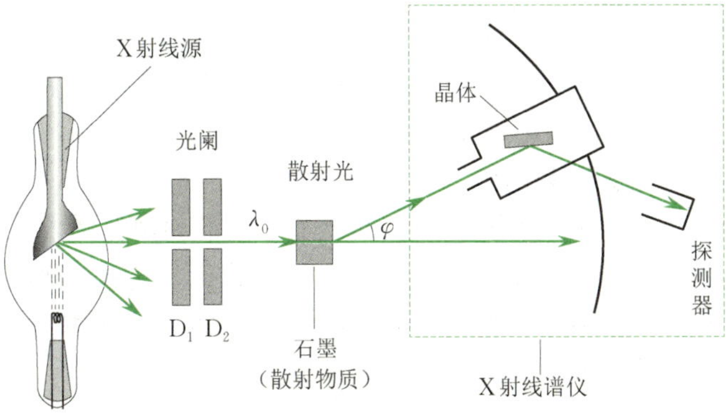

图 11.8 康普顿实验装置示意图

11.3.2 康普顿效应的解释

按经典电磁理论,用一定频率的电磁波照射物质时,物质中的带电粒子将从入射电磁波中吸收能量,做同频率的受迫振动. 振动的带电粒子又向各方向发射同一频率的电磁波,这就是散射线. 显然,经典电磁理论只能解释波长不变的散射现象(通常称为瑞利散射),而不能解释康普顿散射.

康普顿利用光子理论成功地说明了康普顿效应. 他将光与物质的相互作用视作光子与物质中电子的碰撞,当光子与散射体中束缚微弱的电子或静止的自由电子做弹性碰撞时,入射光子的一部分能量转化为电子的动能,使得散射光子的能量小于入射光子的能量,因而波长变大. 当光子与原子中束缚紧密的电子做弹性碰撞时,光子实际上是与整个原子做弹性碰撞,散射光子的能量不会减少,因而频率不变,波长

也不变.轻原子中电子的束缚较弱,重原子中内层电子的束缚很紧,因此,对于原子量小的散射物质,康普顿效应的散射强度大.

下面用光子理论推导康普顿效应公式.

如图11.9所示,设碰撞前入射光子的能量为$h\nu_0$,动量为$\frac{h\nu_0}{c}\boldsymbol{e}_0$;静止自由电子的能量为$m_0c^2$,动量为零.碰撞后,散射光子的能量为$h\nu$,动量为$\frac{h\nu}{c}\boldsymbol{e}$;电子的能量为$mc^2$,动量为$m\boldsymbol{v}$.根据能量守恒定律和动量守恒定律,有

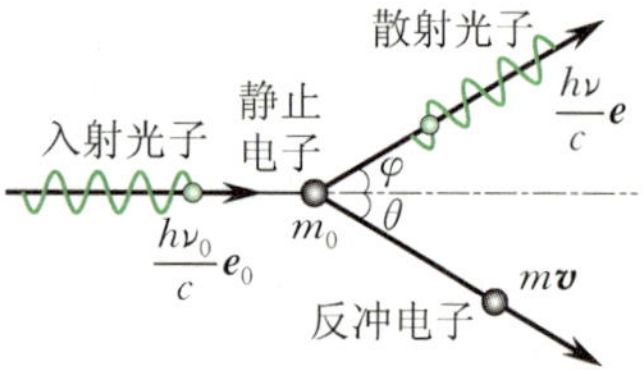

图11.9 光子与电子的碰撞

$$h\nu_0+m_0c^2=h\nu+mc^2 \tag{11.15}$$

$$\begin{cases}\dfrac{h\nu_0}{c}=\dfrac{h\nu}{c}\cos\varphi+mv\cos\theta\\ \dfrac{h\nu}{c}\sin\varphi=mv\sin\theta\end{cases} \tag{11.16}$$

根据式(11.15)和式(11.16),利用相对论理论,可以得到波长的改变量为

$$\Delta\lambda=\lambda-\lambda_0=\frac{c}{\nu}-\frac{c}{\nu_0}=\frac{2h}{m_0c}\sin^2\frac{\varphi}{2} \tag{11.17}$$

将此式与式(11.14)比较,得

$$\lambda_C=\frac{h}{m_0c}=\frac{6.63\times10^{-34}}{9.1\times10^{-31}\times3\times10^8}\ \mathrm{m}=2.43\times10^{-12}\ \mathrm{m}$$
$$=2.43\times10^{-3}\ \mathrm{nm}$$

可见理论值与实验值符合得很好.

康普顿效应的理论和实验完全一致,在更加广阔的频率范围内充分地证明了光子理论的正确性,同时也证实了能量守恒定律和动量守恒定律在微观粒子相互作用过程中也是成立的.由于发现了康普顿效应,并对其做出了正确解释,康普顿获得了1927年的诺贝尔物理学奖.

§11.4 氢原子光谱 玻尔的氢原子理论

11.4.1 氢原子光谱

原子发光是重要的原子现象之一.由于光学仪器的精确性,光谱学的数据对物质结构的研究具有重要的意义.人们对原子光谱曾进行过长时间的深入研究,积累了大量的观测资料,并根据对这些资料的分析,得出了有关原子光谱的重要规律.

图11.10是氢原子光谱在可见光区的一组谱线.1885年,J.巴耳末(J.Balmer)首次由实验数据总结得出氢原子光谱线的波长经验公式,后来称之为巴耳末公式,即

$$\lambda=B\frac{n^2}{n^2-4} \tag{11.18}$$

式中，B 为常量，其量值等于 365.47 nm；n 为正整数，$n=3,4,5,\cdots$.

在光谱学中，谱线也常用波数（波长的倒数）$\tilde{\nu}=\frac{1}{\lambda}$ 来表示，$\tilde{\nu}$ 的意义是单位长度内所包含完整波长的数目. 这样巴耳末公式可以改写为

$$\tilde{\nu}=\frac{1}{\lambda}=\frac{4}{B}\left(\frac{1}{2^2}-\frac{1}{n^2}\right) \qquad (11.19)$$

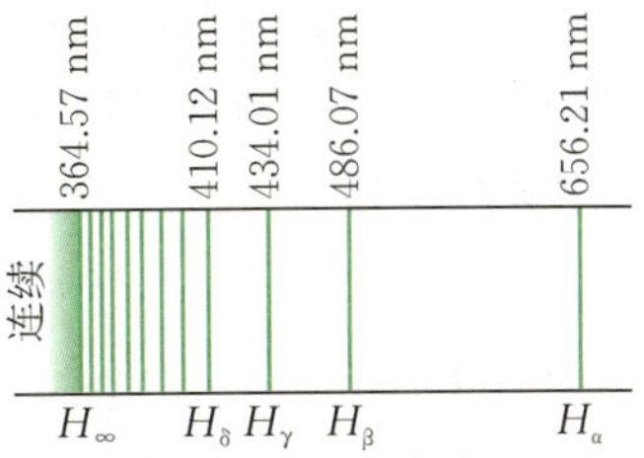

图 11.10 氢原子光谱

玻尔

巴耳末公式所表达的一组谱线称为氢原子光谱的巴耳末系. 除了巴耳末系，后来又在氢原子光谱的紫外区发现了莱曼系，在红外区发现了帕邢系和布拉开系，各系都能用类似的公式计算谱线波长. 1889 年，J. 里德伯（J. Rydberg）提出了一个普遍方程，即把式中的 2^2 换成其他整数的平方，就可以得出氢原子光谱的其他线系，这个方程是

$$\tilde{\nu}=R_{\mathrm{H}}\left(\frac{1}{k^2}-\frac{1}{n^2}\right), \quad k=1,2,3,\cdots, n=k+1,k+2,k+3,\cdots \qquad (11.20)$$

式(11.20) 称为**广义巴耳末公式**（generalized Balmer formula），其中 $R_{\mathrm{H}}=\frac{4}{B}=1.096\,775\,8\times10^7\ \mathrm{m^{-1}}$，称为里德伯常量（Rydberg constant）. 当 k 分别取值为 1、2、3、4、5 时就对应着莱曼系、巴耳末系、帕邢系、布拉开系、普丰德系.

在氢原子光谱实验规律的基础上，里德伯、W. 里兹（W. Ritz）等人在 1890 年研究其他元素（如一价碱金属）的光谱时，发现碱金属光谱也可分为若干线系，其频率或波数也和氢原子谱线有类似的规律性，一般可用两个函数的差值来表示，谱线中的参变量分别为正整数 k 和 n，即

$$\tilde{\nu}=T(k)-T(n) \qquad (11.21)$$

上式称为**里兹并合原理**（Ritz combination principle），$T(k)$、$T(n)$ 称为光谱项，有

$$T(k)=\frac{R_{\mathrm{H}}}{(k+\alpha)^2}, \quad T(n)=\frac{R_{\mathrm{H}}}{(n+\beta)^2}$$

即

$$\tilde{\nu}=R_{\mathrm{H}}\left[\frac{1}{(k+\alpha)^2}-\frac{1}{(n+\beta)^2}\right]$$

式中，α 和 β 都是小于 1 的修正数.

原子光谱线系可用这样简单的公式来表示，且其结果又非常精确，这说明它深刻地反映了原子内在的规律.

11.4.2 玻尔的氢原子理论

关于原子的结构，人们曾提出不同的模型，其中最具代表性的模型之一是 1911 年 E. 卢瑟福（E. Rutherford）在 α 粒子散射实验的基础上提出的原子核式结构模型，即原子是由带正电的原子核和带负电的电子构成的，电子在原子核外绕核做高速运动. 这样，按照经典电磁理论，加速运动的电子应辐射电磁波，能量将不断减小，频率也同时减小，因而所发射的光谱应是连续的. 由于能量的减小，电子的运动轨道将逐渐变小，最终落到核上，原子系统是一个不稳定系统. 由此可见，经典理论无法解释

原子线状光谱和原子结构的稳定性.

为了解决上述困难,1913年,玻尔在原子核式结构模型的基础上,将量子化概念应用于原子系统,提出了如下**三条基本假设**.

1. 定态假设

原子系统只能处于一系列不连续的能量状态,这些状态为原子的稳定状态,简称**定态**(stationary state).原子中处于定态的电子虽然绕核运动,但不辐射能量,定态的能量分别为 $E_1, E_2, E_3, \cdots$.

2. 频率假设

原子从一个具有较高能量 E_n 的定态跃迁到另一个具有较低能量 E_k 的定态时,辐射一个光子,光子的频率满足

$$E_n - E_k = h\nu \tag{11.22}$$

反之,原子从 E_k 跃迁到 E_n,则需要吸收一个能量为 $h\nu$ 的光子,式(11.22)称为频率公式.

3. 轨道角动量量子化假设

原子中电子绕核运动的轨道角动量 L 只能是 $\frac{h}{2\pi}$ 的整数倍,即

$$L = n\frac{h}{2\pi}, \quad n = 1,2,3,\cdots \tag{11.23}$$

其中,n 为量子数.式(11.23)称为轨道角动量量子化条件.

玻尔将上述假设应用于氢原子,计算了氢原子在定态中的轨道半径和能量.他认为电子以核为中心做半径为 r 的圆周运动,向心力为库仑引力.应用库仑定律和牛顿第二定律,有

$$\frac{e^2}{4\pi\varepsilon_0 r^2} = m\frac{v^2}{r} \tag{11.24}$$

式中,e、m 分别为电子的电量和质量.又根据轨道角动量量子化条件

$$L = mvr = n\frac{h}{2\pi}, \quad n = 1,2,3,\cdots \tag{11.25}$$

联立式(11.24)和式(11.25),消去 v,以 r_n 代替 r,r_n 表示第 n 个定态对应的电子轨道半径,可得

$$r_n = n^2\left(\frac{\varepsilon_0 h^2}{\pi m e^2}\right), \quad n = 1,2,3,\cdots \tag{11.26}$$

由式(11.26)可知,电子轨道半径与量子数 n 的平方成正比,且取值不连续.当 $n=1$ 时,$r_1 = 5.29\times10^{-11}$ m,这是氢原子核外电子的最小轨道半径,称为**玻尔半径**(Bohr radius).

当原子以 r_n 为半径绕核运动时,氢原子系统的能量等于电子动能和原子核与电子系统的势能之和,即

$$E_n = \frac{1}{2}mv_n^2 - \frac{e^2}{4\pi\varepsilon_0 r_n} = -\frac{1}{n^2}\left(\frac{me^4}{8\varepsilon_0^2 h^2}\right), \quad n = 1,2,3,\cdots \tag{11.27}$$

可见,氢原子的定态能量与量子数的平方成反比,其能量是量子化的.这种量子化的能量值称为**能级**(energy level).当 $n=1$ 时,有

$$E_1 = -\frac{me^4}{8\varepsilon_0^2 h^2} = -13.6\ \text{eV}$$

这是氢原子的最低能级，称为基态能级. $n=2,3,4,\cdots$ 对应的能量称为激发态能级. 氢原子的能量均为负值，表明原子中的电子处于束缚态，n 值越大，相邻能级差越小，能级越密，当 $n\to\infty$ 时，$E_\infty=0$，称为电离态，这时电子脱离原子核的束缚而成为自由电子. 因此，电子从基态到脱离原子核的束缚所需的能量（称为电离能）为 13.6 eV，图 11.11 为氢原子的能级图.

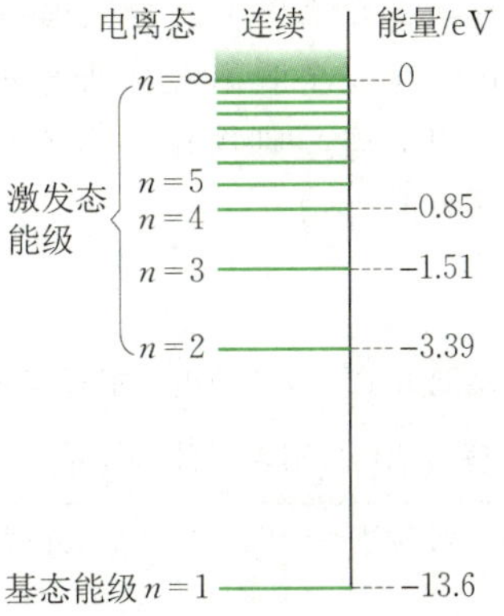

图 11.11　氢原子的能级图

根据玻尔的频率公式和能量公式(11.27)，得

$$\nu = \frac{E_n - E_k}{h} = \frac{me^4}{8\varepsilon_0^2 h^3}\left(\frac{1}{k^2} - \frac{1}{n^2}\right)$$

用波数表示，则有

$$\tilde{\nu} = \frac{\nu}{c} = \frac{me^4}{8\varepsilon_0^2 h^3 c}\left(\frac{1}{k^2} - \frac{1}{n^2}\right)$$

将上式与式(11.20)比较，有 $R_H = \dfrac{me^4}{8\varepsilon_0^2 h^3 c} = 1.097\ 373\ 1\times10^7\ \text{m}^{-1}$，是里德伯常量的理论值，与实验值符合得很好. 图 11.12 为氢原子能级跃迁图，从图中可见，从 $n>1$ 的能级跃迁到 $k=1$ 时，产生莱曼系；从 $n>2$ 的能级跃迁到 $k=2$ 时，产生巴耳末系；其余线系依此类推.

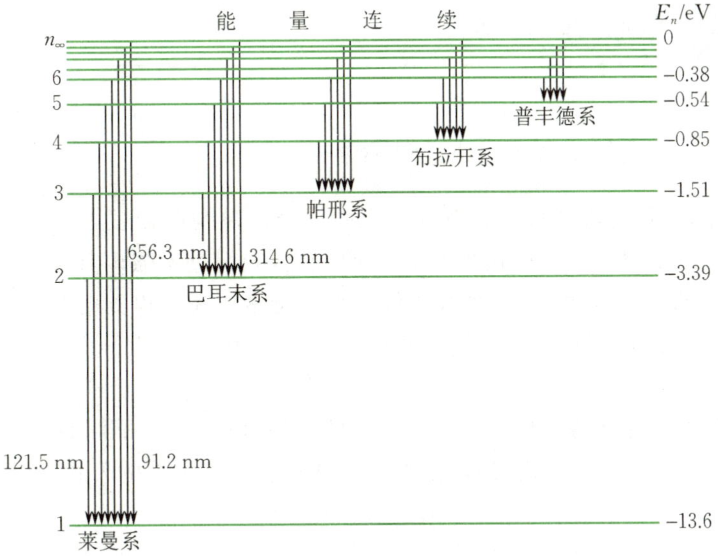

图 11.12　氢原子能级跃迁图

玻尔理论不仅成功地解释了氢原子光谱，对类氢离子（只有一个电子绕核转动的离子，如 He^+、Li^{2+}、Be^{3+} 等）的光谱也能很好地说明，但玻尔理论也有很大的局限性. 对于复杂原子（多于一个电子，如 He、Li 等）光谱，玻尔理论无法定量处理，即使

对氢原子光谱也不能解决谱线的强度、宽度、偏振等问题. 其根本原因是玻尔理论本身并没有完全脱离经典理论的束缚. 它一方面按经典理论计算电子轨道，同时又人为地加上与经典物理根本不相容的量子化条件. 因而玻尔理论只能说是半量子、半经典的混合物.

例 11.5 用动能为 12.2 eV 的电子通过碰撞使基态氢原子激发时，最高激发到哪一能级？当氢原子回到基态时能产生哪些谱线？分别属于什么线系？

解 设氢原子吸收了 12.2 eV 的能量后由基态跃迁到能级 E_n，则

$$E_n = E_1 + 12.2\ \text{eV} = (-13.6 + 12.2)\ \text{eV} = -1.4\ \text{eV}$$

且 $E_n = \dfrac{E_1}{n^2}$，故

$$n = \sqrt{\frac{E_1}{E_n}} = \sqrt{\frac{-13.6}{-1.4}} = 3.12$$

n 只能取正整数，这表明该原子最高能被激发到 $n = 3$ 的激发态. 处于激发态的氢原子不稳定，在向低能态跃迁过程中可发出以下三条不同谱线.

$3 \to 2$：$\tilde{\nu}_1 = 1.097 \times 10^7 \times \left(\dfrac{1}{2^2} - \dfrac{1}{3^2}\right)\ \text{m}^{-1}$

$$\lambda_1 = \frac{1}{\tilde{\nu}_1} = 656.3\ \text{nm}$$ 巴耳末系

$2 \to 1$：$\tilde{\nu}_2 = 1.097 \times 10^7 \times \left(\dfrac{1}{1^2} - \dfrac{1}{2^2}\right)\ \text{m}^{-1}$

$$\lambda_2 = \frac{1}{\tilde{\nu}_2} = 121.5\ \text{nm}$$ 莱曼系

$3 \to 1$：$\tilde{\nu}_3 = 1.097 \times 10^7 \times \left(\dfrac{1}{1^2} - \dfrac{1}{3^2}\right)\ \text{m}^{-1}$

$$\lambda_3 = \frac{1}{\tilde{\nu}_3} = 102.6\ \text{nm}$$ 莱曼系

§ 11.5 德布罗意的物质波假设　波粒二象性　不确定关系

11.5.1 德布罗意的物质波假设

德布罗意

1924 年，青年物理学家德布罗意受光的波粒二象性的启发，产生了一个大胆的思想. 德布罗意认为，一个世纪以来，对光的研究，人们过于强调其波动性，而忽略了其粒子性，结果导致光电效应、康普顿效应等实验事实无法得到解释. 而在对实物粒子的研究上，人们可能犯了完全相反的错误，即过于强调其粒子性，而忽略了波动性的一面.

基于这种思想，他提出了一个大胆的假设：一切实物粒子（如电子、质子、中子等）都和光子一样，具有**波粒二象性**. 将反映光子波粒二象性的公式加以推广，即有

$$E = h\nu = mc^2 \tag{11.28}$$

$$p = \frac{h}{\lambda} = mv \tag{11.29}$$

式(11.28) 和式(11.29) 将描述粒子性的物理量（能量和动量）与描述波动性的物理量（频率和波长）通过普朗克常量联系起来，称为德布罗意公式或德布罗意假设. 和物质粒子相联系的波称为**德布罗意波**（de Broglie wave）或**物质波**（matter wave）. 实物粒子的运动，既可用能量、动量来描述，也可用频率、波长来描述，有时粒

子性表现得突出些,有时波动性表现得突出些. 和光波类似,波长越短,粒子性越明显;波长越长,波动性越明显.

根据德布罗意假设,一静止质量为 m_0 的粒子(包括宏观粒子和微观粒子),当速度 v 较光速小很多($v \ll c$)时,其德布罗意波长为

$$\lambda = \frac{h}{m_0 v}$$

当速度 v 与光速 c 可以比较($v \sim c$)时,其德布罗意波长为

$$\lambda = \frac{h}{p} = \frac{h}{m_0 v}\sqrt{1 - \frac{v^2}{c^2}}$$

例 11.6 计算下列情况下粒子的德布罗意波长:(1) 质量 $m = 10$ g、速度 $v = 100\ \text{m} \cdot \text{s}^{-1}$ 的小球;(2) 动能 $E_k = 100$ eV 的电子.

解 (1) 小球的德布罗意波长为

$$\lambda = \frac{h}{mv} = \frac{6.63 \times 10^{-34}}{10 \times 10^{-3} \times 100}\ \text{m} = 6.63 \times 10^{-34}\ \text{m}$$

(2) 因电子动能 E_k(100 eV) 远小于电子静能(0.51 MeV),因而该电子可当作非相对论粒子处理,其德布罗意波长为

$$\lambda = \frac{h}{p} = \frac{h}{\sqrt{2mE_k}}$$

$$= \frac{6.63 \times 10^{-34}}{\sqrt{2 \times 9.1 \times 10^{-31} \times 100 \times 1.6 \times 10^{-19}}}\ \text{m}$$

$$= 1.23 \times 10^{-10}\ \text{m} = 0.123\ \text{nm}$$

可见,宏观物体的德布罗意波长太短,与其线度不可比拟,因而显示不出波动性;而对于质量很小的微观粒子,其德布罗意波长已与原子尺度(0.1 nm 左右)数量级相同,因而其波动性变得非常明显.

11.5.2 波粒二象性

德布罗意假设的正确与否,有赖于实验的检验.

干涉、衍射现象是波动特有的性质. 若能得到实物粒子的衍射图样,也就证实了德布罗意波的存在.

例 11.6 的计算表明,动能为 100 eV 的电子,其德布罗意波长与晶体点阵常量为同一数量级,因此可以利用晶体作为天然光栅来观察电子的衍射现象.

1927 年,C. 戴维孙(C. Davisson) 和 L. 革末(L. Germer) 通过电子束在晶体表面上散射的实验,观察到了和 X 射线衍射类似的电子衍射现象,首次证实了电子的波动性. 实验装置如图 11.13(a) 所示. 电子从灯丝 K 射出,经电势差 U 加速后,通过栏板 D 成为一束很细的电子束投射到单晶体 M 上,在晶体表面反射后,用集电极 B 接收,其电流 I 可用与 B 相连的电流计 G 测量. 实验中,保持电子束的掠射角 φ 不变,改变 U,测出相应的 I,以 $\sqrt{U}$ 为横坐标,以 I 为纵坐标,实验结果如图 11.13(b) 中的 I-$\sqrt{U}$ 曲线所示.

由图可见,电流并不随电势差增大而单调地增大,只有当电势差具有某些特定值时电流才有极大值. 这一结果是经典粒子理论无法解释的,因为如果认为电子是一种粒子,电流与电势差的关系就不会有若干峰值出现.

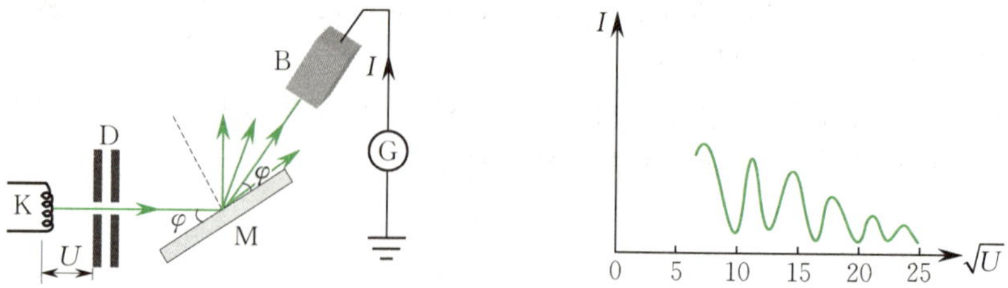

(a) 实验装置　　　(b) 实验曲线

图 11.13　戴维孙-革末实验示意图

如果认为电子具有波动性，上述实验事实可获得很好的解释. 由于电子的德布罗意波长与 X 射线相近，电子在晶体表面上的反射规律应类似于 X 射线，满足布拉格公式：

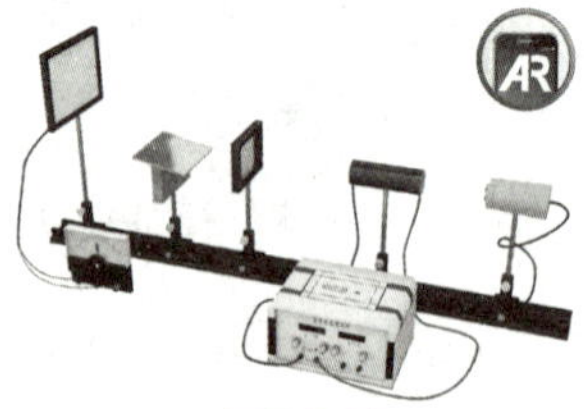

电子衍射

$$2d\sin\varphi = k\lambda,\quad k = 1,2,3,\cdots \tag{11.30}$$

式中，λ 为电子的德布罗意波长. 根据德布罗意假设，λ 与加速电势差的关系为

$$\lambda = \frac{h}{p} = \frac{h}{\sqrt{2mE_k}} = \frac{h}{\sqrt{2meU}}$$

代入布拉格公式，得

$$2d\sin\varphi = k\frac{h}{\sqrt{2me}}\frac{1}{\sqrt{U}},\quad k = 1,2,3,\cdots$$

即加速电势差 U 满足上式时，电流 I 出现极大值. 计算结果表明：满足上式中各个加速电势差的特定值与实验结果相符合，从而证实了电子的确具有波动性.

同年，G. 汤姆孙（G. Thomson）通过电子束透过薄金属箔的实验，观察到了与劳厄斑类似的透射电子衍射图样. 进一步证实了德布罗意假设.

此后，人们陆续发现，不仅电子具有波动性，中子、质子、原子，甚至分子等都具有波动性，德布罗意公式对这些粒子同样适用. 许多实验事实证明，一切微观粒子都具有波粒二象性，德布罗意公式就是描述微观粒子波粒二象性的基本公式.

11.5.3　不确定关系

在经典力学中，质点的运动都沿着一定的轨道，任意时刻质点在轨道上的位置和动量是可以同时确定的. 一般说来，一旦知道了某一时刻粒子的位置和动量，原则上可以精确地预言在此之后任意时刻粒子的位置和动量. 事实上，在经典力学中，也正是用位置和动量来描述质点的运动状态的.

然而，由于实物粒子的波粒二象性，已不可能仍用位置和动量来描述其运动状态，因为对于一个粒子，粒子位置的不确定量与动量的不确定量存在某种关系. 下面通过电子单缝衍射实验来大致说明.

如图 11.14 所示，一束电子沿 y 轴方向垂直射入单缝，由于电子具有波动性，经单缝后在检测屏上可以观察到电子衍射图样（类似于单缝衍射光强分布）. 设单缝宽度为 Δx，根据单缝衍射公式，第一级暗条纹对应的衍射角满足

$$\Delta x \sin\theta = \lambda \tag{11.31}$$

考虑一个电子通过单缝时的位置和动量，对单个电子来说，只知道它是从宽为 Δx 的缝中通过的，而无法确切地说它是从缝中哪一点通过的，因此它在 x 方向上的位置不确定量为 Δx. 设电子沿 y 轴运动，即它在缝前动量的 x 方向的分量 $p_x = 0$. 显然，通过缝后，p_x 就不再为零了，否则电子就要沿原方向前进而不会发生衍射现象. 通过缝后的电子，仍然无法确定它究竟会落在检测屏上的何处，它可以出现在中央明条纹范围内的任何地方，还可以出现在一级或二级等明条纹内. 作为近似，先假定电子落在中央明条纹范围内，设电子的总动量为 p，x 方向的动量为 p_x，其取值范围为

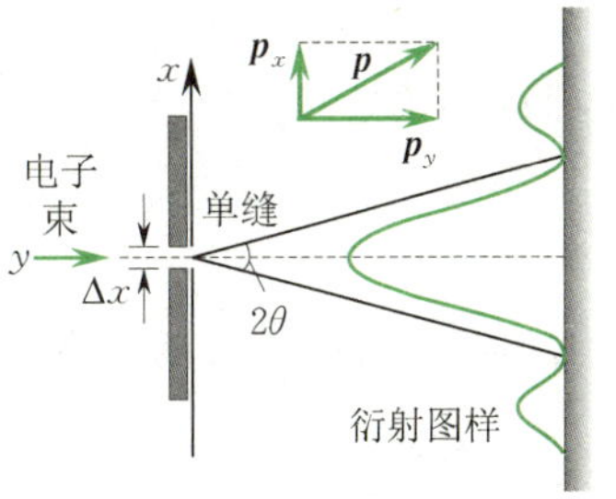

图 11.14 单缝衍射示意图

$$0 \leqslant p_x \leqslant p\sin\theta$$

则 p_x 的不确定量为

$$\Delta p_x = p\sin\theta$$

如果把其他次级明条纹也考虑进去，则有

$$\Delta p_x \geqslant p\sin\theta \tag{11.32}$$

将式(11.31)及德布罗意关系式$\left(\sin\theta = \dfrac{\lambda}{\Delta x}, p = \dfrac{h}{\lambda}\right)$代入式(11.32)，得

$$\Delta p_x \geqslant \frac{h\lambda}{\lambda \Delta x}$$

即

$$\Delta x \Delta p_x \geqslant h$$

用量子力学的理论可以更为严格地证明

$$\Delta x \Delta p_x \geqslant \frac{\hbar}{2}$$

其中，$\hbar = \dfrac{h}{2\pi} = 1.054\,588\,7 \times 10^{-34}\ \text{J} \cdot \text{s}$，称为约化普朗克常量. 同理，对于其他两个分量，可得类似的关系式，即位置不确定量和同方向的动量不确定量满足下列关系式：

$$\Delta x \Delta p_x \geqslant \frac{\hbar}{2} \tag{11.33}$$

$$\Delta y \Delta p_y \geqslant \frac{\hbar}{2} \tag{11.34}$$

$$\Delta z \Delta p_z \geqslant \frac{\hbar}{2} \tag{11.35}$$

这 3 个公式称为位置和动量的**不确定关系**(uncertainty relation). 它表明，某方向上粒子的位置不确定量越小，则此方向上的动量不确定量越大. 同样，某方向上的动量不确定量越小，则此方向上的位置不确定量越大. 例如，一维运动的自由粒子，其动量 p_x 完全确定，则其坐标完全不能确定. 总之，在确定或测量粒子的位置和动量时，它们的精度存在着一个终极的不可逾越的限制.

根据位置和动量的不确定关系，还可得出时间与能量之间也存在不确定关系.

设粒子动量为 p，能量为 E，根据相对论，有

$$p^2c^2 = E^2 - m_0^2c^4$$

其动量的不确定量为

$$\Delta p = \Delta\left(\frac{1}{c}\sqrt{E^2 - m_0^2c^4}\right) = \frac{E}{c^2p}\Delta E$$

Δt 时间内，粒子可能发生的位移为 $v\Delta t = \frac{p}{m}\Delta t$，该位移也就是在这段时间内粒子位置的不确定量，即

$$\Delta x = \frac{p}{m}\Delta t$$

将上两式相乘，得

$$\Delta x\Delta p = \frac{E}{mc^2}\Delta E\Delta t$$

由于 $E = mc^2$，再根据不确定关系式(11.33)，可得时间和能量的不确定关系为

$$\Delta E\Delta t \geqslant \frac{\hbar}{2} \tag{11.36}$$

需要强调的是，所谓不确定关系，仅仅是对于同方向的坐标和动量而言的. 对于不同方向的坐标和动量，不确定关系并不成立，即它们是可以同时有确定值的.

不确定关系是海森伯于 1927 年提出的，因此常被称为海森伯不确定关系或不确定原理，它是微观粒子波粒二象性的必然反映. 微观粒子因具有波粒二象性，其运动状态已不能用坐标和动量来描述. 若用坐标和动量来描述，则因存在不确定关系使这种描述变得不准确，甚至失去意义.

考虑用光来观察粒子的运动轨迹，有助于对不确定关系进行直观理解. 表面上看，粒子的运动轨迹可以准确观测. 但实际情况并非这么简单，因为光子一旦击中粒子，粒子就会反冲而改变其速度，若逐点观测，就会发现由于光子的碰撞，粒子实际上在沿一条曲折的路径运动. 假设光的波长可以任意增加，波长越长，光子的能量越低，对粒子的干扰也就越小，但这时又产生了新的困难，光的波长越长，衍射现象越明显，粒子的准确位置也就越不能确定，因而我们始终无法准确观测到粒子的运动轨迹.

例 11.7 (1) 质量为 10 g 的子弹，具有 200 $\mathrm{m\cdot s^{-1}}$ 的速率，若其动量的测量误差为0.01%，则子弹位置的不确定量有多大？(2) 氢原子中的电子在轨道上运动，运动速度 $v = 10^6\ \mathrm{m\cdot s^{-1}}$，位置不确定量 $\Delta x = 10^{-10}$ m(原子半径)，求电子速度的不确定量.

解 (1) 子弹的动量为

$$p = mv = 0.01\times200\ \mathrm{kg\cdot m\cdot s^{-1}} = 2\ \mathrm{kg\cdot m\cdot s^{-1}}$$

动量的不确定量为

$$\Delta p = m\Delta v = 0.01\%p = 1.0\times10^{-4}\times2\ \mathrm{kg\cdot m\cdot s^{-1}} = 2\times10^{-4}\ \mathrm{kg\cdot m\cdot s^{-1}}$$

由不确定关系式，可得子弹位置的不确定量为

$$\Delta x \geqslant \frac{\hbar}{2}\frac{1}{\Delta p} = \frac{6.63\times10^{-34}}{4\pi\times2\times10^{-4}}\ \mathrm{m} = 2.6\times10^{-31}\ \mathrm{m}$$

这一不确定量是无法用仪器测出的，因此对于宏观物体，不确定关系实际上不起作用，其运动状态可以用坐标和动量来准确描述.

(2) 根据不确定关系式 $m\Delta v\cdot\Delta x \geqslant \frac{\hbar}{2}$，得

$$\Delta v \geqslant \frac{\hbar}{2m\Delta x} = \frac{6.63\times10^{-34}}{4\pi\times9.1\times10^{-31}\times10^{-10}}\ \mathrm{m\cdot s^{-1}} = 0.58\times10^6\ \mathrm{m\cdot s^{-1}}$$

这一速度不确定量已与电子本身的速度在同一量级，这表明所谓电子速度的概念实际上已失去了意义. 也就是说，微观粒子的运动状态已不能用坐标和动量来准确地描述.

*§ 11.6 波函数　薛定谔方程

11.6.1　波函数

考虑到微观粒子具有波动性，1925 年，物理学家薛定谔首次提出用物质波波函数来描述微观粒子的运动状态，这是量子力学的基本原理(假设）之一. 物质波波函数是时间和空间坐标的函数，用 $\Psi(x,y,z,t)$ 表示.

薛定谔

一个沿 x 轴正方向运动的不受外力作用的自由粒子，由于能量 E 和动量 p 都是恒量，由德布罗意公式可知，其物质波的频率 ν 和波长 λ 也都不随时间变化，因此自由粒子的物质波是单色平面波. 对机械波和电磁波来说，单色平面波的波函数 $y(x,t)$ 可表示为

$$y(x,t)=A\cos 2\pi\left(\nu t-\frac{x}{\lambda}\right)$$

将上式写成复数形式，即

$$y(x,t)=A\mathrm{e}^{-\mathrm{i}2\pi(\nu t-x/\lambda)}$$

只取其实数部分，将关系式 $\nu=E/h$ 和 $\lambda=h/p$ 代入上式，并将 $y(x,t)$ 改写为 $\Psi(x,t)$，可得能量为 E、动量为 p 的自由粒子的物质波的波函数为

$$\Psi(x,t)=\Psi_0\mathrm{e}^{-\frac{\mathrm{i}}{\hbar}(Et-px)} \tag{11.37}$$

式中，Ψ_0 是一个特定常量，称为波函数的振幅.

对于在各种外力场中运动的粒子，它们的波函数是下面要介绍的薛定谔方程的解.

物质波波函数是复函数，它本身并不代表任何可观测的物理量，那么，波函数是怎样描述微观粒子的运动状态的呢？微观粒子的波动性和粒子性究竟是怎样统一起来的呢？

1926 年，德国物理学家玻恩提出物质波波函数的统计解释，回答了上述问题. 玻恩指出，实物粒子的物质波是一种概率波；t 时刻粒子在空间 (x,y,z) 处附近的体积元 $\mathrm{d}V$ 中出现的概率 $\mathrm{d}w$ 与该处波函数绝对值的平方成正比，可写成

$$\mathrm{d}w=|\Psi(x,y,z,t)|^2\mathrm{d}V=\Psi(x,y,z,t)\Psi^*(x,y,z,t)\mathrm{d}V \tag{11.38}$$

式中，$\Psi^*(x,y,z,t)$ 是波函数 $\Psi(x,y,z,t)$ 的共轭复数. 由式(11.38) 可知，波函数模的平方 $|\Psi(x,y,z,t)|^2$ 代表 t 时刻粒子在空间 (x,y,z) 处的单位体积中出现的概率，称为**概率密度**(probability density)，这就是波函数的物理意义. 为此，玻恩在 1954 年获得了诺贝尔物理学奖.

20 世纪 80 年代末期，实验物理学家用类似于显示光波动性的双缝干涉实验装置来做电子束的双缝干涉实验. 图 11.15(a)、(b)、(c)、(d) 分别是入射电子为 6 个、100 个、3 000 个、70 000 个时在检测屏上的分布情况. 从图中明确地看到干涉条纹，证明电子具有波动性. 从图中还可以看出电子波干涉条纹的形成过程，表明单个电子在屏上何处出现是随机的，但在屏上某处出现的概率却具有确定的分布. 电子数在屏上的分布是单个电子分布概率的积累效应，结果出现干涉条纹.

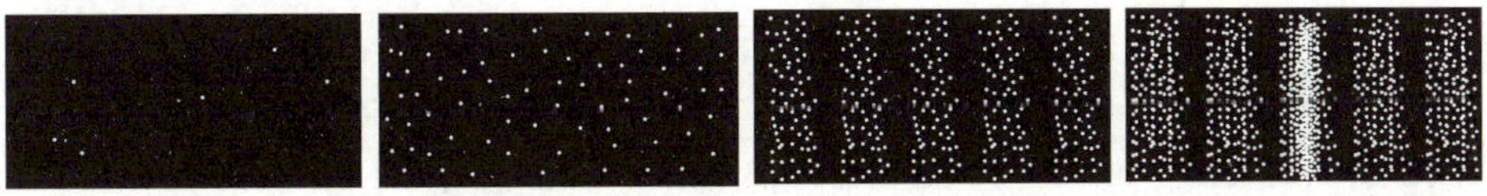

(a) 6个电子　(b) 100个电子　(c) 3 000个电子　(d) 70 000个电子

图 11.15　电子双缝实验结果

由于一定时刻粒子在空间某点出现的概率应是唯一的，不可能既是这个值又是那个值；并且应该是有限的(具体说，应该小于1)；在空间不同点，概率的分布应该是连续变化的，不能出现跃变. 所以要求描述粒子的波函数 $\Psi(x,y,z,t)$ 必须是单值、有限、连续的，称为波函数的**标准条件**. 又因为任意时刻粒子在各点出现的概率总和等于1，即应有

$$\iiint_V |\Psi(x,y,z,t)|^2 \mathrm{d}x\mathrm{d}y\mathrm{d}z = 1 \tag{11.39}$$

式(11.39)称为波函数的**归一化条件**(normalization condition). 满足式(11.39)的波函数，称为归一化波函数.

11.6.2 薛定谔方程

1926年，在德布罗意物质波假说的基础上，薛定谔提出一个适用于低速情况下描述微观粒子在外力场中运动的微分方程，也就是物质波波函数 $\Psi(x,y,z,t)$ 所满足的方程，后人称之为**薛定谔方程**(Schrödinger equation). 它在量子力学中的地位和作用相当于牛顿第二定律在经典力学中的地位和作用，以及麦克斯韦方程组在电磁学中的地位和作用.

质量为 m 的粒子在外力场中运动时，一般情况下其势能 U 可能是空间坐标和时间的函数，即 $U=U(x,y,z,t)$，薛定谔方程为

$$-\frac{\hbar^2}{2m}\nabla^2\Psi(x,y,z,t)+U(x,y,z,t)\Psi(x,y,z,t)=\mathrm{i}\hbar\frac{\partial\Psi(x,y,z,t)}{\partial t} \tag{11.40}$$

式中，$\nabla^2=\frac{\partial^2}{\partial x^2}+\frac{\partial^2}{\partial y^2}+\frac{\partial^2}{\partial z^2}$ 为拉普拉斯算符. 显然，式(11.40)是一个关于 x、y、z 和 t 的线性偏微分方程，具有波函数的形式. 读者可自行证明，自由粒子的波函数是满足这个方程的.

薛定谔方程是量子力学的基本方程，它不能由更基本的原理经过逻辑推理得到. 但将这个方程应用于分子、原子等微观体系所得到的大量结果都和实验符合，这就说明了它的正确性.

一般来说，只要知道粒子的质量和它在外力场中的势能函数 U 的具体形式，就可写出其薛定谔方程. 再根据给定的初始条件和边界条件求解，就可以得出描述粒子运动状态的波函数，其模的平方就给出粒子在不同时刻不同位置处出现的概率密度. 这就是量子力学中处理微观粒子运动问题的方法.

若外力场不随时间变化，则势能函数 $U=U(x,y,z,t)$、粒子能量 $E\left[\text{动能}\frac{p^2}{2m}\text{与势能}U=U(x,y,z,t)\text{之和}\right]$ 是一个不随时间变化的恒量，此时粒子处于定态. 粒子的波函数可以写成空间坐标函数 $\psi(x,y,z)$ 与时间函数 $\mathrm{e}^{-\frac{\mathrm{i}}{\hbar}Et}$ 两部分的乘积，即

$$\Psi(x,y,z,t)=\psi(x,y,z)\mathrm{e}^{-\frac{\mathrm{i}}{\hbar}Et} \tag{11.41}$$

不难看出，粒子处于定态时，它在空间各点出现的概率密度 $|\Psi(x,y,z,t)|^2=|\psi(x,y,z)|^2$ 与时间无关，即概率密度在空间形成稳定分布. 将式(11.41)代回薛定谔方程式(11.40)，可得 $\psi(x,y,z)$ 所满足的方程为

$$\nabla^2\psi+\frac{2m}{\hbar^2}(E-U)\psi=0 \tag{11.42}$$

式(11.42)称为**定态薛定谔方程**(stationary Schrödinger equation)，$\psi(x,y,z)$ 称为定态波函数.

在关于微观粒子的各种定态问题中，把势能函数 U 的具体形式代入定态薛定谔方程式(11.42)，通过求解即可得到描述粒子运动状态的定态波函数，同时也就确定了概率密度的分布及能量 E 等.

薛定谔创立了非相对论量子力学，P. 狄拉克(P. Dirac)创立了相对论量子力学，两人分享了1933年的诺贝尔物理学奖.

11.6.3　一维无限深势阱中的粒子

设质量为 m 的粒子，只能在 $0 < x < a$ 的区域内自由运动，粒子的势能函数为

$$U(x) = \begin{cases} 0, & 0 < x < a \\ \infty, & x \leqslant 0, x \geqslant a \end{cases}$$

其势能曲线如图 11.16 所示，称为一维无限深势阱，a 为势阱宽度. 这是金属中自由电子的一个简化模型，是解释金属物理性质的基础.

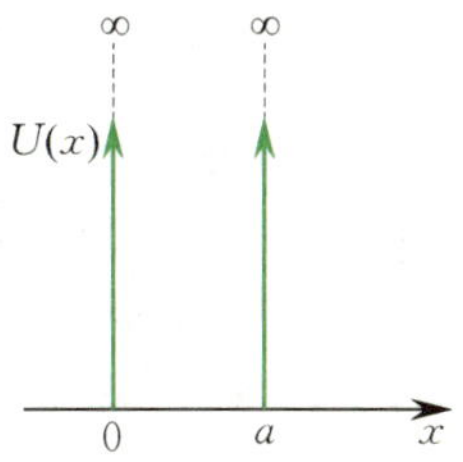

图 11.16　一维无限深势阱

由于势能函数 $U(x)$ 与时间无关，所以这是定态问题. 在势阱内，$U(x) = 0$，粒子的定态薛定谔方程为

$$\frac{\mathrm{d}^2\psi(x)}{\mathrm{d}x^2} + \frac{2mE}{\hbar^2}\psi(x) = 0$$

令

$$k^2 = \frac{2mE}{\hbar^2} \tag{11.43}$$

原方程改写为

$$\frac{\mathrm{d}^2\psi(x)}{\mathrm{d}x^2} + k^2\psi(x) = 0$$

其通解可表示为

$$\psi(x) = A\sin kx + B\cos kx \tag{11.44}$$

式中，常数 A、B 和 k 可用边界条件及归一化条件来确定. 根据题意可知，当 $x \leqslant 0$ 和 $x \geqslant a$ 时，$\psi(x) = 0$. 由于波函数在势阱边界上必须连续，应有 $\psi(0) = \psi(a) = 0$，将 $x = 0$，$x = a$ 代入式(11.44)，可得 $B = 0$，则

$$\psi(x) = A\sin kx$$

其中

$$k = \frac{n\pi}{a}, \quad n = 1, 2, 3, \cdots \tag{11.45}$$

由式(11.43) 和式(11.45) 可以得到粒子的能量为

$$E_n = n^2\left(\frac{\pi^2\hbar^2}{2ma^2}\right), \quad n = 1, 2, 3, \cdots \tag{11.46}$$

上式表明，一维无限深势阱中粒子的能量是量子化的，n 称为量子数. 当 $n = 1$ 时，粒子能量 $E_1 = \frac{\pi^2\hbar^2}{2ma^2}$，$E_1$ 是势阱中粒子的最低能量(基态能级)，也称为零点能. 其余各能级的能量可表示为 $E_n = n^2E_1$，能级图如图 11.17 所示. 零点能 $E_1 \neq 0$ 表明束缚在势阱中的粒子不可能静止，这是微观粒子波动性的一种表现. 许多实验证实了微观领域中能量量子化的分布规律，并证实了零点能的存在.

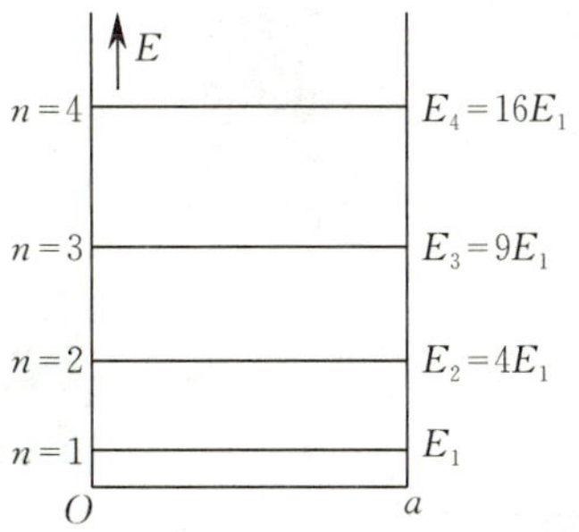

图 11.17　势阱中粒子的能量

量子数为 n 的波函数为

$$\psi_n(x) = A\sin\frac{n\pi}{a}x, \quad n = 1, 2, 3, \cdots$$

由归一化条件 $\int_{-\infty}^{+\infty} |\psi_n(x)|^2 \mathrm{d}x = 1$ 可确定系数 A，即

$$\int_0^a |\psi_n(x)|^2 \mathrm{d}x = \int_0^a A^2 \sin^2\left(\frac{n\pi}{a}x\right)\mathrm{d}x = 1$$

故得

$$A = \sqrt{\frac{2}{a}}$$

因而波函数为

$$\psi_n(x)=\sqrt{\frac{2}{a}}\sin\frac{n\pi}{a}x,\quad 0<x<a, n=1,2,3,\cdots \tag{11.47}$$

由此可得，粒子在势阱中的概率密度为

$$|\psi_n(x)|^2=\frac{2}{a}\sin^2\frac{n\pi}{a}x,\quad n=1,2,3,\cdots \tag{11.48}$$

图 11.18 给出了几种波函数 $\psi_n(x)$ 和粒子的概率密度 $|\psi_n(x)|^2$ 的分布曲线. 不难看出，束缚在无限深势阱中的粒子的定态波函数具有驻波的形式，即粒子的物质波在势阱中形成驻波，可以认为势阱内波函数是由两个沿相反方向传播的平面波叠加而成的. n 越小，节点越少，波长越长，从而动量越小，能量就越低. 此外，在不同能级上粒子出现的概率密度是不同的. 在基态，粒子出现的概率最大. 在激发态，粒子在势阱中出现的概率分布有起伏，而且 n 越大，起伏的次数越多. 在阱壁处($x=0, x=a$)，不同能量的粒子对应的波均为波节，粒子出现的概率为零. 上述结果和经典概念是很不相同的. 若是经典粒子，因为在势阱内不受力，粒子在两阱壁间做匀速直线运动，所以粒子在势阱中各处出现的概率是相等的；对于微观粒子，只有当量子数 n 很大时，粒子在势阱中各处出现的概率才趋于均匀.

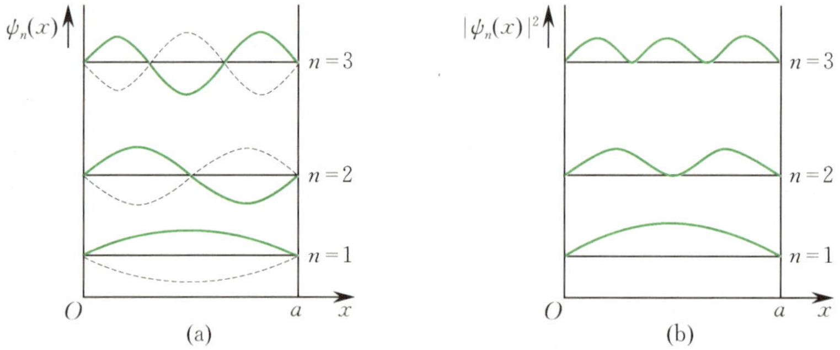

图 11.18　势阱中的波函数和概率密度

拓展阅读

广义相对论简介

孪生子佯谬

量子力学的十大应用

量子力学的争论和非线性量子力学

薛定谔猫

思考题

11.1　为什么从远处看山洞口总是黑的？

11.2　何为普朗克的量子假设？在物理学发展史上普朗克的量子假设有什么意义？

11.3　光电效应的实验规律是什么？经典理论在解释光电效应的实验规律时遇到了什么困难？

11.4　为什么要用 X 射线做康普顿效应实验？能用可见光做康普顿效应实验吗？康普顿效应证明了什么？

11.5　德布罗意假设的内容是什么？德布罗意波的波长由什么因素决定？如何理解实物粒子的波粒二象性？

11.6　不确定关系的物理意义是什么？

11.7　波函数的物理意义是什么？波函数必须满足哪些条件？

11.8　一维无限深势阱中粒子的能量具有什么特点？粒子在势阱中各处出现具有什么规律？

习　题

11.1　宇宙大爆炸理论预言存在宇宙背景辐射，其温度为 2.7 K，试求出对应这种辐射能谱峰值的波长.

11.2　人体的温度为 37 ℃，若某人皮肤面积为 1.80 m^2，假定将人体看作黑体，试求：

(1) 人体辐射谱的峰值波长；

(2) 人体的辐出度；

(3) 此人向外的辐射功率.

11.3　某黑体在某一温度时的辐出度为 5.67 $W \cdot cm^{-2}$，试求黑体这时的温度和单色辐出度具有最大值的波长.

11.4　在黑体加热的过程中，其单色辐出度最大值对应的波长 λ_m 由 690 nm 减小到 500 nm，则此过程中黑体的辐出度增大了多少倍？

11.5　从铝中逸出 1 个电子需要 4.2 eV 的能量，今有波长为 200 nm 的光照射到铝表面上. 问：

(1) 由此发射出来的光电子的最大初动能为多少？

(2) 铝的遏止波长多大？

(3) 铝的遏止电势差为多少？

11.6　某金属的遏止波长 λ_0 为 500 nm，今用 λ 为 400 nm 的紫光照射该金属. 在此光电效应实验中，求：

(1) 金属的逸出功；

(2) 光电子的最大初动能；

(3) 光电子的最大初速度.

11.7　由实验可知，在一定条件下，人眼视网膜上接收 5 个蓝绿色光子($\lambda = 500$ nm)就能产生光的感觉，此时视网膜上接收的能量有多少？如果每秒都接收 5 个这种光子，则投射到视网膜上的光的功率是多少？

11.8　(1)$\lambda_1 = 7 \times 10^{-5}$ m 的红光；(2)$\lambda_2 = 0.25 \times 10^{-10}$ m 的 X 射线. 试求上述红光和 X 射线的光子的能量、动量和质量.

11.9　一单色点光源的功率为 1 W，波长为 589 nm，距离光源 3 m 处放一金属板，试求单位时间内打到金属板单位面积上的光子的数目.

11.10　试从普朗克公式推导出斯特藩-玻尔兹曼定律和维恩位移律.

11.11　波长为 0.05 nm 的 X 射线与自由电子碰撞，在与入射线成 60° 方向观察散射的 X 射线. 求：(1) 散射 X 射线的波长；(2) 电子获得的动能.

11.12　试求氢原子光谱巴耳末系中的最短波长和最长波长.

11.13　用单色光束照射一群处于基态的氢原子，结果有 3 种不同波长的光辐射出来，则该入射光的波长是多少？

11.14　试计算氢原子光谱中位于可见光区 (400 ～760 nm) 的谱线的波长.

11.15　质量为 m、动能为 E_k 的自由粒子，求其德布罗意波长. 若电子与质子的动能都是100 eV，它们的德布罗意波长各是多少？

11.16　试分别求出质量为 40 g、飞行速度为 100 $m \cdot s^{-1}$ 的子弹和静止质量为 6.68×10^{-27} kg、速度为 500 $km \cdot s^{-1}$ 的 α 粒子的德布罗意波长.

11.17　试计算温度为 25 ℃ 时慢中子(处于热平衡下的中子)的德布罗意波长.

11.18　在电子衍射实验中所用电子的波长为 0.125 nm，求此电子射线的速度.

11.19　粒子在一维无限深势阱中运动，其波函数 $\psi_n(x) = \sqrt{\dfrac{2}{a}} \sin \dfrac{n\pi}{a} x \, (0 < x < a)$，若粒子处于 $n = 1$ 状态，在 $0 \sim \dfrac{a}{4}$ 区间发现粒子的概率是多少？

本章习题参考答案

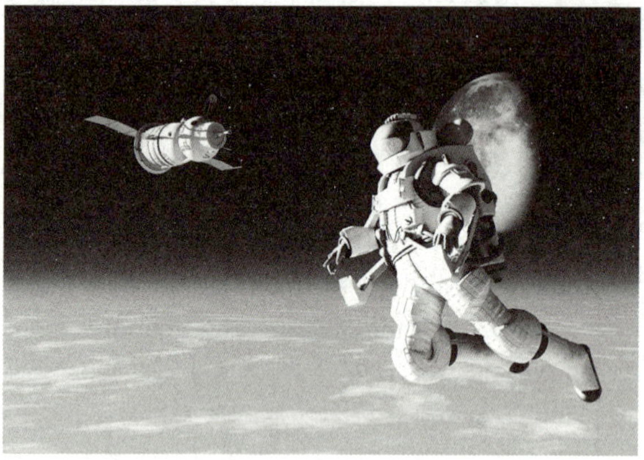

第12章 激光及其医学应用

激光(laser)是**受激辐射光放大**(light amplification by stimulated emission of radiation)的简称,它是一种方向性、单色性、相干性都很好的强光光束,现今已得到了极为广泛的应用.从光缆的信息传输到光盘的读写,从视网膜的修复到大地的测量,从工件的焊接到热核聚变反应的引发等都可以利用激光.自1960年第一台激光器问世以来,到目前为止,激光器已经发展成具有众多系列和型号的庞大家族,不仅在工业、农业、军事、科学研究等多个领域都有它们的身影,在医学中的应用也越来越广泛.因此,了解激光原理及其特性,掌握激光应用技术是时代对我们的要求.本章主要介绍激光基本原理及其在医学中的应用.

§ 12.1 激光的基本原理

12.1.1　光与物质的相互作用

按照原子的量子理论，光和原子的相互作用可能引起受激吸收、自发辐射和受激辐射 3 种跃迁过程.

由量子理论可知，任何一个原子的能量都是量子化的，只能取一些不连续的数值. 这种量子化的能量值称为原子的能级. 当量子数 $n=1$ 时，原子的能量处于最低值，此时的原子状态最稳定，这种状态称为基态，相应的能级称为基态能级. 当量子数 $n \neq 1$ 时，原子的能量相对较大，此时原子的状态称为激发态. 当一个原来处于较低能态 E_1 的原子，在受到频率为 ν 的光照射时，如果满足 $h\nu = E_2 - E_1$，原子就有可能吸收光子向较高能态 E_2 跃迁，这种过程称为**受激吸收**，或称原子的光激发，如图 12.1(a) 所示. 自从激光问世后，实验中还发现了多光子的吸收过程，就是在强激光作用下，一个原子在满足了一定条件时能接连吸收多个光子而从低能态跃迁到高能态.

处于高能态的原子是不稳定的. 即使在没有外界作用的情况下，激发态原子也会自发地向低能态跃迁，并发射出一个光子，光子的能量为两能级能量之差，即 $h\nu = E_2 - E_1$，这一过程称为**自发辐射**(spontaneous radiation)，如图 12.1(b) 所示.

普通光源的发光属于自发辐射. 由于发光物质中各个原子自发、独立地进行辐射，因而各个光子的相位、偏振态和传播方向之间没有确定的关系. 对大量发光原子来说，即使在同样的两能级 E_2 和 E_1 之间跃迁发出的同频率的光，也是不相干的.

在自发辐射前，处于高能态的原子如果受到能量为 $h\nu = E_2 - E_1$ 的外来光子的诱发作用，就有可能从高能态 E_2 跃迁到低能态 E_1，同时发射一个与外来光子频率、相位、偏振态和传播方向都相同的光子，这一过程称为**受激辐射**(stimulated radiation)，如图 12.1(c) 所示. 在受激辐射中，一个入射光子作用的结果是得到两个状态完全相同的光子. 如果这两个光子再引起其他原子产生受激辐射，并不断继续下去，就能得到大量特征相同的光子，这一过程称为**光放大**(light amplification). 可见，在连续诱发的受激辐射中，各原子发出的光是互相有联系的，它们的频率、相位、偏振态和传播方向都相同，因此受激辐射所发射的光是相干光.

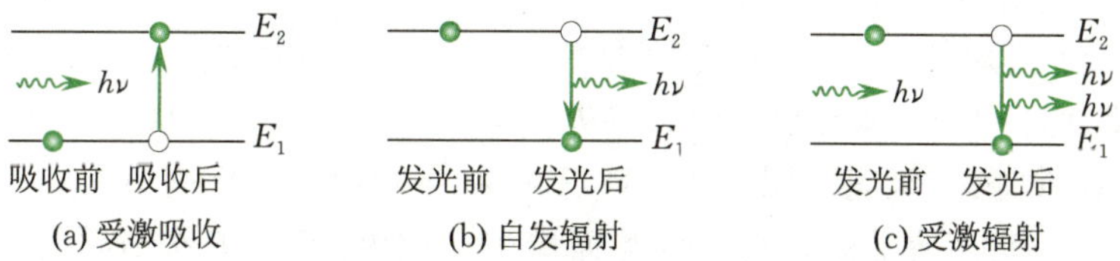

图 12.1　光的辐射和吸收

12.1.2 粒子数反转

激光是通过受激辐射来实现光放大的.在光和原子系统相互作用时,总是同时存在受激吸收、自发辐射和受激辐射 3 种跃迁过程.从光的放大作用来说,受激吸收和受激辐射是互相矛盾的.吸收过程使光子减少,而辐射过程则使光子增多.光通过物质时光子是增多还是减少,取决于哪个过程占优势,这又决定于高、低能态的原子数.统计物理理论指出,在通常的热平衡状态下,原子在各能级上的分布服从玻尔兹曼分布定律,即在温度为 T 时,能级 E_i 的原子数 N_i 为

$$N_i = A\mathrm{e}^{-E_i/kT} \tag{12.1}$$

式中,k 为玻尔兹曼常量.因此能级 E_1 和 E_2 的原子数 N_1 与 N_2 之比为

$$\frac{N_2}{N_1} = \mathrm{e}^{-(E_2-E_1)/kT} \tag{12.2}$$

式(12.2)说明,在正常状态下,能级越高,处于该能级的原子就越少;能级越低,处于该能级的原子就越多.一般情况下,激发态与基态之间的能量差大约为 1 eV,取室温 $T=300$ K,可得$\frac{N_2}{N_1}\approx 10^{-40}$.由此可见,处于激发态的原子远远少于处于基态的原子,这种分布称为正常分布.在正常分布情况下,当光通过物质时,受激吸收过程较受激辐射过程占优势,因而不可能实现光放大.所以,要使受激辐射过程占优势,必须使高能态的原子数远大于低能态的原子数,这种分布与正常分布刚好相反,称为粒子数布居反转分布,简称**粒子数反转**(population inversion),实现粒子数反转是产生激光的必要条件.

要实现粒子数反转,首先,要有能实现粒子数反转的物质,称为激活介质(或称工作物质),这种物质具有适当的能级结构.其次,必须从外界输入能量,使工作物质中有尽可能多的原子吸收能量后跃迁到高能态.这一能量供应过程称为"激励",又称"抽运"或"光泵",激励的方法一般有光激励、气体放电激励、化学激励等.

处于激发态的原子是不稳定的,平均寿命约为 10^{-8} s.有些物质存在着比一般激发态稳定得多的激发态,其平均寿命可达到 $10^{-3}\sim 1$ s.这种激发态常称为亚稳态.具有亚稳态的物质就有可能实现粒子数反转,从而实现光放大.一般来说,产生激光的工作物质有三能级系统和四能级系统等.现以三能级系统为例来说明实现光放大的原理.如图 12.2 所示,E_1 为基态能级,E_3 为激发态能级,E_2 为亚稳态能级,激励能源把处于 E_1 能级上的原子抽运到 E_3 能级,这些原子通过碰撞把能量转移给晶格而无辐射地跃迁到 E_2 能级.由于在 E_2 能态的原子寿命较长,这样可使 E_2 能级的原子数不断增加,而 E_1 能级的原子数则不断减少,于是在 E_1 和 E_2 两能级间实现了粒子数反转.如果这时有频率满足 $h\nu = E_2 - E_1$ 的外来光子射入,就会使受激辐射占优势而产生光放大.不同工作物质的能级结构不同,但它们形成光放大的基本原理是相同的.

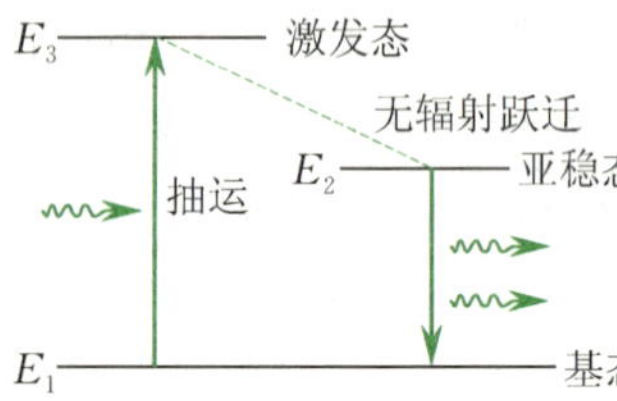

图 12.2 三能级系统

12.1.3　光学谐振腔

实现粒子数反转是产生激光的必要条件,但还不是充分条件.这是因为处于激发态的原子,可以通过自发辐射和受激辐射两种过程跃迁到基态.粒子数反转虽然使得受激辐射占优势,但在实现了粒子数反转的工作物质内,初始光信号一般来源于自发辐射,而自发辐射是随机的,因而在这样的光信号激励下所产生的受激辐射也是随机的,所辐射的光的相位、偏振态、频率、传播方向都是互不相关的、随机的,不能形成激光.要获得单色性、方向性都很好的激光,就必须将其他方向和频率的光信号抑制住,使某一方向和一定频率的光信号享有最优越的条件进行光放大.**光学谐振腔**(optical resonator)就是为此目的而设计的一种装置.

图 12.3 是光学谐振腔的示意图.最常用的光学谐振腔是在工作物质两端放置一对互相平行的反射镜,这两个反射镜可以是平面镜,也可以是凹面镜或凸面镜等.其中一个是全反射镜(反射率为 100%),另一个是部分反射镜(反射率为 98%).在工作物质中,形成粒子数反转的原子,受外来光子的诱发产生受激辐射的光子.这些光子的运动方向一般是不同的.在光学谐振腔中,凡偏离轴线方向运动的光子,将直接逸出腔外,或经几次来回反射后最终逸出腔外;只有沿轴线方向运动的光子,可以在腔内来回反射,产生连锁式的光放大.在一定的条件下,从部分反射镜射出,成为输出的激光.

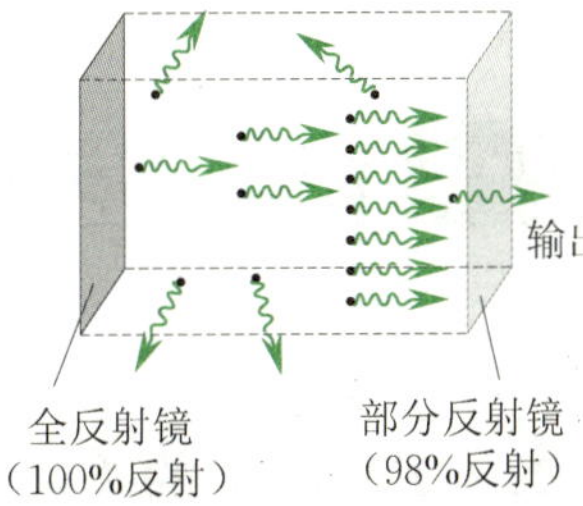

图 12.3　光学谐振腔示意图

必须指出的是,工作物质加上光学谐振腔后,还不一定能产生激光,因为在谐振腔中除了产生光的放大作用(或称为增益),还存在由于工作物质对光的吸收和散射以及反射镜的吸收和透射等所造成的各种损耗.只有当光在谐振腔内来回一次所得到的增益大于损耗时,才能形成激光.

12.1.4　激励装置

激励装置也称为泵浦源,是指向工作物质供给能量的能源.依靠它把工作物质中的原子、分子从基态激发到高能态,并形成粒子数反转.常用的泵浦方法如下.

(1) 电子注入.用电学方法将电子或空穴从作用区的两侧注入作用区中,以便在作用区形成粒子数反转.二极管激光器采用的就是这种方法,这种泵浦方法的优点是结构简单、容易调制、效率高等.

(2) 光学泵浦.利用光源(如高亮度氙灯、氪灯或激光器)的光辐射把工作物质中的原子泵浦到高能态.固体激光器、光纤激光器、染料激光器、有机激光器等都采用这种方法.对泵浦光源的基本要求是,发射波长与工作物质的吸收波长匹配.满足这个条件,泵浦光源的大部分光能就会真正用于泵浦,获得比较高的泵浦效率.此外,近年来多用二极管激光器作泵浦光源,这种泵浦光源具有体积小、使用寿命长、发光效率高等优点.

(3) 气体放电泵浦. 利用气体放电(弧光放电或辉光放电)加热气体,使它们电离,或让电子、离子与工作物质中的原子发生非弹性碰撞,把它们激发到高能态. 离子激光器、原子或分子气体激光器、金属蒸气激光器等常采用这种方法.

(4) 粒子束泵浦. 向工作物质注入高能电子或离子,让它们与工作物质的原子或分子做非弹性碰撞,把后者激发到高能态. 高压气体激光器等采用这种方法.

(5) 化学泵浦. 利用工作物质本身发生化学反应时所产生的能量,把原子、分子激发到高能态. 化学泵浦可分为直接泵浦、能量转移泵浦和光分解泵浦 3 种方式. 直接泵浦是由工作物质发生的化学反应形成激发态原子;能量转移泵浦是利用某些化学反应产生的激发态原子与工作物质的原子做非弹性碰撞,通过能量交换把后者激发到高能态;光分解泵浦是利用光辐射照射工作物质,使其发生光分解反应,并在反应过程中形成激发态原子.

§12.2 激光的关键参数及特性

12.2.1 激光的关键参数

1. 增益

激光是由受激辐射所引起的,所产生的光子的数目随光的传播距离 z 指数变化. 假设外部光源对工作物质的泵浦是均匀的,则频率为 ν 的光的光强 $I(\nu)$ 随 z 变化的规律可用 $I = I_0 e^{\alpha z}$ 来表示. 其中 α 代表增益系数,是光在工作物质内传播单位长度时光强的相对增量. 增益系数由工作物质的性质决定,工作物质不同,增益系数也不同.

2. 损耗

受激辐射产生之后,要经历各种损耗,如工作物质的内部吸收、衍射、散射,以及腔壁、腔面的各种损耗,此外还要向外输出激光. 激光器的总损耗等于上述各项损耗之和. 对于不同类型的激光器和不同的激光结构,上述的各项损耗都是不一样的.

3. 阈值

要使激光器工作,必要条件是增益大于或等于总损耗,即通过受激辐射过程产生的光功率,必须大于或等于腔壁、腔内、腔面的各项损耗所引起的光损失,激光器才能进入振荡状态. 这时,工作物质内处于高能态的原子必须多于处于低能态的原子,即实现粒子数反转. 在刚好进入振荡状态时,增益等于总损耗时的激光器状态,称为阈值状态. 这时泵浦源提供给工作物质的能量、功率、电流,就分别称为阈值能量、阈值功率、阈值电流. 任何激光器都具有"阈值"这一参数,但不同激光器的阈值是不一样的.

4. 输出功率

激光从激光器输出之后,第一个要了解的参数就是激光的输出功率,或者是输出能量. 如果激光器是连续工作的,这时的功率就是单位时间的输出能量,相应的单位是 W(瓦). 如果激光器是脉冲工作的,这时有峰值功率(脉冲中的最高输出功率)和平均功率之分. 此外,还要注意功率密度这一概念,了解激光器输出端面上的功率密度,对研究激光材料损伤和激光器的可靠性是很有用的;了解激光在与物质相互作用时的功率密度,有利于合理应用激光. 例如,功率密度达到 10^{15} W · cm^2 时,激光可电离焦点附近的任何材料.

5. 效率

在激光器中,常用的几个效率概念有:① 光-光效率,是指在光学泵浦时,输出的激光与工作物质所接收的光能之比;② 电-光效率,通常是指输出激光功率与输给泵浦源的总电功率之比;③ 量子效率,是指工作物质所产生的激光光子能量与泵浦源的光子能量之比. 此外,还有其他的效率概念,如外部量子效率、内部量子效率、功率效率等. 在所有的激光器中,半导体激光器的效率最高,其电-光效率可达 60%.

6. 模式

激光模式或称为激光波型. 从光的波动观点看,模式是指电磁波的某种类型,实际上就是能够存在于光学谐振腔中的各种形式的驻波;从光的粒子观点看,模式代表了可以相互区分的光子态.

激光器的工作物质不同、谐振腔的结构不同,则激光器的模式状态也很不同. 有的应用对激光器的模式要求很严格,如光盘、光打印、光印刷、光通信等要求单横模;相干探测、干涉测量、全息显示、全息测量等要求单纵模.

12.2.2　激光的特性

激光与普通光源所发出的光就本质而言没有什么不同,都是电磁辐射. 但由于激光的发光机理有别于普通光源,使得激光除了具有普通光的一切性质,还具有一些普通光所没有的性质,从而使激光具有许多特殊的应用. 下面介绍激光区别于普通光的一些特性.

1. 高准直性

发散角是衡量光束方向性好坏的重要标志,它表明了光能量在空间分布的集中性. 激光光束的发散角非常小,大约只有普通光的 10^{-3}. 例如,常在教室中用于演示的氦氖激光器,它所发射的激光的发散角约为 10^{-3} rad. 激光束每 1 km 的扩散直径只有几厘米;而普通光源,如配备抛物反射面的探照灯,每 1 km 其扩散直径则高达几十米. 激光的高准直性可用于定位、导航和测距. 科学家们曾利用由阿波罗航天器送上月球的反射镜对激光的反射来测量地球与月亮之间的距离(约 3.8×10^5 km),其精度可以达到厘米级.

2. 高单色性

谱线宽度是衡量光束单色性好坏的标志,谱线宽度越窄,则颜色越纯,单色性越好. 由于光学谐振腔的选频作用,激光的谱线宽度很窄,单色性很好. 如氦氖激光器的 632.8 nm 谱线,其谱线宽度只有 10^{-8} nm,甚至更小;而在普通光源中,单色性最好的氪灯,谱线宽度约为 4.7×10^{-3} nm. 由于光的生物学效应强烈地依赖于光的波长,使得激光良好的单色性在临床治疗上获得了重要的应用. 利用激光单色性好的特性，可把激光波长作为长度标准、把激光频率作为计时标准进行精密测量，还可以用于光纤激光通信、等离子体测试等.

3. 高相干性

由德布罗意关系和不确定关系知，谱线宽度越窄，光子的动量不确定性就越小，位置不确定性越大，光的波列长度越长，所以激光有很长的相干长度(可达 10^5 m)，因而相干性好，而普通光源发出的光波的相干长度小于 1 m. 利用激光相干性好的特性制成的激光干涉仪，可对大型工件进行高精度的快速测量. 此外，用激光作光源，由于相干性好，使全息摄像术得以实现，现已发展为信息储存(全息片)、全息干涉计量等专门技术.

4. 亮度高，强度大

亮度是衡量光源发光强弱程度的标志. 普通光源发出的光是不相干的，所发光的强度是各原子所发光的非相干叠加，因此发光强度往往不大. 而激光发射时，由于各原子发光是相干的，其强度是各原子发光的相干叠加，且其输出端发光面积小，输出功率大，因而和普通光源发出的光相比，激光光强可以大得惊人. 例如，经过会聚的激光强度可达 10^{17} W·cm^{-2}，而氧炔焰的强度也不过为 10^3 W·cm^{-2}. 针头大小的半导体激光器的功率可达 200 mW，连续功率达 1 kW 的激光器也已经制成，而用于热核反应实验的激光器的脉冲平均功率已达10^{14} W，可以产生 10^8 K 的高温，足以引发氘氚燃料微粒发生聚变. 由于具有亮度高、强度大的特点，激光可用于钻孔、切割、焊接、区域熔化等工业加工，也可制成激光手术刀进行外科手术.

5. 高功率

激光器能在极短的时间(如 10^{-12} s、10^{-15} s) 内产生极高的峰值功率. 国际上竞相研究的核聚变用激光器，输出峰值功率可达 10^{18} W. 这样的激光器能使两个氘核或一个氘核和一个氚核克服核与核之间的巨大排斥力，实现聚变反应，释放巨大能量. 由产生超短脉冲的掺钛蓝宝石激光器发出的最高脉冲功率密度也达 10^{15} W·cm^{-2}. 这样的光脉冲，差不多可以电离焦点附近的任何材料，而不会对周围材料产生重要影响，因而在微加工时，精度极高，能高质量地打出直径仅为 300 nm 的小孔.

6. 高能量

许多连续、准连续或脉冲运转的高功率激光器，能产生很高的激光能量. 例如，上述核聚变用激光器的激光能量可达1.8 MJ；连续或准连续的化学激光器、二氧化碳激光器、灯泵或 LD 泵浦固体激光器、半导体激光器、光纤激光器的激光能量也能在许多方面满足军事、航空、工业、医学等领域对激光能量的要求. 利用激光作为能量载体的应用与日俱增.

7. 高速调制

激光器，特别是半导体激光器，不仅具有合适的波长和合适的输出功率，能聚焦成很小的光斑，还可对激光直接进行高速调制，调制速度可高达几万兆赫兹，或几万兆比特. 再加上半导体激光器的体积小、效率高、寿命长、价格低廉等其他特点，使它特别适合光通信、光存储、光计算、光印刷等信息领域. 这就是为什么到了 20 世纪末，半导体激光器会成为发展速度最快、用途最广的激光器之一.

8. 明显的光压效应

光是有动量的,因此光照射到物体上能产生使物体运动的力. 开普勒、牛顿等人早就知道这一点. 不过在那时,人们以为光的辐射压力即光压很小,不会有什么实际应用. 在激光问世之后,可以获得的辐射强度大大提高了. 20 世纪 70 年代,人们就进行了利用光辐射所产生的压力来移动或抓住小粒子的实验. 近年来,这一技术已在生物领域获得了重要应用,如俘获活细胞、病毒、细菌等. 如今,利用激光辐射压力的领域日益增多,例如,在微电子领域,可用激光辐射压力来清洗半导体硅片;在汽车行业,可用激光辐射压力去除轮胎钢模上的污染物;在物理研究领域,可用激光辐射压力来冷却原子或离子,使之处于近似停止状态,以便制成高稳定性、高精度的时间标准;在医学领域,用激光辐射压力所形成的“光学镊”,可将精子和卵母细胞毫无损伤地放到输卵管中,以提高怀孕的成功率;等等.

由于激光具有上述一系列特点,从而突破了普通光源的种种局限性,使各种光学应用技术得到了快速普及,极大地促进了现代物理学、化学、天文学、宇宙科学、生命科学和医学等一系列基础学科的发展. 非线性光学就是由激光技术和物理学相互促进而建立的一门新兴学科.

12.2.3 典型的激光器

任何激光器都由激励装置、工作物质和光学谐振腔等组成,如图 12.4 所示. 按工作物质来分,激光器可分为气体激光器、液体激光器、固体激光器、半导体激光器和自由电子激光器;按光的输出方式则可分为连续输出激光器和脉冲输出激光器. 各种激光器输出波段范围可从远红外(25 ~ 100 μm)一直到 X 射线(0.001 ~ 5 nm). 下面以红宝石激光器(ruby laser)和氦氖激光器(He-Ne laser)为例进行简单介绍.

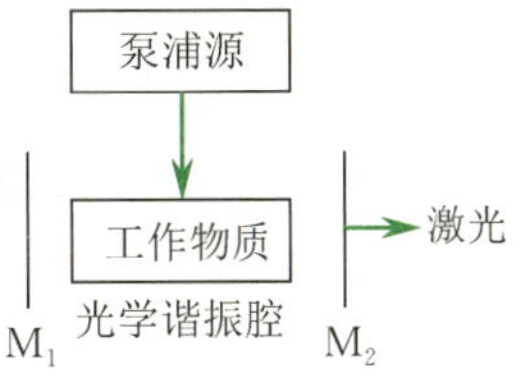

图 12.4 激光器结构示意图

1. 红宝石激光器

红宝石激光器是第一个问世(1960 年)的固体脉冲激光器,其基本结构如图 12.5 所示. 工作物质是一根淡红色的红宝石棒(Al_2O_3 晶体),其中掺有质量比为 0.035% 的铬离子(Cr^{3+}),它们替代了晶格中一部分铝离子(Al^{3+})的位置. 红宝石激光器的有关工作能级和光谱性质都来源于铬离子. 红宝石棒的长约为10 cm,直径约为 1 cm,两个端面经精磨抛光成为一对平行平面镜. 其中一个端面镀银,成为全反射镜,另一端面半镀银,成为透射率为 10% 左右的部分反射镜. 棒外是螺旋形的脉冲氙灯,氙灯在绿色和蓝色的光谱段有较强的光输出,氙灯通常一次工作几毫秒,输出能量为 1 000 ~2 000 J. 能量大部分耗散为热,只有一部分变成光能为红宝石棒所吸收,并转移到其中铬离子的相应能级上.

大连相干光源

铬离子在基质 Al_2O_3 中是作为杂质存在的,它有如图 12.6 所示的 3 个能级 E_0、E_1、E_2,其中 E_0 是基态,E_2 是激发态,E_1 是亚稳态. 处于 E_0 态的铬离子,被氙灯的闪光激发到 E_2 态. 铬离子在 E_2 态是不稳定的,寿命很短(约 10^{-8} s),很快就自发、无辐射地落入亚稳态 E_1,铬离子在 E_1 态的寿命较长,约为 10^{-3} s. 只要激励光源足够强,在一次闪光时间内，亚稳态的铬离子数量急剧增多，而基态的离子数急剧减少，就可实现粒子数反转.

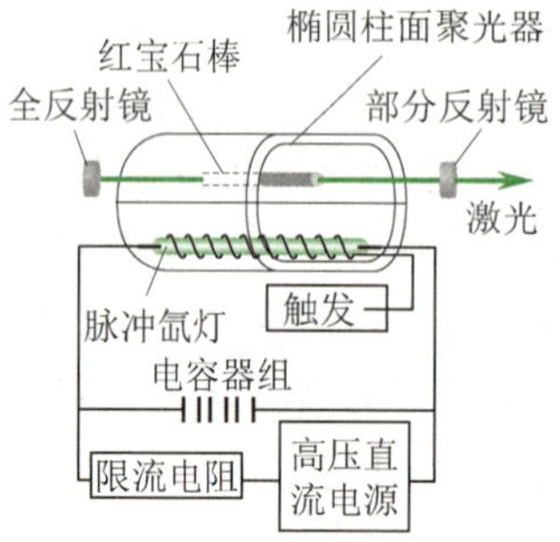

图 12.5　红宝石激光器的基本结构

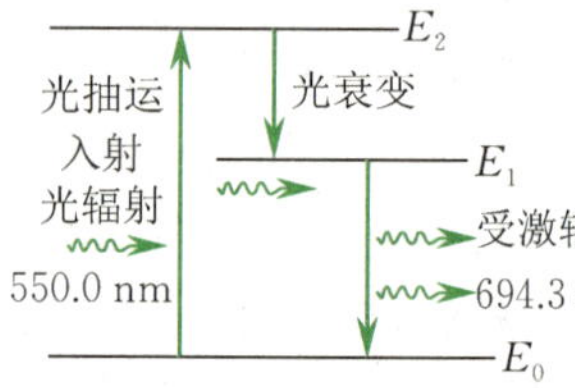

图 12.6　铬离子的能级结构

红宝石棒的两个端面起着光学谐振腔的作用，只有与晶体棒轴线平行的光束才能在红宝石介质内来回反射而被不断放大，并从半镀银的端面透射输出. 红宝石激光器的脉冲激光主要波长为 694.3 nm.

2. 氦氖激光器

神光Ⅱ高功率激光实验装置

实验室中最常见的激光器是氦氖激光器，如图 12.7 所示. 在密封的玻璃管内有一毛细管(内径为 1 mm 左右). 毛细管内充以稀薄的氦气和氖气，氦气和氖气的比例约为7∶1，加上高电势差后使气体放电，在电场的作用下电子得到加速，并与 He、Ne 原子碰撞，使其激发到较高能态.

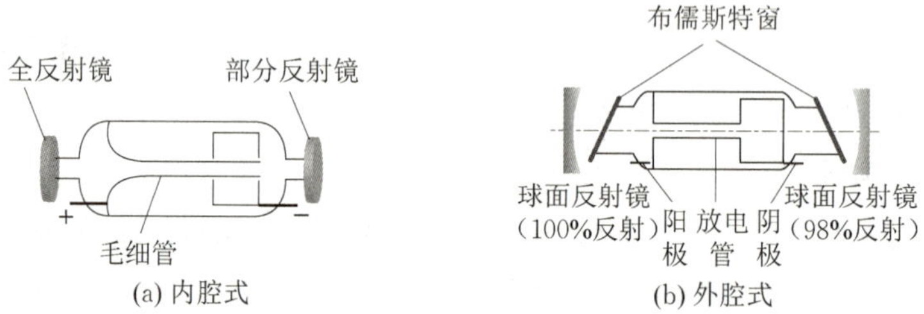

图 12.7　氦氖激光器

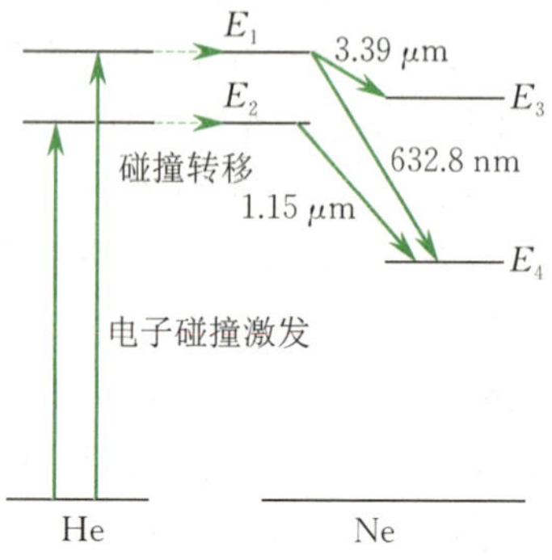

图 12.8　He、Ne 原子的能级

He、Ne 原子的能级如图 12.8 所示. 正常情况下，He 原子和 Ne 原子都处于基态. 当激光管中的气体放电时，由于 Ne 原子吸收电子能量而被激发的概率比 He 原子被激发的概率小，所以被加速的电子先把 He 原子激发到它的两个亚稳态上. 但这些原子并不马上跃回到基态，而是与 Ne 原子发生碰撞，将能量转移给 Ne 原子，使 Ne 原子激发到它的 E_1、E_2 两个激发态能级，Ne原子的 E_1、E_2 两个激发态能级与

He原子的两个亚稳态能级的能量十分接近(仅相差0.15 eV). Ne原子的另外两个能级 E_3 和 E_4,其能量分别低于能级 E_1 和 E_2,因 He 原子没有与之相近的能级,所以不能通过与原子的碰撞使 Ne 原子激发到 E_3、E_4 能级. 而处于 E_1、E_2 这两个能级的 Ne 原子,寿命比较长,自发辐射的概率比较小,这样就实现了 Ne 原子的能级 E_1 与 E_3、E_1 与 E_4、E_2 与 E_4 之间的粒子数反转分布. 这 3 对能级之间的跃迁,能发出波长分别为 632.8 nm(最常用的 He-Ne 激光、红光)、1.15 μm(近红外线)、3.39 μm(红外线)的 3 条谱线.

激光器的工作物质有固体、液体、气体 3 类,达数百种之多,这里不再一一介绍. 表 12.1 列出了几种医学上常用的激光器.

表 12.1 医学上常用的激光器

工作物质	工作方式	波长/nm	输出功率(能量)	主要用途
红宝石	脉冲	694.3	0.05 ～ 500 J	眼科、临床实验
钕玻璃	脉冲	1 060.0	0.1 ～ 1 000 J	眼科、临床实验、肿瘤治疗
CO_2	连续	10 600	15 ～ 300 W	内科、骨科、妇产科、皮肤科、肿瘤手术、理疗
He - Ne	连续	632.8	1 ～ 70 mW	光针、外科、皮肤科、妇产科、全息照相
He - Cd	连续	441.6	9 ～ 12 mW	肿瘤荧光诊断、理疗
Ar^+	连续	488.0 ～ 514.5	0.5 ～ 10 W	眼科、皮肤科、外科手术刀、内镜手术、针灸
N_2	脉冲	337.1	0.4 ～ 1 mJ	五官科、皮肤科、肿瘤科、理疗、基础研究
Nd : YAG	脉冲、连续	1 064	30 ～ 100 W	外科手术、内镜手术

§ 12.3 激光在医学中的应用

12.3.1 激光的生物效应

激光对生物组织所施加的作用,会使生物组织出现一系列的变化与响应. 这种生物组织因受到激光照射而出现的各种应答性反应、效果或变化就称为激光的生物效应. 激光的生物效应是应用激光进行医学研究、临床诊断和临床治疗的依据或基础. 激光的生物作用大致包括光化作用、热作用、机械作用、电磁作用和弱激光的刺激作用等. 下面逐一进行简单的讨论和介绍.

1. 光化作用

光化反应是指在光的作用下进行的化学反应,反应速度主要取决于光的强度和温度. 事实上,光化作用(photochemical action) 是某些反应能在生物温度下以相当可观的速率进行的唯一机制.生命的源泉是高分子,而在高分子形成的过程中,光化作用起着极其重要的作用.

视觉过程是一种典型的光化反应.紫外线会引起受照部位发红,严重时会晒出红斑,甚至晒焦,这也是光化作用的结果.

光化反应是一系列协调的简单反应的综合,它可分为初级反应和次级反应两个阶段.在吸收光子时直接出现的,只涉及吸收体的物理、化学过程叫作初级反应.在初级反应中产生了能够引起反应的分子、原子、自由基等,由此而触发的一系列反应叫作次级反应.初级反应包括直接光解作用、荧光和磷光的出现、长寿高能态等.而由初、次级反应组成的光化反应有分解反应、氧分子反应、聚合作用、异构作用、光敏反应等,以上这些反应对生物体来说是非常重要的.在生物生长过程和化学反应中广泛存在着光敏反应.植物的光合作用就是由光敏剂吸收可见光而发生的.对生物系统来说,光敏反应必须以有氧的存在为先决条件,例如,将血卟啉等光敏染料有选择地集中于肿瘤部位,再用激光照射,所发生的光敏反应会破坏肿瘤,杀死癌细胞,而不损害邻近的正常组织.

2. 热作用

激光对生物体的生热机制包括碰撞生热、吸收生热、热化反应等.在碰撞生热过程中,生物分子在受到激光辐射以后,可通过碰撞的形式将已获得的光能交给邻近的分子并有可能变为平动动能、振动动能和转动动能等能量,使受照射的生物体局部温度迅速升高.吸收生热主要源于对红外线的吸收.生物组织在吸收激光能量并将其转化为热时,视产生热量的多少和温度的高低,将出现温热感觉直至汽化现象.但由于肝、肾、肌肉、肿瘤、皮肤各有其构成的差异,它们的热传导率、含水量、血流循环及其对热的反射和吸收不同,因而激光透入的深度、波及的范围、表现的形式均会有所不同.虽然激光进入组织被吸收而转化为热所引起的温升,一般来说随组织深度而减小,但是如果激光聚焦于其深处或者深处有吸收体(如黑色素),那么此时深处的温升也会比浅处高.例如,激光使上层细胞热凝固而坏死,而下层细胞却因细胞内液体汽化而出现微型爆炸,从而杀死深处癌细胞,破坏癌组织.

3. 机械作用

通过技术处理,激光可以在很短的时间内($10^{-14} \sim 10^{-9}$ s)把能量高度集中在很小的空间里,促使局部能量密度大大提高.能量密度一旦达到 10^{15} W·cm^{-2},就要产生高温(10^6 K)、高压(10^6 atm)、高电场强度(10^8 V·cm^{-1})的环境状态.实验还指出,功率密度越大,生物效应会越强,这种效应的增大并非由于热作用,而是因为高功率密度激光使生物组织中产生的辐射压、电致伸缩、冲击波、超声波、蒸发、谐波、介质击穿等引起了机械作用.光子不但有能量,也具有动量,因此激光被吸收面吸收时,本身也要造成光压.

激光的机械作用主要表现在一次压强和二次压强上.一次压强是指激光本身具有的压强,它能给物体辐射压力,这种力能使各种介质中的微小粒子朝四面八方自由运动.但对悬浮于溶液中的生物实体,如酶、蛋白、核酸等到底会产生什么作用,尚须进一步的研究和探索.生物组织吸收强激光后产生的热膨胀、相变、超声波、冲击波、电致伸缩等引起的压强叫二次压强.实验表明,激光的脉冲时间越短,二次压强的破坏作用就越显著，如使生物组织产生热膨胀（如眼内玻璃体液热膨胀引起眼压升高）、组织液的汽化等.

4. 电磁作用

激光是在时间和空间上均做周期性变化的电磁波. 在强激光电磁场作用下发生的生物效应主要包括：产生谐波和形成自由基. 生物体内的电偶极子随电磁场作用产生振动，发出光波，它产生的二次谐波效率与激光强度成正比，三次谐波效率与激光强度的平方成正比. 当用红宝石激光器产生的波长为 694.3 nm 的激光照射视网膜时，其二次和三次倍频会被蛋白质和核酸吸收，选择性地造成杆状和锥状细胞损伤，最终出现水肿.

对电子顺磁共振光谱的研究表明，用脉冲激光照射有色皮肤时会形成自由基. 红细胞谱线也会增强，如果激光的电磁场达 10^{10} V · cm^{-1} 也会形成自由基. 众所周知，自由基是有害的，称为人体内的垃圾. 它相当活泼，会使导致有机体死亡的氧化-还原反应加快进行，因而应高度重视. 此外，强激光还会引起布里渊散射（这种散射会引起细胞损伤和破裂）和拉曼散射（此种散射会引起热损伤和水肿）.

5. 生物刺激作用

弱激光对生物体的作用主要表现在刺激作用上，包括对生物生长过程的刺激，对神经的刺激等. 人们通过大量的研究发现，弱的 He-Ne 激光对生物分子、细胞、细菌与微生物都有刺激作用，并总结出以下规律：一是激光的能量密度小时起兴奋作用，能量密度大时起抑制作用；二是刺激作用有累积效应，最终效果取决于总剂量；三是刺激作用的强弱与刺激次数（等间隔、等剂量）的关系呈抛物线特征. 至于其他弱激光的刺激作用是否满足上述规律，目前还是未知的，有待日后研究证实. 对于弱激光刺激作用机理的研究，目前也尚不成熟，但是，弱激光的生物刺激作用应用于临床的效果是肯定的.

激光对生物组织的作用是很复杂的，受到多种因素的影响. 这些因素可以分为两个方面. 其一是激光的性能参量，包括波长、激光功率与功率密度、作用时间及其间隔、作用于靶组织的激光能量与能量密度等. 激光对生物组织的作用存在一个临界值，当激光强度小于该临界值时，无论时间多长都没有效果. 故在临床应用时必须考虑构成物理剂量的 4 个要素：功率、照射时间、组织受照面积和激光入射角. 此外也应注意激光输出方式、光强分布、光束发散角、干涉、偏振等因素. 其二是生物组织的性质，包括组织的物理性质（如光学性质、热学性质、机械性质、电学性质、声学性质等）、组织的生物特性（如色素、含水量、血流量等）. 把握以上诸因素及其影响，对于激光的医学研究及临床应用都是十分重要的.

12.3.2　激光在临床医学中的应用

自 1961 年激光开始用于眼科治疗以来，各国都广泛开展了激光在临床上的应用研究，并取得了丰富的临床经验和实验资料. 随着激光技术的不断进步，目前激光的诊疗范围已从眼科扩大到外科、内科、妇科、皮肤科、口腔科等，而且还在不断发展. 在临床医学中推广使用激光技术，不仅可以改善医疗效果，而且还能提高诊疗水平.

1. 激光诊断

激光由于具有极好的单色性、相干性和方向性，为临床诊断提供了手段. 以光学分析方法分类，激光诊断一般有如下几种方法：激光光谱分析法（包括荧光光谱、拉曼光谱等）、激光干涉分析法（包括全息术、干涉条纹视力测定、散斑技术等）、激光散射分析法（包括多普勒技术、静态和动态散射技术等）、激光衍射分析法、激光透射分析法、激光偏振分析法等. 光学层析干涉仪、光致荧光内窥镜系统、婴儿脑细胞氧含量激光监视仪等一系列激光诊断系统的研制成功为提高医疗诊断质量提供了有力的保障. 激光诊断技术的发展和应用为医学诊断向非侵入性、微量化、自动化及实时快速化的发展开辟了新途径.

2. 激光治疗

激光作为一种治疗手段应用于临床已遍及妇科、皮肤科、眼科、耳鼻喉科、内科、外科、肿瘤科、口腔科等各科近 300 种疾病的治疗，且兼有中、西医的疗法. 其基本方法可分为 4 大类. 其一为激光手术治疗，就是用激光束代替常规的金属手术器械对组织进行打孔、切割、凝固、焊接等各种手术操作，所用的激光手术治疗机一般称为激光刀，按其作用机制分为热光刀与冷光刀. 与常规手术治疗相比，激光手术治疗除了具有功能多、出血少、抗感染、愈合好等优点，还能进行常规手术刀所不能的各种精细的显微手术. 其二是弱激光治疗，这种方法就是利用弱激光特有的生物效应来治疗某些疾病，如激光理疗、激光针灸、弱激光血管内照射疗法等. 其三是激光光动力学治疗，就是利用光动力学治疗一些恶性肿瘤疾病. 其四是激光内镜术治疗. 这种方法通过内镜对内腔疾病进行激光手术、激光理疗和光动力学治疗等. 由于可用光纤方便地导入激光而不需要开胸、开颅、破腹等，这种治疗方法具有很大的发展优势和很好的发展前景.

12.3.3 激光在医学研究中的应用

由于激光具有发散角小、谱线宽度窄、相干长度大、亮度高、功率高等一系列特点，因此，根据不同目的和激光的不同特点所制成的各种激光仪器，在基础医学研究中获得了广泛的应用，为基础医学的研究提供了新的技术手段，扩展了研究范围，提高了研究水平，为医学的进一步发展奠定了坚实的基础. 目前，广泛应用于医学研究的激光技术主要有 4 个方面. 其一是激光微光束技术，利用此技术可进行细胞水平的研究，形成激光的光镊术、显微照射术、细胞打孔术、细胞融合术等，可以实现对细胞进行俘获、转移、穿孔、移植、融合等微操作. 激光微光束技术还可用于微探针分析术，以进行微量和痕量元素的定性或定量分析. 其二是激光拉曼光谱技术，利用此技术可以对样品的生物分子在与其生物活性物质相同的环境下进行结构分析，而不损害样品. 其三是激光多普勒技术，利用激光多普勒血流计可以对人体口唇、舌尖微循环及视网膜微血管等处的血流速度进行检测. 该技术还可以用于对眼球运动、听力、精子活力等的测定. 其四是激光全息显微技术，此技术是激光全息术和显微技术相结合的产物，常用于对细胞的观测分析. 除此之外，还有激光荧光显微技术、激光漂白荧光恢复测量技术、激光扫描细胞计等激光技术也广泛应用于医学研究.

12.3.4　激光的危害与防护

激光对人体可造成的危害有两类.一类是直接危害,即超阈值的激光照射将对眼睛、皮肤、神经系统以及内脏造成损伤.另一类是次生的危害,即电损伤、污染物、噪声、软 X 射线等所造成的危害.为了防止激光的危害,所采取的安全措施也应从两个方面考虑.一方面要加强对激光系统及工作环境的监控管理.对于不同种类的激光危害应有明显的、相应的专用标志,还应有自动显示、报警装置.工作室内应充分通风,光线充足,有吸、排烟装置清除有害物质等.另一方面要加强个人防护,对相关人员要培训,严格按操作规程操作,避免直接或间接的激光照射,对工作人员进行定期体检等.总之,只有加强安全防范意识,严格实行医学监督,才能有效避免激光的危害,使激光为人类造福.

思考题

12.1　什么是自发辐射?什么是受激辐射?

12.2　什么是粒子数反转?实现粒子数反转需要哪些条件?

12.3　激光器主要由哪几个部件构成?试述光学谐振腔的工作原理.

12.4　激光有哪些特性?根据其特性主要有哪些应用?

12.5　激光的主要参数有哪些?它们分别描述了激光的什么特性?

12.6　激光有何生物作用与效应?其影响因素主要有哪些?

12.7　激光在医学中主要有哪些应用?如何采取对激光的防护措施?

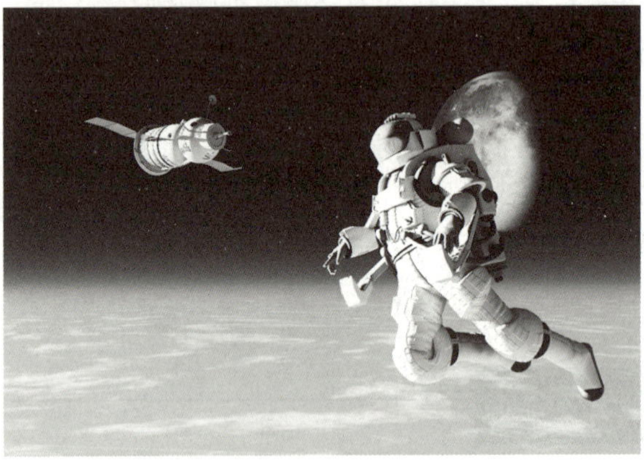

第 13 章 X 射线

X **射线**(X-ray) 是德国物理学家 W. 伦琴(W. Röntgen)在1895年11月研究阴极射线时发现的. 这种射线人眼看不见,但却有很强的穿透本领. 由于当时对这种射线的本质还不清楚,故伦琴把它称为 X 射线. 后来人们为了纪念伦琴,又把它称为**伦琴射线**(Röntgen ray). X 射线的发现在人类历史上具有重大意义,给科技发展带来了深远的影响,特别是在医学领域中发挥了巨大作用,20 世纪 70 年代初 X 射线 CT 的发明,为医学诊断开辟了更广阔的研究领域.

本章主要介绍 X 射线的基本性质、X 射线的产生、X 射线谱、X 射线的衰减及其医学应用等.

§ 13.1　X 射线的基本性质

X 射线本质上是一种波长较短、能量较高的电磁波. 它的频率范围为 $3\times10^{16}\sim 3\times10^{20}$ Hz，相应的波长范围为 $10^{-12}\sim10^{-8}$ m，医学上常用的波长范围为 0.0125 ～ 0.08 nm.

X 射线除具有一般电磁波的共性外，还有如下的基本性质.

（1）X 射线不带电，它不受外界磁场或电场的影响，在均匀各向同性的介质中沿直线传播.

（2）X 射线的贯穿本领. 对于 X 射线来说，大多数物质是透明的或半透明的. X 射线的贯穿本领不仅与 X 射线的能量有关，还与被穿透物质本身的结构和原子性质有关. 因此，对不同的物质，X 射线的贯穿本领也不同. 同一 X 射线，对原子序数较低的元素所组成的物体，如空气、纸张、木材、水、肌肉组织等，其贯穿本领较强；而对原子序数较高的元素组成的物体，如铅、铝、铜、骨等，其贯穿本领相对较弱. 因此，X 射线对人体不同组织的穿透性也是不同的，这一特性是 X 射线医学影像学的基础. 在人体组织中，钙质的密度最大，原子序数（$Z=20$）较高. 因此含钙含量高的骨骼能吸收较多的 X 射线，是不易透射组织. 各种软组织（结缔组织、肌肉、软骨等）及体液都是由氢、氧、碳等低原子序数物质构成的，其密度与水近似，属于中等透射性组织. 脂肪与软组织的成分相似，密度比软组织小，对 X 射线的透射性较好. 肺、胃肠道、鼻窦及乳突等均含有气体，气体虽然也是由上述原子序数较低的几种元素组成的，但由于分子分布非常稀疏，密度很小，故透射性最好.

上海软 X 射线自由电子激光实验装置

（3）X 射线的电离作用. X 射线虽然不带电，但具有足够能量的 X 射线光子撞击物质原子中的电子时，能使原子或分子电离. 我们常常利用 X 射线所电离出的离子的数目来测量 X 射线的强度. 电离作用也是 X 射线损伤和治疗的基础.

（4）X 射线的荧光作用. 被 X 射线照射时能够发出荧光的物质称为荧光物质. 例如，钨酸钙、铂氰化钡、硫化锌、镉等荧光物质受 X 射线照射时，物质原子被激发或电离，当被激发的原子恢复到基态时，便可发出荧光. 荧光的强弱与 X 射线的强度有关，X 射线透过人体不同部位后的强度不同，在荧光屏上可以形成明暗不同的影像，医学诊断中的 X **射线透视**（fluoroscopy）就是利用这一性质进行的.

（5）X 射线的光化学作用. X 射线能够使某些物质发生光化学反应，如使照相底片感光等，感光程度与 X 射线的强度有关. 医学上利用这一性质对人体某部位拍摄 X 射线底片，使组织影像出现在胶片上，称为 X **射线摄影**（radiogrophy）.

（6）X 射线的生物效应. X 射线照射生物有机体产生的电离或激发作用，能使组织细胞产生损害，受到抑制，甚至坏死，这种现象称为 X 射线的生物效应，它是放射治疗的基础，也是 X 射线工作者应注意防护的原因. 采用 X 射线治疗可以杀死某些恶性肿瘤，但同时 X 射线对正常组织也产生损害，甚至有诱发癌症的可能性.

§13.2 X射线的产生

理论和实验表明，高速带电粒子撞击物质受阻而突然减速时能产生X射线，即产生X射线需要两个基本条件：① 必须有高速运动的电子流；② 要有适当的硬质材料阻挡电子的运动，把电子的动能转化为X射线的能量.

X射线发生装置的核心部件是X射线管. X射线管是由高度真空（压强为$10^{-7}\sim10^{-4}$ Pa）的硬质玻璃管和封入的两个电极构成的. 常用的热阴极X射线管的阴极由高熔点、不易蒸发且比较坚固的钨丝（熔点为3 410 ℃）卷绕成螺旋形灯丝得到，灯丝电流的大小由一个灯丝电路控制，形成的电流变化范围为几到几十安培. 阴极电子的发射率取决于它发射电子时的温度即灯丝电流. 阳极是X射线管的正极，目前有两种类型的阳极：固定式和旋转式. 靶是阳极中受电子轰击的区域. 在固定阳极的X射线管中，靶即为一镶嵌在铜阳极上的钨合金. 而在旋转阳极的X射线管中，整个旋转的圆盘都是靶. 由于电子撞击处会产生大量热，而旋转阳极时刻都以"新的靶面"接收电子束的撞击，故旋转阳极的X射线管功率要比固定阳极的X射线管功率大得多. 在两极之间往往加有几万伏甚至几十万伏的直流高压，称为管电压. 通过两极的电流称为**管电流**，它基本上等于从阴极发射出的电子流. 从阴极发射出的电子在两极间的强电场作用下，获得高速. 这些高速电子在运动中受到阳极靶的阻止，其能量骤减，这时就有X射线从靶物质中向四周辐射. 旋转阳极是X射线管的主要组成部分，如图13.1所示.

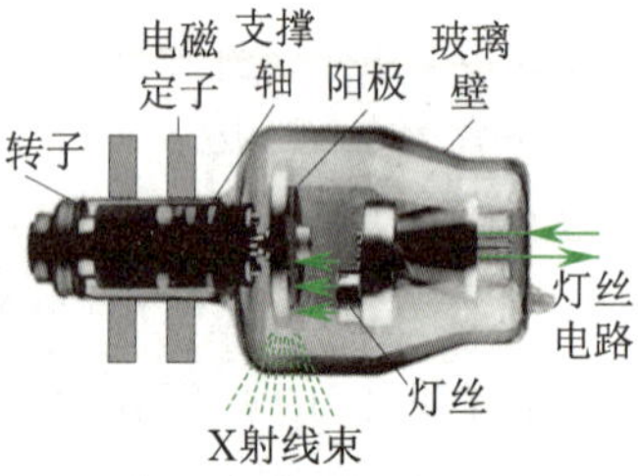

图 13.1　X射线管

当在X射线管的阴极和阳极间加上几万伏的直流高压时，管内会形成强大的电场. 阴极发射的电子在强大的电场作用下，加速地飞向阳极，到达阳极表面时将获得很大的动能. 当这些高速运动的电子被钨靶阻挡时，只有不到1%的能量转化成X射线向外辐射，而其余99%以上的电子动能转化成热能. 因此，受电子轰击的阳极靶需用熔点高的金属（钨或钼）制成. 应用钨靶的另一个原因是钨的原子序数大，产生X射线的效率高. 当需要产生波长较长的X射线用作软组织透视时，一般采用钼靶X射线管，并施加较低的管电压. X射线管工作时，产生的热量很大，为了阻止阳极温度过高而损坏，需要用铜作散热体. 同时，对功率不同的X射线管，还要采用不同的散热方式进行散热，如用水冷却、通风冷却、油冷却或采用旋转阳极等.

为了适应不同用途（诊断、治疗），往往把X射线管中的钨丝螺线圈及靶面的倾斜角设计成多种形式，主要目的是改变X射线管的有效焦点. 灯丝发射的电子，经聚焦加速后撞击在阳极靶上的面积称为**实际焦点**，X射线管的实际焦点在垂直于X射线管轴线方向上投影的面积，称为**有效焦点**. 有效焦点的大小与阴极的钨丝螺线圈的大小成正比，与靶面的倾斜角有关. 实际焦点的大小直接影响像的清晰度. 面积越大，对散热越有利. 但实际焦点越大，有效焦点的面积也增大，必然影响在胶片上所形成影像的清晰度.若缩短灯丝长度或减小靶面倾斜角来缩小有效焦点,必然使单位面积上的电子数增加,实际焦点的温度快速上升,阳极将不能承受较大的功率,因此,两方面的情况都要考虑.一般诊断用的 X 射线管的焦点应尽量小些,而治疗用的 X 射线管的焦点可以大些.

§ 13.3 X 射线的强度和硬度

X 射线在医疗上主要用于诊断和治疗.不同的靶物质在不同条件下所产生的 X 射线的质和量一般不一样.X 射线的质用 X 射线的**硬度**(hardness) 来表示,X 射线的量用 X 射线的**强度**(intensity) 来表示.为了在诊断和治疗时获得满意的效果,选取适当的 X 射线的强度和硬度是至关重要的.

13.3.1　X 射线的强度

X 射线的强度表示了 X 射线的量,它是指单位时间内通过垂直于 X 射线传播方向的单位面积上的 X 光子的数量与能量乘积的总和,单位为 $W \cdot m^{-2}$. 可见,X 射线的强度是由 X 光子数量和 X 光子能量两个因素决定的.这实质上就是波强的定义.如果用 I 表示强度,则有

$$I = \sum_{i=1}^{n} N_i \cdot h\nu_i = N_1 h\nu_1 + N_2 h\nu_2 + \cdots + N_n h\nu_n \tag{13.1}$$

式中,N_i 表示单位时间通过垂直于 X 射线传播方向的单位面积上具有的能量为 $h\nu_i$ 的光子的数目.由 X 射线的产生原理可知,在管电压不变的条件下,热阴极温度越高,单位时间内发射的电子越多;管电压越大,轰击阳极靶的高速电子就越多,产生的 X 光子也就越多,X 射线的强度越大.另外,如果增大管电压,则每个光子的能量 $h\nu_i$ 增加,那么由上式可知,X 射线的强度也会增大.因此医学上通常保持管电压一定,通过改变管电流来调节 X 射线的强度.显然,通过某截面的总辐射能量,不但与管电流成正比,而且还与辐射时间成正比,故医学上也常用管电流与时间的乘积来表示 X 射线的强度,单位为 $mA \cdot s$.

13.3.2　X 射线的硬度

X 射线的硬度表示 X 射线的质,它实质上反映 X 射线对物质的贯穿本领.对一定的被照射物质,X 射线贯穿的量越多,则 X 射线的硬度越大.X 射线的硬度仅仅决定于 X 光子的能量,与 X 光子的数量无关.X 光子的能量越大,就越不容易被物质吸收.加在 X 射线管上的管电压越高,到达阳极靶的电子动能越大,产生的 X 光子的能量越大,X 射线就越硬.因此,医学上通常用管电压来表示 X 射线的硬度.管电压的单位是 kV,医学上常把不同硬度的 X 射线按管电压大小分为极软、软、硬、极硬 4 类,它们的管电压、最短波长和主要用途如表 13.1 所示.

表 13.1 X 射线按硬度分类

名称	管电压 U/kV	最短波长 λ/nm	主要用途
极软 X 射线	5 ～ 20	0.25 ～ 0.062	软组织摄影、表皮治疗
软 X 射线	20 ～ 100	0.062 ～ 0.012	透视和摄影
硬 X 射线	100 ～ 250	0.012 ～ 0.005	较深组织治疗
极硬 X 射线	250 以上	0.005 以下	深部组织治疗

应该指出，增大管电压，不但增加了电子的能量，而且也增加了单位时间内到达阳极靶的电子数，也就是说，在增大 X 射线的硬度的同时，X 射线的强度也增大了. 在 X 射线管的设计上采用了补偿措施，即在增大管电压的同时，适当降低热阴极的电流，减少发射电子的数量，这样就可以在增大 X 射线硬度的同时，保持 X 射线的强度不变.

§ 13.4 X 射线谱

用 X 射线摄谱仪，通常可获得如图 13.2 所示的 X 射线谱. 图中表示的是在 100 kV 管电压下，钨靶发射出的 X 射线经靶自吸收、固有滤过和附加滤过后的能谱. 从 X 射线谱可以看到，X 射线管产生的 X 射线不是单一波长的，它由两部分组成：一部分含各种波长的辐射，构成一较宽的连续谱带，称为**连续 X 射线谱**（sequential X-ray）；另一部分是重叠在连续 X 射线谱上的若干条强度较大的离散谱线，称为**特征 X 射线谱**（characteristic X-ray）.

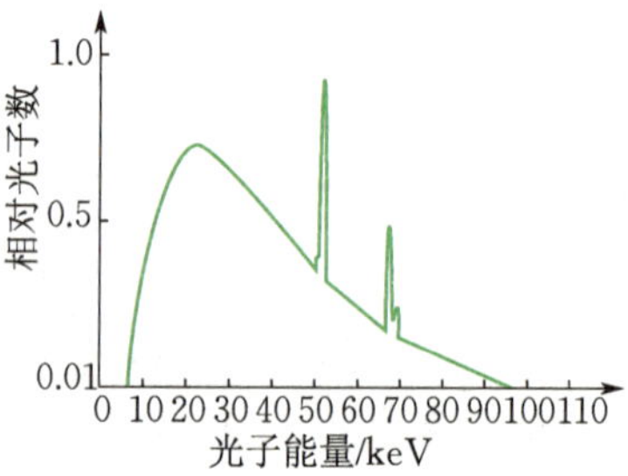

图 13.2 100 kV **管电压下钨靶的 X 射线谱**

13.4.1 连续 X 射线谱

经典的电磁理论指出：当一个带电体在外电场中的速度变化时，带电体将向外辐射电磁波，这样的辐射称为**轫致辐射**（bremsstrahlung）. 当高速电子进入原子核附近的强电区域时，受其影响，电子速度的大小和方向必将发生变化. 按上述理论，电子将向外辐射电磁波，而损失能量 ΔE，辐射出的电磁波频率由 $\Delta E = h\nu$ 确定. 这种辐射所产生的能量为 $h\nu$ 的电磁波称为 X 光子. 如图 13.3 所示，由于每个高速电子与靶原子作用时的相对位置不同，且每个电子与靶原子作用前具有的能量也不同，所以各次相互作用所产生 X 光子的能量也不同，因而发出 X 光子的频率也互不相同，大量 X 光子组成了连续 X 射线谱. 如图 13.4 所示是钨靶 X 射线管在 4 种不同管电压下所产生的连续 X 射线谱，它有如下的特点.

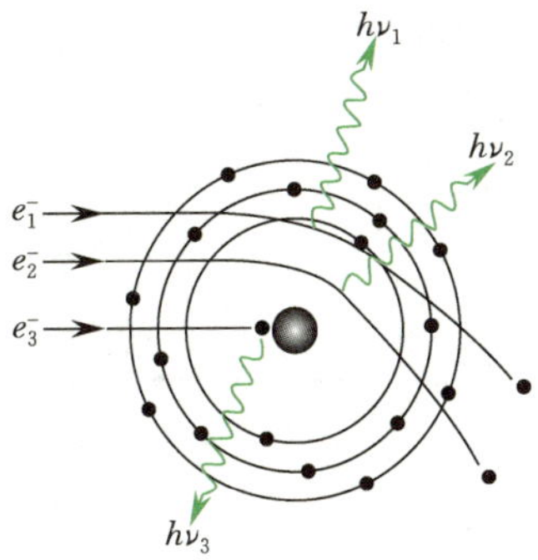

图 13.3 韧致辐射的产生

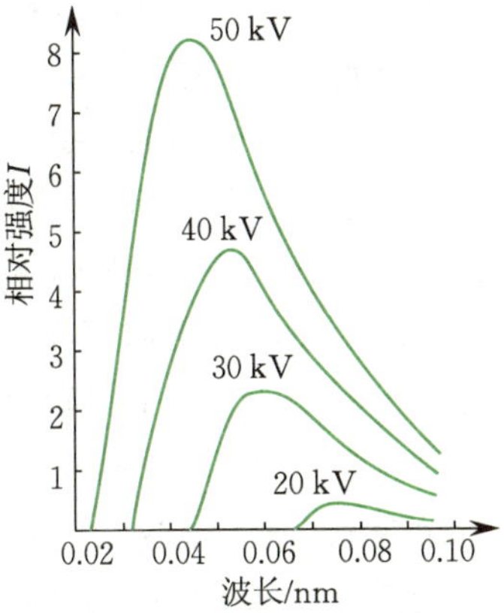

图 13.4 钨靶在较低管电压下产生的 X 射线谱

(1) 连续 X 射线谱的 X 射线强度随波长的变化而连续变化，每条曲线都有一个峰值；曲线在长波方向无限延展，但强度越来越弱；在短波方向，曲线下降较快，在某一波长处，强度降到零，这一波长称为连续波长的极限，又称为短波极限，用 $\lambda_{\min}$ 表示，短波极限对应于最大能量的 X 光子. 显然，它是撞击靶的电子与原子核电场一次作用时，把全部能量转化为一个 X 光子的能量而产生的. 设管电压为 U，电子电量为 e，若极间电场对电子做的功 eU 全部转化为 X 光子的能量 $h\nu_{\max}$，显然有

$$eU = h\nu_{\max} = \frac{hc}{\lambda_{\min}}$$

$$\lambda_{\min} = \frac{hc}{eU} \tag{13.2}$$

式中，h、c、e 都是常量. 将它们的值代入式(13.2)，得

$$\lambda_{\min} = \frac{12.4}{U} \times 10^{-7}$$

式中，管电压 U 以 V 为单位，实际中，U 常以 kV 为单位，$\lambda_{\min}$ 的单位为 nm(纳米)，则上式可以写成

$$\lambda_{\min} = \frac{1.24}{U} \tag{13.3}$$

由式(13.3) 可知，$\lambda_{\min}$ 与 U 成反比，U 越高，$\lambda_{\min}$ 越短. 另外，在应用式(13.3) 时，如果涉及电子接近光速的情况，还需要考虑相对论效应.

(2) 随着管电压的升高，每种波长的相对长度均相应地增大，各种曲线所对应的强度峰值和短波极限的位置均向短波方向移动.

13.4.2 特征 X 射线谱

如果高速电子没有与靶原子的外层电子作用，而是与内层电子发生作用，就会产生特征 X 射线. 由原子物理学可知，原子由原子核及核外电子组成. 多电子原子的核外电子分壳层围绕原子核运动，不同层的电子与原子核之间，存在大小不同的结合能. 越靠近原子核的电子,其结合能越大,电子所处的能级就越低;相反,由于内层电子的屏蔽作用,离原子核较远的外层电子的结合能就比较小,相应地所处的能级就比内层电子的高得多. 在连续 X 射线产生的过程中,当加速电子的能量 eU 大于内层电子的结合能时,就有一定的概率产生特征 X 射线. 例如,高速电子将靶原子中的 K 层电子撞击出,使之离开原子成为自由电子,同时 K 层产生一个临时的电子空位. 对靶原子来说,这是一个非常不稳定的状态. 于是,外层的电子就会立即将这个 K 层空位填充. 轨道电子从外层向内层跃迁的过程中必定释放出多余的能量,这个能量以 X 射线的形式向外辐射. 此时,X 射线的能量就等于这两个轨道电子结合能之差. 除 K 层外,当靶原子中的其他层电子被击出时,相似的特征 X 射线就会产生. 图 13.5 给出了钨原子的 K、L、M 和 N 层的能级以及产生的特征 X 射线. 电子由 L、M、N 等能级较高的壳层向 K 层跃迁,便产生能量不同的 K 系特征 X 射线. 以此类推,会产生 L 系、M 系等特征 X 射线.

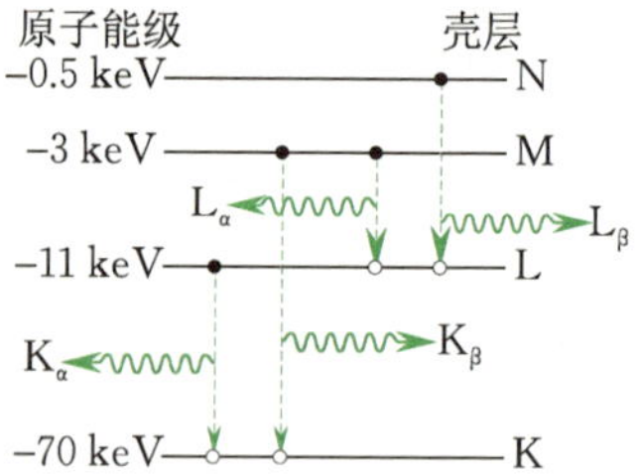

图 13.5 钨原子能级和 K 系、L 系特征 X 射线

可见,轨道电子从外层向内层的跃迁产生了特征 X 射线. 由于不同原子的电子结合能不同,其产生的特征 X 射线的能量也千差万别. 之所以称这种类型的 X 射线辐射为特征辐射,是因为它代表了靶原子的特点. 随着靶原子的原子序数的增加,特征 X 射线的能量也会增加. 实践证明,特征 X 射线的波长仅取决于阳极靶物质,而与 X 射线产生过程中的其他因素无关. 不同靶材料的原子内部能级结构不同,因此辐射光子的能量和波长也不同. 每一种元素的特征 X 射线的波长是固定不变的.

从前面的讨论可知,只有当入射电子的动能大于靶原子的某一壳层电子的结合能时,才能产生特征 X 射线. 而入射电子的动能完全由管电压决定. 管电压 U 必须满足

$$eU \geqslant W_i \tag{13.4}$$

式中,W_i 为第 i 层的结合能. 当 $eU = W_i$ 时,$U = W_i/e$ 为最低管电压,称为特征 X 射线的激发电压.

在 X 射线结构分析中,利用特征 X 射线及其很高的强度,可以获得用于 X 射线衍射的单色 X 射线. 它可广泛用于物质结构分析. 显然,对于给定的靶物质产生的单色 X 射线,K 系特征 X 射线的强度要比 L、M 等系的 X 射线的强度大得多. K 系特征 X 射线的强度为

$$I = K \cdot i \cdot (U - U_K)^n \tag{13.5}$$

式中,K 表示由实验确定的比例常数;i 表示管电流(单位:mA);n 表示由实验确定的常数,约为1.5 ~1.7,U 表示管电压(单位:kV),U_K 表示 K 系辐射的激发电压(单位:kV).

应当指出,医用 X 射线管中发出的 X 射线,主要成分是连续 X 射线,特征 X 射线所占比例很小.

§ 13.5 X 射线的衰减

从物理本质上讲，X 射线与物质的相互作用主要有 3 种形式：**光电效应**、**康普顿效应**和**电子对效应**(electron pair effect). 光电效应是入射光子与物质的壳层电子的相互作用. 一个入射光子的能量被原子完全吸收，从原子壳层中发射出一个电子，称为光电子. 光电子的动能等于入射光子的能量减去该出射光电子在原来所在原子壳层中的结合能. 康普顿效应是光子与自由电子的非弹性碰撞. 若入射光子的能量比壳层电子在原子中的结合能大得多，这些被光子碰撞的电子就可以视为自由电子. 入射光子与其碰撞后将产生散射，即康普顿效应. 当入射光子的能量大于 1.022 MeV 时，入射光子与原子核周围的电场相互作用，一个光子的全部能量会转变为具有一定动能的一个负电子和一个正电子，这一现象称为电子对效应.

可见，当X射线通过物体时，由于X射线与物质的相互作用，一些X光子消失，其能量有一部分转化为其他形式的能量，还有一些 X 光子被散射而改变了原来的飞行方向，因此 X 光子在原来方向上的数量和能量就衰减了，或者说，X 射线所损失的能量被物体吸收了. 不同能量的X射线在同一性质的物质中的衰减程度是不一样的. 同时，同一能量的X射线在不同的物质中的衰减程度也不一样. 但单能窄束X射线的衰减服从朗伯定律(Lambert's law)，其表达式为

$$I = I_0 e^{-\mu d} \tag{13.6}$$

式中，I_0 为一束单能 X 射线的入射强度；I 为 X 射线通过照射物后的强度；μ 为**线性吸收系数**(linear absorption coefficient)；d 为照射物的厚度. 若 d 的单位为 cm，则 μ 的单位为 cm^{-1}. 显然，μ 值越大，X 射线的强度衰减得越快. μ 值与物质自身的性质有关，一般来说，μ 值与物质的密度成正比，因为物质的密度越大，单位体积中的原子越多，与 X 光子作用的概率越大.

在实际应用中，如骨密度测量，常采用**质量吸收系数**(absorption coefficient of mass)μ_m，它与线性吸收系数的关系是

$$\mu_m = \frac{\mu}{\rho} \tag{13.7}$$

由于 μ_m 与物质的密度无关，所以对于同样材料的吸收物质，不论是气态、液态，还是固态，μ_m 值都相同，使用起来比较方便. 若采用质量吸收系数 μ_m，则式(13.6) 改为

$$I = I_0 e^{-\mu_m d_m} \tag{13.8}$$

式中，$d_m = \rho d$，称为**质量厚度**(mass thickness)，它等于在垂直于 X 射线的单位面积中，厚度为 d 的吸收物质的质量. d_m 的单位为 $kg \cdot m^{-2}$，μ_m 的单位为 $m^2 \cdot kg^{-1}$.

X 射线在某种物质中强度减小一半所对应的厚度，称为该种物质的**半价层**(half-value layer)，记为 $d_{1/2}$. X 射线对物质的贯穿本领常用半价层来表示.

由式(13.6) 和式(13.8) 可得

$$d_{1/2} = \frac{\ln 2}{\mu} = \frac{0.693}{\mu} \tag{13.9}$$

$$d_{m1/2}=\frac{\ln 2}{\mu_m}=\frac{0.693}{\mu_m} \tag{13.10}$$

通常光子能量在 0.01 ～ 10 MeV 范围内，光子与物质相互作用的 3 种形式都存在. 当能量在 0.8 ～ 4.0 MeV 时，电子对效应占优势. 对于医学上常用的低能 X 射线光子，只可能与物质发生光电效应和康普顿散射. 所以质量吸收系数又可分为两部分，即

$$\mu_m=\mu_{\tau m}+\mu_{\sigma m} \tag{13.11}$$

式中，$\mu_{\tau m}$ 称为真实质量吸收系数，它主要由光电效应决定，$\mu_{\tau m}\approx KZ^4\lambda^3$，其中 Z 为物质的原子序数，K 在一定波长范围内是个常量；$\mu_{\sigma m}$ 称为质量散射系数，它主要由康普顿散射决定，当 X 光子能量较大时，$\mu_{\sigma m}$ 随 X 光子波长的减小而减小，但当 X 光子的能量 $h\nu\ll 0.511$ MeV 时，$\mu_{\sigma m}$ 与物质的原子序数 Z 几乎无关，$\mu_{\sigma m}\approx 0.0178\ \text{m}^2\cdot\text{kg}^{-1}$（除氢外），即对于各种物质，$\mu_{\sigma m}$ 都近似相同.

因此，对于一定的物质来说，X 射线在一定的波长范围内，有 $\mu_{\tau m}\gg\mu_{\sigma m}$，此时有 $\mu_m\approx\mu_{\tau m}\approx KZ^4\lambda^3$，随波长的减小而减小. 但当波长减小到一定数值时，有 $\mu_{\tau m}\ll\mu_{\sigma m}$，于是 $\mu_m\approx\mu_{\sigma m}$. 由于 $\mu_{\sigma m}$ 与物质的原子序数无关，这时若在放射诊断中采用波长太短的 X 射线，骨骼阴影将不太明显. 所以，放射诊断用的 X 射线，其波长只能在波长较长的一段范围内选择. 在该范围内，物质的原子序数 Z 越大，X 射线的衰减越多.

如果物质中含有多种元素，它的质量吸收系数大约等于其中各种元素的质量吸收系数按照它们所占的质量比例加权求得的平均值. 由表 13.2 可知，在 X 光子能量 $h\nu<100$ keV 的范围内，骨骼的质量吸收系数比肌肉的质量吸收系数大，这就是在 X 射线照相或透视时出现骨骼阴影明显的基本原因之一. 钡盐的原子序数较高（$Z=56$），对 X 射线的吸收本领强. 在透视时，医生给病人吞食钡盐，可以观察食管或胃肠的阴影. 用铅玻璃等材料作防护壁也是由于铅的原子序数高（$Z=82$）的原因.

表 13.2　几种物质的质量吸收系数

能量/MeV	质量吸收系数 /($\text{m}^2\cdot\text{kg}^{-1}$)				
	空气	水	肌肉	骨(股骨)	混凝土
0.010	0.4820	0.499	0.509	2.00	2.65
0.015	0.1450	0.148	0.153	0.615	0.801
0.020	0.069 1	0.071 1	0.073	0.268	0.344
0.030	0.031 8	0.033 7	0.034 2	0.090 7	0.112
0.040	0.022 9	0.024 8	0.024 9	0.047 8	0.055 9
0.050	0.019 6	0.021 4	0.021 4	0.032 6	0.036 1
0.060	0.017 9	0.019 7	0.019 6	0.025 8	0.027 3
0.080	0.016 2	0.017 9	0.017 8	0.020 0	0.020 1
0.100	0.015 1	0.016 8	0.016 7	0.017 5	0.017 1
0.150	0.013 1	0.014 9	0.014 7	0.014 6	0.014 0
0.200	0.012 3	0.013 6	0.013 5	0.013 2	0.012 5
0.300	0.010 6	0.011 9	0.011 7	0.011 3	0.010 7

放射治疗中，主要应用X光子能量 $h\nu > 100$ keV的短波长X射线. X射线波长越短，越不容易被吸收，即贯穿本领越大；且在短波长X射线内，$\mu_{\tau m} \ll \mu_{\sigma m}$，于是 $\mu_m \approx \mu_{\sigma m}$，$\mu_m$ 对任何物质都相同. 所以在治疗深部组织疾患时，要使用波长较短的X射线. 但在治疗浅部组织或表皮疾患时，则使用波长较长的X射线.

X射线管产生的X射线是波长范围较宽的连续谱，在深部组织治疗中，那些波长较长的X射线容易被皮肤吸收而增加皮肤反应，需要滤除. 用厚度不同的铜、铅或铅薄片制成滤线板，置于X射线管照射窗口上，可以把波长较长的X射线吸收掉，得到波长较短的X射线，X射线谱的范围也变窄了.

*§ 13.6　医用X射线透视与X射线摄影

各种组织对X射线的衰减不同，穿透人体的X射线，能使荧光屏或X射线胶片上显示出明暗不同或黑白不同的影像. X射线影像检查就是利用X射线的这一特性来检查人体内各部分的结构是否正常的一种有效办法. 应用荧光屏显像的检查方法一般称为X**射线透视**，而应用X射线胶片显像的方法称为X**射线摄影**.

13.6.1　医用X射线透视

X射线透视是利用人体组织各部分对X射线有不同的吸收作用而获得解剖学影像的一种临床诊断方法. 由于人体各组织、器官在密度、厚度等方面存在差异，对投照在其上的X射线的衰减各不相同，因而对X射线的透射也不同. 当从人体不同部位透射出的X射线与荧光屏相遇时，可在荧光屏上形成由明暗不同的点(像点) 构成的影像. 如果投照部位厚度一定，则荧光屏上暗的地方表明与之相对应的人体部位组织器官密度高，X射线吸收得多；亮的地方则表示组织器官密度低，X射线吸收得少. 医生根据解剖学、病理学等医学知识，分析这个影像，可判断出该组织器官的形态和功能. 例如，在做胸透时，两肺透过的X射线多，而心脏透过的X射线少. 在荧光屏上形成了清晰的肺脏影像. 如果肺内有炎症，则在炎症的部位呈现片状影像；若肺内有肿瘤，则会在肺内呈包块状影像；若肺内有空洞，则能看见有一透明的环影.

X射线透视不仅可以观察器官的形态，而且可以观察器官的活动状况，如心脏冠状动脉的搏动，膈肌的运动及肠胃的蠕动等. 这种器官的功能性观察可对疾病诊断提供极有价值的资料.

荧光屏是X射线透视中产生影像的部件，它由荧光纸、铅玻璃和薄胶合板组成，它们同装于一个框架中. 薄胶合板装在荧光纸之前，其作用是保护荧光纸. 铅玻璃是一种含铅的玻璃，用以防止X射线对工作人员的伤害. 荧光纸装在胶合板与铅玻璃之间，纸面涂有荧光物质. 现代荧光屏的荧光物质常用氰化钡、硫化锌、硫化镉的混合物，并要求其有较高的亮度和清晰度，残光较少.

目前，国内外生产的透视用X射线设备大都采用X射线增强电视系统，它由X射线影像增强器、光分配器、电视系统等组成. 在光分配器后面的光路上可以设置电视摄像机、点片照相机和电影摄影机. 其中，X射线**影像增强器**(image intensifier) 是和电视系统配套使用的，可以在电视屏幕上直接显示出X射线影像. 不但提高了影像的亮度，降低了X射线辐射剂量，而且提供了隔室操作、会诊、教学的条件，因而在X射线诊断中获得了广泛的应用.

X射线增强电视系统不但大大提高了影像亮度及质量，使传统的暗室透视变为明室透视，从而提高了诊断准确率及效率，而且大大降低了X射线剂量. 但这个系统也有不足之处，如输出影像较小、易受外界磁场干扰、边缘畸变且分辨率不够高等. 该系统影像显示过程如图 13.6 所示.

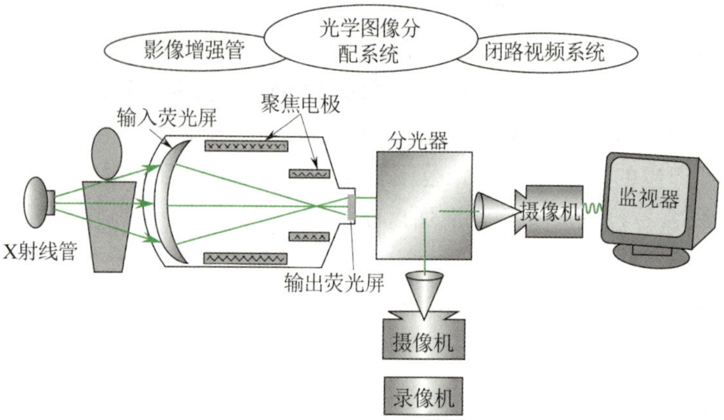

图 13.6　X 射线增强电视系统

13.6.2　医用 X 射线摄影

用胶片代替荧光屏，透过人体的 X 射线就作用在胶片上，由于各组织器官的密度、厚度不同，对 X 射线的衰减不同，对胶片的感光程度也就不同，于是形成 X 射线投影像的方法，这就是 X 射线摄影. X 射线摄影是用 X 射线胶片永久记录被检部位或病变影像，这种方法能获得很多有诊断价值的信息. 图 13.7 为 X 射线胶片结构示意图.

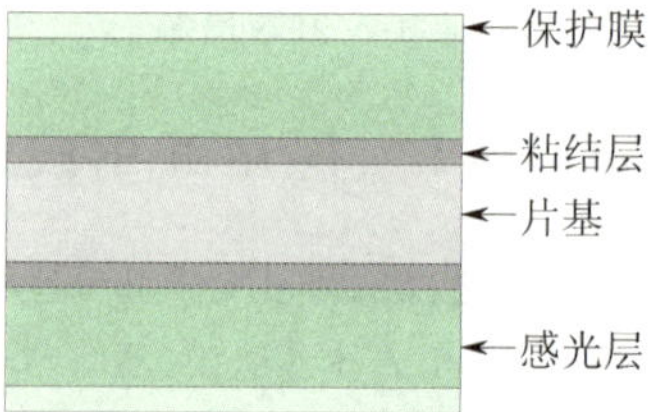

图 13.7　X 射线胶片结构图

X 射线胶片的感光度较高，需要的 X 射线剂量较 X 射线透视要少很多. 胶片的感光颗粒较小，所以 X 射线摄影比 X 射线透视能显示更细微的病变. X 射线摄影不如 X 射线透视那样可以在现场直接观察，而需在暗室中对已曝光的 X 射线胶片进行显影、定影处理后，才可获得人眼能观察的影像. 由于 X 射线摄影与 X 射线透视的成像原理不同，因此在胶片上影像的黑白与荧光屏上影像的明暗正好相反. 例如，在透视荧光屏上，骨骼部位是暗的；在摄影胶片上，骨骼部位则是明亮的.

X 射线摄影包括一般摄影和滤线器摄影. 一般摄影是将 X 射线直接通过受检体后到达胶片而取得影像的方法，多用于较薄部位或诊断要求不高的检查. 滤线器摄影是将 X 射线通过受检体，再通过滤线器才到达胶片而取得影像的方法，多用于较厚部位的 X 射线摄影.

医用 X 射线摄影装置主要由 X 射线管及其支持装置、摄影床、滤线器等构成. X 射线管支持装置的结构主要包括立柱、拉杆和天轨等，作用是使 X 射线管可以按需要自由移动，锁定任意所需的位置和角度，对暗盒中的胶片进行曝光. 在 X 射线摄影中，为了尽量避免移动病人，要求 X 射线管能做上下、左右和前后三维移动，即 X 射线管能有较大的移动范围和灵活的转动功能. X 射线管支持装置的结构形式有立柱式、悬吊式和 C 形臂式等. 摄影床又称为诊视床，主要用于安置和移动受检病人，拍摄普通 X 射线照片. 摄影床由床架、床面构成，床面可沿床纵轴方向移动，靠手柄或电磁阀固定. 摄影床一般配备活动滤线器、片槽、暗盒及简易线体层装置等，以满足滤线器摄影和直线体层摄影的需要. 由于自 X 射线管发出的 X 射线透过人体时，一部分因撞击人体组织而产生各向散射. 这些散射 X 射线如果射到胶片上，会使胶片呈雾状而导致形象模糊，也就是使影像质量降低. 散射 X 射线的影响程度与 X 射线投照部位组织的厚度和密度、照射视野的大小及管电压有关. 组织越厚、密度越大的部位，散射 X 射线对影像质量的影响就越大，故需设法消除这些有害影响. 滤线器就是为抑制散射 X 射线而设计的一种摄影辅助装置.

随着微电子和计算机数字图像技术的发展，能够对 X 射线图像进行量化、储存、处理、显示和传输的数字化 X 射线成像技术进入了 X 射线影像领域. 1982 年, **计算机 X 射线摄影**(computed radiography, CR) 系统被开发出来, 不仅具有可与传统 X 射线照片相比拟的成像质量和信息量, 还有曝光量较少和宽容度较大等优于传统 X 射线照片的照相条件. 由于 CR 系统使用的是数字化成像技术, 可以将所得的信息按诊断的要求进行图像处理, 为 X 射线影像的长期保存和高效率检索提供了可能性. 与传统的 X 射线照片相比, CR 系统的不同之处在于其影像记录与显示不是在同一媒介上完成的, 其成像过程是先进行影像信息的采集, 然后通过读取装置将影像信息读出后, 由计算机图像处理系统处理, 再经显示、记录装置成像、显示、储存.

20 世纪 80 年代后期, 人们开始尝试直接将 X 射线携带的影像信息转为数字图像信息. 1995 年出现了直接使用 **X 射线摄影探测器**(direct radiography detector, DRD) 的**直接数字化 X 射线摄影**(direct digital radiography, DDR). 1997 年出现了使用**平板探测器**(flat panel detector, FPD) 的直接数字化 X 射线成像系统.

直接数字化 X 射线摄影与传统的 X 射线摄影相比有很多优点, 主要表现如下.

(1) 直接数字化 X 射线摄影的成像环节明显减少, 在两个方面避免了图像信息的丢失. 一是在胶片-增减屏系统中, X 射线照射使增感屏发出可见光后, 再使 X 射线胶片感光过程中的信息丢失; 二是暗室化学处理过程中的信息丢失.

(2) 直接数字化 X 射线摄影的图像具有较高分辨力, 较其他成像方式更清晰, 细节显示清楚, 能够满足临床常规 X 射线摄影诊断的需要.

(3) 放射剂量小, 曝光宽容度大, 曝光条件易掌握.

(4) 可以根据临床需要进行各种图像后处理. 例如, 各种图像滤波、窗宽窗位调谐、放大漫游、黑白转换、图像拼接、数字减影, 以及测量距离、面积、密度等丰富功能, 为影像诊断中的细节观察、前后对比、定量诊断及功能诊断提供技术支持.

§ 13.7 CT

13.7.1 概述

X-CT 是 **X 射线计算机断层成像**(X-ray computerized tomography) 的简称, 一般还简称为 CT. 这是借助计算机对 X 射线透过人体的衰减信号进行数据处理而产生的断层影像技术. 普通 X 射线摄影把 X 射线穿过的人体厚度范围的多层组织结构压缩到一个平面内显示, 造成各体层信息互相重叠而难以区分, 尤其是对于吸收值差别较少的低对比度组织, 成像效果就更差. 后来出现的 X 射线体层摄影技术, 虽然可以稍微清晰地显示某些选定的人体层面, 但未能从根本上解决由于层面之间投影信息重叠而引起的模糊效应.

1972 年, CT 的诞生, 是放射学和影像诊断技术发展的重要里程碑, 它使 X 射线成像技术进入了数字化时代并实现了真正的断层扫描和三维成像. CT 彻底解决了传统 X 射线摄影的投影重叠和图像模糊问题, 使医学界梦寐以求的用无创伤方法显示人体内部任一断层的愿望变成了现实. 图 13.8 所示为第 5

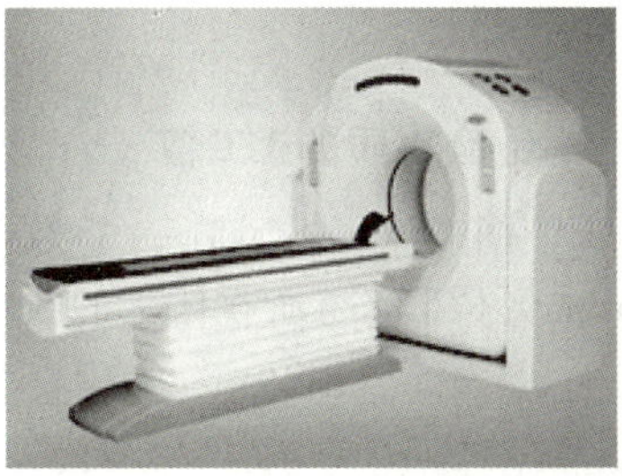

图 13.8　第 5 代 CT 扫描机的外观

代 CT 扫描机的外观.

13.7.2 CT 成像原理

CT 成像原理简单地说就是利用 X 射线透过人体所产生的投影信号,通过电脑系统自动进行数据处理,即采用特定的数学方法重建人体断面的解剖学图像. 所谓投影信号,是 CT 扫描过程中,X 射线管环绕病人旋转,所发出的 X 射线从各方向穿透人体,经过各种解剖学结构的衰减作用而在探测器表面形成的光强分布,包括各向线束的衰减信息. 图像重建是一种适于断层扫描的间接成像方法. CT 与普通 X 射线摄影的根本区别,就在于它不是直接利用 X 射线投影信号成像,而是首先把投影信号转换成数字信号,输入电脑系统进行数据处理,建立被扫描组织层面的数字图像矩阵,最后转变成医生习惯看的黑白解剖学影像. 下面简单介绍与 CT 成像原理有关的物理知识.

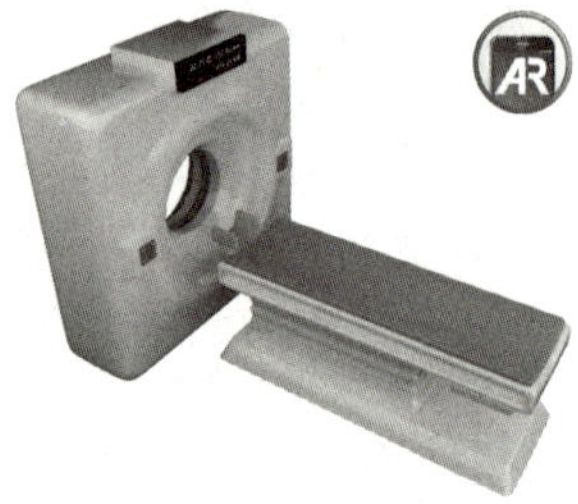

CT 扫描

1. X 射线与人体的相互作用与线性吸收系数

医用 X 射线与人体的相互作用主要是光电效应、康普顿效应、电子对效应,还有少量干涉散射. X 射线透过人体时由于上述作用而强度减弱,单色 X 射线的衰减服从朗伯定律,即 $I = I_0 e^{-\mu d}$. CT 采用的 X 射线为连续的或多色的,但可以认为近似遵守这一规律. 人体对 X 射线吸收的程度常用线性吸收系数(μ 值) 表示,其定义是单位厚度的组织或介质对穿过的 X 射线的吸收量. μ 值是光电效应衰减系数(μ_τ)、康普顿效应衰减系数(μ_σ)、电子对效应衰减系数(μ_p),以及少量干涉散射衰减系数(μ_{coh}) 之和,即总的衰减系数为

$$\mu = \mu_\tau + \mu_\sigma + \mu_p + \mu_{coh} \tag{13.12}$$

2. 非均质吸收体对 X 射线的衰减

当进行 CT 扫描时,计算机把被扫体层分割成一个个方形小单元,称为体素,它的表面称为像素. 假定一束 X 射线从某个方面穿过一行(n 个) 体素,如图 13.9 所示,这 n 个体素的线性吸收系数分别为 $\mu_1, \mu_2, \cdots, \mu_n$,其边长都是 Δx,根据朗伯定律,透过的 X 射线的强度(投影信号) 应为

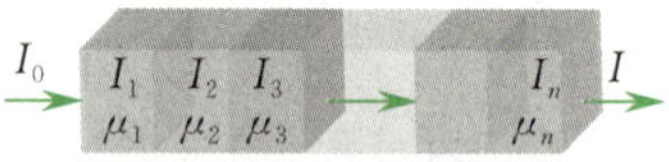

图 13.9　X 射线穿过非均匀介质

$$I = I_0 e^{-(\mu_1 + \mu_2 + \cdots + \mu_n)\Delta x} \tag{13.13}$$

3. 受检物质的 CT 值

CT 图像本质上是一个数字矩阵,它的每一个像素值就称为 CT 值(CT number). CT 值与所在体素的线性吸收系数 μ 有如下关系:

$$\text{CT 值} = \frac{\mu - \mu_w}{\mu_w} \times 1\,000 \tag{13.14}$$

式中,μ 和 μ_w 分别为受检物质和水的吸收系数(参考值),其中 $\mu_w = 0.19\ \text{cm}^{-1}$. CT

值的单位是 HU(亨斯菲尔德单位). 一般地说,数字图像矩阵是依赖 μ 值而建立的,并且是用 CT 值来显示的.

4. 图像重建的数学方法

把式(13.13)做对数变换,就得到

$$\mu_1 + \mu_2 + \cdots + \mu_n = \frac{1}{\Delta x}\ln\frac{I_0}{I} \tag{13.15}$$

这是由一束 X 射线在某一方向上衰减产生的含 n 个未知数(μ 值)的线性方程. 若 CT 做 360° 旋转扫描,取 m 个采集角度,假定在每个采集角度上 X 射线管发出的扇形束包含 n 条 X 射线,则总共可以产生 $m\times n$ 个像式(13.15)这样的线性方程,把所有方程联立成组就可以解出 $m\times n$ 个 μ 值,并由它们构成被扫层面的 CT 值矩阵,利用这些值就可以重建图像,这种图像重建的数学方法称方程法. 目前常用的 CT 显示矩阵大小为 512×512 像素,而一般的二维图像,至少也得划分成(160×160 =)25 600 个体素. 若按此方案划分体素,则需有 25 600 个独立方程联立求解才行,故此种运算费时较多,所以实际中并不采用方程法. 关于 CT 重建算法很多,如迭代法、傅里叶变换法和滤波反投影法等. 其中滤波反投影法成像速度快、质量好,是目前通用的图像重建算法.

13.7.3 CT 的扫描方式

扫描是 CT 机为重建图像而进行数据采集所使用的物理技术. 扫描是通过扫描装置来完成的. 扫描装置主要包括 X 射线管、扫描床、检测器及扫描架等,如图 13.10 所示. X 射线管和检测器固定在扫描架上组成扫描结构,它们围绕扫描床上的受检体进行同步扫描运动,这种扫描运动形式称为扫描方式.

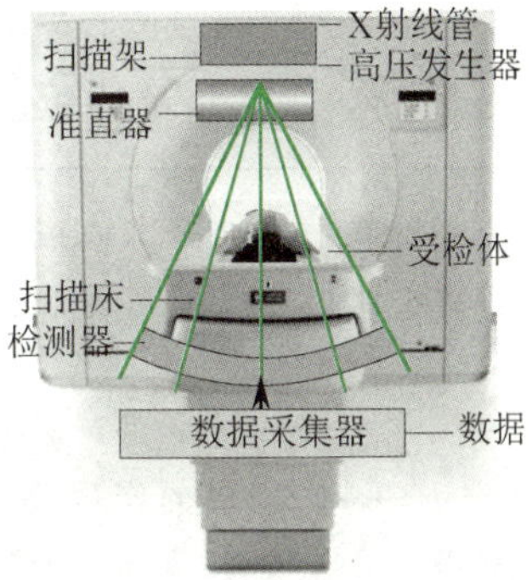

图 13.10 扫描装置示意图

由于使用的 X 射线束的不同和检测器数量的不同,所以采用的扫描方式也不同. 迄今为止,出现的具有代表意义的扫描方式有:单束平移 - 旋转(T/R)扫描方式、窄扇形束扫描平移 - 旋转方式、旋转 - 旋转(R/R)扫描方式、静止 - 旋转(S/R)扫描方式、螺旋扫描方式,以及以动态空间扫描和电子束扫描为代表的高速扫描方式.

单束扫描又称为第 1 代 CT 扫描,扫描装置由一个 X 射线管和一个检测器组成,X 射线束被准直成笔直单射线束形式,X 射线管和检测器围绕受检体做同步平移 - 旋转扫描运动. 这种扫描首先进行同步平移直线扫描,当平移扫完一个指定体层后,同步扫描系统转过一个角度(一般为 1°),然后再对同一指定体层进行平移同步扫描,如此进行下去,直到扫描系统旋转到与初始位置成 180° 为止. 这就是平移 - 旋转扫描方式.

在宽扇形束扫描中,扇形射线束宽度内的检测器同时获取扇形射束内的所有数据,这些数据是以 X 射线管为焦点,随 X 射线管的旋转得到不同方位的投影值. 这种排列使扇形束的中心射束和边缘射束到检测器的距离相等，故可减少中心射束和边缘射束的测量值差异. 由于此种宽扇形束扫描一次就能够覆盖受检体，故扫描一次就可采集到一个方向上的全部数据，所以不再需要直线的平移，而只需X射线管和检测器做同步旋转运动即可. 这种同步旋转可进行 360° 的扫描. 宽扇形束扫描使得 X 射线的利用率高，同步扫描装置因只有旋转运动，故可靠性也比平移 - 旋转扫描方式高.

思考题

13.1　X射线有哪些基本性质？这些基本性质在X射线的应用上各有什么意义？

13.2　产生X射线的基本条件是什么？

13.3　X射线的强度和硬度与哪些因素有关？如何调节X射线的强度和硬度？

13.4　什么是轫致辐射？为什么轫致辐射是产生连续X射线谱的机制？

13.5　特征X射线是如何产生的？影响标识X射线的因素有哪些？

13.6　为什么轫致辐射产生的连续X射线谱中存在最短波长 λ_{min}？最短波长 λ_{min} 受何种因素影响？

13.7　X射线摄影和X射线透视的基本原理是什么？它们有哪些特点？

13.8　CT值是如何定义的？

13.9　CT设备主要由几部分组成，各有何特点和作用？

13.10　CT与常规X射线摄影的成像方法有何不同？

习　题

13.1　设X射线管的管电压为 80 kV，求其产生连续X射线的最短波长和相应的X光子能量的最大值.

13.2　已知铝对 $\lambda=0.7\times10^{-10}$ m 的X射线的质量吸收系数为 0.5 $m^2\cdot kg^{-1}$；铝的密度为 2.7×10^3 $kg\cdot m^{-3}$. 若要使波长为 0.7×10^{-10} m 的X射线的强度减至原来强度的 1/100，则铝板应为多厚？

13.3　设密度为 3 $g\cdot cm^{-3}$ 的物质对于某单色X射线束的质量吸收系数为 0.03 $cm^2\cdot g^{-1}$，求该X射线束分别穿过厚度为 1 mm、5 mm 和 1 cm 的吸收层后的强度占原来强度的百分比.

13.4　对波长为 1.54×10^{-10} m 的X射线，铝的线性吸收系数为 132 cm^{-1}，铅的线性吸收系数为 2 610 cm^{-1}，要和 1 mm 厚的铅层得到相同的防护效果，铝板的厚度应为多大？

13.5　何为半价层？若将X射线的强度减少到原强度的 1/80，需几个半价层？

13.6　已知水对能量为 1 MeV 的X射线的半价层为 10.2 cm. 求：(1) 水的线性吸收系数和质量吸收系数；(2) 此X射线的波长.

本章习题参考答案

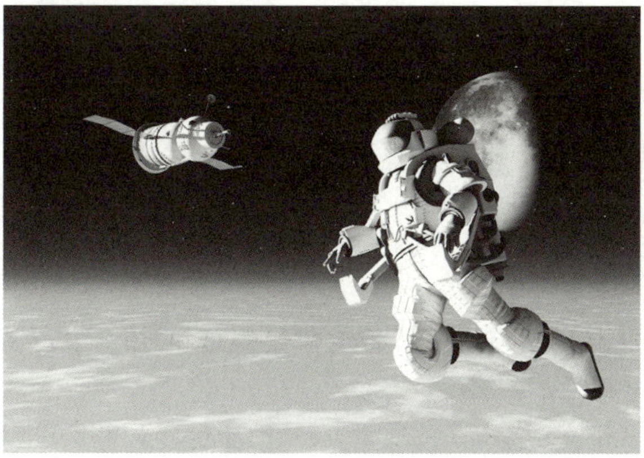

第 14 章

原子核物理
磁共振成像

原子核物理是研究原子核的特性、结构和变化等问题的一门科学. 自 1911 年卢瑟福通过 α 粒子散射实验发现原子的核式结构以来,人们已获得了很多关于原子核的知识,包括原子核的结构、放射性、能量及其转化等. 随着核理论和核工业技术的发展,核能、放射性同位素等已得到广泛的应用. 本章重点讨论原子核的基本性质、核衰变的种类和规律、原子核的裂变与聚变、射线的性质,以及磁共振成像的基本原理和规律.

§ 14.1 原子核的一般性质

14.1.1 原子核的组成

自从 1932 年发现中子(neutron) 以后，理论和实验都证实了原子核是由质子(proton) 和中子组成的. 质子带一个单位正电荷，用 p 表示. 中子是一种不带电的中性粒子，用 n 表示. 质子和中子统称为**核子**(nucleon). 原子核的核子数用 A 表示，则质子数为 Z、中子数为 N 的原子核的核子数 $A = Z + N$.

原子核的电荷量就是组成原子核的所有质子所带电荷量的总和. 用 e 表示基本电荷，则质子数为 Z 的原子核的电荷量 $q = Ze$.

原子的质量包括原子核的质量和核外各电子的质量. 质子的质量为 $1.672\,623\,1 \times 10^{-27}$ kg，中子的质量为 $1.674\,928\,6 \times 10^{-27}$ kg，电子的质量比质子、中子小得多，为 $9.109\,389\,7 \times 10^{-31}$ kg. 国际上规定一种专用的质量单位 —— 原子质量单位(用 u 表示)来度量它们，1 个原子质量单位等于 1 个碳原子(自然界中含量最丰富的 $^{12}_{6}$C) 质量的 1/12，即

$$1\ \text{u} = 1.660\,539\,1 \times 10^{-27}\ \text{kg}$$

由表 14.1 可知，原子的质量以原子质量单位度量时，都接近于某一整数，这个整数称为此原子核的**质量数**(mass number). 质量数实际上就是原子核内质子数和中子数的总和，即核子数，所以也用 A 表示. 如果用 X 表示某种元素的化学符号，则可以用 $^{A}_{Z}$X 表示该原子核的符号①.

如果把原子核看作球体，原子核的半径可由对 α 粒子、质子、电子等的散射实验测定. 根据实验资料，可得原子核半径 R 的经验公式为

$$R = r_0 A^{1/3} \tag{14.1}$$

式中，A 是原子核的质量数；r_0 是比例常量，其值约等于 1.20×10^{-15} m. 由于原子核的体积 $V = \dfrac{4}{3}\pi R^3$，所以原子核的平均密度为

$$\rho = \frac{M}{V} = \frac{M}{(4/3)\pi R^3} = \frac{M}{(4/3)\pi r_0^3 A}$$

设每个核子的质量近似为 1 u，则 $M = A$ u，所以

$$\rho = \frac{3}{4\pi r_0^3}\ \text{u} \tag{14.2}$$

由式(14.2) 可知，各种原子核的密度是相同的，由上式计算出原子核的密度大约为 2×10^{17} kg·m^{-3}，又知铁的密度是 7.9×10^{3} kg·m^{-3}，原子核的密度是铁的 10^{13} 倍，可见原子核是物质紧密集中之处.

---

① 由于同种元素的原子核的质子数必相同，原子核的符号也可简记为 ^{A}X. 本书仅在某元素第一次出现时标出 Z.

表 14.1　一些基本粒子和原子的质量

名　称	符　号	质量 /u
电子	${}_{-1}^{0}e$	0.000 549
质子	${}_{1}^{1}p$	1.007 276
中子	${}_{0}^{1}n$	1.008 665
α 粒子	α	4.001 506
氢原子	${}_{1}^{1}H$	1.007 825
氘原子	${}^{2}H$	2.014 102
氚原子	${}^{3}H$	3.016 049
碳原子	${}^{12}C$	12.000 000
氦原子	${}_{2}^{4}He$	4.002 603
氧原子	${}_{8}^{16}O$	15.994 915

14.1.2　放射性同位素和核素

1896 年，H. 贝可勒尔（H. Becquerel）在研究荧光矿物质时，发现有些原子能够自发地放出某种射线. 所有原子序数大于 83 的天然存在的元素都具有放射性，少数天然放射性同位素的原子序数小于 83. 后来又发现可以用人工的方法产生自然界原本不存在的放射性同位素.

原子序数（即质子数）Z、中子数 N、质量数 A 都相同的一类原子核称为某种**核素**（nuclide）. 利用质谱仪对各种元素进行分析，发现同一种元素的原子核内含有的核子不尽相同，更确切地说，它们的质子数相同，但中子数不同. 例如，氢就有 ${}^{1}H$、${}^{2}H$、${}^{3}H$ 3 种核素，它们的质子数均为 1，但中子数却分别为 0、1 和 2，因此它们的质量数不同，分别叫作氢（氕）、重氢（氘）和超重氢（氚）. 然而，它们在元素周期表中占据着同一位置，具有相同的化学性质，因而称它们为氢的同位素. 事实上各种元素都有各自的同位素，如氦的同位素有 ${}^{3}He$、${}^{4}He$ 和 ${}^{5}He$，碳的同位素有 ${}^{10}C$，${}^{11}C$，${}^{12}C$，…，${}^{15}C$. 通常把一些原子序数 Z 相同而质量数 A 不同的元素的原子称为该元素的**同位素**（isotope）. 一种元素的同位素混合物中，某种特定同位素的原子数与该混合物总原子数之比称为同位素丰度. 若某种特定同位素天然存在，该同位素丰度称为天然丰度，相关数据见表 14.2. 其中核结构不稳定的，能自发放出射线的同位素，称为**放射性同位素**（radioactive isotope）. 然而，原子序数 Z 和质量数 A 都相同的原子核也可能处于不同的能量状态，习惯上把那些处于激发态、寿命又较长的核素称为**同质异能素**（isomer），如 ${}_{43}^{99m}Tc$ 和 ${}^{99}Tc$，${}_{83}^{210m}Bi$ 和 ${}^{210}Bi$，左上角带 m 的表示处于激发态的原子核. 原子序数 Z 不同但质量数 A 相同的核素，称为**同量异位素**（isobar），如 ${}_{18}^{40}Ar$ 和 ${}_{20}^{40}Ca$.

统计分析表明，中子数和质子数基本相同的原子核都是稳定核素. 中子数过多或过少的原子核都是不稳定的. 当质量数大于 209 时，就不能组成稳定的核，这种原子核称为**放射性核素**，能放射出特定的射线，然后衰变为质量数较低的稳定核.

14.1.3　原子核的结合能

原子核是由核子紧密结合在一起组成的，1 个 ${}^{2}H$ 由 1 个中子和 1 个质子组成，由

表 14.1 可知它们的质量和为(1.008 665 + 1.007 276)u = 2.015 941 u. 但实际测量表明,1 个^{2}H 的质量为 2.013 553 u,两者相差为

$$\Delta M = (2.015\ 941 - 2.013\ 553)\text{u} = 0.002\ 388\ \text{u}$$

根据爱因斯坦的质能关系式 $E = mc^2$,结合上式就有

$$\Delta E = \Delta Mc^2 \tag{14.3}$$

按照功能原理,若将原子核拆成单个的核子,就要对它做功,需要外界提供能量;反之,如果将这些核子组成原子核,则一定会向外放出能量. 处于自由状态的单个核子结合成原子核时放出的能量称为原子核的**结合能**(binding energy),原子核的质量与组成它的所有核子的质量之差 ΔM 称为**质量亏损**(mass deficit).

质能关系式

实验表明,1 个中子和 1 个质子结合成 1 个^{2}H 时,将释放能量 $\Delta E = 2.225$ MeV 的光子,由质能关系可得与此能量相联系的质量为

$$\Delta M = \frac{\Delta E}{c^2} = \frac{2.225 \times 10^6 \times 1.602 \times 10^{-19}}{(2.997\ 9 \times 10^8)^2}\ \text{kg}$$

$$= 3.966\ 5 \times 10^{-30}\ \text{kg} = 0.002\ 388\ \text{u}$$

恰好等于质量亏损. 也就是说,形成^{2}H 时释放的能量恰好等于^{2}H 分解成自由质子和中子所需要的能量.

同样地,质子和中子结合成其他原子核时也要释放能量,任一个原子核$^{A}_{Z}$X 的结合能 ΔE 可定义为

$$\Delta E = (Zm_p + Nm_n - M_A)c^2$$

式中,Z、N 分别表示质子数和中子数;m_p、m_n、M_A 分别表示质子、中子和原子核的质量;等式右端括号内的量就是 Z 个质子和 N 个中子结合成$^{A}_{Z}$X 核的质量亏损(ΔM),此质量亏损以光子的形式释放而离开原子核.

全超导托卡马克核聚变实验装置

如果把原子核的结合能除以此核的核子数 A,就得到每个核子在核中的平均结合能,以 $\overline{E}$ 表示,即

$$\overline{E} = \frac{\Delta E}{A} = \frac{\Delta Mc^2}{A} \tag{14.4}$$

$\overline{E}$ 越大,核子间结合得越紧密,$\overline{E}$ 的大小可以看作对某个核稳定性的度量,图 14.1 是原子核平均结合能曲线. 由图可见,较轻的原子核的平均结合能出现了周期性起伏,其最大值位置相应为^{4}He、$^{9}_{4}$Be、^{12}C、^{16}O 等核,中等质量的原子核(A 在 40 和 120 之间)的 $\overline{E}$ 较大,显示了核力具有饱和性. 表 14.2 给出了一些核素的原子质量及平均结合能.

表 14.2 一些核素的原子质量及平均结合能

核素	天然丰度/%	原子质量/u	平均结合能/MeV	核素	天然丰度/%	原子质量/u	平均结合能/MeV
^{1}H	99.985	1.007 825	—	$^{84}_{38}$Sr	0.56	83.913 429	8.677 5
^{2}H	0.009 ~ 0.023	2.014 102	1.112 3	^{86}Sr	9.8	85.909 273	8.708 4
^{3}H	1.38×10^{-4}(大气)	3.016 049	2.572 7	^{87}Sr	7.0	86.908 890	8.705 2
^{4}He	99.999 86	4.002 603	7.072 9	^{88}Sr	82.6	87.905 625	8.732 6
$^{6}_{3}$Li	7.5	6.015 123	5.332 3	$^{89}_{39}$Y	100	88.905 856	8.713 9

续表

核素	天然丰度/%	原子质量/u	平均结合能/MeV	核素	天然丰度/%	原子质量/u	平均结合能/MeV
^{7}Li	92.5	7.016 004	5.606 4	$^{90}_{40}Zr$	51.5	89.904 708	8.710 0
^{9}Be	100	9.012 182	6.462 8	^{91}Zr	11.2	90.005 644	8.693 4
$^{10}_{5}B$	19.3	10.012 938	6.475 1	^{92}Zr	17.1	91.905 039	8.692 7
^{11}B	80.2	11.009 305	6.344 0	^{94}Zr	17.4	93.906 319	8.666 8
^{12}C	98.89	12.000 000	7.680 2	^{96}Zr	2.8	95.908 272	8.635 5
^{13}C	1.11	13.003 355	7.469 9	$^{93}_{41}Nb$	100	92.906 378	8.664 2
$^{14}_{7}N$	99.63	14.003 074	7.475 7	$^{92}_{42}Mo$	14.8	91.906 818	8.657 8
^{15}N	0.366	15.000 109	7.699 5	^{94}Mo	9.3	93.905 086	8.662 4
^{16}O	99.76	15.994 915	7.976 3	^{95}Mo	15.9	94.905 838	8.648 8
^{17}O	0.038	16.999 131	7.750 5	^{96}Mo	16.7	95.904 676	8.654 1
^{18}O	0.189 ~ 0.209	17.999 159	7.767 2	^{97}Mo	9.6	96.906 018	8.635 2
$^{19}_{9}F$	100	18.998 403	7.778 8	^{98}Mo	24.1	97.905 405	8.635 3
$^{20}_{10}Ne$	90.51	19.992 449	8.032 4	^{100}Mo	9.6	99.907 473	8.604 7
^{21}Ne	0.27	20.993 845	7.971 7	$^{203}_{52}Te$	29.5	202.972 336	7.886 2
^{22}Ne	9.22	21.991 384	8.080 6	$^{205}_{81}Tl$	70.5	204.974 410	7.878 6
^{23}Na	100	22.989 770	8.111 6	$^{204}_{82}Pb$	1.42	203.973 036	7.880 1

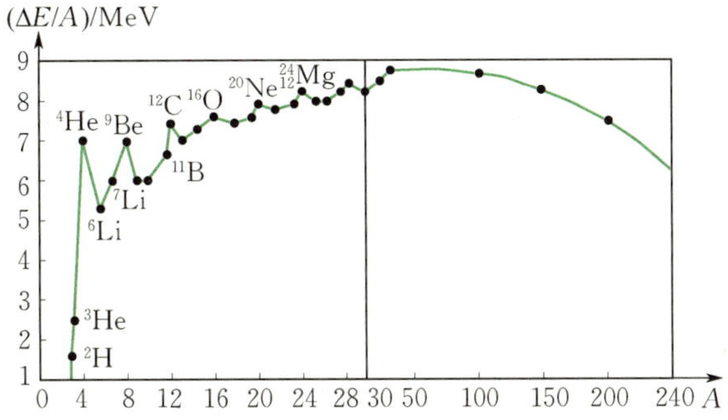

图 14.1 原子核平均结合能曲线

例 14.1 试计算氦核的质量亏损、结合能和平均结合能.

解 氦核的 $A=4, Z=2, M_A=4.002\ 603$ u,则

$$\Delta E=\Delta mc^2=[Zm_p+(A-Z)m_n-M_A]c^2$$

因为 1 个原子质量单位的能量为

$$1\ \text{u}\cdot c^2=1.660\ 539\times10^{-27}\times(2.997\ 92\times10^8)^2\ \text{J}$$
$$=1.492\ 41\times10^{-10}\ \text{J}=931.5\ \text{MeV}$$

所以

$$\Delta M=(2\times1.007\ 276+2\times1.008\ 665-4.002\ 603)\ \text{u}$$
$$=0.029\ 279\ \text{u}$$
$$\Delta E=(2\times1.007\ 276+2\times1.008\ 665-4.002\ 603)\times931.5\ \text{MeV}$$
$$=27.27\ \text{MeV}$$
$$\overline{E}=\frac{\Delta E}{A}=\frac{27.27}{4}\ \text{MeV}=6.82\ \text{MeV}$$

14.1.4 核力 自旋和磁矩

从上述结合能的计算可知，由质子和中子组成的原子核的能量比它们各自独立时的总能量要低，从能量的观点上说明原子核是一个较稳定的系统. 既然原子核具有稳定性，核子之间应该存在引力的作用. 但原子核内部质子之间存有静电斥力，中子又不带电，显然，使质子、中子聚合成原子核并维护原子核的稳定性的力不可能是电磁力，核子之间的聚合力也不是万有引力，因为核子间的万有引力非常小（是电磁力的 10^{-39}），不足以克服静电斥力. 显然，要使原子核成为稳定系统，核子之间必须存在一种更强的相互吸引力，这种力称为**核力**（nuclear force）. 核力是目前已知最强的力，它是短程力，并具有饱和性等特征.

实验表明，除核子之间存在强大的核力外，组成原子核的质子和中子都存在自旋运动，同时原子核内的质子和中子又在做复杂的相对运动. 核子的自旋运动产生自旋角动量，相对运动产生轨道角动量. 组成原子核的所有核子的各种运动相应角动量的矢量和称为原子核的角动量，用 L_I 表示，且有下述表示式：

$$L_I = \sqrt{I(I+1)}\,\frac{h}{2\pi} \tag{14.5}$$

式中，h 为普朗克常量；I 为组成原子核的质子数和中子数决定的量子数，称为核自旋角动量量子数，简称**核自旋**（nuclear spin）.

原子核具有角动量，因而原子核也具有磁矩. 组成原子核的所有核子的各种运动相应磁矩的矢量和称为原子核的核磁矩，用 $\boldsymbol{m}_{\mathrm{m}}$ 表示. 与原子磁矩类比，核磁矩的大小为

$$m_{\mathrm{m}} = g\,\frac{e}{2m_{\mathrm{p}}}L_I$$

式中，e 为电子的电荷量；m_{p} 为质子的质量；g 是由原子核性质决定的常数，称为原子核的**朗德因子**（Landé factor）. 例如，$^{1}\mathrm{H}$、$^{14}\mathrm{N}$ 和 $^{23}_{11}\mathrm{Na}$ 的朗德因子分别为 5.585 4、0.403 6 和 1.478 3.

将式(14.5) 代入 $m_{\mathrm{m}} = g\,\frac{e}{2m_{\mathrm{p}}}L_I$，得核磁矩的大小为

$$m_{\mathrm{m}} = g\sqrt{I(I+1)}\,m_{\mathrm{N}} \tag{14.6}$$

式中，m_{N} 是核磁矩的最小值，称为核磁子. 近代实验测得 $m_{\mathrm{N}} = 5.050\,783\,17\times10^{-27}\ \mathrm{A\cdot m^2}$.

§ 14.2 原子核的放射性衰变

按照原子核的稳定性程度，核素可分为**稳定性核素**（stable nuclide）和**放射性核素**（radioactive nuclide）. 稳定性核素在没有外来因素（如高能粒子的轰击）时，其核内结构或能级不发生变化，或者说虽有可能发生变化，但概率极小. 放射性核素也称放射性同位素（radioisotope），原子核是不稳定的，容易发生结构或能级的变化，能自发地放出某种射线而转变为别的核素. 放射性核素又分为天然放射性核素和人工放

华龙一号

射性核素(简称人造核素),其中人造核素主要由反应堆和加速器制备.放射性核素发出某种射线而转变为另一种核素的现象称为**原子核的衰变**,简称**核衰变**(nuclear decay).

根据放射性核素放出射线的种类,核衰变可分为 α 衰变、β 衰变(包括 β^- 衰变、β^+ 衰变、电子俘获)和 γ 衰变.所有的衰变过程都严格遵守质量守恒定律、能量守恒定律、动量守恒定律、核子数守恒定律和电荷守恒定律等基本定律.

14.2.1　核衰变类型

核衰变通常有以下几种类型.

1. α 衰变

放射性核素的原子核放射出 α 射线而变为另一种核素的现象称为 **α 衰变**(α-decay).α 粒子就是高速运动的氦核(^{4}He),它由 2 个质子和 2 个中子组成.α 衰变过程可用下式表示:

$$^{A}_{Z}X \longrightarrow ^{A-4}_{Z-2}Y + ^{4}He + Q \qquad (14.7)$$

式中,X 表示衰变前的核(母核);Y 表示衰变后的核(子核);Q 表示衰变能(母核衰变成子核时放出的能量),衰变能被子核和 α 粒子共同分得.例如,

$$^{226}_{88}Ra \longrightarrow ^{222}_{86}Rn + ^{4}He + 4.786\ \text{MeV}$$

此 α 衰变过程中衰变能主要反映在 α 粒子的动能和子核的动能上,子核的原子序数比母核少 2,相当于在元素周期表上向前移动两位,这条规律称为 α 衰变的位移定则.α 粒子以很高的速度从原子核中飞出,受物质所阻而失去动能,然后捕捉 2 个电子变成一个中性氦原子.实验表明,在发生 α 衰变的核素中,只有少数几种核素放射出单能的 α 粒子,而大多数放射出几种不同能量的 α 粒子,使子核处于激发态或基态,因此 α 粒子的能谱是不连续的线状谱,而且常伴有 γ 射线.核衰变过程常用衰变能级图表示.图 14.2 表示镭核(^{226}Ra)α 衰变的两种方式.

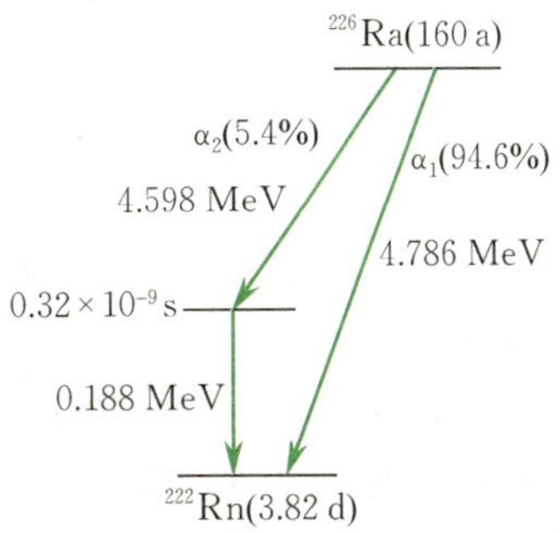

图 14.2　α 衰变

2. β 衰变

β 衰变(β-decay)包括 β^- 衰变、β^+ 衰变、电子俘获 3 种类型.

1)β^- 衰变

放射性核素的原子核放射出 β^- 射线变为另一种核素的现象称为 β^- 衰变.形成 β^- 射线的粒子是高速电子流,β^- 粒子被物质阻止后就成为自由电子.β^- 衰变可用下式表示:

$$^{A}_{Z}X \longrightarrow ^{A}_{Z+1}Y + \beta^- + ^{0}_{0}\nu + Q \qquad (14.8)$$

例如,

$$^{32}_{15}P \longrightarrow ^{32}_{16}S + ^{0}_{-1}e + ^{0}_{0}\nu + 1.71\ \text{MeV}$$

β^- 衰变可以看作母核中的一个中子($^{1}_{0}n$)转变为一个质子($^{1}_{1}p$)并发射出一个电子($^{0}_{-1}e$)和中微子($^{0}_{0}\nu$).中微子是一种质量比电子质量小得多的不带电的中性粒子,

用 ν 表示. 发生 β^- 衰变后,子核与母核质量相同,子核的原子序数比母核的多 1,相当于在周期表中后移一位,这就是 β^- 衰变的位移定则. 图 14.3 所示为 3 种放射性核素的 β^- 衰变,可见发生 β^- 衰变的核素,有的只放射 β^- 粒子;有的在放射 β^- 粒子的同时,还放射 γ 粒子;有的要放射两种或多种能量的 β^- 粒子.

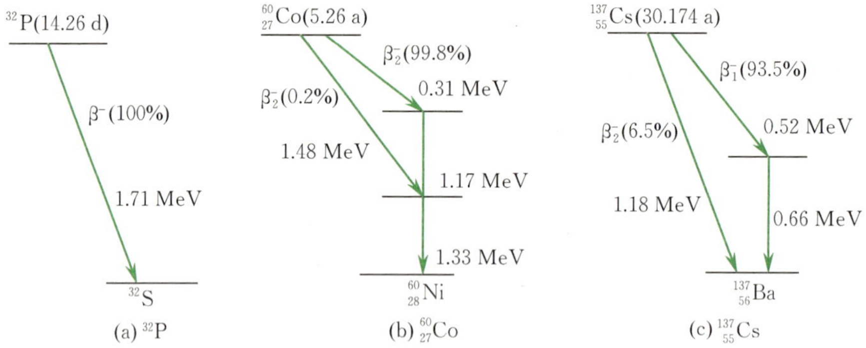

图 14.3　β^- 衰变

2)β^+ 衰变

放射性核素的原子核放射出 β^+(正电子)射线而变成原子序数减少 1 的核素的过程称为 β^+ 衰变. 研究表明,在原子核的 β^+ 衰变过程中,原子核内的一个质子转变为中子,同时释放出一个正电子($^{0}_{1}e$ 或 β^+)和一个中微子($^{0}_{0}\nu$). β^+ 衰变可表示为

$$^{A}_{Z}X \longrightarrow {}^{A}_{Z-1}Y + \beta^+ + {}^{0}_{0}\nu + Q \tag{14.9}$$

式中,Q 为 β^+ 衰变过程中释放的衰变能. 式(14.9)称为 β^+ 衰变的衰变式. 例如,

$$^{13}N \longrightarrow {}^{13}C + \beta^+ + {}^{0}_{0}\nu + 1.24\ \text{MeV}$$

所表示的 β^+ 衰变如图 14.4 所示,式(14.9)中衰变能 Q 按照母核和子核的质能关系换算,可得

$$Q = [M_Z - (M_{Z-1} + m_e + m_\beta)]c^2 = (M_Z - M_{Z-1} - 2m_e)c^2.$$

式中,m 是电子的静止质量. 由于是自发衰变,所以 $Q > 0$,因此有 $M_Z - M_{Z-1} > 2m_e$. 由此可见,发生 β^+ 衰变的条件是母核的质量必须大于子核的质量及两个电子的静止质量之和.

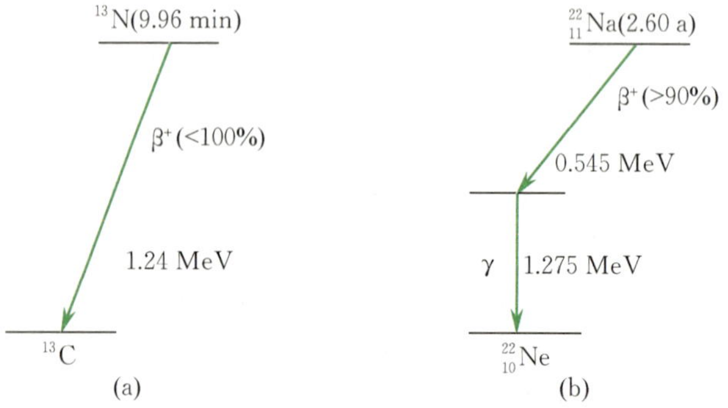

图 14.4　β^+ 衰变

3) 电子俘获

原子核俘获一个核外的内层电子，同时发射一个中微子而转变成另一种原子核的过程称为**电子俘获**(electron capture，EC)．研究表明，在原子核的电子俘获过程中，原子核内的一个质子转变为一个中子，同时释放出一个中微子．如果母核俘获一个 K 层电子，称为 K 俘获，同理有 L 俘获和 M 俘获．因 K 层最靠近原子核，故 K 俘获的概率最大．$^{55}_{26}Fe$ 的电子俘获如图 14.5 所示．电子俘获衰变可表示为

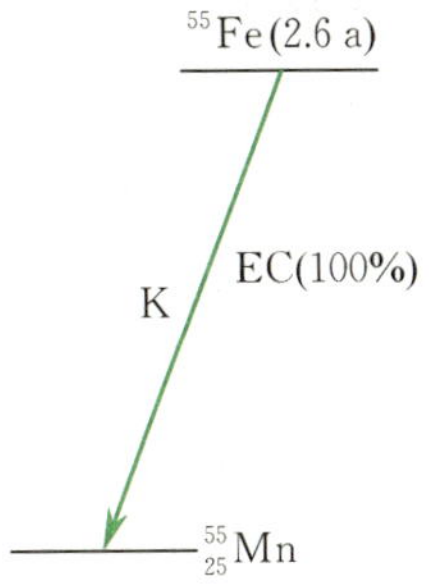

图 14.5　电子俘获

$$^{A}_{Z}X+^{0}_{-1}e\longrightarrow ^{A}_{Z-1}Y+^{0}_{0}\nu+Q \qquad (14.10)$$

式中，Q 为电子俘获过程中释放的衰变能．那么^{55}Fe 发生电子俘获的衰变式为

$$^{55}Fe+^{0}_{-1}e\longrightarrow ^{55}Mn+^{0}_{0}\nu+0.231\ \text{MeV}$$

顺便指出，放射性核素发生 β 衰变或电子俘获后，母核和子核的质量未发生变化，只是电荷数改变了．

3. γ 衰变

原子核的能量也是量子化的，常用能级来表示．处于激发态的原子核不稳定，在由激发态向低能态跃迁时，将多余的能量以光子的形式辐射出来．原子核的这一衰变过程称为 γ **衰变**(γ-decay)．γ 衰变过程中辐射出来的光子称为 γ 光子，γ 光子流称为 γ 射线．

发生 γ 衰变的放射性核素，子核的质量数和电荷数与母核的完全相同，两者的差异是母核处于激发态，而子核处于低能态．故 γ 衰变又称同质异能衰变．γ 衰变可用下式表示：

$$^{Am}_{Z}X\longrightarrow ^{A}_{Z}X+\gamma \qquad (14.11)$$

例如，^{99m}Tc(锝) 的 γ 衰变过程为

$$^{99m}Tc\longrightarrow ^{99}Tc+\gamma$$

^{99m}Tc 的 γ 衰变如图 14.6 所示．处于激发态的原子核，在由激发态向低能态跃迁时，还可以把能量直接传递给核外电子，使它脱离原子核的束缚而成为自由电子，这种现象称为**内转换**(internal conversion)．放出的电子称为内转换电子．内转换电子主要是 K 层电子，偶然也有 L 层或其他层电子．内转换发生后，在原子的 K 层或 L 层留下空位，因此还会有特征 X 射线或俄歇电子出现，这与电子俘获情况相同．

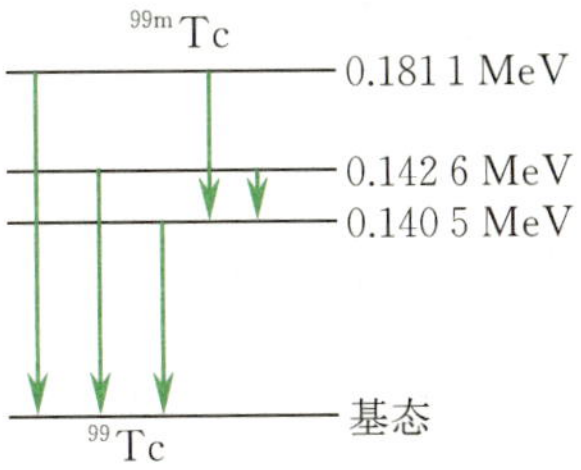

图 14.6　γ 衰变

14.2.2　核衰变的规律

核衰变过程是放射性核素的原子核由不稳定状态趋于稳定状态的一种自发过程．随着衰变过程的进行，母核逐渐减少而子核不断增多．衰变产生的子核有的稳

定，有的不稳定. 具有放射性的子核会继续衰变，直到成为稳定的核素.

放射性核素的所有原子核都会发生衰变，但是原子核的衰变不是同时进行的，而是有先有后. 单个原子核何时衰变具有随机性且无法预知，而由大量同种原子核构成的放射物质系统，其核衰变过程遵循着一定的统计规律.

1. 衰变定律

钱三强

对于单独存在的放射性物质，随着核衰变过程的进行，原子核数逐渐减少. 设核衰变过程进行中的任意时刻 t，原子核数为 N；经过 $\mathrm{d}t$ 时间，在 $t+\mathrm{d}t$ 时刻，原子核数为 $N+\mathrm{d}N$. 即在 $\mathrm{d}t$ 时间内，发生衰变的原子核数为 $\mathrm{d}N$，则 $\mathrm{d}N$ 与 $\mathrm{d}t$ 成正比，且与 t 时刻还没有衰变的原子核数 N 成正比，写成等式，有

$$-\mathrm{d}N=\lambda N\mathrm{d}t$$

式中，比例系数 λ 称为**衰变常量**(decay constant)；“$-$”表示随着 t 的增长 N 是减少的. 对上式积分，并令 $t=0$ 时原子核数为 N_0，可得 t 时刻尚存的原子核的数目为

$$N=N_0\mathrm{e}^{-\lambda t} \tag{14.12}$$

上式表明，**放射性物质的原子核数随核衰变过程进行时间的增长按指数规律减少**. 上式称为**衰变定律**(decay law). 图 14.7 为根据衰变定律得到的 $N-t$ 曲线，称为衰变曲线.

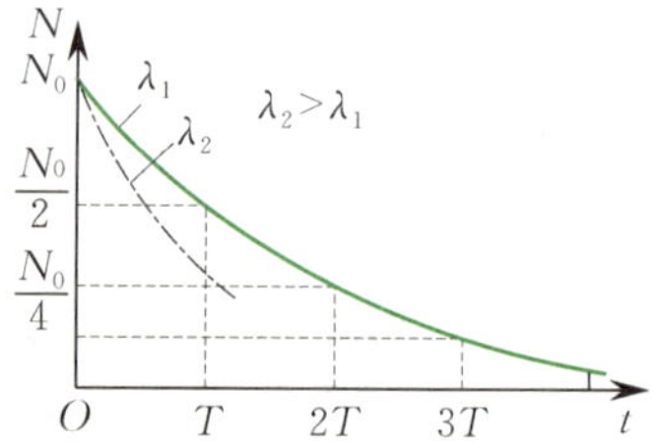

图 14.7 衰变曲线

衰变常量 λ 表征核衰变过程进行的快慢，衰变常量大，衰变过程进行得快，而衰变常量小，衰变过程进行得慢. 衰变常量取决于核素的种类，而与核素的化学性质无关，也不受环境因素的影响，即核衰变过程不随外界条件的改变而改变，是一种原子核系统自发产生的现象. 由 $-\mathrm{d}N=\lambda N\mathrm{d}t$ 可得衰变常量为

$$\lambda=\frac{-\mathrm{d}N/\mathrm{d}t}{N}$$

可见，衰变常量的物理意义是，单位时间内原子核发生衰变的概率.

理论和实验都表明，若某种放射性核素同时进行几种类型的核衰变或子核处在几种不同的能量状态，对应于每一种类型的核衰变或子核的每种能量状态，各个衰变常量分别为 $\lambda_1,\lambda_2,\cdots,\lambda_i,\cdots,\lambda_n$，则总衰变常量为

$$\lambda=\lambda_1+\lambda_2+\cdots+\lambda_i+\cdots+\lambda_n \tag{14.13}$$

2. 半衰期

在核衰变过程中，放射性核素的原子核数减少到初始的一半所经历的时间称为放射性核素的**半衰期**(halflife)，用 T 表示. 由衰变定律，当 $t=T$ 时，$N=N_0/2$，可得半衰期与衰变常量之间的关系为

$$T=\frac{\ln 2}{\lambda}=\frac{0.693}{\lambda} \tag{14.14}$$

上式表明，**半衰期与衰变常量成反比**. 因此，衰变常量越大则半衰期越小，衰变过程进行得越快；反之，越慢. 表 14.3 给出了几种放射性核素的半衰期. 用半衰期表示的衰变定律为

$$N = N_0\left(\frac{1}{2}\right)^{\frac{t}{T}} \tag{14.15}$$

表 14.3　几种放射性核素的半衰期

核素	衰变类型	半衰期	核素	衰变类型	半衰期
^{11}C	β^+ (99.75%),EC(0.25%)	20.4 min	^{131}I	β^-,γ	80.4 d
^{14}C	β^-	5 730 a	$^{203}_{80}Hg$	EC,γ	46.8 d
^{18}F	β^+ (96.9%),EC(3.1%)	15 h	^{210}Bi	β^-,γ	5 d
^{24}Na	β^-,γ	15 d	$^{222}_{84}Po$	α,γ	3×10^{-7} s
^{32}P	β^-	14.3 d	^{212}Rn	α,γ	3.8 a
^{60}Co	β^-,γ	5.27 a	^{222}Ra	α,γ	1 600 a
$^{125}_{53}I$	EC,γ	60 d	$^{238}_{92}U$	α,γ	4.5×10^{9} a

3. 平均寿命

邓稼先

原子核存在的时间称为原子核的寿命.放射性核素的原子核有的先衰变而有的后衰变,因此,原子核的寿命各不相同.放射性核素的所有原子核寿命的平均值称为该放射性核素的**平均寿命**(mean lifetime),用 τ 表示.

放射性核素的集合体称为**放射源**(radioactive source).对于一定的放射源,设 $t=0$ 时刻的原子核数为 N_0,t 时刻的原子核数为 N.在 $t\rightarrow t+\mathrm{d}t$ 时间内衰变的原子核的数目为 $-\mathrm{d}N$,这些原子核的寿命均为 t,则该放射性核素的平均寿命为

$$\tau = \frac{1}{N_0}\int t(-\mathrm{d}N) = \frac{1}{N_0}\int_0^\infty t\lambda N\mathrm{d}t = \frac{1}{N_0}\int_0^\infty t\lambda N_0 \mathrm{e}^{-\lambda t}\mathrm{d}t$$

$$= \frac{1}{\lambda} = \frac{T}{\ln 2} = 1.44T$$

即平均寿命与衰变常量或半衰期的关系为

$$\tau = \frac{1}{\lambda} = \frac{T}{\ln 2} = 1.44T \tag{14.16}$$

平均寿命和衰变常量以及半衰期都是表征核衰变过程进行快慢的物理量.

4. 有效半衰期

式(14.16)中的半衰期 T 只是考虑放射性核素自身衰变而引入的表征衰变快慢的物理量,通常称为**物理半衰期**(physical half-time),用 T_p 表示.相应的衰变常量称为**物理衰变常量**,用 λ_p 表示.对于引入生物体内的放射性核素,其原子核数除了由于自身的衰变而减少,还由于生物体的新陈代谢和排泄作用而减少.假定由于生物体的新陈代谢和排泄作用使原子核数也遵从指数规律衰减,则相应的衰变定律为

$$N = N_0 \mathrm{e}^{-\lambda_b t}$$

式中,λ_b 称为**生物衰变常量**.

生物体内的放射性核素的总衰变常量称为**有效衰变常量**,用 λ_e 表示,则有

$$\lambda_e = \lambda_p + \lambda_b \tag{14.17}$$

与生物衰变常量 λ_b 相应的半衰期称为**生物半衰期**(biological half-time),用 T_b 表示.两者之间的关系为

$$T_b = \frac{\ln 2}{\lambda_b} = \frac{0.693}{\lambda_b} \tag{14.18}$$

生物半衰期反映生物体的吸收和排泄状况，在基础医学研究和临床诊断中具有重要意义. 有效半衰期、物理半衰期和生物半衰期之间的关系为

$$\frac{1}{T_e} = \frac{1}{T_p} + \frac{1}{T_b} \tag{14.19}$$

与有效衰变常量 λ_e 对应的半衰期称为**有效半衰期**(effective half-time)，用 T_e 表示. 两者之间的关系为

$$T_e = \frac{\ln 2}{\lambda_e} = \frac{0.693}{\lambda_e} \tag{14.20}$$

引入生物体内的放射性核素的衰变定律为

$$N = N_0 e^{-\lambda_e t} = N_0 \left(\frac{1}{2}\right)^{\frac{t}{T_e}} \tag{14.21}$$

表 14.4 给出了医学中常用的放射性核素的物理半衰期和生物半衰期.

表 14.4 医学中常用的放射性核素的物理半衰期和生物半衰期

核素	浓聚器官	物理半衰期	生物半衰期	核素	浓聚器官	物理半衰期	生物半衰期
^{3}H	全身	12.6 a	19 d	$^{36}_{17}Cl$	全身	4.38×10^5 a	29 d
^{14}C	脂肪	5 730 a	35 d	$^{42}_{19}K$	肌肉	12.48 h	43 d
^{14}C	骨骼	5 730 a	180 d	^{45}Ca	骨骼	152 d	49.3 a
^{24}Na	全身	0.62 a	29 d	^{59}Fe	血液	46.3 d	65 d
^{32}P	骨骼	14.3 d	3.3 a	$^{64}_{29}Cu$	肝脏	0.54 d	39 d
^{125}I	甲状腺	8.04 d	180 d	^{35}S	皮肤	81.7 d	22 d

例 14.2 将质量为 1.0 μg 的放射性核素 ^{45}Ca 引入人体，试求在 10 d 内人体骨骼中，^{45}Ca 减少的原子核的数目.

解 质量为 1.0 μg 的 ^{45}Ca 的原子核数为

$$N_0 = \frac{m}{\mu}N_A = \frac{1.0\times10^{-3}}{45}\times6.02\times10^{23} = 1.338\times10^{19}$$

查表 14.4 可知，^{45}Ca 的物理半衰期为 152 d，生物半衰期为 49.3 a = 1.80×10^4 d. 有

$$\frac{1}{T_e} = \frac{1}{T_p} + \frac{1}{T_b} = \left(\frac{1}{152} + \frac{1}{1.80\times10^4}\right)\ \mathrm{d}^{-1}$$

可得 ^{45}Ca 的有效半衰期为

$$T_e = 150.7\ \mathrm{d}$$

在 10 d 时间内人体骨骼中 ^{45}Ca 减少的原子核的数目为

$$\Delta N = N_0 - N = N_0 - N_0 e^{-\frac{0.693}{T_e}t} = N_0\left(1 - e^{-\frac{0.693}{T_e}t}\right)$$
$$= 1.338\times10^{19}\times\left(1 - e^{-\frac{0.693}{150.7}\times10}\right)$$
$$= 6.02\times10^{17}$$

14.2.3 放射性活度

核衰变过程中发出放射性射线. 一个放射源，若单位时间内发生衰变的原子核

越多，则放射源发出的射线越多，该放射源的放射性就越强．放射源在单位时间内发生衰变的母核的数量称为**放射性活度**(activity)，用 A 表示．设一个放射源在 $\mathrm{d}t$ 时间内发生衰变的母核的数量为 $\mathrm{d}N$，则放射性活度为

$$A=-\frac{\mathrm{d}N}{\mathrm{d}t}$$

将衰变定律[式(14.12)]代入上式，可得

$$A=A_0\mathrm{e}^{-\lambda t} \tag{14.22}$$

式中，A_0 是 $t=0$ 时的放射性活度，$A_0=\lambda N_0$．上式表明，**放射性活度随原子核衰变过程进行时间的增长按指数规律减小．**

用半衰期表示放射性活度时，则

$$A=A_0\left(\frac{1}{2}\right)^{\frac{t}{T}} \tag{14.23}$$

引入生物体内的放射性物质，放射性活度为

$$A=A_0\mathrm{e}^{-\lambda_e t}=A_0\left(\frac{1}{2}\right)^{\frac{t}{T_e}} \tag{14.24}$$

测量体内残留放射性活度的衰减情况，根据式(14.24)可以求得有效半衰期，从而得到生物半衰期．

在 SI 中，放射性活度的单位为贝可(Bq)，1 Bq = 1 个核衰变每秒($1\ \mathrm{s}^{-1}$)．

放射性活度的常用单位还有居里(Ci)，$1\ \mathrm{Ci}=3.7\times10^{10}\ \mathrm{Bq}$．在核医学中通常用 mCi 和 μCi．表 14.5 给出了几种放射源发出的放射性粒子和放射性活度．

表 14.5　几种放射源发出的放射性粒子和放射性活度

放射源	放射性粒子	放射性活度/Ci
原子弹裂变	α，β	6×10^{11}
核反应堆	α，β	10^{10}
^{60}Co(工业用)	β	10^2
^{60}Co(临床医学用)	β	10^3
^{60}I(临床医学用)	β	10^{-1}
^{40}K(人体内)	β	10^{-1}

例 14.3　利用 ^{64}Cu 可以进行肝功能检测．将放射性活度为 1.00 mCi 的 ^{64}Cu 注入患者的肝脏，试求注入后 12.78 h 时患者肝脏内 ^{64}Cu 的活度．

解　查表 14.4 可知，^{64}Cu 的物理半衰期 $T_p=0.54\ \mathrm{d}=12.96\ \mathrm{h}$，生物半衰期 $T_b=39\ \mathrm{d}$，代入式(14.19)，有

$$\frac{1}{T_e}=\frac{1}{T_p}+\frac{1}{T_b}=\left(\frac{1}{12.96}+\frac{1}{39\times24}\right)\mathrm{h}^{-1}$$

可得 ^{64}Cu 的有效半衰期为

$$T_e=12.78\ \mathrm{h}$$

注入后 12.78 h 时，患者肝脏内 ^{64}Cu 的放射性活度为

$$A=A_0\left(\frac{1}{2}\right)^{\frac{t}{T_e}}=1.00\times\left(\frac{1}{2}\right)^{\frac{12.78}{12.78}}\ \mathrm{mCi}=0.50\ \mathrm{mCi}$$

§14.3 放射性射线与物质的相互作用

放射性核素的核衰变过程中发射的 α 射线、β 射线、X 射线、γ 射线及中子射线称为放射性射线，简称射线. 当射线通过物质时，射线粒子与物质相互作用. 研究射线粒子与物质相互作用的规律，不仅有助于了解射线的性质，更是研究辐射的生物效应以及射线在医学中的应用的理论基础.

不同射线的本质和特性不同，因此，各种射线与物质相互作用有着各自的特点，同时也遵循着共同的规律. 由于 γ 射线与 X 射线一样，都是高能光子流，而 X 射线与物质相互作用的方式及其规律在前一章已经讨论过了，本节只讨论 α 射线和 β 射线以及中子射线与物质相互作用的方式及其规律.

14.3.1 带电粒子射线与物质的相互作用

1. 作用方式

放射性衰变过程发射出的 α 射线和 β 射线都是高速带电粒子流，因此，α 射线和 β 射线与物质的相互作用就是高速带电粒子与物质的相互作用，主要有电离、散射和韧致辐射 3 种.

1）电离

带电粒子通过物质时，与物质中的原子相互作用，将能量传给原子中的电子，使原子由原来的低能态跃迁到高能态，即原子被激发. 如果原子中的电子得到了足够多的能量，就会脱离原子成为自由电子，这一现象称为**电离**(ionization). 带电粒子由于电离作用损失的能量称为电离损失，由带电粒子直接引起的电离作用称为直接电离. 由直接电离形成的电子称为**次级电子**. 具有一定能量的次级电子还会引起其他原子中的电子电离. 由次级电子引起的电离称为次级电离. α 粒子的电离作用有 60% ～ 80% 是次级电离的贡献，β 粒子的电离作用有 70% ～ 80% 是次级电离的贡献. 在标准大气中，α 粒子生成一对离子平均消耗的能量约为 32.5 eV.

电离过程形成的带负电的自由电子与失去电子成为带正电的原子形成一对正、负离子. 在带电粒子行进的路径上，单位长度上的离子对数称为**电离比值**. 电离比值表征带电粒子电离作用的强弱. 电离比值大，电离作用强；电离比值小，电离作用弱. 电离比值由带电粒子的电荷量、速度以及被照射物质的密度决定. 带电粒子的电荷量大、速度小、物质的密度大，则电离比值大. 这是因为带电粒子电荷量大，对物质中原子的外层电子的作用强；带电粒子速度小，则与电子相互作用的时间长；物质密度大，则电子的密度大，带电粒子与电子作用的机会多，因而电离作用强，故电离比值大.

β 粒子的电荷量较 α 粒子的小，β 粒子的速度比 α 粒子的大得多. 因此，在同种物质内，能量相同的两种粒子，β 粒子的电离比值比 α 粒子的小得多. 例如，能量均为 1 MeV 的 α 粒子和 β 粒子在空气中的电离比值分别为 4×10^4 对·cm^{-1}，50 对·cm^{-1}.

另外，能量相同的 β^+ 粒子和 β^- 粒子对同种物质的电离作用基本相同.

2）散射

带电粒子通过物质时，在物质原子核静电场的作用下改变行进方向的现象称为**散射**(scattering). 带电粒子由于散射作用损失的能量称为**散射损失**. 与电离作用类似，散射也有直接散射和间接散射. 散射作用的强弱由带电粒子的质量决定，带电粒子的质量小，则散射作用强；反之，散射作用弱. α 粒子的质量比 β 粒子的质量大，因此，α 粒子的散射作用弱，其径迹基本是直线；β 粒子的散射作用强，其径迹通常为曲线.

3）韧致辐射

高速带电粒子通过物质时在物质原子核静电场的作用下急剧减速，将多余的能量以光子的形式辐射出来，这一现象称为**韧致辐射**(bremsstrahlung). 粒子由于韧致辐射损失的能量称为**辐射损失**. 韧致辐射作用的强弱与物质原子序数的平方成正比，与带电粒子质量的平方成反比，且随带电粒子能量的增大而增强. 因此，在原子序数较大的重物质内，带电粒子的韧致辐射作用较强，β 粒子的韧致辐射作用通常比 α 粒子的强. 例如，在铅或钨中，β 粒子的辐射损失可达总能量损失的 1%，而相同能量的 α 粒子的辐射损失则很小，可以忽略.

2. 作用规律

1）射程

带电粒子在物质中通过的最大厚度称为**射程**. 射程取决于带电粒子能量损失的情况，因此，通常用射程描述 α 射线或 β 射线与物质的相互作用规律.

粒子能量损失的主要原因是电离作用. 电离比值越大的粒子能量损失越快，相应的射程就越短. α 粒子的电离比值远大于 β 粒子的，所以相同能量的两种粒子，α 粒子的射程较 β 粒子的要短得多. 例如，能量均为 1 MeV 的两种粒子在空气中的射程，α 粒子的射程为数厘米，而 β 粒子的射程可达数米. 射程还与物质的性质有关，例如，能量均为 1 MeV 的两种粒子在生物体内的射程，α 粒子为 0.03～0.13 mm，而 β 粒子为 1～10 mm. β 粒子具有连续能谱，只有少数粒子具有最大能量 E_m. 通常，β 粒子的射程是指具有最大能量 E_m 的粒子的射程(最大射程). 由于 β 粒子在物质中的径迹是曲线，其实际路程通常是射程的1.5～4 倍. 表 14.6 给出了具有不同能量的 β 粒子在几种物质中的射程.

表 14.6　具有不同能量的 β 粒子在几种物质中的射程

最大能量/MeV	β 粒子的射程 /mm		
	铝	组织或水	空气
0.01	6.0×10^{-3}	0.02	0.13
0.10	0.05	0.16	10.1
1.0	1.52	4.80	306
3.0	5.50	17.4	1.1×10^{3}
5.0	9.42	29.8	1.9×10^{3}

带电粒子在某种物质中的射程长就意味着带电粒子对该物质的贯穿本领强. 相同能量的两种粒子在同种物质中,β粒子的射程比α粒子的长得多,因此,β粒子对物质的贯穿本领比α粒子的强得多.

2) 吸收

带电粒子通过物质时,由于电离、散射和韧致辐射等作用而损失能量,其结果使得在入射方向上的粒子减少,这一现象称为物质对带电粒子的**吸收**. 由于同一放射源发射的α粒子的能量是单一的或几种分立的值,而β粒子的能量是连续的,且α粒子的径迹是直线而β粒子的是曲线,因此,物质对α粒子和β粒子的吸收具有不同的规律.

空气对单一能量的α粒子的吸收曲线如图14.8所示,横坐标x为空气层的厚度,纵坐标N为α粒子数;N_0为入射时的α粒子数. 图14.8显示,当x在一定范围内时,$N = N_0$,即粒子数不随空气层厚度的增大而减少;当x大于某一值时,N随x的增大而迅速减少并很快降为零. 这表明一定能量的α粒子在空气中的射程基本相同. α粒子数降到零时相应空气层的厚度称为α粒子在空气中的射程. 同一能量的α粒子的射程基本相等,因此,常用平均射程反映α粒子的能量.

铝片对β粒子的吸收曲线如图14.9所示,横坐标x为铝片的厚度,纵坐标N为β粒子数;N_0为入射时的β粒子数. 图14.9显示,曲线形状近似成负指数规律. 曲线与x轴的交点处相应的物质层厚度就是β粒子的射程. 可见,物质对β粒子的吸收规律与对α粒子的大不相同. 其主要原因是由于同一放射源发射的β粒子具有各种不同的能量,能量小的先被吸收,能量大的经过较厚的物质层才被吸收. 而同一放射源发射的α粒子则只有一种或几种能量值. 此外,α粒子在物质中的径迹是直线,而β粒子的是曲线. 路程相同时,曲线径迹的射程较直线径迹的当然要小些.

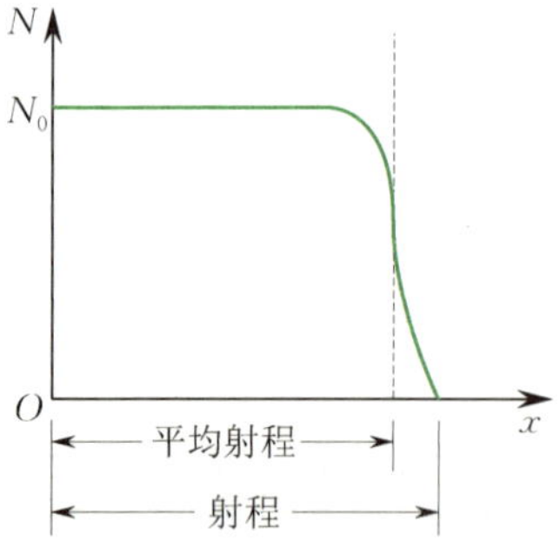

图14.8 空气对单一能量的α粒子的吸收曲线

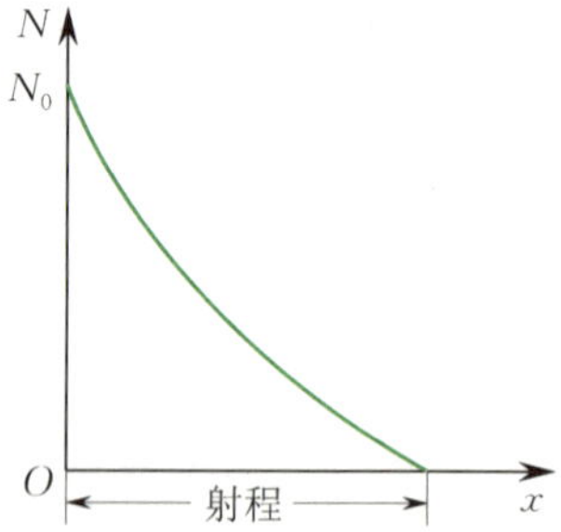

图14.9 铝片对β粒子的吸收曲线

14.3.2 中子射线与物质的相互作用

天然放射性核素一般不发射中子,原子核内的中子是稳定的,但自由中子具有放射性. 自由中子以11 min的半衰期衰变成质子,同时放出一个电子和一个反中微子,因此中子都是人为获得的且须及时使用. 以产生方法分,中子源可以分为两类. 一类是利用加速器使原子核发生核反应产生中子,这类中子源称为加速器中子源.

例如，利用^{226}Ra放出的α粒子轰击^{8}Be，放出平均能量为 3.9 MeV 的中子；加速器将氢核、氘核或氚核等带电粒子加速后，轰击某些原子核使其产生核反应放出中子．另一类是利用反应堆使重核发生核裂变产生中子．这类中子源称为反应堆中子源，如^{235}U的核裂变．此外，个别原子核的自发核裂变反应过程也可以产生中子，如$^{252}_{98}Cf$的自发裂变．

不同的方法得到的中子的速度差异很大．速度达到光速的 1/10 的高速中子称为快中子，速度与分子热运动速度相当的低速中子称为热中子，速度介于快中子和热中子之间，具有中等速度的中子称为慢中子．

中子不带电，当它通过物质时，不会直接产生电离作用．因此，中子的贯穿本领很强，能穿透很厚的物质，例如，快中子在空气中的射程可达 300 m，所以，中子对生物体的危害性很大．中子与物质相互作用的方式，主要是中子受原子核作用产生的散射和中子进入原子核内引起的核反应两种．

1. 散射

速度较高的快中子通过物质时，与物质中原子的原子核碰撞，将部分能量传给原子核，使其成为摆脱壳层单独运动的反冲核，同时中子的速度减小且行进方向改变，这一现象称为**中子的散射**．尽管中子本身不会使物质电离，但反冲核由于速度高而具有很强的电离作用．中子和与它质量接近的原子核（如氢核，即质子）碰撞时损失的能量较多（约 50%），同时质子获得的能量最多．因此中子射线不容易通过原子序数低的较轻元素物质，而容易通过原子序数较高的重元素物质（如铅），所以较轻元素物质吸收中子射线的效果较好．对中子射线的防护通常选用原子序数低的较轻元素材料，如水、石蜡或石墨等物质．此外，对于生物体中的一些轻元素，如碳、氮、氧等，当中子与这些元素的原子核碰撞时，其能量的大部分传给这些核，再通过反冲核传递给生物分子．

2. 核反应

中子所致的核反应有(n,γ)、(n,p)、(n,α)和$(n,2n)$4 种．$^{1}H(n,\gamma)^{2}H$和$^{113}_{48}Cd(n,\gamma)^{114}Cd$是两个对原子能事业有重要意义的$(n,\gamma)$反应，而$^{23}Na(n,\gamma)^{24}Na$和$^{59}Co(n,\gamma)^{60}Co$两个$(n,\gamma)$反应的产物$^{24}Na$和$^{60}Co$都是医学上常用的人工放射性核素．$(n,p)$反应有$^{28}_{13}Al(n,p)^{28}Mg$、$^{14}N(n,p)^{14}C$和$^{35}Cl(n,p)^{35}S$等，$(n,\alpha)$反应有$^{10}B(n,\alpha)^{7}Li$，$^{27}Al(n,\alpha)^{24}Na$等，这些核反应可以用来探测中子．中子不带电没有电离作用，因此必须利用中子的间接作用才能探测它，(n,α)反应发射出的α粒子具有电离作用，从而间接显示中子的存在．$(n,2n)$反应有$^{8}Be(n,2n)^{7}Be$、$^{27}Al(n,2n)^{26}Al$和$^{63}Cu(n,2n)^{62}Cu$等．$(n,2n)$反应可使中子增殖．

速度较低的慢中子通过物质时，易使物质引起各种核反应．反应产物如果是放射性核素，还会发生放射性衰变．衰变过程产生的放射性射线可以产生电离作用．

生物组织中含有大量的^{1}H和^{14}N，因此，中子射线通过生物组织时，会发生如下的核反应：

$$^{1}H+^{1}_{0}n\longrightarrow ^{2}H+\gamma,\quad ^{14}N+^{1}_{0}n\longrightarrow ^{14}C+^{1}H$$

反应产物^{14}C是放射性核素，其半衰期为 5 730 a，衰变式为

$$^{14}C\longrightarrow ^{14}N+^{0}_{-1}e$$

这些核反应形成的γ光子、质子以及β^-粒子,能引起较强的电离作用.

生物组织中还含有钠、磷、硫、氧和氯等其他元素.这些元素在中子的作用下也会发生核反应,例如,^{23}Na和^{31}P在中子的作用下的核反应分别为

$$^{23}Na+{}_0^1n\longrightarrow{}^{24}Na,\quad {}^{31}P+{}_0^1n\longrightarrow{}^{32}P$$

反应产物^{24}Na和^{32}P都是放射性核素,其衰变式分别为

$$^{24}Na\longrightarrow{}^{24}Mg+{}_{-1}^{0}e,\quad {}^{32}P\longrightarrow{}^{32}S+{}_{-1}^{0}e$$

中子的核反应或由中子的核反应引起的原子核衰变过程产生的射线粒子,如X射线、γ光子、质子等,也能引起生物组织的电离,从而造成辐射损伤.

中子射线通过物质时强度衰减近似遵从指数规律.

*14.3.3 放射性核素在医学中的应用

放射性核素在基础医学研究和临床医学诊断和治疗中,都有广泛的应用.

1. 示踪原子的医学应用

放射性核素作为示踪原子在医学中的应用非常广泛.通过探测放射性核素发射出的各种射线,得到放射性核素踪迹的方法称为**放射性示踪法**(radioactivetracer method),所用的原子称为**示踪原子**(tracer atom)或**标记原子**(tagged atom).

在基础医学研究中,利用放射性示踪法可以了解人的某些生理活动以及相应体内发生的生化过程的规律.例如,将^{18}F为示踪原子的去氧葡萄糖注入体内后,在体外检测脑组织中^{18}F的分布.脑部^{18}F放射性强弱的分布反映相应部位脑组织利用葡萄糖的情况.当人进行某种生理活动时,与该生理活动相关的脑皮层区域的^{18}F放射性强弱会发生变化.检测这种变化,就可以了解与该生理活动相联系的脑组织中相应部位葡萄糖代谢的生化过程.

利用放射性示踪法,可以评价组织器官的功能.例如,将^{131}I为示踪原子的马尿酸钠示踪剂由静脉注入后,用仪器测量并描记肝脏内^{131}I的放射性活度随时间的变化曲线,从而评价肾功能以及尿路的通畅情况.又如,静脉注入以^{99m}Tc为示踪原子的植酸钠,测定血液中的^{99m}Tc的放射性活度随时间的变化率,可以判断肝血流量的大小,以评价肝功能.

利用放射性示踪法,可以检测微量物质,如血、尿、脑脊液及组织中的激素、维生素、药物、毒物等.放射性示踪法的检测灵敏度远高于光谱分析法,能够检测出$10^{-18}\sim10^{-14}$ g的超微量物质,而一般的光谱分析法只能检测出10^{-9} g的微量物质.

2. 放射性射线的医学应用

在临床医学中,利用放射性核素诊断疾病的方法称为**放射诊断法**(radiological diagnosis).甲状腺的功能是摄取食物里的碘来制造甲状腺素,因此甲状腺的功能与甲状腺对碘的吸收代谢密切相关.通常用甲状腺对碘的吸收率反映甲状腺的功能.先测定正常人的吸碘率,在正常人口服2 μCi的^{131}I后,分别在不同时刻,测定其甲状腺部位^{131}I的放射性活度.正常人甲状腺部位^{131}I的放射性活度与参考源同一时刻的放射性活度之比,就是正常人甲状腺在不同时刻的吸碘率.患者口服2 μCi的^{131}I后,分别在不同时刻测定患者甲状腺部位的放射性活度,并与参考源相应时刻的放射性活度相比,就可以得患者甲状腺在不同时刻的吸碘率.甲状腺功能亢进患者的吸碘率比正常人高,而甲状腺功能衰减患者的吸碘率比正常人的低.通过测量比较,可以诊断甲状腺疾病.

利用放射性射线,或采用加速器加速的某些射线治疗疾病的方法称为**放射治疗**(radiotherapy).不同的射线对肿瘤细胞的杀伤能力不同.目前使用较多的是X射线和γ射线,也有使用快中子、负π介子等的.利用放射性射线治疗肿瘤的一个典型的例子是,用^{60}Co放射源(俗称钴炮)产生的γ射线束由体外沿几个不同的方向对准体内肿瘤部位进行照射,从而使正常组织受到的损伤最小,而使病变组织处产生足够大的剂量,以破坏肿瘤组织杀死癌细胞.也可以将放射源引

入患者病变体腔内或肿瘤组织中，直接对病变部位进行照射. 引入体内的一般是 β 放射源，这是因为 β 射线的贯穿作用弱，不会穿过病变组织对正常组织产生损伤.

有些组织器官对某些放射性核素具有浓聚作用. 根据这一特性，将某种放射性核素引入患者体内后，就会浓聚于病变器官内，放射性核素发出的射线对病变组织进行照射治疗. 例如，甲状腺肿瘤患者服用含碘的放射性药物，可以收到很好的疗效. 某些慢性白血病患者服用含 ^{32}P 的放射性药物，也有一定的疗效.

利用放射性示踪法，可以进行某些恶性肿瘤的诊断. 将放射性胶体 $^{198}_{79}Au$ 由静脉注入患者体内，由于肝脏的内皮细胞的 90% 被胶体颗粒吞噬，因此正常的肝脏组织对胶体 ^{198}Au 有很强的浓聚作用. 从体外探测由体内 ^{198}Au 发出的 γ 射线. 由于 γ 射线的强度反映体内相应部位 ^{198}Au 的放射性活度，在待检范围内进行扫描检测，将扫描测量结果记录下来，并以某种标志反映各检测部位相应点的放射性活度，便得到肝脏放射线活度分布的扫描图. 当肝脏有脓肿或病变时，脓肿或病变部位失去对胶体 ^{198}Au 的浓聚作用，扫描图上相应区域的放射性活度大大减弱或出现缺损，通过对扫描图的分析比较，可以诊断并确定脓肿或病变的部位及其范围.

放射疗法目前仍是肿瘤特别是恶性肿瘤的一种有效治疗方法，因而在临床被广泛使用.

^{60}Co 发射的 γ 射线可以对器械、药品及食品等进行消毒. ^{32}P 制成的敷贴剂利用 ^{32}P 发射的 β 射线，可以治疗某些皮肤病，如神经性皮炎、毛细血管瘤以及一些增生性皮肤病；或治疗眼科良性疾病，如结膜炎、异状胬肉、角膜溃疡、青光眼等.

* § 14.4　放射生物效应　辐射剂量与辐射防护

14.4.1　放射生物效应

放射性衰变过程和核反应过程发出的各种射线通过物质时都能直接或间接地产生电离作用，相应的辐射称为**电离辐射**(ionizing radiation). 射线与生物组织相互作用，使得生物体的活动及其生理、生化过程发生改变的现象称为**放射生物效应**(radiobiological effect). 放射生物效应是放射性射线医学应用的基础.

射线与生物物质相互作用产生放射生物效应，放射生物效应不仅取决于放射物质本身的强度，还与射线的性质以及接受射线的生物物质的性质有关.

电离辐射作用于生物体的有机大分子时，可引起分子的结构和功能发生变化，特别是对射线敏感的大分子，可使线粒体的氧化磷酸化过程受到抑制，脱氧核糖核酸及蛋白质的生物合成受到抑制. 电离辐射可使放射敏感组织中的 DNA 含量减少，分解产物增多，使蛋白质分解代谢增强，出现负氧平衡.

电离辐射可以引起细胞膜结构发生明显的变化，使膜的通透性增强，致使许多酶移位，造成酶与底物的相互作用，其结果将导致细胞结构被损坏，功能受影响.

电离辐射对造血细胞的影响主要是造血细胞的增殖功能受到抑制或破坏，但对造血细胞的分化、成熟功能影响较小.

14.4.2　辐射剂量

放射生物效应的强弱与生物组织在电离辐射过程中吸收的辐射能量有关. 反映生物组织吸收放射电离辐射的辐射能量称为**剂量**(dose). 常用的剂量有以下 3 种.

1. 照射剂量

在受 X 射线或 γ 射线辐照的干燥空气中，某处质量为 dm 的空气在受辐照时间内，由电离作用产生的离子(正或负) 电量的绝对值为 dQ，则 dQ 与 dm 之比称为 X 射线或 γ 射线的**照射剂量**(exposure dose)，用 X 表示，即

$$X = \frac{\mathrm{d}Q}{\mathrm{d}m} \tag{14.25}$$

可见照射剂量在数值上等于X射线或γ射线在单位质量的干燥空气中引起电离而形成离子电量的绝对值.

在 SI 中，照射剂量的单位为 $\mathrm{C \cdot kg^{-1}}$. 当 X 射线或 γ 射线在每千克干燥空气中产生电量为 1 C 的离子(正或负) 时，其照射剂量为1 $\mathrm{C \cdot kg^{-1}}$. 照射剂量单位的习惯名称为**伦琴**(R). X 射线或 γ 射线在 1 kg 干燥空气中引起的电离而形成离子电量的绝对值为 2.58×10^{-4} C时，吸收剂量为1 R，即 $1\ \mathrm{R} = 2.58 \times 10^{-4}\ \mathrm{C \cdot kg^{-1}}$.

照射剂量仅适用于 X 射线或 γ 射线，其值反映放射源辐射 X 射线或 γ 射线的能力.

2. 吸收剂量

在受射线照射的物质内，质量为 dm 的物质在辐照时间内，吸收的辐射能量为 dE，则 dE 与 dm 之比称为该物质对射线的**吸收剂量**(absorbed dose)，用 D 表示，即

$$D = \frac{\mathrm{d}E}{\mathrm{d}m} \tag{14.26}$$

可见，吸收剂量在数值上等于单位质量的被照射物质吸收的辐射能量.

在 SI 中，吸收剂量的单位为戈瑞(Gy). 1 kg 物质吸收 1 J 的辐射能量时吸收剂量为1 Gy，即 $1\ \mathrm{Gy} = 1\ \mathrm{J \cdot kg^{-1}}$.

吸收剂量适用于带电粒子射线、光子射线以及中子射线，其值反映被辐射物体吸收投射在其上的辐射能量的能力.

3. 剂量当量

机体受到不适当的过量照射而引起的各种有害于身体健康的生物效应称为放射损伤. 放射损伤不仅与被照射机体对电离辐射的吸收剂量有关，还与电离辐射的类型有关. 相同的吸收剂量而电离辐射类型不同，放射损伤的程度不同. 例如，相同吸收剂量的 α 射线与质子射线(或中子射线) 对机体的损伤要比 β 射线严重得多.

通常用射线的品质因数反映不同类型的电离辐射对机体放射损伤的程度. 对机体造成相同的电离辐射效应所需的 X 射线的吸收剂量与所需的某种射线的吸收剂量之比称为该射线的**品质因数**(quality factor)，用 Q 表示，即

$$Q = \frac{\text{X 射线照射时产生一定效应所需的吸收剂量}}{\text{某种射线照射时产生相同效应所需的吸收剂量}}$$

品质因数越大的射线产生的放射生物效应越强.

表 14.7 给出了以 200 keV 的 X 射线作为比较基准，各种类型的电离辐射相应射线的品质因数.

表 14.7　射线的品质因数

射线	品质因数 Q
X 射线，β 射线，γ 射线	1
慢中子射线	1 ～ 5
快中子射线和快质子射线	10
α 射线	20

射线的品质因数与被照射物质对射线的吸收剂量的乘积为**剂量当量**(dose equivalent)，用 H 表示，即

$$H = QD \tag{14.27}$$

在 SI 中，剂量当量的单位为希沃特(Sv)，$1\ \text{Sv} = 1\ \text{J}\cdot\text{kg}^{-1}$. 吸收剂量为1 Gy时，剂量当量与射线品质因数的数值相等. 剂量当量表征机体受电离辐射造成的损伤程度，其值越大机体受电离辐射的损伤越严重.

例 14.4　甲、乙两人的肺组织都受到射线的照射. 甲受 α 射线照射，吸收剂量为2 mGy. 乙受 X 射线照射，吸收剂量为 1 mGy，同时还受 β 射线照射，吸收剂量也是 1 mGy. 比较两人所受放射损伤的程度.

解　两人的吸收剂量相同，而受放射照射影响的情况仅从吸收剂量无法判断，应借助于剂量当量来衡量. 由表 14.7 可知，α 射线的品质因数为 20，β 射线的为 1. 甲的肺组织受到的剂量当量为

$$H_1 = D_{1\alpha}Q_{1\alpha} = 2\times10^{-3}\times20\ \text{Sv} = 4\times10^{-2}\ \text{Sv}$$

乙的肺组织受到的剂量当量为

$$\begin{aligned} H_2 &= D_{2\alpha}Q_{2\alpha} + D_{2\beta}Q_{2\beta} \\ &= (1\times10^{-3}\times20 + 1\times10^{-3}\times1)\ \text{Sv} \\ &= 2.1\times10^{-2}\ \text{Sv} \end{aligned}$$

$H_1 > H_2$，所以甲受到的放射损伤比乙大.

14.4.3　辐射的防护

放射性核素在各个领域内都得到了广泛的应用. 在临床医学中，利用射线可以诊断和治疗某些疾病，同时由于射线对正常组织有损伤作用，因此在应用射线时应加强对射线的辐射防护，以尽量减少对人体不必要的照射.

1. 作用于人体的放射性辐射及其对人体的效应

自然界中存在着天然的放射性物质，受天然放射性物质照射，相应的辐射称为**天然本底辐射**. 天然本底辐射的30% ～ 40% 为来自地球外空间的宇宙射线，20% 为人体内的 ^{40}K 等天然放射性核素. 空气中的氡气是环境中的天然放射性射线的主要来源. 氡核以 4 d 的半衰期衰变后附着在它所遇到的任何物体如尘埃上，随着人们的呼吸而进入肺部并黏附在肺壁上. 因此，肺部受到的辐射最强，是身体其他部位的近 10 倍. 建筑物里空气中的氡含量与建筑材料密切相关. 在木质房里，人体肺部所受氡的照射剂量仅为砖质房的 1/2，为混凝土质房的 1/3. 此外，某些物质可以集聚放射性，如烟叶. 因此，吸烟者受到的放射性照射剂量比不吸烟者高.

为了某种目的而人为进行放射性照射，例如，利用 X 射线进行乳腺癌的检查，利用 ^{60}Co 治疗癌症等. 相应的辐射称为**照射辐射**.

射线作用于人体时，可能使人形成白内障、毛发脱落、皮肤红斑、肺组织纤维化、白细胞减少、组织器官病变甚至癌变、生殖器官发生突变而引起遗传变异等.

2. 最大容许剂量

由于存在着天然辐射源，而人工辐射源的应用也日益广泛，人们总要接收放射性照射. 放射工作人员也不可避免地会受到职业性的放射性照射. 目前，放射工作人员的平均剂量当量约为 $5\ \text{mSv}\cdot\text{a}^{-1}$. 核物质的使用(如医学诊断或治疗) 使环境受到污染，也是增加人们辐射剂量负担的另一因素.

实际上，只有当剂量超过一定限度时，放射性损伤才会对人体造成危害. 国际上规定，长期照射积累或一次照射对机体无损害且不会产生遗传性危害的最大剂量称为最大容许剂量. 我国现行的最大容许剂量规定，放射工作人员全身或一些重要器官(如性腺、骨髓、眼晶状体等) 的最大容许剂量为 $50\ \text{mSv}\cdot\text{a}^{-1}$，其他组织和器官(如皮肤、甲状腺、手、前臂、足踝等) 的为 $150 \sim 750\ \text{mSv}\cdot\text{a}^{-1}$. 放射性工作地区附近居民全身或一些重要器官(性腺、骨髓、眼晶状体等) 的最大容许剂量为

50 mSv·a^{-1}，其他组织和器官(如皮肤、甲状腺、手、前臂、足踝等)的为 15～75 mSv·a^{-1}，一般居民还应低些. 上述规定不包括天然本底照射，医疗照射也不受这一限制.

3. 辐射防护

辐射防护的目的是尽量避免不必要的放射性照射，同时尽可能降低必要放射性照射的剂量，以降低放射损伤，使射线更好地为人类服务.

不同的射线具有不同的性质，因此对于不同的射线防护方法不同.

1) 外照射的防护

放射源在体外对人体的照射称为外照射. 在放射源与放射工作人员之间放置合适的吸收屏，尽可能远离放射源，尽量缩短在放射源附近停留的时间，都可以减小放射工作人员受辐射的剂量. 此外，α 粒子的射程短，工作时戴上手套就能防护照射. β 粒子的射程长，应加强其外照射的防护. 原子序数高的物质对 β 射线的吸收虽强，但容易引起轫致辐射，因此不宜用重物质做 β 射线的吸收材料. 通常用有机玻璃、塑料或铝等中等原子序数的物质先吸收 β 射线，然后再用重物质材料吸收轫致辐射. X 射线和 γ 射线的射程更长，多采用铅或混凝土作为吸收材料. 对于外照射产生的中子射线的防护，通常是先使快中子减速(慢化)，然后再将其吸收(俘获). 一般用铁、铅等材料使快中子慢化. 由于这些材料的原子序数高，慢化效果并不好，但可以吸收 γ 射线. 再用水、石蜡或石墨等材料进一步使中子慢化为热中子，然后用含硼或锂的材料吸收热中子.

2) 内照射的防护

将放射源引入体内对人体进行的照射称为内照射. 由于 α 粒子的电离比值很大，α 粒子内照射的放射损伤比 β 射线和 γ 射线要严重，因而不能忽视 α 粒子内照射的防护. 应尽量避免不必要的任何射线的照射. 放射工作人员工作时不得抽烟、进食等，如有外伤应采取必要的保护措施，以防止放射性物质由呼吸道、食道或外伤处进入体内，从而避免内照射对人体的放射损伤.

中子射线通过物质时，中子与物质原子核碰撞形成的反冲核，中子引发的核反应产生的光子，以及质子都可以引起物质电离. 此外，由核反应产生的新核素可能具有放射性作为新的放射源，会在人体内引起辐射损伤. 所以，对于内照射产生的中子射线的防护尤为重要. 实际上，只要严格遵守规章制度，按程序操作，细心谨慎，不必要的内照射是可以避免的.

§14.5 磁共振成像

第 13 章中介绍了利用 X 射线在生物介质中的衰减规律进行 X 射线计算机断层扫描(CT). 本节将介绍医学领域中另一种成像原理，即**磁共振成像**(magnetic resonance imaging，MRI). 人们利用核磁共振原理，并借助现代电子技术和计算机技术建立了一种显示人体内部结构的医学影像技术，这是现代医学影像学中的一门重要技术.

14.5.1 磁共振的物理原理

1. 原子核的能级分裂

核磁矩不为零的原子核称为**磁性核**(magnetic nucleon). 核自旋为 I、角动量为 $\boldsymbol{L}_I$ 的磁性核处在磁感应强度为 $\boldsymbol{B}_0$ 的外加均匀磁场中时，设 $\boldsymbol{B}_0$ 的方向与 z 轴正方向一

致，则角动量 $\boldsymbol{L}_I$ 在外磁场方向上的分量为

$$L_{Iz}=m_I\frac{h}{2\pi} \tag{14.28}$$

式中，m_I 为由原子核性质决定的整数或半整数，称为原子核的**磁量子数**(magnetic quantum number). $m_I=-I,-I+1,\cdots,I-1,I$，即 m_I 共有 $2I+1$ 个可能的取值.

将式(14.28)代入核磁矩 $\boldsymbol{m}_{\mathrm{m}}$ 在外磁场 z 轴方向上的分量$m_{\mathrm{m}z}=g\dfrac{e}{2m_{\mathrm{p}}}L_{Iz}$ 中，可得核磁矩的大小为

$$m_{\mathrm{m}z}=m_Igm_{\mathrm{N}} \tag{14.29}$$

式(14.29)表明，**磁性核的核磁矩在外磁场中有 $2I+1$ 种可能的取向，即核磁矩具有空间量子化的特征**. 例如，氢核 $I=\dfrac{1}{2}$，根据式(14.6)，$m_{\mathrm{m}}=g\sqrt{I(I+1)}m_{\mathrm{N}}=\sqrt{\dfrac{3}{4}}gm_{\mathrm{N}}$，$m_I=\pm\dfrac{1}{2}$. 根据式(14.29)，$m_{\mathrm{m}z}=m_Igm_{\mathrm{N}}=\pm\dfrac{1}{2}gm_{\mathrm{N}}$. 氢核核磁矩的空间量子化特征如图 14.10(a) 所示.

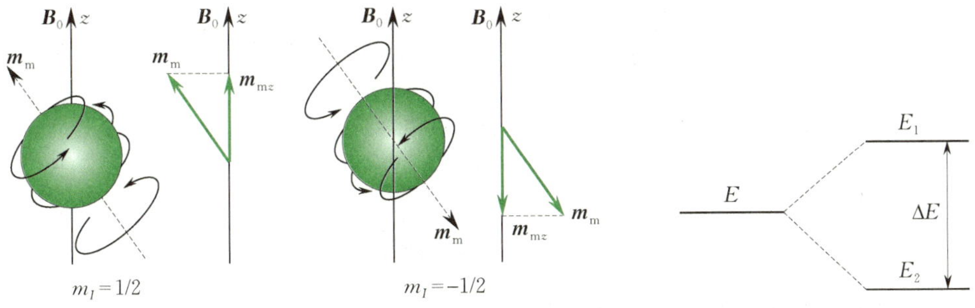

(a) 氢核核磁矩的空间量子化特征 (b) 氢核的塞曼效应

图 14.10 原子核的能级分裂

磁性核在外磁场中时，在外磁场施予的磁力矩的作用下，原子核自旋的同时，绕 $\boldsymbol{B}_0$ 方向进动. 根据电磁理论可知，核磁矩为 $\boldsymbol{m}_{\mathrm{m}}$ 的原子核在外磁场中的势能，也就是附加能量为

$$E=-\boldsymbol{m}_{\mathrm{m}}\cdot\boldsymbol{B}_0=-m_{\mathrm{m}}B_0\cos\varphi=-m_{\mathrm{m}z}B_0$$

式中，φ 为核磁矩与 $\boldsymbol{B}_0$ 方向之间的夹角；$m_{\mathrm{m}z}=m_{\mathrm{m}}\cos\varphi$ 为核磁矩 $\boldsymbol{m}_{\mathrm{m}}$ 在 $\boldsymbol{B}_0$ 方向上的分量. 将式(14.29)代入上式，可得

$$E=-m_Igm_{\mathrm{N}}B_0 \tag{14.30}$$

对于核自旋为 I 的磁性核，由于 m_I 有 $2I+1$ 个可能的值，因此磁性核无外磁场时的每一个能级，在外磁场中都将分裂为 $2I+1$ 个子能级. 磁性核处在外磁场中时，一个能级分裂为几个能级的现象称为原子核的**塞曼效应**(Zeeman effect).

量子物理的研究表明，原子核的跃迁只能发生在 $\Delta m_I=\pm1$ 的能级之间，满足这一跃迁选择定则的两能级的能量差为

$$\Delta E=gm_{\mathrm{N}}B_0 \tag{14.31}$$

对于 $I=\frac{1}{2}$ 的氢核，$m_I=\pm\frac{1}{2}$，其能量分别为 $E_1=-\frac{1}{2}gm_{\rm N}B_0\left(m_I=\frac{1}{2}\text{时}\right)$ 和 $E_2=\frac{1}{2}gm_{\rm N}B_0\left(m_I=-\frac{1}{2}\text{时}\right)$. 即氢核的自旋有两种不同的能量状态，两能级的能量差为

$$\Delta E=E_2-E_1=gm_{\rm N}B_0$$

氢核的塞曼效应如图 14.10(b) 所示.

2. 核磁共振现象

如图 14.11 所示，处在磁感应强度为 $\boldsymbol{B}_0$ 的外磁场中的磁性核，在自旋的同时绕外磁场方向即 z 轴做进动. 设磁性核在外磁场中角动量 $\boldsymbol{L}_I$ 在 z 轴方向上的分量为 L_{Iz}，所受磁力矩为 $\boldsymbol{M}_z$. 根据刚体进动理论，磁性核在磁力矩 $\boldsymbol{M}_z$ 的作用下绕 z 轴进动的角速度为

$$\omega_0=\frac{M_z}{L_I\sin\varphi}$$

式中，φ 为角动量 $\boldsymbol{L}_I$ 与 $\boldsymbol{B}_0$ 方向之间的夹角. 由于磁力矩 $\boldsymbol{M}_z=\boldsymbol{m}_{\rm m}\times\boldsymbol{B}_0$，因此有

$$\omega_0=\frac{m_{\rm m}}{L_I}B_0$$

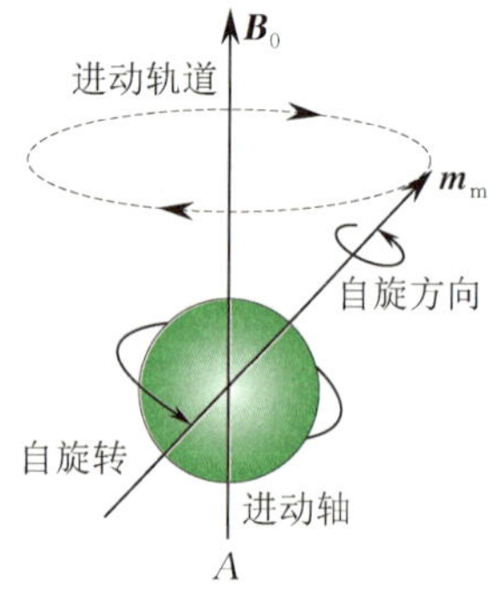

图 14.11　核的自旋与进动

将式(14.5) 和式(14.6) 代入上式，可得进动的角速度和频率分别为

$$\omega_0=\frac{2\pi}{h}gm_{\rm N}B_0$$

$$\nu_0=\frac{1}{h}gm_{\rm N}B_0 \tag{14.32}$$

磁性核的核磁矩大小与自旋角动量大小之比为由原子核性质决定的常量，称为原子核的**磁旋比**(magnetogyric ratio)，用 γ 表示. 考虑到 $\omega_0=\frac{m_{\rm m}}{L_I}B_0$，原子核的磁旋比为

$$\gamma=\frac{m_{\rm m}}{L_I}=\frac{\omega_0}{B_0}=\frac{2\pi\nu_0}{B_0} \tag{14.33}$$

不同的原子核，γ 值不同. 例如，^{1}H、^{23}Na 和 ^{31}P 的 γ 值分别为 42.58 MHz · T^{-1}、11.26 MHz · T^{-1} 和 17.24 MHz · T^{-1}.

核自旋为 I 的磁性核在外磁场中分裂出 $2I+1$ 个子能级. 对于 $I=1/2$ 的氢核，相邻两子能级的能量差 $\Delta E=gm_{\rm N}B_0$. 根据玻尔兹曼能量分布定律，热平衡状态下的磁性核系统，处在高能级上的磁性核少而处在低能级的磁性核多. 此时如果给磁性核系统加一磁感应强度为 $\boldsymbol{B}$ 的交变磁场(称为射频场)，$\boldsymbol{B}$ 在垂直于 $\boldsymbol{B}_0$ 的平面内以角速度 ω 绕 z 轴旋转. 当射频场的频率 ν 满足 $h\nu=\Delta E$，即射频场的能量 $h\nu$ 正好等于磁性核在外磁场中分裂成的相邻两子能级的能量差 ΔE 时，磁性核与射频场产生共振，处在低能级的磁性核吸收射频场的能量跃迁到高能级上去，这一现象称为**核磁共振**(nuclear magnetic resonance，NMR). 产生核磁共振的射频场的频率为

$$\nu=\frac{1}{h}gm_{\rm N}B_0 \tag{14.34}$$

上式所表达的频率称为磁性核的**共振频率**(resonance frequency). 可见，磁性核的共振频率表达式[式(14.34)]与式(14.32)所表达的进动频率对应相等，它不仅与磁性核的性质有关，还与磁场成正比. 当外磁场相同时，不同的磁性核的共振频率不同. 例如，当 $B_0 = 1\ \mathrm{T}$ 时，$^1\mathrm{H}$、$^{31}\mathrm{P}$ 和 $^{23}\mathrm{Na}$ 的共振频率分别为 42.58 MHz、11.26 MHz 和 17.24 MHz. 表 14.8 给出了人体内磁性核磁共振特性的一些参数.

表 14.8　人体内磁性核磁共振特性参数

原子核	相对含量/%	相对灵敏度	磁旋比/(MHz·T^{-1})
$^1\mathrm{H}$	99.8	1	42.58
$^{12}\mathrm{C}$	1.1	0.016	10.71
$^{15}\mathrm{N}$	0.36	0.001	4.32
$^{17}\mathrm{O}$	0.04	0.029	5.77
$^{19}\mathrm{F}$	100	0.30	40.05
$^{23}\mathrm{Na}$	100	0.093	11.26
$^{31}\mathrm{P}$	100	0.066	17.24
$^{35}\mathrm{Cl}$	75.53	0.047	4.17
$^{39}\mathrm{K}$	93.1	0.0005	1.99

由以上讨论可知，当射频场频率 ν 与磁性核的进动频率 ν_0 相等时，磁性核系统产生核磁共振现象.

例 14.5　核自旋为 $\frac{1}{2}$、朗德因子为 1.404 8 的 $^{13}\mathrm{C}$，处在磁感应强度为 1.5 T 的磁场中. 试求：

(1) $^{13}\mathrm{C}$ 的附加能量；

(2) $^{13}\mathrm{C}$ 的相邻两个分裂能级间的能量差；

(3) 使 $^{13}\mathrm{C}$ 产生核磁共振的射频场的频率.

解　(1) 附加能量为

$$E = -m_I g m_N B_0 = -1.404\,8 \times 5.051 \times 10^{-27} \times 1.5 m_I = -10.64 \times 10^{-27} m_I$$

$^{13}\mathrm{C}$ 的核自旋 $I = \frac{1}{2}$，$m_I = \pm\frac{1}{2}$，$^{13}\mathrm{C}$ 的附加能量分别为

$$E_1 = -5.32 \times 10^{-27}\ \mathrm{J},\quad E_2 = 5.32 \times 10^{27}\ \mathrm{J}$$

(2) $^{13}\mathrm{C}$ 的相邻两个分裂能级间的能量差为

$$\Delta E = E_2 - E_1 = g m_N B_0 = 1.404\,8 \times 5.051 \times 10^{-27} \times 1.5\ \mathrm{J} = 10.64 \times 10^{-27}\ \mathrm{J}$$

(3) 使 $^{13}\mathrm{C}$ 产生磁共振的射频场的频率为

$$\nu = \frac{\Delta E}{h} = \frac{10.64 \times 10^{-27}}{6.626 \times 10^{-34}}\ \mathrm{Hz} = 16.1\ \mathrm{MHz}$$

磁性核系统核磁矩的矢量和称为核系统的**磁化强度**，用 $\boldsymbol{M}$ 表示，即

$$\boldsymbol{M} = \sum \boldsymbol{m}_I$$

由大量磁性核组成的核系统，在无外磁场时，由于热运动，各个核磁矩的方向随机分布，整个核系统核磁矩的矢量和为零，即 $\sum \boldsymbol{m}_I = \boldsymbol{0}$，所以 $\boldsymbol{M} = \boldsymbol{0}$，系统处在未磁化状态. 当在核系统的 z 轴方向加一磁感应强度为 $\boldsymbol{B}_0$ 的恒定磁场时，核磁矩受外磁场施于磁力矩的作用，自旋的同时绕 $\boldsymbol{B}_0$ 进动. 其结果是核磁矩趋向 $\boldsymbol{B}_0$ 的方向，磁性

核的能量有趋于最低的趋势.同时由于热运动,核磁矩在高、低不同的能级上的分布趋于均匀.两种作用的综合效果,使核系统处在热平衡态,磁性核数按能量的分布遵从玻尔兹曼分布定律,即低能级上的磁性核数多而高能级上的磁性核数少.由于低能级上的磁性核的核磁矩方向与外磁场方向一致,而高能级上的磁性核的核磁矩方向与外磁场方向相反,核磁矩不能完全抵消,核系统的磁化强度 $\boldsymbol{M} \neq \boldsymbol{0}$,即核系统被磁化.

核磁矩进动轴的方向和进动频率由外磁场决定.对于由大量磁性核组成的核系统,核磁矩进动的相位是随机的,以各种相位进动的原子核数是均等的.因此,把处在一定外磁场中的核系统内的所有进动相位相同的核磁矩相应的磁化强度矢量和用一矢量表示,并将其平移至坐标原点,则处在热平衡态的核系统,磁化强度的空间分布构成上、下两个圆锥,如图 14.12 所示.核系统的磁化强度与 $\boldsymbol{B}_0$ 的方向(称为纵向)一致,其大小用 $\boldsymbol{M}_0$ 表示.由于均匀分布且具有对称性,磁化强度在 xOy 平面上的投影相互抵消,所以在垂直 z 轴正方向(称为横向)的横向分量 $\boldsymbol{M}_{xy} = \boldsymbol{0}$.可见,处在热平衡态的核系统,磁化强度的大小就等于其纵向分量,即 $\boldsymbol{M} = \boldsymbol{M}_0 = \boldsymbol{M}_z$,如图 14.12 所示.处在平衡态的磁性核系统,由于能量低而最稳定.

对于处在平衡态的磁性核系统,若在垂直于 $\boldsymbol{B}_0$ 的 xOy 平面内施加绕 $\boldsymbol{B}_0$ 的进动轴同步旋转的射频脉冲磁场(简称射频场)$\boldsymbol{B}$ 时,在射频场的作用下,磁性核吸收射频场的能量,核系统由低能的平衡态($\boldsymbol{M}_{xy} = \boldsymbol{0}, \boldsymbol{M}_z = \boldsymbol{M}_0$)向高能的非平衡态($\boldsymbol{M}_{xy} = \boldsymbol{M}_0, \boldsymbol{M}_z = \boldsymbol{0}$)过渡,这一过程称为**共振吸收过程**.在共振吸收过程中,由于均匀磁场 $\boldsymbol{B}_0$ 和射频场 $\boldsymbol{B}$ 两种磁场同时存在,从宏观上看,磁化强度 $\boldsymbol{M}$ 既绕 $\boldsymbol{B}_0$ 进动又绕 $\boldsymbol{B}$ 进动,且两种进动是同步的,其结果使得 $\boldsymbol{M}$ 的顶端在一球面上沿着一条半径逐渐增大的球形螺旋线运动,直至 $\boldsymbol{M}$ 与 z 轴正方向的夹角为 θ,如图 14.13 所示.使 $\boldsymbol{M}$ 与 z 轴正方向的夹角为 θ 的射频脉冲场称为 θ 度脉冲.90° 的射频脉冲场使 $\boldsymbol{M}$ 正好转到 xOy 平面内,180° 的射频脉冲场则使 $\boldsymbol{M}$ 正好转到 z 轴负方向上.

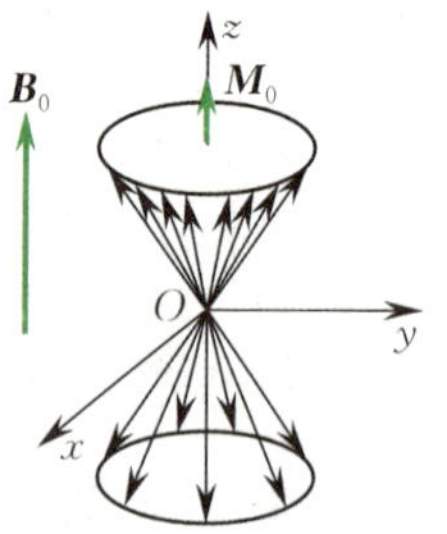

图 14.12 磁化强度的空间分布构成上下两个圆锥

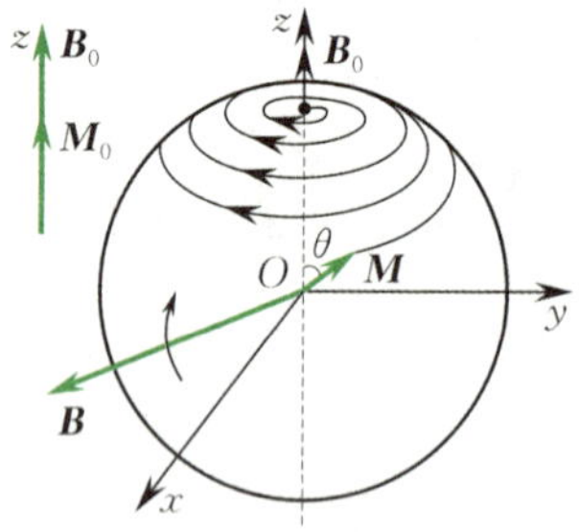

图 14.13 θ 度射频脉冲使 $\boldsymbol{M}$ 偏离 θ 角度

3. 弛豫过程

外加射频脉冲场使处在平衡态的核系统由平衡态过渡到非平衡态,如图 14.14(a) 所示,在 θ 射频脉冲场作用后,处在非平衡态的核系统的磁化强度 $\boldsymbol{M}$ 与 z 轴正方向的夹角为 θ.处在非平衡态的核系统能量高不稳定,当射频脉冲场停止作用后,核系统自发由非平衡态逐渐向平衡态过渡,最终回到平衡态,这一过程称为**弛豫**

过程(relaxation process). 弛豫过程具有什么规律呢?

由图 14.14(a) 中可见,磁化强度 $\boldsymbol{M}$ 的纵向分量 M_z 逐渐增长,而横向分量 M_{xy} 逐渐衰减. 纵向分量逐渐成长的过程称为纵向弛豫过程,横向分量逐渐衰减的过程称为横向弛豫过程. 如图 14.14(b) 和(c) 所示,弛豫过程可以看作由纵向弛豫过程和横向弛豫过程两个分过程组成.

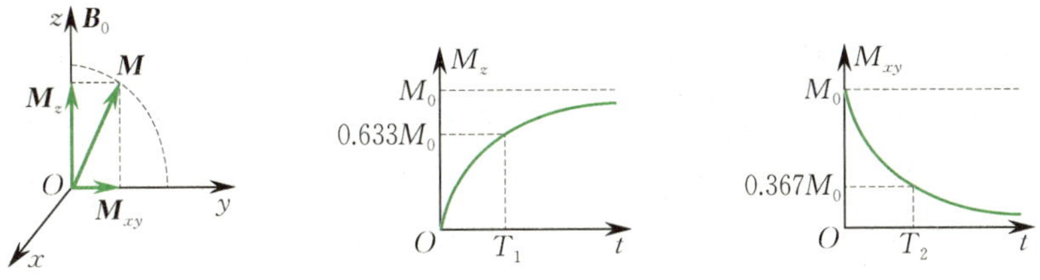

(a) 弛豫过程　(b) 纵向弛豫过程　(c) 横向弛豫过程

图 14.14　核系统的弛豫过程

在纵向弛豫过程中,纵向分量 M_z 向平衡位置恢复的速度与 $\boldsymbol{M}$ 偏离平衡位置的程度 $M_z - M_0$ 成正比. 因此,纵向分量 M_z 随时间的变化率可以写作

$$\frac{\mathrm{d}M_z}{\mathrm{d}t} = -\frac{M_z - M_0}{T_1}$$

式中,比例系数 T_1 称为**纵向弛豫时间**,其值随物质种类的不同而异;"—"表示随着时间的增长 $M_z - M_0$ 减小.

对于 90° 射频脉冲场而言,磁化强度 $\boldsymbol{M}$ 正好转到 xOy 平面上. 对上式积分,并考虑到 $t = 0$ 时,$M_z = 0$,可得

$$M_z = M_0(1 - \mathrm{e}^{-t/T_1}) \tag{14.35}$$

可见,**在弛豫过程中,纵向分量 M_z 随时间按指数规律增长**. 如图 14.14(b) 所示,当纵向弛豫过程进行到 $t = T_1$ 时,纵向分量 M_z 减小为 0.633 M_0. 可见,纵向弛豫时间表征纵向弛豫过程进行的快慢. T_1 越大,纵向弛豫过程进行得越慢;反之,越快.

同理,磁化强度 $\boldsymbol{M}$ 的横向分量 M_{xy} 向平衡位置恢复的速度与 $\boldsymbol{M}$ 偏离平衡位置的程度 M_{xy} 成正比. 因此,横向分量 M_{xy} 随时间的变化率可以写作

$$\frac{\mathrm{d}M_{xy}}{\mathrm{d}t} = -\frac{M_{xy}}{T_2}$$

式中,比例系数 T_2 称为**横向弛豫时间**,其值随物质种类的不同而异;"—"表示随着时间的增长 M_{xy} 是减小的.

对于 90° 射频脉冲场而言,磁化强度 $\boldsymbol{M}$ 正好转到 xOy 平面上. 对上式积分,并考虑到 $t = 0$ 时,$M_{xy} = 0$,可得

$$M_{xy} = M_0 \mathrm{e}^{-t/T_2} \tag{14.36}$$

可见,**在弛豫过程中,横向分量 M_{xy} 随时间按指数规律衰减**. 如图 14.14(c) 所示,当横向弛豫过程进行到 $t = T_2$ 时,横向分量 M_{xy} 减小为 $0.367M_0$. 可见,横向弛豫时间表征横向弛豫过程进行的快慢. T_2 越大,横向弛豫过程进行得越慢;反之,越快.

由以上讨论可知,组成弛豫过程的纵向弛豫过程和横向弛豫过程是同时进行

的，且都遵从指数规律变化．纵向弛豫时间 T_1 反映纵向分量 M_z 增长的规律，横向弛豫时间 T_2 表征横向分量 M_{xy} 减小的规律．

弛豫过程是核系统向外释放能量的过程．纵向弛豫过程是磁性核与周围其他物质晶格之间相互作用，进行能量交换，磁性核释放能量，即整个核系统能量减小的过程．因此，纵向弛豫过程又称为自旋晶格弛豫过程．横向弛豫过程是同类磁性核之间相互作用，进行能量交换，即整个核系统能量减少的过程．因此，横向弛豫过程又称为自旋弛豫过程．

在弛豫过程中，磁性核与物质晶格之间、同类磁性核之间进行能量交换，形成纵向弛豫过程和横向弛豫过程，使得磁性核在射频场作用期间的共振吸收过程中将从射频场吸收的能量释放出来．从宏观上看，磁化强度 $\boldsymbol{M}$ 继续绕 $\boldsymbol{B}_0$ 以频率 ν_0 进动，但其横向分量 M_{xy} 随时间的增长而衰减，最终为零．因此，$\boldsymbol{M}$ 的顶端在一球面上沿着一条半径逐渐减小的球形螺旋线运动，直至 $\boldsymbol{M}$ 与 z 轴正方向的夹角为零，即 $\boldsymbol{M}=\boldsymbol{M}_0$，回到平衡位置．射频脉冲场为 90° 时的弛豫过程如图 14.15(a) 所示．在弛豫过程中，由于 $\boldsymbol{M}$ 的运动，空间形成交变磁场．如果在 y 轴方向上使线圈平面垂直于 y 轴放置一接收线圈，由于接收线圈所在处的磁场变化，接收线圈的两端就感应出一个电动势，这个很小且随时间增长而振荡衰减的电动势就是磁共振信号．磁共振信号的强度随时间的变化，称为**自由感应衰减信号**(free induction decay signal，FIDS)．自由感应衰减信号的强度随时间增长按指数规律衰减，氢核的 FIDS 如图 14.15(b) 所示．FIDS 衰减的快慢由纵向弛豫时间 T_1 和横向弛豫时间 T_2 决定，且与样品中磁性核的密度有关．

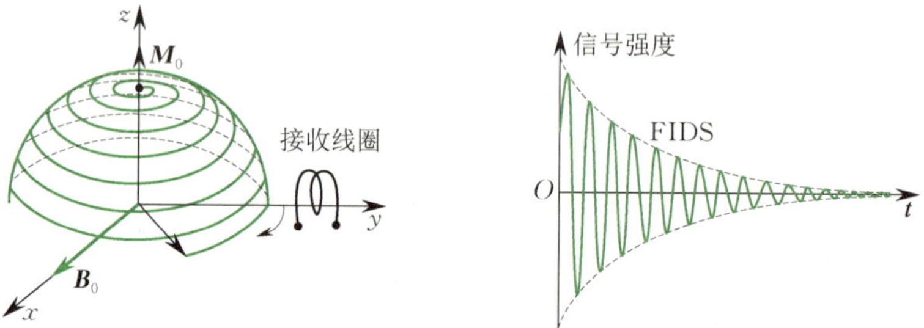

(a) 射频脉冲均为90°时的弛豫过程　　(b) 氢核的FIDS

图 14.15　自由感应衰减信号及其衰减规律

14.5.2　磁共振成像技术

磁共振成像就是通过人为控制射频脉冲场的强度及其作用时间，使处在均匀磁场中不同位置的磁性核吸收射频脉冲场的能量，按一定的时间顺序产生磁共振，射频脉冲场停止作用后，磁性核释放能量，产生磁共振信号，通过接收系统检测磁共振信号，再经过计算机处理后，重建一幅受检体的断层磁共振图像．

磁共振成像技术通常是在外加均匀磁场的基础上，再施加一位置随时间变化的线性梯度磁场，对受检体内不同磁性核所在的空间位置进行标定．由于磁性核的共振频率与外磁场有关，因此利用梯度磁场就可以确定受检体内各点发出的核磁共振信号与相应点所在空间位置的对应关系，从而进行断层图像的重建. 将受检体看成由称为体素的许多小体积元构成，通过对组成受检体的各个体素进行空间位置编码，并对组成受检体的共振核进行空间位置标记. 这一目标的实现是在 CT 重建图像的基础上建立起来的，具体过程如下.

1. 受检体内层面的选择

给处在均匀外磁场中的受检体再施加一个沿 z 轴正方向上由小到大线性增加的梯度磁场，使受检体中 z 轴正方向同一层面上的磁场相同而不同层面处的磁场不同，这样一来，在同一层面内各体素的磁共振频率相同，而不同层面内各体素的磁共振频率不同. 因此，用不同频率的射频脉冲激励时，就可以得到不同层面的核磁共振信号. 这一过程称为**层面选择**.

2. 同一层面内不同体素条的选择

经过层面选择后，由于同一层面内各处磁场相同，因此，同一层面内所有体素的磁共振信号的频率和相位均相同. 为了区分同一层面内不同 x 值体素条的磁共振信号，在沿 x 轴方向上施加一由小到大线性增加的梯度磁场，使 x 轴方向上同一 x 值的体素条处磁场相同，而不同 x 值的体素条处磁场不同. 这样一来，不同 x 值的体素条内核磁矩进动的速度不同，从而使不同 x 值的体素条内核磁矩进动的相位各不相同，利用这一相位差异作为标记，以识别沿 x 轴方向上的各体素条的磁共振信号. 这一过程称为**相位编码**.

3. 同一体素条内不同体素的选择

经过相位编码后，可以得到 x 轴方向上各体素条的磁共振信号. 然而同一体素条内所有体素的磁共振信号的频率和相位均相同. 为了区分同一体素条内部各体素的磁共振信号，沿 y 轴方向施加一由小到大线性增加的梯度磁场，使 y 轴方向上不同 y 值处的体素处磁场不同，从而不同体素的核磁矩进动的频率各不相同，利用这一频差作为标记，以识别沿 y 轴方向上各个体素产生的磁共振信号. 这一过程称为**频率编码**.

4. 图像重建

经过层面选择、相位编码和频率编码，对受检体的整个层面的各个体素进行了标定. 在射频脉冲场的作用下，受检体内给定层面上各个体素内磁性核按照一定的时间顺序发生磁共振，产生磁共振信号. 利用计算机把检测到的反映相应体素特征的磁共振信号处理转换成与之对应的像素的亮度，用不同灰度表示其信号的强弱，得到一幅以灰度表示磁共振信号强弱、反映受检体某一层面上各个体素特征的断层图像，这一过程称为**图像重建**.

14.5.3　磁共振成像技术在医学中的应用

1. 人体的磁共振成像

人体组织内含有大量的水，因此人体组织的含氢量很高. 所以利用人体内的氢核产生磁共振的灵敏度高且信号强的特点，使氢核成为人体磁共振成像的首选核种. 考虑生物体内元素的组成及其分布规律，以及医学意义，目前用于医学磁共振技术中的主要是人体内核自旋 $I=\frac{1}{2}$ 的氢核. 含水量不同的物质氢核密度不同. 人体不同组织的含水比例不同. 例如,脑灰质的含水比例最大为 83%,肺和脏的为 81%,心脏的为 80%,肌肉和脾脏的为 79%,脑白质的为 72%,皮肤的为 69%,骨骼的最小,为 13%. 氢核的密度不同,产生的磁共振信号强度不同. 氢核密度越大,磁共振信号越强. 不同的组织中氢核的密度不同,因此磁共振信号的强度不同,利用这种密度差异就可以形成对比度,将不同的组织区分开.

人体不同组织的弛豫时间不同,同种组织在正常生理条件下和异常病状态时的弛豫时间不同,利用人体组织的这种差异成像,图像就可以显示出病变组织以及病变的不同发展阶段的信息,为临床诊断疾病提供科学的依据. 表 14.9 给出了几种正常组织的弛豫时间范围. 表 14.10 给出了几种病变组织的弛豫时间范围.

表 14.9　几种正常组织的弛豫时间($B_0=0.5$ T)

组织	T_1/ms	T_2/ms
脂肪	220 ~ 260	50 ~ 70
骨髓	330 ~ 430	50 ~ 90
主动脉	350 ~ 1 370	40 ~ 140
肌肉	360 ~ 440	30 ~ 70
肝	360 ~ 400	20 ~ 60
胰	378 ~ 418	20 ~ 100
肾	610 ~ 730	70 ~ 90
胆道	750 ~ 1 030	60 ~ 1 000
尿液	1 590 ~ 2 910	340 ~ 880

表 14.10　几种病变组织的弛豫时间($B_0=0.5$ T)

组织病变类型	T_1/ms	T_2/ms
膀胱癌	320 ~ 880	30 ~ 250
肝癌	380 ~ 760	50 ~ 50
肾上腺癌	410 ~ 730	70 ~ 150
肺癌	480 ~ 1 400	10 ~ 30
前列腺癌	550 ~ 670	50 ~ 230
胰腺癌	710 ~ 970	30 ~ 50
骨髓癌	750 ~ 790	180 ~ 260

人体组织的磁共振信号的强度取决于组织内氢核的密度和由人体组织结构及生化病理状态所决定的氢核周围的环境. 不同组织之间及正常组织与相应病变组织之间,有氢核的密度 ρ、纵向弛豫时间 T_1 和横向弛豫时间 T_2 共 3 个参数的差异,是磁共振成像用于临床医学诊断疾病的物理基础.

磁共振图像就是受检体内某一被测的层面内氢核密度 ρ、纵向弛豫时间 T_1 和横向弛豫时间 T_2 的平面分布图像. ρ、T_1 和 T_2 就是磁共振成像的参数. 人为突出某个参

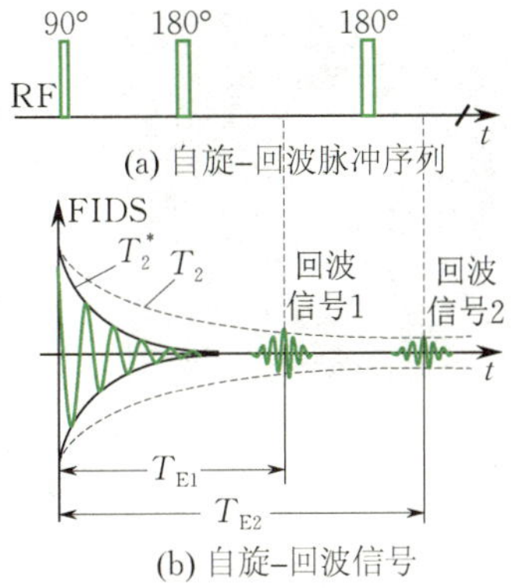

图 14.16　自旋-回波脉冲序列和自旋-回波信号

数所形成的图像称为加权图像.怎样产生不同参数的加权图像呢?磁共振技术中把从层面选择到信号采集的成像过程编成称为序列的程序.如图 14.16(a) 所示,常用的序列是由一个 90° 脉冲和多个 180° 脉冲以适当的时间间隔构成的射频脉冲场,称为自旋-回波脉冲序列.当自旋-回波脉冲序列作为射频脉冲场加在核系统的 x 轴方向上时,90° 脉冲使磁化强度转至 xOy 平面.由于磁场不均匀,同一层面内的磁性核处在稍有差别的磁场中具有不同的共振频率,致使核磁矩相应的进动速度也略微不同,故核磁矩相位发生错乱而散开,最终核磁矩在 xOy 平面内完全错乱分布.90° 脉冲过后经过一定的时间,第一个 180° 脉冲使所有原来错乱分布的核磁矩翻转 180°,但进动的速度和方向不变.于是原来错乱分布的核磁矩重新聚集.随后由于磁场不均匀,核磁矩又彼此分散开.可见,每一个 180° 脉冲都使 xOy 平面内散乱的核磁矩聚集起来.在核磁矩由散乱到聚集的过程中,磁化强度的大小由零增大到最大,随后又减小为零,所产生的磁共振信号称为自旋-回波信号.图 14.16(b) 所示为用自旋-回波脉冲序列激励时的自旋-回波信号.该信号的强度与 180° 脉冲的作用时间有关,且随时间的增长按指数规律衰减,其时间常量为 T_2(T_2^* 表示主磁场不均匀等因素引起的弛豫时间).自旋-回波脉冲序列中,90° 脉冲与第一个 180° 脉冲之间的时间间隔称为回波时间,用 T_E 表示,自旋-回波脉冲序列的重复周期称为重复时间,用 T_R 表示.在 T_R 时间内,磁化强度完成纵向弛豫过程.

理论分析表明,在自旋-回波脉冲序列作用下,磁共振信号的强度由氢核的密度 ρ、纵向弛豫时间 T_1 和横向弛豫时间 T_2 以及重复时间 T_R 与回波时间 T_E 决定.对于一定的组织,适当选择 T_R 和 T_E 便可改变氢核密度 ρ、纵向弛豫时间 T_1 和横向弛豫时间 T_2 对图像亮度的贡献,得到不同参数的加权图像.例如,当 $T_R \gg T_1$,$T_E \ll T_2$ 时,磁共振信号的强度取决于 ρ,用这种信号重建的图像的亮度取决于 ρ,称为**密度加权图像**;当 $T_R \leqslant T_1$,$T_E \ll T_2$ 时,磁共振信号的强度取决于 T_1 和 ρ,用这种信号重建的图像的亮度取决于纵向弛豫时间 T_1 和氢核密度 ρ,称为 **T_1 加权图像**.当 $T_R \gg T_1$,$T_E \geqslant T_2$ 时,磁共振信号的强度取决于 T_2 和 ρ,用这种信号重建的图像的亮度取决于横向弛豫时间 T_2 和氢核密度 ρ,称为 **T_2 加权图像**.

在 T_1 加权图像和 T_2 加权图像中,氢核对图像的作用依然存在,因此,T_1 加权图像实际上是 ρ 和 T_1 两个参数的加权图像,而 T_2 加权图像实际上是 ρ 和 T_2 两个参数的加权图像.

采用自旋-回波序列射频脉冲激励核系统时,操作者通过选择适当的 T_R 和 T_E 值,便可获得氢核密度加权图像、T_1 加权图像或 T_2 加权图像.实际操作中通常取 $T_R \geqslant$ 1 500 ms、$T_E \leqslant$ 30 ms,便可获得氢核密度加权图像;取 $T_R \leqslant$ 30 ms、$T_E \leqslant$ 30 ms,便可得 T_1 加权图像;取 $T_E \geqslant$ 60 ms、$T_R \geqslant$ 1 500 ms,便可获得 T_2 加权图像.图 14.17 为人体头部的 MR 图片.

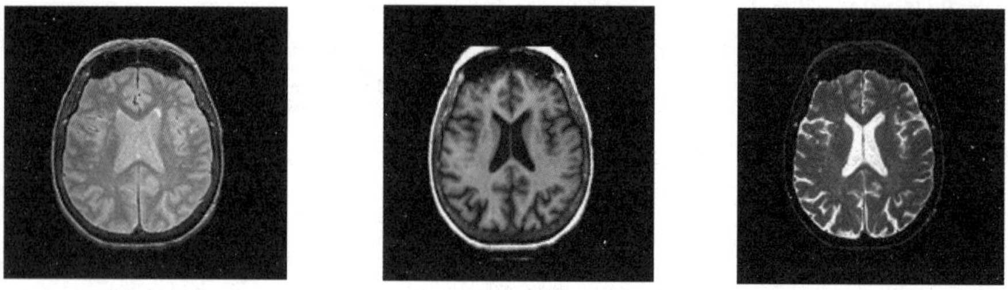

密度加权图像　　T_1加权图像　　T_2加权图像

图 14.17　人体头部的 MR 图片

2. 磁共振成像技术在医学中的应用

在一般的医学成像技术中，成像参数都是单一的，如 CT 是利用人体不同组织对 X 射线吸收系数 μ 的差异的空间分布成像的. 单一参数成像所得的图像，通常只能给出人体组织或脏器结构方面的解剖学信息. 然而，任何活体组织在功能上的变化总是发生在其结构变化之前. 由于 MR 是 ρ、T_1 和 T_2 多参数成像，因此可以提供丰富的诊断信息. 由于磁共振信号的强度与氢核密度成正比，所以密度图像主要反映受检层面内组织或脏器的大小、范围和位置. 纵向弛豫时间 T_1 和横向弛豫时间 T_2 则携带着丰富且敏感的生理及生化特征信息，因此用 ρ、T_1 和 T_2 3 个参数按需要进行某一个参数或两个参数的加权成像，便可得到活体组织的特征和功能以及代谢过程等疾病发生前的重要信息. 因此，利用磁共振成像技术，可以进行疾病的早期诊断.

1）脑、心脏及心脑血管疾病的诊断

由于处在不同物质环境中的氢核的 T_1 值不同，根据存在于脂肪中的脑白质中的氢核的 T_1 值不同，磁共振成像技术不用造影剂就可以清晰地鉴别脑灰质的脑白质，为某些脑发育疾病提供诊断依据. 由于磁共振成像技术在强磁场下，可以实现其他在人体化合物中具有相当重要作用的核种（如磷核）的成像，因此磁共振成像技术可以进行脑的代谢活动和心脏机能的检测. 可以用来鉴别组织的病症为炎症、良性病变还是恶性病变，从而为癌症、急性心肌梗死等疾病的早期诊断提供重要的依据.

处在活动的流体中的氢核，磁共振信号的强度与流体的流速有关. 流体流速大时信号弱而流速小时信号强. 故活体内的血管以及心室的磁共振信号较血管内的血液的强，所以磁共振成像技术不用造影剂便能清楚显示血管的解剖结构. 若血管内有血栓、动脉瘤或血管发生畸变，血液流速将变小，就可以检测到磁共振信号，图像就显示出血管阻塞或病变的程度及其准确部位. 因此磁共振成像技术特别适用于心脑血管系统的检测，有望取代血管造影技术成为研究血液循环系统功能，进行心脑血管疾病的早期诊断的有力手段.

2）骨骼和脊髓疾病的诊断

人体骨骼中的氢核密度特别小，所以骨骼的磁共振信号非常弱，即磁共振成像不受骨骼的影响，可以显示骨结构的形态改变、骨骼成分的改变、骨肿瘤髓质成分的改变，骨内钙成分和脊间盘内胶质成分的改变、椎管内肿瘤等.

3）肝脏、胆、肾脏和肌肉等疾病的诊断

由于人体不同脏器的纵向弛豫时间 T_1 有不同的范围，很少有重叠，而某一脏器发生病变时，T_1 会有相应的改变. 因此磁共振技术对软组织的分辨率很高，不仅可以对人体脏器显示而且可以进行肝脏、胆肾脏、胃、肺脏等脏器，鼻咽部、眼眶内等部位的疾病以及肌肉疾病的诊断，还能发现膝关节半月板及韧带损伤等关节病.

3. 磁共振成像技术的主要优、缺点

由于磁共振成像技术是通过电子计算机调节三维梯度磁场方向的，因而不受机械方面的限制，除了可以像 CT 那样获得与身体长轴垂直的横断层像外，还可以通过调节梯度磁场的方向而获得与身体长轴成任意角度的切面像，如矢状像、冠状像等纵断层像. 因此，磁共振成像技术可以得到其他成像技术不能接近或难以接近部位的图像.

此外，与 CT 比较，由于磁场没有电离作用，所以磁共振成像检查对生物机体没有电离损伤. 磁共振成像的不足之处在于以下几个方面.

(1) 成像速度慢，不能坚持长时间做检查的病人无法做磁共振检查.

(2) 设置成本及其维护费高昂.

(3) 对钙化及骨皮质病等食钙结构显示不好，对运动脏器的显像，尽管采用了多层面快速成像技术，但效果不是很理想. 需要不受外界电磁场干扰的特殊环境.

(4) 由于磁共振设备是工作在磁场环境中的，其强磁场和射频场可能会使心脏起搏器等植入型心脏器械工作异常而对患者造成严重后果. 另外，对人体内装有金属物体的作用，可能使金属物体移位而使组织或脏器受损伤. 因此，装有植入型心脏器械、金属物件的病人不能做磁共振检查.

(5) 由于胚胎在发育期对磁场反应敏感，另外电磁场对有心肌梗死和癫痫病史者可能会有诱发作用. 故孕妇特别是妊娠前三个月的孕妇以及有心肌梗死和癫痫病史的人，不宜做核磁共振检查.

拓展阅读

4D 成像技术及其在医学上的应用

思考题

14.1　原子核具有哪些基本性质？

14.2　为什么核子结合成原子核时能释放出结合能？

14.3　核衰变有哪几种类型？遵守哪些物理定律？具有什么规律？有效半衰期的物理意义是什么？

14.4　放射源的放射性活度由什么因素决定？

14.5　带电粒子射线与物质相互作用的方式有哪些？

14.6　什么是电离辐射？什么是放射生物效应？什么是剂量？常用剂量有哪几种？

14.7　什么是磁共振现象？怎样使原子核发生磁共振现象？

14.8　磁共振成像的原理是什么？指出几种图像加权的条件.

习　题

14.1　如果原子的半径 $R=1.2\times10^{-15}A^{1/3}$（$A$ 为质量数），试计算核物质密度以及核物质的单位体积内的核子数.

14.2　计算 2 个 ^{2}H 结合成 1 个 ^{4}He 时释放的能量（以 MeV 为单位）.

14.3　2 个氢原子结合成氢分子时释放的能量为 4.73 eV，试计算此过程发生的质量亏损.

14.4　^{226}Ra 和 ^{222}Rn 的原子质量分别为 226.025 36 u 和 222.017 53 u，^{4}He 的原子质量为 4.002 60 u，试求 ^{226}Ra 衰变为 ^{222}Rn 的衰变能.

14.5　^{32}P 的半衰期是 14.3 d，试计算它的衰变常量 λ 和平均寿命，以及 1 μg 纯 ^{32}P 的放射性活度是多少贝可？

14.6　^{131}I 的半衰期是 8.04 d，问：在某月 12 日上午 9:00 测量时，^{131}I 的放射性活度为 5.6×10^{8} Bq，到同月 30 日下午 3:00，其放射性活度还有多少？

14.7　^{131}I 的半衰期是 193 h，试计算它的衰变常量 λ 和平均寿命. 今有一放射性活度为 10^{8} Bq 的放射源，只有 ^{131}I 具有放射性，则其中的 ^{131}I 的质量是多少？

14.8　利用 ^{131}I 的溶液可以做甲状腺扫描，在溶液出厂时，只需注射 0.5 mL 就够了（^{131}I 的半衰期是 8.04 d）. 如果溶液出厂后储存了 11 d，做同样的扫描需要多少毫升的溶液？

14.9　^{24}Na 的半衰期是 14.8 h，现需要 100 μCi 的 ^{23}Na，从产地到使用处需要 6 h，则应从产地取多少 ^{23}Na？

14.10　一个含 ^{3}H 的样品，其放射性活度为 3.7×10^{2} Bq，则样品中 ^{3}H 的含量有多少克（已知 ^{3}H 的半衰期为 12.6 a）？

14.11　已知 U_3O_8 中铀为放射性元素，今有 5.0 g 的 U_3O_8，试求其放射性活度（已知 ^{238}U 的半衰期为 4.5×10^{9} a）.

14.12　放射性活度为 3.7×10^{9} Bq 的放射性 ^{32}P. 在制剂后 10 d、20 d、30 d 的放射性活度各为多少（已知 ^{32}P 的半衰期为 14.3 d）？

14.13　样品最初放射性为每分钟 800 次衰变，24 min 后，放射性为每分钟 640 次衰变，试求样品的衰变常量和半衰期.

本章习题参考答案

附　录

序号	名　称	二维码
1	矢量	
2	国际单位制(SI)	
3	常用基本物理常量表	
4	物理量的名称、符号和单位(SI)一览表	
5	空气、水、地球、太阳系的一些常用数据	
6	历年诺贝尔物理学奖获得者	

参考文献

[1] 胡新珉.医学物理学[M].7 版.北京:人民卫生出版社,2008.
[2] 梁路光.医用物理学[M].3 版.北京:高等教育出版社,2010.
[3] 王芝云.医用物理学[M].2 版.北京:科学出版社,2010.
[4] 黄大同.医用物理学[M].郑州:郑州大学出版社,2002.
[5] 胡逸民.肿瘤放射物理学[M].北京:原子能出版社,1999.
[6] 童家明.医用物理学[M].北京:人民卫生出版社,2007.
[7] 余国建.医用物理学[M].北京:中国中医药出版社,2005.
[8] 潘志达.医学物理学[M].5 版.北京:人民卫生出版社,2009.
[9] 刘骥,高佩琦,施永德.医用生物物理学[M].北京:人民卫生出版社,1998.
[10] 朱翠玲,赵彬,吴恩惠.现代医学影像学:工程与临床[M].济南:山东科学技术出版社,2000.
[11] 杨子彬.生物医学工程学[M].哈尔滨:黑龙江科学技术出版社,2000.
[12] 徐国祥.激光医学[M].北京:人民卫生出版社,1998.
[13] 黄继英,梁星原.磁共振成像原理[M].西安:陕西科学技术出版社,1998.
[14] 谢毓章.液晶物理学[M].北京:科学出版社,1988.
[15] 林景辉,王荣福.核医学[M].北京:北京医科大学出版社,2002.
[16] 张三慧.大学物理学:C7 版,上册[M].3 版.北京:清华大学出版社,2015.
[17] 张三慧.大学物理学:C7 版,下册[M].3 版.北京:清华大学出版社,2015.
[18] 程守洙,江之永.普通物理学:上册[M].7 版.北京:高等教育出版社,2016.
[19] 程守洙,江之永.普通物理学:下册[M].7 版.北京:高等教育出版社,2016.
[20] 马文蔚,周雨青.物理学教程:上册[M].3 版.北京:高等教育出版社,2015.
[21] 马文蔚,周雨青,解希顺.物理学教程:下册[M].3 版.北京:高等教育出版社,2015.
[22] CUTNELL J D,JOHNSON K W. Physics[M]. 4 th ed. New York:John Wiley&Sons,Inc,1997.
[23] KIRKPATRICK L D,WHEELER G F. Physics:a World View[M]. 3 rd ed. Fort Worth: Saunders College Publishing,1997.